JN274606

針灸学［臨床篇］

天津中医薬大学＋学校法人衛生学園（旧・後藤学園）／編
兵頭 明／監訳＋学校法人衛生学園中医学教育臨床支援センター／訳

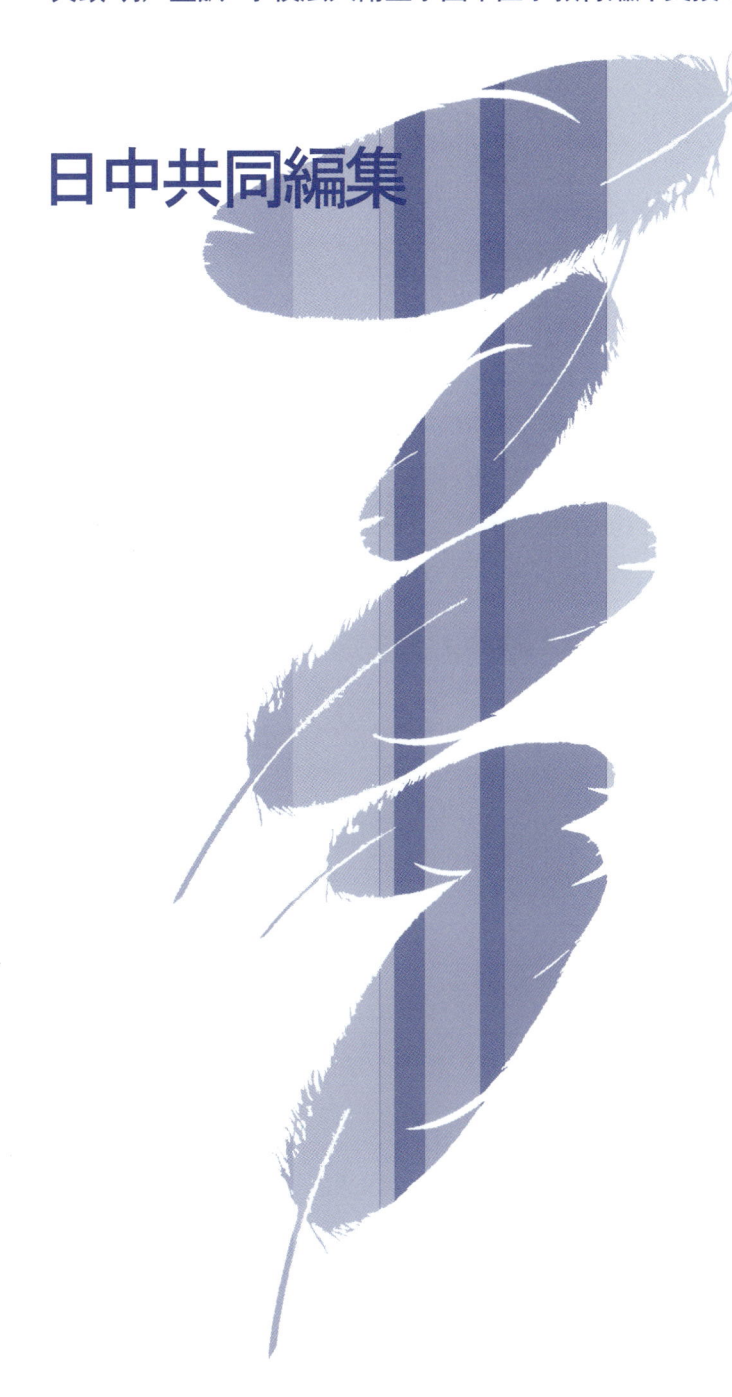

日中共同編集

東洋学術出版社

●―― 制作メンバー

日中共同編集

●天津中医薬大学執筆スタッフ
　監　　修：戴錫孟　高金亮
　総 編 集：劉公望
　責任編集：呉炳岳　劉公望　周桂桐
　　　　　　李志道　郭恩吉　王玉興
　　　　　　王恵玲　牟洪林　仲強維
　　　　　　王素文　銭聚義　関啓昇
　　　　　　辺漢民　湯徳安　張国霞
　　　　　　王建軍

●学校法人後藤学園（現・学校法人衛生学園）執筆スタッフ
　監　　修：後藤修司
　総 編 集：兵頭　明
　責任編集：兵頭　明　関口善太
　　　　　　渡辺明春
　監　　訳：兵頭　明

　装　　幀：市川寛志

まえがき

　臨床にたずさわる者には，常に心しなければならないことがある。それは，臨床評価学の導入と臨床判断学の導入である。

　臨床評価学とは，確実に効果をあげ，何故効果があったのかを常に考えること，あるいは，何故効果が無かったのかを考えることである。

　臨床判断学とは，常に，もっと安全で効果のある，また患者への負担の少ない治療方法はないものかと模索し続け，現時点で最良の方法を選ぶことである。

　確実な「技術」と「考える」習慣とをいつも持ち続けていることが重要となる。実際の患者の様子や病態は千差万別であり，この「考える」力がないと，臨床能力はある一定の所で停滞してしまう。そして，さらに重要なことは，独善ではなく理論的な「科学的」思考で考える習慣を身につけなければならないということである。ともすると，伝統医学的取り組みによって，臨床にあたろうとする時，独善的思考に陥ってしまうことが多々ある。それは，現代医学的臨床アプローチと異なり，共通的評価基準を設定しにくいことがその要因と思われる。

　もう1つの落とし穴は，論理にふりまわされ，実際の現象よりも論理性に力をそそぎすぎてしまうことによる教条的な姿勢である。細心の患者観察が大切な所以である。

　本書は，これらのことに対して1つの解決策を提案している。

　伝統医学の原点に帰り，実際の臨床を通して整理体系化しようとしている現代中国の弁証論治を取り入れ，翻訳ではない新たな書きおこしをを，天津中医学院と後藤学園とで，日本のはりきゅう治療に役立つよう編集したものである。

　本書は，臨床の際の「考える」基礎の助けとなるものである。臨床の実際をどう解釈し，どう対応したらよいかを考えるための羅針盤の役割を十分に果たすことができるものと確信している。細心の患者観察とあいまって，本書を有効に活用し，伝統医学として培われてきた「大いなる遺産」に，臨床家を志す多くの皆様の努力によって，新たなる光を与えて戴くことを願うものである。

天津中医薬大学学長　　戴　錫　孟
学校法人後藤学園・学園長　　後藤　修司
1993年8月

本書を学ぶにあたって

1．本教材の位置づけ

　ここに日中共同執筆という形で，『針灸学』［基礎篇］に続いて針灸のための中医学臨床テキストが完成した。本書は，日本での新しい東洋医学教育の課題と目標を踏まえながら，中国の協力を得て，日中共同で編集したものである。これは針灸のための東洋医学テキスト・シリーズの第2部であり，『針灸学』［基礎篇］で学んだ東洋医学の生理観，疾病観，診断論，治療論にもとづいて，これら東洋医学独自の考え方をどのように具体的に臨床に応用していくかを呈示したものである。

　この東洋医学テキスト・シリーズは，東洋医学的なより適切な病態把握，より有効な臨床応用，そして自分の頭で東洋医学的に考えられる針灸臨床家を育成する目的で企画されたものである。第3部として現在，『針灸学』［経穴篇］の製作を行っているが，その具体的な応用は，本書［臨床篇］の総論にある針灸処方学，さらに処方例，方解，古今処方例から，その片鱗をかいま見ることができる。［基礎篇］，［経穴篇］は，［臨床篇］のためにあり，したがってこれらを統合したものが［臨床篇］である。本書は『内経』から今日にいたる歴代の多数の医学書，医家の説を参考にし，今日の針灸教育と針灸臨床にスムーズに適応できるよう，要領よく，かつ理論的に整理してあり，いわば伝統医学の精髄を継承したものといえる。

2．本書の組み立て，内容，学習の方法

　本書の組み立ては，日常よく見られる92の主要症候について，まず「概略」を述べ，ついでその「病因病機」，「証分類」，「治療」，「古今処方例」，「その他の療法」，「参考事項」について述べている。本書の内容は，『針灸学』［基礎篇］で学び，そして培ってきた東洋医学独自の生理観，病因論，病理観，病証論，診断論，治療論をトレーニングできるように組み立てられている。

　「病因病機」の部分は，『針灸学』［基礎篇］で学んだ生理観，病因論，病理論を応用したものであり，これを通じて［基礎篇］の内容をトレーニングすることができる。また「証分類」の部分では，［基礎篇］の病証論，診断論を応用したものであり，ここではそれぞれの主症の特徴，それぞれの随伴症の特徴，それぞれの舌脈象の特徴を相互に比較しながら学びやすいように配列してある。弁証は病因病機をふまえた鑑別学であり，ここでは主として病理論，診断論のトレーニングができるように，それぞれに証候分析を付した。

　「治療」における処方例については，その治法にもとづき例示したものであり，けっして

固定した処方ではない。ここではこの処方を暗記するのではなく，この処方がどのような考えにもとづいて構成されており，これによりどのような治療目的を果たそうとしているのかを学習トレーニングすることにポイントがある。また病態の変化に応じて，どのように処方構成も変化させていかなければならないかを学習する必要がある。方解を参考にしていただきたい。

　また「古今処方例」は，現在にいたるまでの東洋医学継承の連続性をはかる目的で，『内経』の時代から今日にいたるまでの歴代医家の多くの臨床経験を例示したが，読者の臨床にも役立てていただきたい。

　「その他の療法」では，主として耳針と中薬による治療を例示した。最後に「参考事項」においては，主として注意事項，養生などについて述べ，参考に付した。

　本書の学習にあたって重要なのは，本書を読んでいくのではなく，本書を自分の基礎，臨床トレーニングにどのように活用していくかにあると思われる。この習慣と態度が培われていけば，そして自己トレーニングができれば，教条的に本書に書かれてあるとおりに臨床を行うのではなく，「自分の頭で東洋医学的に考えられる針灸臨床家の育成」，そして「有効な臨床応用」という本企画の主目的を達成することができると思われる。東洋医学的に自分で観察し，自分で考え，自分で臨床に取り組み，自分で解決することができる針灸臨床家になるために，本書が役立つことを願うものである。

天津中医薬大学教授　　劉　公望
学校法人後藤学園中医学研究室室長　　兵頭　明

針灸学 ［臨床篇］

目　　次

目次

序文 ……………………………………………………………………………… i
本書を学ぶにあたって ………………………………………………………… ii

総論1：針灸治療の原理と原則

1．針灸の治療原理 ……………2

 1 疏通経絡，調和気血（経絡の疏通，気血の調和）……………………2
 2 補虚瀉実，扶正去邪（虚を補い実を瀉す，正気を助け邪気を去る）……2
 3 陰陽の調整，偏向の矯正 ………3

2．針灸の治療原則 ……………4

 1 補虚と瀉実 ………………………4
  ［1］補虚 ………………………4
   【1】その本経を補う ………4
   【2】表裏経を補う ……………5
   【3】虚すれば則ちその母を補う …5
  ［2］瀉実 ………………………5
   【1】その本経を瀉す ………5
   【2】表裏経を瀉す ……………6
   【3】実すれば則ちその子を瀉す …6

  ［3］補瀉兼施 …………………6
 2 清熱と温寒 ……………………7
  ［1］清熱 ………………………7
   【1】表熱の清熱 ………………7
   【2】裏熱の清熱 ………………7
   【3】虚熱の清熱 ………………7
  ［2］温寒 ………………………8
   【1】温陽散寒 …………………8
   【2】温陽補虚 …………………8
  ［3］寒熱挟雑，温清併用 ……9
   【1】上熱下寒 …………………9
   【2】表寒裏熱 …………………9
 3 標治と本治 ……………………10
  ［1］急なれば則ち標を治す …10
  ［2］緩なれば則ち本を治す …10
  ［3］標本同治 …………………11
 4 同病異治と異病同治 …………11
  ［1］同病異治 …………………11
  ［2］異病同治 …………………12

総論2：針灸処方学

1．選穴法 …………………………… 14
　1　近位選穴 ………………………… 14
　2　遠位選穴 ………………………… 14
　3　対側選穴 ………………………… 15
　4　随証選穴……臓腑経絡弁証選穴 … 15

2．臓腑経絡弁証選穴 ……………… 17

① 肺と大腸 ………………………… 17
　1　肺 ………………………………… 17
　［病機］ ……………………………… 17
　［臓証］ ……………………………… 17
　　［1］虚証 ………………………… 17
　　　【1】肺陰虚証 ………………… 17
　　　【2】肺気虚証 ………………… 18
　　［2］実証 ………………………… 18
　　　【1】風寒束肺証 ……………… 18
　　　【2】熱邪壅肺証 ……………… 18
　　　【3】痰濁阻肺証 ……………… 18
　［経脈証］ …………………………… 18
　　【1】風寒湿による経脈阻滞 …… 19
　　【2】熱邪による経脈阻滞，循経
　　　　上擾 ………………………… 19
　2　大腸 ……………………………… 19
　［病機］ ……………………………… 19
　［腑証］ ……………………………… 20
　　［1］寒証 ………………………… 20
　　［2］熱証 ………………………… 20
　　［3］虚証 ………………………… 20
　　［4］実証 ………………………… 21
　［経脈証］ …………………………… 21
　　【1】風寒湿による経脈阻滞 …… 21
　　【2】邪熱による経脈阻滞，循経
　　　　上擾 ………………………… 21

② 脾と胃 …………………………… 22
　1　脾 ………………………………… 22
　［病機］ ……………………………… 22
　［臓証］ ……………………………… 22
　　【1】脾虚証 ……………………… 22
　　【2】脾実証 ……………………… 23
　　【3】脾寒証 ……………………… 23
　　【4】脾熱証 ……………………… 23
　［経脈証］ …………………………… 24
　　【1】風寒湿による経脈阻滞 …… 24
　　【2】脾経蘊熱，循経上擾 ……… 24
　2　胃 ………………………………… 24
　［病機］ ……………………………… 24
　［腑証］ ……………………………… 25
　　【1】胃虚証 ……………………… 25
　　【2】胃実証 ……………………… 25
　　【3】胃寒証 ……………………… 25
　　【4】胃熱証 ……………………… 26
　［経脈証］ …………………………… 26
　　【1】風寒湿による経脈阻滞 …… 26
　　【2】胃経蘊熱，循経上擾 ……… 26
　　【3】陽明経の邪熱熾盛による神明
　　　　異常 ………………………… 27

③ 心と小腸 ………………………… 27
　1　心 ………………………………… 27
　［病機］ ……………………………… 27
　［臓証］ ……………………………… 28
　　［1］心虚証 ……………………… 28
　　　【1】心陽虚証 ………………… 28

【2】心陰虚証 ……………………28
　[2] 心実証 ……………………………28
　　【1】心火上炎証 …………………28
　　【2】痰火蒙閉証 …………………29
　　【3】心血瘀阻証 …………………29
　[経脈証] ……………………………………29
　　【1】風寒湿による経脈阻滞 ……29
　　【2】熱邪による経脈阻滞，循経
　　　　上擾 …………………………30
　2 小腸 ………………………………………30
　[病機] ………………………………………30
　[腑証] ………………………………………30
　　【1】寒証 …………………………30
　　【2】熱証 …………………………30
　　【3】小腸気痛（疝気）…………31
　　【4】小腸気結（腸結）…………31
　[経脈証] ……………………………………32
　　【1】風寒湿による経脈阻滞 ……32
　　【2】熱邪による経脈阻滞，循経
　　　　上擾 …………………………32

④ 腎と膀胱 ……………………………………32
　1 腎 …………………………………………32
　[病機] ………………………………………32
　[臓証] ………………………………………33
　　[1] 陽虚証 …………………………33
　　　【1】腎陽虚証 …………………33
　　　【2】腎不納気証 ………………33
　　　【3】陽虚水泛証 ………………33
　　[2] 陰虚証 …………………………34
　　　【1】腎陰虚証 …………………34
　　　【2】陰虚陽浮証 ………………34
　[経脈証] ……………………………………34
　　【1】風寒湿による経脈阻滞 ……34
　　【2】蘊熱による経脈阻滞，循経
　　　　上擾 …………………………35

　2 膀胱 ………………………………………35
　[病機] ………………………………………35
　[腑証] ………………………………………35
　　【1】虚寒証 ………………………35
　　【2】実熱証 ………………………36
　[経脈証] ……………………………………36
　　【1】風寒湿による経脈阻滞 ……36
　　【2】蘊熱による経脈阻滞，循経
　　　　上擾 …………………………36

⑤ 肝と胆 ………………………………………37
　1 肝 …………………………………………37
　[病機] ………………………………………37
　[臓証] ………………………………………37
　　【1】肝気鬱結証 …………………37
　　【2】肝火上炎証 …………………37
　　【3】陰虚陽亢証 …………………38
　　【4】肝風内動証 …………………38
　[経脈証] ……………………………………39
　　【1】寒凝肝経証（疝痛）………39
　2 胆 …………………………………………39
　[病機] ………………………………………39
　[腑証] ………………………………………39
　　【1】実証（胆火亢盛）…………39
　　【2】胆気虚弱証 …………………40
　[経脈証] ……………………………………40
　　【1】風寒湿による経脈阻滞 ……40
　　【2】邪熱による経脈阻滞，循経
　　　　上擾 …………………………40

⑥ 心包絡と三焦 ………………………………40
　1 心包絡 ……………………………………40
　[病機] ………………………………………40
　2 三焦 ………………………………………41
　[病機] ………………………………………41
　　【1】気化を主るに関して ………41

【2】水液代謝を主るに関して……41
　　　【3】心包絡と三焦の経脈病変……41
　［腑証］……………………………………41
　　［1］虚証 ………………………………41
　　［2］実証 ………………………………42
　［経脈証］…………………………………42
　　【1】風寒湿による経脈阻滞………42
　　【2】熱邪の循経上擾，七情抑鬱
　　　　　による経気阻滞 ………………43

3．特定穴の応用 ……………44

　1　五輪穴（五行穴）……………45
　2　原穴 ……………………………47
　3　背兪穴 …………………………47
　4　募穴 ……………………………48
　5　絡穴 ……………………………49
　6　郄穴 ……………………………50
　7　合穴 ……………………………51
　8　八会穴 …………………………51
　9　八脈交会穴 ……………………52

　10　交会穴 …………………………53
　11　四総穴，馬丹陽十二穴 ………59

4．配穴法 ……………………61

　1　身体部位にもとづく配穴法 …61
　　【1】同経配穴法 …………………61
　　【2】表裏配穴法 …………………61
　　【3】同名経配穴法 ………………61
　　【4】前後配穴法 …………………62
　　【5】上下配穴法 …………………62
　　【6】左右配穴法 …………………62
　　【7】遠近配穴法 …………………62
　　【8】内外（側）配穴法 …………63
　2　特定穴による配穴法 …………63
　　【1】兪募配穴法 …………………63
　　【2】原絡配穴法 …………………64
　　【3】郄会配穴法 …………………65
　　【4】原募配穴法 …………………65
　　【5】募合配穴法 …………………65

1．内科

1．発熱 ……………………………68
　1　外感発熱
　　【1】風寒による発熱
　　【2】風温による発熱
　　【3】湿熱による発熱
　　【4】寒湿による発熱
　　【5】暑湿による発熱
　2　内傷発熱
　　【1】陰虚による発熱
　　【2】気虚による発熱
　　【3】血虚による発熱

　　【4】肝鬱化火による発熱
　　【5】瘀血停滞による発熱

2．厥証 ……………………………81
　1　気厥
　　【1】実証の気厥
　　【2】虚証の気厥
　2　血厥
　　【1】実証の血厥

【2】虚証の血厥
　　③ 痰厥
　　④ 食厥

3．痙証 ……………………………87
　① 実証の痙証
　　【1】風寒湿による痙証
　　【2】裏熱による痙証
　② 虚証の痙証

4．脱証 ……………………………91

5．出血 ……………………………95
　① 衄血
　　【1】熱邪による衄血
　　【2】気虚による衄血
　② 咳血
　　【1】熱邪による咳血
　　【2】陰虚による咳血
　③ 嘔血
　　【1】火による嘔血
　④ 血尿
　　【1】心火による血尿
　　【2】脾腎両虚による血尿
　⑤ 血便
　　【1】湿熱による血便
　　【2】脾胃虚寒による血便

6．発疹 ……………………………107
　　【1】風熱による発疹
　　【2】風寒による発疹
　　【3】飲食不節による発疹
　　【4】接触による発疹
　　【5】気血虚損による発疹

7．感冒 ……………………………112
　　【1】風寒による感冒
　　【2】風熱による感冒
　　【3】暑湿による感冒
　　【4】気虚による感冒

8．中暑 ……………………………117
　　【1】軽症の中暑
　　【2】重症の中暑

9．咳嗽 ……………………………120
　① 外感咳嗽
　　【1】風寒による咳嗽
　　【2】風熱による咳嗽
　② 内傷咳嗽
　　【1】痰湿による咳嗽
　　【2】肝火による咳嗽

10．汗証 ……………………………125
　① 自汗
　　【1】営衛不和による自汗
　　【2】肺気虚弱による自汗
　② 盗汗
　　【1】心血不足による盗汗
　　【2】陰虚火旺による盗汗

11．胸痺 ……………………………130
　　【1】虚寒による胸痺
　　【2】痰濁による胸痺
　　【3】血瘀による胸痺

12．心悸 ……………………………134
　　【1】気虚による心悸
　　【2】血虚による心悸
　　【3】痰火による心悸
　　【4】血瘀による心悸

13. 呃逆 ………………………… 139
【1】飲食不節による呃逆
【2】肝鬱による呃逆
【3】胃寒による呃逆

14. 呑酸 ………………………… 143
【1】肝火内鬱による呑酸
【2】脾胃虚寒による呑酸

15. 嘔吐 ………………………… 145
【1】飲食停滞による嘔吐
【2】肝気犯胃による嘔吐
【3】脾胃虚弱による嘔吐

16. 胃痛 ………………………… 149
【1】寒邪による胃痛
【2】食積による胃痛
【3】肝気犯胃による胃痛
【4】脾胃虚寒による胃痛
【5】胃陰不足による胃痛

17. 腹痛 ………………………… 154
【1】寒邪による腹痛
【2】脾陽虚による腹痛
【3】飲食停滞による腹痛

18. 泄瀉 ………………………… 158
【1】外邪による泄瀉
【2】飲食不節による泄瀉
【3】情志失調による泄瀉
【4】脾胃虚弱による泄瀉
【5】腎陽虚による泄瀉

19. 痢疾 ………………………… 164
【1】湿熱痢
【2】寒湿痢
【3】疫毒痢
【4】噤口痢
【5】休息痢

20. 便秘 ………………………… 170
【1】熱秘
【2】気秘
【3】虚秘
【4】冷秘

21. 脱肛 ………………………… 175
【1】虚証の脱肛
【2】実証の脱肛

22. 脇痛 ………………………… 178
【1】肝鬱による脇痛
【2】湿熱による脇痛
【3】血瘀による脇痛
【4】肝陰不足による脇痛

23. 黄疸 ………………………… 183
【1】陽黄
【2】陰黄

24. 鼓脹 ………………………… 187
【1】気鼓
【2】水鼓
【3】血鼓

25. 水腫 ………………………… 192
【1】風邪による水腫
【2】水湿による水腫
【3】腎虚による水腫

26. 消渇 ………………………… 197
【1】飲食不節による消渇

xi

【2】情志失調による消渇
　　【3】陰虚による消渇

27. 肥満 ……………………………201
　　【1】脾胃亢盛による肥満
　　【2】脾胃両虚，真元不足による肥満

28. 消痩 ……………………………205
　　【1】脾胃虚弱による消痩
　　【2】陰虚火旺による消痩

29. 上熱下寒（のぼせ，冷え）
　　 ……………………………208
　　付．冷え症 ……………………210

30. 不眠 ……………………………212
　　【1】心脾両虚による不眠
　　【2】心腎不交による不眠
　　【3】痰熱による不眠
　　【4】肝火による不眠

31. 嗜睡（傾眠） ………………217
　　【1】湿困脾陽による嗜睡
　　【2】脾気虚による嗜睡

32. 健忘 ……………………………221
　　【1】心脾両虚による健忘
　　【2】腎精不足による健忘

33. 倦怠 ……………………………224
　　【1】脾気虚による倦怠
　　【2】痰湿による倦怠
　　【3】元気不足による倦怠
　　【4】形神不振による倦怠

34. 癲狂 ……………………………227
　　① 癲証
　　　【1】痰気鬱血による癲狂
　　　【2】心脾両虚による癲狂
　　② 狂証
　　　【1】痰火上擾による狂証
　　　【2】火盛陰傷による狂証

35. 鬱証 ……………………………234
　　① 実証
　　　【1】肝気鬱結による鬱証
　　　【2】気鬱化火による鬱証
　　　【3】気滞痰鬱による鬱証
　　② 虚証
　　　【1】心神失養による鬱証
　　　【2】心脾両虚による鬱証
　　　【3】陰虚火旺による鬱証

36. 淋証 ……………………………241
　　【1】湿熱蘊結による淋証
　　【2】肝鬱気滞による淋証
　　【3】脾腎両虚による淋証

37. 遺精 ……………………………248
　　【1】心腎不交による遺精
　　【2】湿熱下注による遺精
　　【3】腎虚不蔵による遺精
　　【4】心脾労傷による遺精

38. 陽萎 ……………………………254
　　【1】命門火衰による陽萎
　　【2】心脾両虚による陽萎
　　【3】湿熱による陽萎
　　【4】七情内傷による陽萎

39. 疝気 ……259
- 【1】寒疝
- 【2】熱疝
- 【3】狐疝

40. 頭痛 ……263
- 1 外感性頭痛
  - 【1】風寒による頭痛
  - 【2】風熱による頭痛
  - 【3】風湿による頭痛
- 2 内傷性頭痛
  - 【1】肝陽の亢進による頭痛
  - 【2】痰濁による頭痛
  - 【3】血瘀による頭痛
  - 【4】気血両虚による頭痛
  - 【5】腎虚による頭痛

41. 眩暈 ……272
- 【1】肝陽亢進による眩暈
- 【2】痰濁による眩暈
- 【3】気血両虚による眩暈
- 【4】腎精不足による眩暈

42. 中風 ……278
- 【1】正気不足による中風
- 【2】飲食不節による中風
- 【3】情志失調による中風
- 【4】気虚邪中による中風
- 1 中経絡
  - 【1】半身不随
  - 【2】口眼歪斜
- 2 中臓腑
  - 【1】閉証
  - 【2】脱証

43. 痺証 ……284
- 1 風寒湿による痺証
- 2 風湿熱による痺証
  - 【1】行痺
  - 【2】痛痺
  - 【3】着痺
  - 【4】熱痺

44. 痿証 ……290
- 【1】肺熱による痿証
- 【2】湿熱による痿証
- 【3】脾胃虚弱による痿証
- 【4】肝腎陰虚による痿証

45. 落枕 ……294

46. 肘痛 ……297
- 【1】風寒湿による肘痛
- 【2】労損による肘痛
- 【3】気滞血瘀による肘痛

47. 腰痛 ……301
- 【1】寒湿による腰痛
- 【2】腎虚による腰痛
- 【3】血瘀による腰痛

2．婦人科

48. 月経不調 ……………308
 経早 ……………………308
  【1】実熱による経早
  【2】肝鬱化熱による経早
  【3】陰虚血熱による経早
  【4】気虚による経早
 経遅 ……………………312
  【1】寒凝による経遅
  【2】陽虚による経遅
  【3】気鬱による経遅
  【4】血虚による経遅
 経乱 ……………………316
  【1】肝鬱による経乱
  【2】腎虚による経乱

49. 閉経 ……………………319
 ① 血枯による閉経
  【1】血虚による閉経
  【2】心脾両虚による閉経
  【3】肝腎陰虚による閉経
 ② 血滞による閉経
  【1】気滞血瘀による閉経
  【2】寒凝血滞による閉経
  【3】痰湿阻滞による閉経

50. 崩漏 ……………………326
 ① 虚証
  【1】気虚による崩漏
  【2】陽虚による崩漏
  【3】陰虚による崩漏
 ② 実証
  【1】血熱による崩漏
  【2】湿熱による崩漏
  【3】鬱熱による崩漏
  【4】血瘀による崩漏

51. 痛経 ……………………333
 【1】寒湿による痛経
 【2】肝鬱による痛経
 【3】肝腎虚損による痛経

52. 帯下病 …………………337
 【1】脾虚による帯下
 【2】腎虚による帯下
 【3】湿毒による帯下

53. 妊娠悪阻 ………………342
 【1】脾胃虚弱による妊娠悪阻
 【2】肝胃不和による妊娠悪阻
 【3】痰湿による妊娠悪阻

54. 胎位不正 ………………347
 【1】気血両虚による胎位不正
 【2】気機鬱滞による胎位不正
 【3】血滞湿停による胎位不正

55. 子癇 ……………………350
 【1】肝風内動による子癇
 【2】風火痰熱による子癇

56. 滞産 ……………………354
 【1】気血両虚による滞産
 【2】気滞血瘀による滞産

57. 胞衣不下 ………………357
 【1】気虚による胞衣不下
 【2】血瘀による胞衣不下

58. 悪露不下 …………361
　【1】気滞血瘀による悪露不下
　【2】寒凝血瘀による悪露不下

59. 悪露不絶 …………364
　【1】気虚による悪露不絶
　【2】血熱妄行による悪露不絶
　【3】胞脈瘀阻による悪露不絶

60. 産後血暈 …………368
　【1】血虚気脱による産後血暈
　【2】寒凝血瘀による産後血暈

61. 産後腹痛 …………372
　【1】血虚による産後腹痛
　【2】寒凝による産後腹痛
　【3】血瘀による産後腹痛

62. 乳少 …………376
　【1】気血両虚による乳少
　【2】肝鬱気滞による乳少

63. 陰痒 …………379
　【1】肝経湿熱による陰痒
　【2】肝腎陰虚による陰痒

64. 不孕 …………383
　【1】腎虚による不孕
　【2】血虚による不孕
　【3】胞寒による不孕
　【4】痰瘀互結による不孕

3．小児科

65. 小児頓咳 …………392
　【1】初咳期
　【2】痙咳期
　【3】回復期

66. 小児泄瀉 …………398
　【1】湿熱による泄瀉
　【2】風寒による泄瀉
　【3】傷食による泄瀉
　【4】脾虚による泄瀉
　【5】脾腎陽虚による泄瀉

67. 疳積 …………404
　【1】乳食過度，偏食
　【2】栄養不足
　【3】慢性疾患

68. 小児驚風 …………410
　急驚風 …………411
　【1】外感六淫による驚風
　【2】痰熱による驚風
　【3】驚恐による驚風
　慢驚風 …………415
　【1】脾虚肝旺による慢驚風
　【2】脾腎陽虚による慢驚風
　【3】肝腎陰虚による慢驚風

69. 小児遺尿 ……………… 419
　【1】下元虚寒による遺尿
　【2】脾肺気虚による遺尿
　【3】肝経湿熱による遺尿
　【4】習慣性の遺尿

70. 小児夜啼 ……………… 425
　【1】脾気虚寒による夜啼
　【2】驚恐による夜啼

4．眼科

71. 目赤腫痛 ……………… 432
　【1】外感風熱による目赤腫痛
　【2】肝胆火盛による目赤腫痛

72. 眼瞼下垂 ……………… 435

73. 流涙 …………………… 437

74. 目翳 …………………… 440

75. 暴盲 …………………… 443
　【1】肝鬱化火による暴盲
　【2】気滞血瘀による暴盲
　【3】気血不足による暴盲

76. 夜盲 …………………… 447
　【1】高風雀目
　【2】肝虚雀目

5．口腔・咽喉科

77. 歯痛 …………………… 452
　【1】風火による歯痛
　【2】胃火による歯痛
　【3】虚火による歯痛
　【4】う歯による歯痛

78. 口臭 …………………… 456
　【1】胃熱による口臭
　【2】食積による口臭
　【3】痰熱による口臭

79. 口角流涎 ……………… 460
　【1】熱盛による流涎
　【2】脾虚による流涎
　【3】風邪による流涎
　【4】風痰による流涎

80. 口瘡 …………………… 464
　【1】実証
　【2】虚証

81. 咽喉腫痛 ……………468
  【1】風熱による咽喉腫痛
  【2】実熱による咽喉腫痛
  【3】虚熱による咽喉腫痛

82. 梅核気 ……………472
  【1】気鬱痰結による梅核気
  【2】気鬱陰虚による梅核気
  【3】気血両虚による梅核気

6．耳鼻科

83. 失音 ……………478
  【1】外邪による失音
  【2】情志による失音
  【3】声帯の疲労損傷による失音
  【4】肺燥津傷による失音

84. 耳鳴り，耳聾 ……………482
  【1】肝火による耳鳴り，耳聾
  【2】痰火による耳鳴り，耳聾
  【3】腎精虚損による耳鳴り，耳聾
  【4】脾胃虚弱による耳鳴り，耳聾

85. 耳痒 ……………487
  【1】風熱湿毒による耳痒
  【2】血虚風燥による耳痒
  【3】腎虚火旺による耳痒

86. 聾啞 ……………491
  【1】先天性の聾啞
  【2】後天性の聾啞

87. 鼻淵 ……………494
  【1】肺経鬱熱による鼻淵
  【2】肝胆火盛による鼻淵
  【3】肺気虚弱による鼻淵
  【4】脾虚湿盛による鼻淵

7．皮膚科・その他

88. 酒皶鼻 ……………500

89. 疔瘡 ……………501

90. 丹毒 ……………505

91. 禁煙 ……………508

92. 肩こり ……………509
  【1】風寒による肩こり
  【2】肝陽による肩こり
  【3】肝血不足による肩こり
  【4】寒飲による肩こり
  【5】気滞血瘀による肩こり

索引 ……………515
付録（中医病証名と西医病名・症状名の対比表） ……………524

総論1
[針灸治療の原理と原則]

　古代の針灸学家と針灸医師は長期にわたる臨床の中で，より多くの疾病を治癒させるために，たえず針灸治療の原理についての研究に大きな精力を注いできた。その結果，針灸治療の原理は，主として経絡を通じさせ，虚実を調節し，陰陽を調和することにあるという認識に至った。そして，この認識を基礎としながら，中医学の基本理論と関連させて，針灸の治療原則をも規定している。

1. 針灸の治療原理

1 疏通経絡, 調和気血 (経絡の疏通, 気血の調和)

　経絡は体内の臓腑を連絡し, 肢体の内外を連絡するパイプであり, 気血津液を運行する通路である。栄養作用のある気血は, 経絡の通りが正常であれば, 全身に輸送される。正常な生理下では, 経絡はスムーズに通じており, 気血は止まることなく流れており, 休むことなく循環することにより人体の健康を維持している。しかし外因や内因などの作用により, 経絡の正常な状態が影響を受けると, 一連の病理変化が生じる。

　針灸は経穴を刺激することにより, 経絡の運行障害を改善して正常な状態に回復させ, 運行障害により生じた病理反応を除去する作用がある。これが疏通経絡, 調和気血の作用により生じる針灸の治療効果である。中医学では多くの疾病の発生・発展・変化は, すべて経絡気血の運行状況と密接な関係があると考えており, 針灸の経絡・気血に対する疏通作用と調和作用が, 針灸治療の広範性と通用性を決定している。

　例えば, 「痛証」の基本病理は経脈の気血不通にあるが, 針灸の疏通作用により「通ずれば則ち痛まず」という治療効果を収めることができる。したがって各種疼痛は, 針灸の主な適応症の1つとされている。

2 補虚瀉実, 扶正去邪 (虚を補い実を瀉す, 正気を助け邪気を去る)

　疾病の発生・発展・変化の過程は, 事実上は人体の正気と邪気の絶えまない闘争の過程である。邪気と正気の双方の偏盛偏衰は, 疾病の虚証と実証という2つの基本類型を形成する。そのうち虚証は, 主として人体の正気の不足による証候であり, 実証は主として邪気亢盛で正気がまだ虚していない証候である。

　正気の強弱, 邪正闘争の勝敗は, 疾病の進退, 予後の善悪に直接かかわっている。正気が邪気に勝れば, 病勢は弱まるが, 逆に邪気が勝って正気が弱まり抵抗できなくなると, 病勢は進展し, 生命の危険をまねくことにもなる。

　針灸は適切な経穴を選穴し, それに相応する手法を施すことにより, 補虚瀉実, 扶正去邪の作用を収めることができる。補虚扶正と瀉実去邪は, 針灸治療の重要な法則であり, また相互に関連しあっている。すなわち邪を去ることにより正気を助けることができ, 邪気による正気への傷害を防止することができる。また正気を助けることにより邪を去ることもできる。強大な正気の攻勢の前では邪気は無能となり, しだいに邪気は消退する。

例えば，平素から足三里に施灸すると，各種疾患を予防することができるが，これは扶正強壮の作用によるものである。また発汗や鎮痛は，去邪による作用である。

3 陰陽の調整，偏向の矯正

　疾病は，体内の陰陽のバランスが発病因子の作用により失調するとおこる。これは陰陽の偏盛または偏衰の証候として現れる。針灸には，陰陽を調整し，偏向を矯正する作用がある。例えば，陽盛陰虚に対しては，手足三陽経脈を瀉し，手足三陰経脈を補い，陽虚陰盛に対しては，手足三陽経脈を補い，手足三陰経脈を瀉すとよい。このようにすると，比較的早く，有効に病痛を解除し，陰陽のバランスを回復させることができる。多くの患者は，針灸治療を受けた後に，気持ちがすっきりし，食欲が増進し，耳や目がはっきりし，身体が壮快になるなどの変化が生じるが，これは体内の陰陽が調整され，新しいバランスにより生じた感覚である。

　内反足には照海を取り，外反足には申脈を取穴するが，これは経脈の陰陽のバランスを調節するという道理にもとづくものである。

　以上，針灸治療の原理について，3つの内容を述べたが，これらは中医学の基本理論にもとづいたものであり，マクロ的に分析したものである。この3つの内容は，互いに関連している。針灸による治療効果は，この3つの内容が共同して作用を発揮するものである。

2. 針灸の治療原則

針灸の治療原則は，一般的に次の4つにまとめることができる。
 1. 補虚と瀉実
 2. 清熱と温寒
 3. 標治と本治
 4. 同病異治と異病同治

臨床においては，まず正確に弁証し，疾病の陰陽・表裏・虚実・寒熱を明確にし，その後に上述した針灸の治療原則にもとづいて治法，処方配穴を確定して，治療を行う。

1 補虚と瀉実

針灸治療において，補虚と瀉実には次の2つの内容がある。1つは治法を指す。これは疾病の虚実の属性に応じて，具体的に補瀉の方法を確定し，立法，処方選穴を指導するものである。1つは補瀉の手法を指す。これは各種の補虚または瀉実の刺針手法を運用して，治療の目的を果たすものである。この2つには区別があるが，関連もしている。ここでは治法について述べる。

虚実という概念は，正気の強弱，邪気の盛衰を概括・弁別する2つの綱領である。虚証は正気衰弱により出現する病変と証候を指しており，実証は邪気が盛んで正気が衰退しておらず，正気と邪気が抗争して出現する病変と証候を指している。

疾病の病位の違い，邪気の種類と性質の違いにより，虚証と実証の現れかたはそれぞれ異なってくる。さらに虚証と実証は，一定の条件下で同時に見られることがあり，また相互に転化することもある。このような複雑かつ多様に変化する状況に対して，医師は弁証を明確に行い，適切な治法を選択しなければならない。

[1] 補虚

補虚法は，気・血・津・液・臓・腑・陰陽の各種程度の異なる虚弱に適用する治法である。また機能不全の時にも適用する治法である。補虚法には，陽気の昇提，陽気の回復，陽気の鼓舞，原気の調節，陰気の保護，陰血の化生，臓腑の補益，脳髄の補益，筋骨を強壮にするなどの多方面の作用があり，したがって使用範囲も非常に広い。具体的な補虚法は，次の3つに帰納することができる。

【1】その本経を補う

その本経を補うとは，ある臓腑が虚弱である場合，それに相応する経絡から経穴を取穴し，

補法を施すことをいう。例えば、心虚である者は手少陰心経穴を取り、脾虚である者は足太陰脾経穴を取り、肺虚である者は手太陰肺経穴を取り、それぞれ補法を施せばよい。臨床上は、一般的には本経の原穴と該当する背兪穴を主に選穴する。

【2】表裏経を補う

表裏経を補うとは、ある臓腑が虚弱である場合、それと表裏関係にある経絡の経穴を取穴し、補法を施すことをいう。例えば、脾と胃は表裏関係にあるが、脾虚の場合は足陽明胃経を補い、反対に胃虚の場合は足太陰脾経を補う。また肝と胆は表裏関係にあるが、肝虚の場合は足少陽胆経を補い、胆虚の場合は足厥陰肝経を補うという方法である。この法の具体的な選穴原則は、「その本経を補う」の法と同じである。

【3】虚すれば則ちその母を補う

「虚すれば則ちその母を補う」という方法は、臓腑間の五行の相生相克関係にもとづき制定されたものである。子である臓腑が虚弱である場合は、その母である臓腑を補うことにより、補虚の目的を果たすことができる。

例えば、土は金を生じ、脾胃は土に属しており、肺は金に属している。肺臓が虚している場合は、足太陰脾経穴と足陽明胃経穴を取るとよい。あるいはその土に属する経穴を取り、母臓を補うこともできる。また手太陰肺経の土に属する母穴（太淵）を取り、これを補ってもよい。さらにこの2つを同時に応用してもよい。

補虚法は、刺針と灸法を採用することができる。ただし病証の違いにより、針と灸はそれぞれに適応がある。例えば、気虚陽虚に対しては、灸法が多く用いられている。あるいは針灸を併用する。血虚陰虚に対しては、一般には針法が多く用いられている。特に陰虚でさらに陽亢である患者には、灸法は適していない。

［2］瀉実

瀉実法は、気機阻滞によりおこる各種の疾病に適用する。例えば、気滞湿阻、気鬱化火、寒凝気滞、気逆して厥する者に適用する。また臓腑の気機の阻滞によりおこる脾阻生痰、肝鬱気滞、心火亢盛、相火妄動などに適用する。

瀉実法で選穴される経穴には、通・開・散・降などの効果をもつものが多く、解表退熱、裏熱の清瀉、二便の通暢、利水逐瘀、平肝醒神、行気解鬱などの治療作用が生じる。具体的な瀉実法は、次の3つに帰納することができる。

【1】その本経を瀉す

その本経を瀉すとは、ある臓腑に実証が現れた場合、それに相応する経絡の経穴を取り、瀉法を施すことをいう。臨床上は、一般的に本経の募穴、合穴が多く選穴され、急性実証では、

さらに郄穴，井穴などが選穴される。

【2】表裏経を瀉す

　表裏経を瀉すとは，ある臓腑に実証が現れた場合，それと表裏関係にある経絡から経穴を選穴し，瀉法を施すことをいう。例えば，肝実証には足少陽胆経穴を選穴し，瀉法を施し，胃実証には足太陰脾経穴を選穴し，瀉法を施すとよい。臨床上よく用いられる経穴は，「その本経を瀉す」で述べたものと同じであるが，とりわけ絡穴の応用がここでは重要である。

【3】実すれば則ちその子を瀉す

　「実すれば則ちその子を瀉す」という方法は，五行の相生相克理論にもとづき制定されたものである。例えば，肺は金に属しており，腎は水に属しているが，肺経実証に対しては，この原則にもとづき足少陰腎経穴に瀉法を施すとよい。例えば水に属する陰谷を瀉すとよい。また本経の子穴を取ることもできる。例えば，肺実証には手太陰肺経の尺沢（水に属する）を取り，瀉法を施すとよい。

　瀉実法は，一般的には刺針を主とするが，実証で熱象がない者には，灸法を併用してもよい。実寒証には灸法は不可欠である。刺針と同時に抜火罐を併用し，寒湿の邪気の排泄を促すこともできる。また邪熱が非常に強く，病状が急迫している患者に対しては，邪を瀉して解熱させる力を増強するために，刺針と同時に刮痧療法を併用することもある。

［3］補瀉兼施

　補瀉兼施法は，主として虚実挟雑の病証に適用し，同時に扶正と去邪の2つの作用が生じる。去邪により正気を損傷することもなく，扶正を行ったことによって邪が残るということもない。臨床上は，虚実挟雑の症例は非常に多く，したがって本法の応用範囲は非常に広い。

　例えば，肝強にして脾弱の者には，胸脇脹痛，噯気，酸水を嘔吐するなどの肝強による症状が見られ，また腹満，食欲不振，大便溏薄などの脾弱による症状も見られる。治療においては兼治する必要があり，足厥陰肝経と足少陽胆経を瀉し，足太陰脾経と足陽明胃経を補う補瀉兼施の法が用いられる。

　また腎陰不足で心火亢盛の者には，心悸，不眠，遺精などがおこるが，この場合は，足少陰腎経を補い，手少陰心経を瀉すとよい。

　本法を用いる場合には，さらに虚実の程度，緩急にもとづき，補瀉の強さ，順序を決定する必要がある。例えば，虚が多くて実が少ない者には，補を強くする「補二瀉一」または「先補後瀉」の方法を用い，実が多くて虚が少ない者には，瀉を強くする「瀉二補一」または「先瀉後補」の方法を用いる。また同じ経穴に「先補後瀉」または「先瀉後補」の手法を用いることもある。このように患者の虚実の状況にもとづき，適切な補瀉法を採用すれば，病機に的中し，よい治療効果を収めることができる。

2 清熱と温寒

清熱と温寒は，補虚と瀉実を基礎として派生し生じたものである。一般的にいうと，清熱は多くの場合，瀉実の範疇に属しており，温寒は多くの場合，補虚の範疇に属している。ただし両者は必ずしも同じものではない。例えば，熱にして虚なる者には，補法を用いるし，寒にして実なる者には，瀉法を用いる。

[1] 清熱

清熱法は，各種の熱証の治療に適用する。熱証の原因は非常に多く，例えば外感温熱の邪気によるもの，寒邪が鬱して化熱しておこるもの，七情過極により化火しておこるもの，食滞が化熱しておこるもの，房事過度により陰精を損耗し陰虚陽亢となっておこる熱証などがある。

針灸治療を行う場合は，具体的な病証の現れかたにもとづき，表熱，裏熱，虚熱などを鑑別し，相応する治療を行う必要がある。

【1】表熱の清熱

外感の邪気が肌表に影響し，衛気失宣となって悪寒，発熱，身体痛，無汗または自汗などの表証が現れた場合には，治療は解表退熱をはかるが，一般には三陽経の経穴を主として取穴する。

【2】裏熱の清熱

裏熱とは，邪熱が裏に入っておこる実熱証，あるいは熱が内生しておこる実熱証を指す。裏熱がどの臓腑にあるかにより，病位にもとづき相応する治法を採用するとよい。臨床上よく見られる裏熱証で，以下のものは針治療で特に効果がある。

①肺熱の清熱

肺の実熱証には，発熱，咳嗽，黄色い膿様の痰または血痰が出る，胸痛，舌苔黄膩などが現れる。手太陰肺経の合穴，郄穴，経穴などを瀉すとよい。

②肝胆の熱の清熱

肝胆の実熱証には，発熱，脇痛，黄疸，嘔吐，悪心，食欲不振などが現れる。足厥陰肝経，足少陽胆経の滎穴，合穴などを瀉すとよい。

③脾胃の熱の清熱

脾胃の実熱証には，発熱，腹痛，嘔吐，下痢などが現れる。手足陽明経の募穴，合穴を瀉し，さらに足太陰脾経の合穴などを取るとよい。

ところで高熱に対しては，手足陽明経を瀉すほかに，さらに井穴，督脈の大椎を刺したり，あるいは指の先端や肘，膝の弯曲した部位に見られる静脈を刺して清熱をはかることもできる。

【3】虚熱の清熱

虚熱のうちで最もよく見られるものは，陰虚発熱である。これは虚熱証である。虚熱の本質

は陰虚にあるので、治療は滋陰を基礎とし、同時に補助的に清火泄熱の法を施すとよい。臨床上、よく見られる虚熱証で、以下のものは針治療で特に効果がある。

①肺の虚熱の清熱

肺の虚熱証には咳嗽、痰が少ない、痰に血が混じる、喉の乾き、声がかすれる、頬部の紅潮、盗汗、潮熱などが現れる。治療は手太陰肺経を主とし、滋腎を併用するとよい。陰精が回復すれば、浮陽はおのずとおさまる。

②心の虚熱の清熱

心の虚熱証には、心悸、怔忡、不眠、健忘、胸悶、心痛、口乾、舌質紅、脈数または結代などが現れる。治療は手少陰心経と手厥陰心包経を主とし、また足少陰腎経を取り、壮水制火をはかるとよい。

③肝腎の虚熱の清熱

肝腎の虚熱証には、めまい、不眠、健忘、遺精、月経不順などが現れる。治療は足厥陰肝経と足少陰腎経を主とし、さらに肝兪、腎兪、期門、京門などの兪募穴を併用するとよい。

陰虚発熱に対しては、一般に針による補法がよく用いられる。

[2] 温寒

寒証は、寒邪が臓腑に直中したり、体内の陽虚陰盛によりおこる病変、証候である。寒証には実寒と虚寒の違いがあり、針灸治療もこの違いにより異なる。

【1】温陽散寒

寒邪が裏に入り、臓腑に直中すると、病位の異なる実寒証を形成する。例えば、次のようなものがある。

①肺寒飲停（肺の実寒証）

症状としては咳嗽、水様の痰が出るが、喘息となるものもある。治法は温肺去飲である。手太陰肺経の背兪穴、募穴、原穴、合穴などを取るとよい。

②脾胃寒凝（脾胃の実寒証）

症状としては腹脹、腹痛、大便溏薄、または泄瀉などが現れる。治法は温中助運である。足陽明胃経、足太陰脾経の背兪穴、募穴、原穴、合穴などを取るとよい。

③寒邪が三陰に直中したもの

症状としては但悪寒（悪寒だけある）、不発熱（発熱はない）となり、ひどいと肢体の冷え、脈伏、少腹や睾丸の疼痛が現れる。治法は温陽散寒である。足三陰経または表裏経の関連する背兪穴および任脈の腹部の経穴を取り、主として灸法を用いる。深刺して長時間置針する方法により経気を激発してもよい。

【2】温陽補虚

虚寒証は、一般的には慢性病の患者で陽虚気虚のために寒象が現れる病証である。臨床上よ

く見られる虚寒証には，次のものがある。

①心陽不振，痰瘀阻滞

胸痺がおこり，症状としては前胸部の疼痛，四肢の冷え，寒がり，脈結代などが現れる。

②脾陽不足，運化機能の低下

症状としては腹脹，食欲不振，大便溏薄，あるいは慢性の下痢などが現れる。

③腎陽不振，命門火衰，水気氾濫

症状としては腹満，浮腫，水気上逆による咳喘，男性では陽萎，遺精，滑精などが現れ，また腰のだるさ，四肢の冷えなどが現れる。

これらの虚寒証に針灸治療を行う場合は，一般には関連する経絡の背兪穴，募穴，原穴，合穴などを取り，補法を施し灸を加える。また虚寒証がいっそう進行して陽気下陥が出現すると，危篤となる。これは臓腑の陽気が極度に損傷して代償能力がなくなり，固摂が失調して陽気暴脱となるためである。大汗がしたたるように出て，四肢が冷え，脈は微となり，息がとぎれそうになる。急いで回陽救逆をはかり，救急措置を施す必要がある。灸法を用いるとよい。

臨床上よく見られる内臓下垂，脱肛，陰挺なども虚寒証の範囲に入る。具体的に病状にもとづき治療を行うとよい。

［3］寒熱挟雑，温清併用

臨床上は純粋な熱証，寒証のほかに，さらに寒熱挟雑の証型がよく見られる。これらには，単純に清熱法または温寒法を用いることはできず，清熱法と温寒法を併用することにより効果を収めることができる。臨床上よく見られる寒熱挟雑証としては，次のものがある。

【1】上熱下寒

本証には胸中煩熱，口渇してよく飲む，嘔吐，悪心などの上熱の症状と同時に，腹部の冷痛，喜温畏寒，下痢などの下寒の症状が現れる。これは陽が上で盛んとなり，陰が下で盛んになっている証候である。針灸治療では，上焦と関係のある経穴に，針により瀉法を施して邪熱を瀉し，下焦と関係のある経穴に，灸を施して去寒をはかるとよい。

【2】表寒裏熱

本証は悪寒，微熱，無汗，身体痛などの表寒証と，咳嗽，痰が粘い，口渇してよく飲むなどの内熱証が同時に現れる。本証は晩秋と冬季におこりやすい。針灸治療では手少陽三焦経と手陽明大腸経を取って表寒を透達させ，手太陰肺経を取って肺熱の清瀉をはかるとよい。

このほかに，臨床上はさらに表熱裏寒や寒熱が相互に転化した複雑な状況もある。これらに対しては，証にもとづき相応する治法を採用する必要がある。

3　標治と本治

　標と本は，相対する概念であり，主として疾病の発展過程における各種の対立する双方の主次関係を説明するために用いる。一般的には，例をあげると次のように用いられている。
　　①邪気と正気の関係でいうと，正気は本であり，邪気は標である。
　　②病因と症状の関係でいうと，病因は本であり，症状は標である。
　　③病位についていうと，内臓は本であり，体表は標である。
　　④発病の先後でいうと，旧病は本であり，新病は標である。
　複雑かつ多様に変化する病証では，標本主次の違いにより，治療上も先後緩急の区別がある。これについては次の3つの原則を把握しておく必要がある。

［1］急なれば則ち標を治す

　「急なれば則ち標を治す」とは，病状がかなり急迫していて，急いで治療しないと増悪または危篤の状況になるものに対して制定したものである。発病の先後を例にすると，平素から慢性疾患を患っている患者が，さらに外感病を患い寒熱，咳嗽などの症状が現れている場合には，先に解表をはかって外感病を治療する必要がある。これは外感病が治癒しないと，旧病の治療に影響したり，病状を増悪させることもあるからである。
　また同一の疾病の標本緩急についても，「急なれば則ち標を治す」の原則は，具体的に応用することができる。例えば，中風病は肝腎陰虚を本とし，風陽上亢を標とするものが多い。風陽上亢は顔面紅潮，目の充血，煩躁などを引きおこし，また突然の昏倒，人事不省を引きおこしたり生命に影響することもある。これに対しては，すみやかに熄風降逆，開竅醒神の法により，その標の急を緩める必要がある。そして風陽痰火が改善した後に，滋養肝腎の法により本治をはかるとよい。
　臨床上，これと類似した状況は非常に多いが，臨機応変に「急なれば則ち標を治す」の原則を把握することが重要である。

［2］緩なれば則ち本を治す

　ある疾病の過程で，その病により他の病変を誘発し，それが急迫した症状でなければ，本病の治療を主として行うとよい。本病が治癒すれば，それにより誘発された病変も，しだいに消失するからである。
　例えば，脾胃陽虚のために運化機能が失調して胃脘部の膨満感，食欲不振，大便溏薄，四肢無力などの症状が現れた場合には，ただ温運脾胃をはかるだけでよい。中陽が振るいたてば，これらの一切の症状も自ずと改善する。
　また肝腎陰虚により不眠，健忘，心悸，盗汗，遺精などが現れた場合には，ただ肝腎の滋養をはかるだけで，これらの症状はしだいに消失する。これらは「緩なれば則ち本を治す」の道理によるものである。

［3］標本同治

　病状が比較的軽くて浅く，標本緩急があまり著明でない疾病に対しては，一般には標本兼治，標本同治の法が用いられる。例えば，肝鬱化火となり上逆して肺を犯し，脇肋部の疼痛，咳嗽，胸悶などの症状が現れている場合は，肝鬱化火が本であり，肺失清粛は標である。治療は疏肝清火，粛肺止咳を同時にはかるとよい。針灸では足厥陰肝経，足少陽胆経，手太陰肺経から関連する経穴を取穴し，肝肺同治，標本兼治をはかるとよい。

　また脾腎陽虚のために水を制することができず，水気が上泛して咳喘がおこっている場合は，脾腎陽虚が本であり，咳喘という症状は標である。治療は宣肺，化痰去飲により標を治し，脾腎の陽気を温養して本を治すとよい。

　さらに標本同治の原則は，標本がともに急している病証，ともに重篤な病証に適用する。例えば，外感病を患い，表邪がまだ解しておらず，一方で裏熱が盛んになっている者には，表裏双解法を用いるとよい。熱病を患い，邪熱が津液を損傷している場合は，清熱法により本を治し，養津法により標を治すとよい。

　このように病には緩急があり，治療にはその先後がある。これは標治・本治の理論的根拠となるものである。病を治療する最終目的は，病の本を解決することにあり，標治は本治のための条件づくりということになる。

４　同病異治と異病同治

　多くの疾病は，証候は異なるが病機が同じというものがある。また同じ疾病ではあるが，季節，気候，年齢，性別および体質が異なるために異なる証候が現れることもある。これらの状況にもとづき，同病異治と異病同治の方法が行なわれている。

［1］同病異治

　同一の疾病ではあるが，証が異なれば治法も異なる。これは同病異治の根拠とされているものである。例えば，胃十二指腸潰瘍で胃脘部の疼痛，喜温喜按，口に清涎があふれる，顔色は白くさえないなどの症状があり，脈細，舌質淡である者は，虚寒証であるが，これに対しては治法は温養脾胃を主とし，足陽明胃経，足太陰脾経の関連穴を取穴し，針により補法を施し灸を加える。あるいは灸を主として治療するとよい。胃十二指腸潰瘍で胃脘部の脹痛（この脹痛は両脇部に放散する），噯気，呑酸などの症状があり，脈弦である者は，肝胃気滞証であるが，これに対しては治法は疏肝理気を主とし，足厥陰肝経，足陽明胃経の関連穴を取穴し，針により瀉法を施すとよい。また胃十二指腸潰瘍で胃脘部の刺痛，拒按，夜間に増強，大便の色は黒などの症状があり，舌質紫である者は，気滞血瘀証であるが，これに対しては治法は活血化瘀を主とし，足厥陰肝経，足陽明胃経の関連穴，気会穴，血会穴を取穴し，針により瀉法を施すとよい。

　このような実例は非常に多くあるが，これらはすべて同病異治の範囲に入る。

［2］異病同治

　臨床上，ある種の疾病は相互の間，病位，証候がそれぞれ異なるが，その病機が同じものがある。同じ病機に対しては，同じ治法を採用して治療を行う。これは異病同治の根拠とされているものである。

　例えば，脇肋部の脹痛があり，頻繁に噯気が出る者がいるとする。脇肋部は足厥陰肝経が走行しており，肝気鬱滞になるとこの部位に疼痛がおこる。治法は疏肝理気である。肝気犯胃により胃脘部に脹痛がおこり，それが両脇部に放散する者の治法は，同じように疏肝理気が主となる。また少腹部の疼痛，あるいはひきつり，あるいは脹痛，および疝気で睾丸の疼痛が少腹部におよぶ者など，これらの多くは肝気鬱滞によるものである。ともに治法は疏肝理気が主となる。針灸で治療する場合は，一般には足厥陰肝経，足少陽胆経を主に取り，具体的な症状にもとづいて関連穴を選穴し，針または灸により治療するとよい。

　以上，4つの方面について針灸治療の原則を述べたが，これらの内容を把握し，さらに臨機応変に臨床治療を指導できれば，治療効果を向上させることができる。

総論2
［針灸処方学］

　針灸治療は，刺針や艾灸をある特定の経穴（または部位）に施すことにより治療を行う。したがって治療穴の選穴，処方の構成（配穴）と治療効果との間には，密接な関係がある。ここでいう針灸処方とは，選穴，配穴，刺針・施灸の補瀉手技の3つで構成されている。近年来，針灸処方は中薬処方のように経穴の相対的な固定化（処方化）の傾向にある。これは実際に応用する場合は，選穴法と配穴法の一般原則にもとづくことにより，はじめて「有方有法」（方とは処方，法とは法則。法則性のある処方のこと）となり，活用面が広くなり，治療の必要に応じて多くの変化を生みだすことができる。ここでは選穴法（取穴法ともいう）と配穴法について述べる。ただしこの2つは密接な関係にあり，はっきりと分つことは難しい。

1. 選穴法

　針灸処方の選穴は，経絡学説により導かれており，病証にもとづいた循経選穴を主としている。さらに具体的な選穴は，近位選穴，遠位選穴，対側選穴，随証選穴および特定穴の選穴に分類されている。
　近位選穴…………病処である局部，または隣接する部位に選穴する方法
　遠位選穴…………病処からかなり離れた部位に選穴する方法
　対側選穴…………病処の対側の相応する部位に選穴する方法
　随証選穴…………全身症状または病因病機にもとづき選穴する方法
　特定穴の選穴……特定穴のもつ特殊な作用にもとづき選穴する方法

1　近位選穴

　これは病処である局部，またはその隣接する部位に選穴する方法である。この選穴法は局部の症状が著明なものによく用いられる。急性病の治療にも用いられるし，慢性病の治療にも用いられる。
　　例：腹痛，腹瀉……………天枢，気海
　　　　頭痛…………………百会，太陽，風池
　　　　眼疾患………………睛明，攢竹，絲竹空，瞳子髎
　　　　鼻疾患………………迎香，四白
　　　　口歪斜………………地倉，頬車
　　　　胃　痛………………中脘，梁門
　ただし局部の感染性炎症が著明なものに対しては，炎症の拡散を防止する必要上，できるだけ局所選穴はさけたほうがよい。

2　遠位選穴

　これは臓腑経絡学説にもとづき，病処からかなり離れた遠位部位に選穴する方法である。病んでいる臓腑の本経から選穴したり，その表裏経から選穴する。一定の関係がある別の経脈から選穴することもある。
　　例：胃痛…………………足三里，公孫，太衝，内関
　　　　腰痛…………………委中
　　　　虫垂炎………………闌尾穴，上巨虚
　　　　催産，胎位不正………至陰

落枕……………………後谿，絶骨
　　　歯痛……………………合谷，二間

　古典では「上の病は下に取り，下の病は上に取る」という原則を重視している。例えば『肘後歌』には，「頭面の疾は至陰に針し，腿脚に疾あるは風府を尋ねる。心胸に疾あるは少沢を瀉し，臍腹に病あるは曲泉に針す。」とある。これは遠位選穴の重要性を反映したものである。上述した例からもわかるように，この遠位選穴は臓腑経絡学説を基礎とし，同時に臨床上で広く採用されている経験穴が加えられている。一般的に「上の病は下に取る」については，熱を引いて下行させることが多く，したがって瀉法が多く用いられる。また「下の病は上に取る」については，陽気を昇提させることが多く，したがって補法が多く用いられる。

③ 対側選穴

　これは病処の対側に選穴するという方法である。『内経』ではこれを「巨刺法」，「繆刺法」と称しており，ともに「左の病は右に取り，右の病は左に取る」という特徴がある。ただし巨刺法は経穴に用いられ，繆刺法は絡脈の瀉血に用いられる。

　対側選穴法は邪気が一側にあるものや，正気失調（または滞，または虚）が一側にあるものに用いられ，正気が失調している一側を調節することにより病を治療する。例えば腰痛や顔面神経麻痺が長期にわたって改善しない場合は，対側の相応する経穴を選穴して治療すると，しばしばよい効果を収めることができる。

④ 随証選穴……臓腑経絡弁証選穴

　随証選穴は対証選穴，または弁証選穴ともいわれている。これは中医の弁証理論と経穴の作用・主治にもとづいて，選穴施治する方法である。中医学には多くの弁証方法があるが，針灸治療にとって特に重要なのは臓腑経絡弁証である。現在では臨床上，臓腑経絡弁証（病変の変位を提示している）を「綱」とし，八綱弁証（病変の性質，邪正の盛衰消長を提示している）を「目」として弁証分型を行い，その後に治療原則を決定して選穴し，「治病求本」（病を治すは本に求める）を行っている。これは「同病異治」，「異病同治」の基礎となっている。

　ところで随証選穴と近位選穴，遠位選穴とは異なる。近位選穴あるいは遠位選穴は，病処にもとづくが，発熱，自汗，盗汗，不眠，虚脱，倦怠，健忘などの全身症状については，随証選穴法が用いられる。これらについては例えば瘀血には膈兪，気滞には膻中，腎陰虚には三陰交などが選穴される。また1つの配穴法としては，類似した作用をもつ経穴を配穴して用いることもある。例えば食積による胃痛は，公孫に中脘を配穴して治療し，また肝陽上亢には，太衝に三陰交を配穴して治療するなどがある。

　古人は，「医者が臓腑・経絡を明らかにせず，口を開き手を動かすとすなわち誤る」と述べ

ている。人体の一切の生命活動から各種の症状の現れかたに至るまで，これらはすべて臓腑・経絡の変化の反応である。各臓腑・経絡には，それぞれ異なる生理機能があり，したがってその病理変化の反応である証候群にも，一定の法則性がある。臨床では，これらの法則的な特徴を把握していると，「審証求因」が可能となり，さらに経穴の性質や作用を知っていれば選穴が可能となる。

2. 臓腑経絡弁証選穴

各臓腑・経絡の発病メカニズムおよび弁証選穴は次のとおりである。

① 肺と大腸

1 肺

[病機]

　肺は胸中にあり，その経脈は中焦より起こり，下では大腸に絡しており，肺と大腸は表裏の関係にある。肺は呼吸を主っており，一身の気を主り，外では皮毛に合している。また肺はデリケートな臓であり，寒冷の刺激に弱いという特徴がある。肺の病機には，宣発失調と粛降失調がある。また肺は脾・胃・大腸と密接な関係にある。肺の証候としては，肺脹満，膨膨として喘咳するなどがある。

[臓証]

[1] 虚証

【1】肺陰虚証

臨床所見：から咳，痰は少ない，午後潮熱，五心煩熱，頬部の紅潮，盗汗，口や咽喉部が乾く，声がかすれる，舌質紅，舌苔少，脈細数
治　　法：滋陰潤肺
選　　穴：肺兪，太淵，魚際
手　　技：針にて補法を施す。または平補平瀉法を施す。灸は用いない。
解　　説：太淵は手太陰肺経の原穴である。原穴には三焦の原気を通達し，内臓の機能を調整する作用があるために，内臓疾患に対して重要な治療作用がある。このことについて『霊枢』九針十二原では，「五臓に病あるは，之を十二原に取る」と指摘している。魚際は手太陰肺経の滎穴であり，「滎は身熱を主る」という作用がある。肺兪は背兪穴であるが，五臓に病があるときは，またその背兪穴がよく選穴される。また「金水相生」の理にもとづいて，腎兪，太谿を選穴することもできる。

【2】肺気虚証

臨床所見：咳喘，息切れ，動くと喘がひどくなる，痰は水様，顔色は㿠白，倦怠，懶言，あるいは自汗，悪風，感冒にかかりやすい

治　　法：補益肺気

選　　穴：太淵，肺兪，脾兪，膻中

手　　技：針にて補法を施す。針灸併用も可。

解　　説：肺は金に属しており，脾は土に属している。脾土は肺金を生じ，虚すればその母を補うとよい。したがって足太陰脾経の太白または脾兪を選穴し，健脾をはかる。また太淵と肺兪を選穴して肺気を補う。膻中は気会穴であり，これにより調気去痰をはかる。

［2］実証

【1】風寒束肺証（風寒による肺気失宣）

臨床所見：咳嗽，痰は水様で白，鼻閉，鼻汁，無汗，悪寒，発熱，頭痛，身体痛，舌苔薄白，脈浮緊

治　　法：疏風散寒，宣肺止咳

選　　穴：列欠，太淵，肺兪，尺沢，合谷，曲池

手　　技：針にて瀉法を施す。

解　　説：合谷は手陽明大腸経の原穴であり，列欠は手太陰肺経の絡穴である。原絡配穴により，この2穴を選穴する。また肺兪，尺沢，太淵，曲池により疏風散寒，宣肺化痰止咳をはかる。肺と大腸とは表裏の関係にあり，同時に用いることにより，しばしば効果を増強させることができる。

【2】熱邪壅肺証（熱邪による肺失清粛）

臨床所見：咳嗽，痰は粘く黄色い，気喘，身熱，口渇，胸悶，胸痛，喉痺，鼻淵，鼻衄，または鼻翼煽動，舌質紅，舌苔黄，脈滑数

治　　法：清熱止咳平喘

選　　穴：少商，豊隆，尺沢，肺兪，合谷

手　　技：針にて瀉法を施す。少商は点刺出血し，尺沢は三稜針で瀉血する。

解　　説：手太陰肺経の井穴である少商，合穴である尺沢に肺兪を配穴し，疏風散熱，宣肺止咳をはかる。また手陽明大腸経の原穴である合谷により清熱宣気をはかり，足陽明胃経の絡穴である豊隆により化痰止咳平喘をはかる。

【3】痰濁阻肺証（痰濁による肺失宣降）

臨床所見：咳嗽，気喘，喉の痰鳴，痰は多く粘い，胸悶，悪心，食欲不振，または起座呼吸，

舌質淡，舌苔白膩，脈滑
治　　法：宣肺化痰，健脾利湿
選　　穴：少商，豊隆，尺沢，孔最，太白，肺兪
手　　技：手太陰肺経穴には，針にて瀉法を施す。太白と豊隆には，針にて補法，または平補平瀉法を施す。または針灸を併用する。
解　　説：手太陰肺経の井穴である少商，合穴である尺沢，郄穴である孔最，背兪穴である肺兪により宣肺化痰をはかる。肺は貯痰の器であり，脾は生痰の源である。したがって足太陰脾経の原穴である太白と，足陽明胃経の絡穴である豊隆により，健脾益気利湿をはかり，生痰の源を治す。

[経脈証]

【1】風寒湿による経脈阻滞

臨床所見：肩背痛，上臂（上腕）や前臂（前腕）の内側前面部の痛み，または冷えなど
治　　法：疏通経絡，温経散寒
選　　穴：本経穴および局所穴
手　　技：針にて瀉法を施す。または灸を加えてもよい。
解　　説：手太陰肺経から選穴し，さらに局所穴を配穴することにより経絡の疏通，温経散寒をはかる。

【2】熱邪による経脈阻滞，循経上擾

臨床所見：咽喉腫痛，掌中熱など
治　　法：清熱止痛
選　　穴：少商，商陽，合谷，尺沢，耳尖，耳穴（対耳屏三針）
手　　技：少商，商陽，耳尖には点刺出血を施し，尺沢は三稜針で瀉血する。その他は瀉法を施す。
解　　説：少商，商陽，合谷にて清熱止痛をはかる。これは「喉部三針」といわれている。さらに尺沢，耳尖を配穴して清熱止痛，消炎の作用を増強する。対耳屏三針は耳針であり，咽喉腫痛を治す有効穴である。

2　大腸

[病機]

　大腸は伝導の官といわれており，糟粕を伝導し，上部では肺，歯肉に絡している。生理上，大腸の経脈は肺・胃・脾に絡しているので，大腸と肺・胃・脾の関係は密接である。大腸の病機はその伝導機能失調にあり，主症としては便秘，泄瀉，腹鳴，腹痛，裏急後重，腸癰，

血便，脱肛などが現れる。
　手陽明大腸経脈の病変としては，風寒湿の経脈阻滞による痺痛および邪の循経上擾による歯痛，頸部の腫れなどがある。

[腑証]

[1] 寒証
　寒邪を感受したり，なま物，冷たい物を食したためにおこる伝導失調である。
臨床所見：腹痛，腹泄，腹鳴，水様便，あるいは悪寒，発熱，身体のだるさ・疼痛を伴う，舌質白滑，脈沈遅
治　　法：温陽散寒
選　　穴：天枢，上巨虚，曲池，大腸兪，関元
手　　技：針にて補法を施す。または針灸を併用する。
解　　説：天枢は大腸の募穴であり，調胃寛腸止瀉をはかる。関元は任脈と足三陰経との交会穴であり，これにより温陽散寒をはかる。大腸兪は大腸の背兪穴であり，大腸は津液を主っているので，大便秘結または大便失禁を治療するときによく用いられる。曲池は手陽明大腸経の合穴であるが，宣気行血の作用があり，また「走りて守らず」という特性があるので，気血が阻滞している病に対しては，それを疏通させ調節する作用がある。上巨虚は大腸の下合穴であり，温経散寒止瀉の作用がある。

[2] 熱証
　邪熱が大腸に切迫しておこる伝導失調である。
臨床所見：腹痛，肛門熱痛，大便秘結，下血，裏急後重，腸癰，小便短赤，舌質紅，舌苔黄または黄膩，脈弦滑または滑数
治　　法：清熱，調理大腸
選　　穴：天枢，闌尾穴，上巨虚，関元，内関
　　　　　発熱を伴う者には曲池，合谷を加える。
手　　技：針にて瀉法を施す。灸は用いない。
解　　説：天枢は大腸の募穴であり，胃腸の運化，大腸の機能を調節する作用がある。また関元は小腸の募穴であり，腸疾患，生殖器疾患，婦人科疾患を主治する。また強壮の要穴ともされている。上巨虚は大腸の下合穴であり，大腸の津液を調節する作用があり，また下肢の運動機能を助ける作用がある。合谷，曲池は陽明経の邪熱を清熱する作用にすぐれている。

[3] 虚証
　脾虚気弱や労倦内傷，または命門火衰による脾腎陽虚などによりおこる伝導機能の失調である。

臨床所見：大便溏泄または失禁，脱肛，食欲減退，食少，五更泄瀉，寒がり，四肢の冷え，顔色萎黄，舌質淡，舌苔薄，脈細弱または沈細
治　　法：温補脾腎，または健脾益気
選　　穴：百会，長強，曲池，腎兪，関元，中脘，足三里
手　　技：針にて補法を施す。百会，関元には灸を多く施す。
解　　説：百会，長強，関元により，任脈と督脈の陰陽の気の調節をはかる。中脘は腑会であり，足三里は足陽明胃経の合穴であり，曲池は手陽明大腸経の合穴である。この3穴により健脾をはかり，中土の気を補益する。さらに腎兪を配穴して補腎をはかる。以上の選穴により脾腎の陽気および大腸の伝導機能の回復をはかる。

[4] 実証

食滞内停や熱邪が大腸に滞っておこる伝導機能の失調である。

臨床所見：腹痛（拒按），腹鳴，便秘または裏急後重，すっきり排便できない，噯腐，呑酸，腹部脹満，舌苔厚膩，脈滑数または沈実
治　　法：清熱導滞，消食導滞
選　　穴：二間，上巨虚，大腸兪，天枢
手　　技：針にて瀉法を施す。灸は用いない。
解　　説：陽明は多気多血の経である。このような実証には手足陽明経穴がよく用いられる。二間は手陽明大腸経の滎穴であり，上巨虚は大腸の下合穴であり，天枢は大腸の募穴である。これらにより大腸の積滞の改善をはかる。

[経脈証]

【1】風寒湿による経脈阻滞

臨床所見：肩の前部や上臂（上腕）部の疼痛，示指の疼痛や運動不利
治　　法：疏通経絡，温経散寒
選　　穴：合谷，列欠，または陽谿，曲池
手　　技：針にて瀉法を施す。または陽谿，曲池には灸を施す。
解　　説：合谷は手陽明大腸経の原穴であり，列欠は手太陰肺経の絡穴である。この原絡配穴法は表裏の関係にある肺と大腸の病を主治する。陽谿は手陽明大腸経の経穴であり，曲池は合穴である。先に針をし，後に灸を施すことにより，経絡の疏通，温経散寒をはかる。

【2】邪熱による経脈阻滞，循経上擾

臨床所見：歯痛，歯肉の腫れ，頸部の腫れ，口臭，鼻衄，鼻閉，鼻汁，喉痺，目黄，口乾，舌質紅，舌苔黄，脈滑数

治　　法：清泄熱邪
選　　穴：合谷，二間，牙痛穴，魚際
手　　技：針にて瀉法を施す。または点刺出血を行う。灸は用いない。
解　　説：二間は手陽明大腸経の滎穴であり，魚際は手太陰肺経の滎穴である。滎穴は清熱作用にすぐれている。また合谷は手陽明大腸経の原穴であり，これも清熱作用にすぐれている。この3穴により陽明経の熱邪の清泄をはかる。

② 脾と胃

1 脾

[病機]

　脾は運化を主っており，胃と表裏の関係にある。脾胃は共同して飲食物の受納，腐熟，消化，吸収，輸送などを行っている。胃は納穀を主っており，したがって胃気は「降」を順としている。また脾は水穀の精微を肺に輸送しており，したがって脾気は「昇」を順としている。脾の病機には次のものがある。

1．運化機能の失調，「昇」の機能失調
　　証候：腹部脹満，食不化（消化不良），腹鳴，殞泄など
2．脾が主っている肌肉の栄養不良
　　証候：四肢萎弱，肌肉萎縮，痿証など
3．脾失健運による水湿停滞
　　証候：浮腫，痰飲，身体が重だるいなど
4．統血，摂血機能の失調
　　証候：血便，崩漏など

　また経脈に関しては，風寒湿が経脈に阻滞しておこる痺痛の他に，舌強，咽痛，舌痛などがある。

[臓証]

【1】脾虚証

　脾失健運では，水穀の精微が全身にうまく輸送されなくなる。また脾陽不振では，水湿をうまく運化できなくなり，水飲が内停する。慢性のものが多い。（脾気虚証，脾陽虚証）
臨床所見：顔色萎黄，息切れ，懶言，食欲不振，四肢のだるさ，腹部脹満，消痩，小便短少，
　　　　　大便溏薄，四肢不温，足背部の浮腫，舌質淡，舌苔白滑，脈濡弱または沈緩
治　　法：健脾益気，温補脾陽

選　　穴：大都, 脾兪, 章門, 太白, 足三里
手　　技：針にて補法を施す。あるいは灸を加える。
解　　説：大都は足太陰脾経の榮穴であり, 太白は原穴である。また章門は脾の募穴であり, 臓会でもあり, 水穀の消化, 精微の運化を改善し, 五臓の衰弱を補う作用がある。さらに脾兪, 足三里を配穴すると, 健脾益気, 中陽を振いたたせる作用を収めることができる。

【2】脾実証

湿邪が中焦に阻滞することによりおこるものが多い。(湿邪困脾証)
臨床所見：腹脹, 腹痛（拒按）, 顔色黄, 胃脘部のつかえ, 食少, 噯気（すっきりしない）, 小便黄赤, 二便不利, 舌苔垢膩, 脈沈緩または沈緊
治　　法：昇清降濁, 理気化湿
選　　穴：商丘, 脾兪, 章門, 公孫, 中脘
手　　技：針にて瀉法または平補平瀉法を施す。
解　　説：商丘は足太陰脾経の経穴であり, 章門は脾の募穴である。また中脘は腑会であり, 脾兪は脾の背兪穴であり, 公孫は足太陰脾経の絡穴である。この処方には昇清降濁, 理気化湿の作用がある。

【3】脾寒証

脾陽衰弱のために水湿が化せず, そのために陰寒偏盛になると脾寒証がおこる。またなま物, 冷たい物を食したために脾陽不振となりおこるものもある。
臨床所見：腹脹, 腹鳴, 胃脘部のつかえ, 食欲不振, または完穀不化（消化不良）, 腹脹, 泄瀉, 四肢不温, 小便清長, 舌質淡, 舌苔白, 脈沈遅（右関が著明）
治　　法：健脾利湿, 温運脾陽
選　　穴：大都, 脾兪, 章門, 公孫, 太白, 足三里
手　　技：針にて補法または平補平瀉法を施し, さらに灸を加える。
解　　説：脾の背兪穴である脾兪, 足太陰脾経の榮穴である大都, 脾の募穴である章門, 絡穴である公孫, 原穴である太白に足陽明胃経の合穴である足三里を選穴する。この処方には健脾利湿, 温運脾陽の作用がある。

【4】脾熱証

脾は湿土であり, 熱邪を受けると湿と熱が蘊結して脾熱証がおこる。(湿熱困脾証)
臨床所見：胃脘部のつかえ, 腹部脹満, 黄疸, 口膩で粘る, 食欲不振。または口膩で甘い, 頭が重だるい, 大便溏薄で粘液が混じる, 小便短黄。渇くが飲まない, 舌苔厚膩で黄, 脈濡数。
治　　法：清熱利湿

選　　穴：商丘，脾兪，章門，公孫，胃兪
手　　技：針にて瀉法を施す。灸は用いない。
解　　説：足太陰脾経の経穴である商丘，絡穴である公孫，募穴である章門，背兪穴である脾兪を選穴し，さらに胃の背兪穴である胃兪を選穴する。この処方には清熱利湿の作用がある。

[経脈証]

【1】風寒湿による経脈阻滞

臨床所見：大腿や膝部内側，足背部の腫れ，厥，疼痛，足の母指の運動障害など
治　　法：疏通経絡，温経散寒
選　　穴：陰陵泉，太白，隠白，太谿
手　　技：針により瀉法を施す。または灸を加える。
解　　説：陰陵泉は足太陰脾経の合穴であり，水道を通調し，二便を通利する作用がある。さらに足太陰脾経の原穴である太白，井穴である隠白，足少陰腎経の原穴である太谿を選穴して経絡の疏通，温経散寒をはかる。

【2】脾経蘊熱，循経上擾

臨床所見：舌本強痛，咽痛，胃脘痛，嘔吐，腹脹，身体が重だるい，噯気，溏泄，水閉または黄疸
治　　法：脾経蘊熱の清瀉
選　　穴：通里，商丘，内庭，中脘，三陰交
手　　技：針にて瀉法を施す。灸は用いない。
解　　説：足太陰脾経の経穴である商丘，足陽明胃経の榮穴である内庭を選穴する。また腑会穴である中脘を選穴して降逆止嘔ならびに腹脹と溏泄の改善をはかる。通里は手少陰心経の絡穴であり，心と小腸の表裏関係を通じて舌本強痛，咽痛を治す。さらに三陰交を配穴して陰陽表裏を調節する。

2　胃

[病機]

　胃は水穀の海であり，納穀を主っており，胃気は「降」を順としている。胃は飲食不節や七情損傷により病変がおこりやすい。その病機は水穀の受納，腐熟機能の失調，胃失和降にある。主症としては胃脘痛，食不下，噯腐，呑酸，呃逆，嘔吐，腹脹などがある。
　また足陽明胃経脈の病変としては，風寒湿邪による経脈阻滞があり，その循行部位に痺痛がおこる。また陽明経の蘊熱が循経により上擾すると，鼻衄，頬部の腫れ，喉痺などがおこ

る。さらに陽明経の邪熱が神明に影響して，癲狂がおこるものもある。

［腑証］

【1】胃虚証

　　胃気虚弱により，水穀の腐熟機能が低下する病証である。

臨床所見：胃脘部のつかえ，噯気，食欲不振，息切れ，乏力，舌質淡紅，舌苔少，脈細弱無力，特に右関脈が弱

治　　法：補益胃気，温胃化穀

選　　穴：解谿，足三里，胃兪，中脘

手　　技：針にて補法を施し，さらに灸を加える。

解　　説：胃の募穴であり腑会である中脘，胃の背兪穴である胃兪を選穴する。また足陽明胃経の合穴である足三里，経穴である解谿を選穴する。この処方には補益胃気，温胃化穀の作用がある。

【2】胃実証

　　胃火熾盛または中焦部の食滞によりおこる病証である。

臨床所見：消穀善飢，口渇欲飲，腹部脹満または腹痛拒按，噯腐，嘔吐，舌質紅，舌苔黄膩，右関脈洪大

治　　法：陽明の熱および食滞の清瀉，導滞

選　　穴：足三里，厲兌，中脘，胃兪，豊隆，太白

手　　技：針にて瀉法を施す。灸は用いない。

解　　説：足陽明胃経の下合穴である足三里，絡穴である豊隆，井穴である厲兌を選穴し，また胃の募穴である中脘，背兪穴である胃兪，足太陰脾経の原穴である太白を選穴して陽明の熱および食滞の清瀉，導滞をはかる。太白と豊隆の配穴は原絡配穴法であり，中脘と胃兪の配穴は兪募配穴法である。

　　　　　　また陽明が有余で少陰が不足しているためにおこる口渇，消穀善飢，歯痛，舌質絳，脈数にたいしては，足陽明胃経を瀉すと同時に，足少陰経穴の太谿，復溜および腎兪を配穴し，胃熱の清瀉，腎水の補益をはかるとよい。針にて補法を施し，灸は用いない。

【3】胃寒証

　　胃気虚弱，中陽不振，または寒邪が中焦に阻滞しておこる病証である。

臨床所見：胃脘部の脹痛，喜温喜按，嘔吐，呃逆，清水を吐く，四肢の冷え，大便溏薄，舌質淡，舌苔白滑，脈沈遅

治　　法：腑気の調節，健運中陽

選　　穴：足三里，解谿，中脘，胃兪，内関
手　　技：針にて焼山火法を施し，さらに灸を加える。
解　　説：足陽明胃経の下合穴である足三里，経穴である解谿を選穴し，さらに胃の募穴であり腑会である中脘，胃の背兪穴である胃兪，手厥陰心包経の内関を選穴して，腑気の調節をはかり，中陽の改善をはかる。さらに灸を施して温経散寒をはかる。

【4】胃熱証

　平素から陽盛素因の強い者は熱が胃に蘊結しやすい。また辛い物を偏食すると胃熱が生じやすい。

臨床所見：口中の悪臭，口渇して冷飲を好む，嘔吐，便秘，身熱，顔面紅潮，舌質紅，舌苔黄燥あるいは芒刺がある，脈洪大有力
治　　法：陽明の邪熱の清瀉
選　　穴：足三里，厲兌，中脘，合谷，曲池
手　　技：針にて瀉法を施す。灸は用いない。
解　　説：足陽明胃経の下合穴である足三里，井穴である厲兌を選穴し，胃の募穴である中脘を選穴する。さらに手陽明大腸経の合穴である曲池，原穴である合谷を選穴する。この処方には陽明の邪熱を清瀉する作用がある。

［経脈証］

【1】風寒湿による経脈阻滞

臨床所見：膝部腫痛，側胸部・乳部・気街・大腿部・下腿外側部・足背部の疼痛，寒冷刺激により疼痛は増強，中指の運動障害，身体前面の冷感，舌苔白，脈沈遅
治　　法：疏通経絡，温経散寒
選　　穴：足三里，内庭，衝陽，解谿，曲池
手　　技：針により瀉法を施し，灸を加える。
解　　説：主として上述の足陽明胃経穴を選穴し，経絡の疏通，温経散寒をはかる。

【2】胃経蘊熱，循経上擾

臨床所見：身熱，自汗，口渇，唇の乾き，頬部の腫れ，喉痺，歯痛，歯肉の腫れ，身体の前面の熱感，舌苔黄，脈洪数
治　　法：陽明経の蘊熱の清瀉
選　　穴：通里，商丘，合谷，曲池，内庭
手　　技：針により瀉法を施す。灸は用いない。
解　　説：主として足陽明経穴およびその同名経（手陽明経）穴を選穴し，陽明経の蘊熱の清瀉をはかる。

【3】陽明経の邪熱熾盛による神明異常

臨床所見：人を嫌う，火を恐れる，衣服を脱いで走る，高いところに登りたがり，大声で歌う，狂躁など

治　　法：陽明経の邪熱の清瀉，醒脳開竅

選　　穴：大椎，大陵，間使，風府，合谷，厲兌

手　　技：針にて瀉法を施す。灸は用いない。

解　　説：督脈は手足三陽の会であり，諸陽を総督している。風府は脳海であり，大椎は諸陽経を宣通させる作用がある。また大陵は体重節痛を主治し，神志を清し，心神を安定させる作用がある。間使は手厥陰心包経の絡穴であり，定志利膈，舒気の作用がある。合谷にて宣気行血をはかり，厲兌にて胃熱を清瀉する。この処方には陽明経の邪熱を清瀉する作用と醒脳開竅の作用がある。

③ 心と小腸

1 心

［病機］

　心は神志を主っており，精神・意識・思惟活動を主宰している。五臓六腑の機能，四肢百骸の運動は，すべてこの心の主宰により行なわれている。したがって心の機能失調がおこると，その病機は主として神志と血脈の病変として現れる。神志の証候としては，心悸，怔忡，不眠，癲狂，笑不休（笑いが止まらない），悲嘆にくれる，譫語，昏睡が現れる。また心気は舌に通じていることから，舌は「心の苗」といわれており，したがって心神を治めることができないと，舌体の形態や運動に病変が現れ，舌巻短，言語障害などの症状がおこる。

　心は血脈を主っているが，これは血液循環を推動させる動力としての心の機能を指している。血には栄養作用があるが，これは心の推動機能および脈の管理という機能により達成される。心の機能が失調して血脈を主れなくなると，血脈の証候としては運行障害，循環不良による全身症状として，四肢厥冷，寒がり，脈弱，皮膚が青黒くなるなどが現れる。また血脈の運行失調による証候としては，皮膚が赤くなる，脈洪数，出血などが現れる。

　心の経脈の病変としては，風寒湿が経脈に阻滞しておこる痺痛がある。さらに手少陰心経邪熱の循経上擾による嗌乾，目黄がある。また舌は「心の苗」であるので，心火上炎により口舌のびらん，重舌，木舌などが現れることもある。

[臓証]

[1] 心虚証

【1】心陽虚証

臨床所見：心悸，不安感，恐怖感，息切れ，自汗，四肢厥冷，または口唇や爪甲が青紫色を呈する，舌質淡，舌苔薄，脈微弱

治　　法：補益心陽，温経通脈

選　　穴：神門，内関，少衝，太淵，心兪，巨闕

手　　技：針にて補法を施す。または針灸併用。

解　　説：心の背兪穴である心兪，脈会である太淵，手少陰心経の原穴である神門，井穴である少衝を選穴し，心陽の補益，温経通脈をはかる。また手厥陰心包経の絡穴である内関は，八脈交会穴の１つでもあり，陰維脈に通じている。さらに兪募配穴により心兪に心の募穴である巨闕を配穴し，心（本臓）を治す。

【2】心陰虚証

臨床所見：心悸，頭暈，心中煩悶，不眠，多夢，健忘，盗汗，掌心熱，舌質淡紅，舌尖紅で乾いている，脈細数

治　　法：滋補心陰

選　　穴：内関，少衝，太淵，心兪，神門，太谿

手　　技：針にて補法を施す。灸は用いない。

解　　説：太淵は手太陰肺経の原穴であり，脈会である。内関は手厥陰心包経の絡穴であり，別れて三焦に走っており，また陰維脈に通じている。気道が閉塞し，血滞があり通じないものを通じさせる作用がある。さらに手少陰心経の井穴である少衝，原穴である神門，心の背兪穴である心兪，足少陰腎経の原穴である太谿を選穴する。この処方には心陰を滋養し，水火を相済させ，心腎を交通させる作用がある。

[2] 心実証

【1】心火上炎証

臨床所見：心煩，口渇，口内や舌の瘡，木舌，重舌，小便短赤，または血尿を伴う，舌質紅，舌苔黄，脈数

治　　法：心，小腸経の火の清瀉

選　　穴：通里，神門，太淵，心兪，腕骨

手　　技：針にて瀉法を施す。灸は用いない。

解　　説：通里は手少陰心経の絡穴であり，手太陽小腸経に通じており，舒気，定志の作用

がある。神門は手少陰心経の原穴であり，神志を清する作用と心神を安定させる作用がある。これに心兪を配穴すると，清心瀉火の作用が増強する。太淵は脈会である。腕骨は手太陽小腸経の原穴であり，これにより心と小腸の火を清瀉する。

【2】痰火蒙閉証

- 臨床所見：壮熱，顔面紅潮，急躁，異常な喜怒，または意識障害，譫語，罵る，驚悸，不眠，舌苔黄膩，脈弦滑数
- 治　　法：醒脳開竅，去痰，諸経の邪熱の清瀉
- 選　　穴：十二井穴，神門，陰郄，膈兪，大椎，足三里，合谷
- 手　　技：針にて瀉法を施す。十二井穴は点刺出血を施す。灸は用いない。
- 解　　説：手少陰心経の郄穴である陰郄，原穴である神門を選穴し，心気を補益し，瀉火する。膈兪は血会であり，一切の血病を主治する。膈兪には補血，血熱を瀉す，活血化瘀の作用がある。督脈は諸陽経を総督しており，大椎は諸陽の会である。大椎には諸陽経を宣通し，胸椎を通利し，醒脳，開竅，去痰，諸陽経の邪熱を清瀉する作用がある。

【3】心血瘀阻証

- 臨床所見：心悸，怔忡，息がつまる，胸部の刺痛，肩背部に放散することがある，自汗，四肢の冷え，舌質青紫，または瘀斑がある，脈濇，または促，結，代
- 治　　法：活血化瘀，疏通経絡
- 選　　穴：心兪，間使，大陵，巨闕，膈兪，神門，内関
- 手　　技：針にて瀉法を施す。灸は用いない。
- 解　　説：手厥陰心包経の原穴である大陵にて神志を清し，心神の安定をはかる。また手厥陰心包経の経穴である間使に心兪を配穴して，定志利膈，舒気をはかる。心の募穴である巨闕，血会である膈兪，手少陰心経の原穴である神門，手厥陰心包経の絡穴である内関により，活血化瘀，経絡の疏通をはかる。

［経脈証］

【1】風寒湿による経脈阻滞

- 臨床所見：肩背痛，上肢内前側の厥，痛など
- 治　　法：疏通経絡，温経散寒
- 選　　穴：本経穴および局所穴
- 手　　技：針にて瀉法を施す。または灸を加える。
- 解　　説：手少陰心経から選穴し，さらに局所穴を配穴することにより経絡の疏通，温経散寒をはかる。

【2】熱邪による経脈阻滞，循経上擾

臨床所見：嗌乾，目黄，口内や舌のびらん，重舌，木舌，瘡瘍など

治　　法：心，小腸経の熱邪の清瀉

選　　穴：少海，神門，内関，大陵，小海，腕骨

手　　技：針にて瀉法を施す。または点刺出血を施す。灸は用いない。

解　　説：手少陰心経の合穴である少海，原穴である神門を選穴する。また手厥陰心包経の絡穴である内関，原穴である大陵を選穴し，手太陽小腸経の合穴である小海，原穴である腕骨を選穴する。これらにより心，小腸経の熱邪の清瀉をはかる。

2　小腸

［病機］

　小腸は受盛の官といわれており，胃の水穀をさらに細かく消化し，また清濁を分別する機能がある。「清」は津液となり，吸収された後に全身に輸送され，最後は膀胱に到達する。また「濁」は糟粕となり，大腸に下注する。

　その病理変化は，主として清濁の分別機能の失調として現れ，主症としては二便失調，泄瀉，下血，裏急後重，小便不利などがおこる。手少陰心経の熱邪が小腸に移ると，血尿がおこる。手太陽小腸経脈の病変は，手少陰心経脈の病変と同じように，風寒湿が経脈に阻滞しておこる痺痛の他に，さらに嗌痛，耳聾などがある。

［腑証］

【1】寒証（「脾陽虚」に同じ）

臨床所見：腹痛，腹脹，腹鳴，泄瀉，喜温喜按，小便短少，舌苔白，脈沈遅

治　　法：温腸散寒，健運胃腸

選　　穴：後谿，上巨虚，関元，小腸兪，足三里

手　　技：針にて補法を施し，灸を加える。

解　　説：後谿は手太陽小腸経の兪穴であり，また八脈交会穴の1つであり，督脈に通じている。上巨虚は手陽明大腸経の下合穴であり，大腸の津液を調節し，大腸の消化を助ける作用と下肢の運動機能を助ける作用がある。関元は小腸の募穴であり，足三陰と任脈の交会穴である。小腸兪は小腸の背兪穴である。また足三里は足陽明胃経の合穴であり，気血の運行を調節し，脈・肉・筋・骨を栄養する作用がある。この処方には温腸散寒と小腸の機能を改善する作用がある。

【2】熱証

臨床所見：心煩，口渇，口内や舌のびらん，小便は赤い，尿道の灼痛感，血尿，舌質紅，舌

尖紅，舌苔薄黄，脈数
治　　法：心，小腸経の熱邪の清瀉
選　　穴：中極，委中，小海，下巨虚，神門，支正
手　　技：針にて瀉法を施す。灸は用いない。
解　　説：原絡配穴法により手少陰心経の原穴である神門に手太陽小腸経の絡穴である支正を配穴して，心と小腸の経気の疏通をはかる。中極は膀胱の募穴であり，気化を主り，小便を利す作用がある。下巨虚は手太陽小腸経の下合穴であり，小海は手太陽小腸経の合穴である。また委中は足太陽膀胱経の合穴である。『内経』の「合は内腑を治す」の原則にもとづいて選穴し，心と小腸経の熱邪の清瀉をはかる。

【3】小腸気痛（疝気）

臨床所見：少腹部から腰背部におよぶ激痛，睾丸偏墜，歩行障害，舌苔薄白，脈弦緊または沈弦
治　　法：疏導経気，行気止痛
選　　穴：小腸兪，関元，下巨虚，気海，太衝，大敦
手　　技：針にて瀉法を施す。
解　　説：足厥陰肝経の井穴であり根穴である大敦と，原穴である太衝を選穴し，経気を疏通し，通経活絡と気血運行の改善をはかる。また兪募配穴法により，小腸の募穴である関元と背兪穴である小腸兪を選穴し，疝気を治療する。下巨虚は手太陽小腸経の下合穴であり，小腸の諸疾を主治し，また消化を助ける作用と，腑気を調節する作用がある。この処方には疏導経気，行気止痛の作用がある。

【4】小腸気結（腸結）

臨床所見：腹脹，腹部の絞痛，便秘（腹部拒按），排便困難，嘔吐することがある，舌苔黄膩または垢濁，脈弦緊または沈実
治　　法：疏導経気，破気散結
選　　穴：小腸兪，関元，天枢，行間，中脘
手　　技：針にて瀉法を施す。
解　　説：中脘は腑会であり，胃の募穴であり，水穀の受納，精微の運化を助け，宗筋を潤す作用がある。関元は小腸の募穴であり，胃腸の運化を主り，大腸の機能を調節する作用がある。行間は足厥陰肝経の滎穴であり，行気導滞の作用がある。この処方には疏導経気，破気散結の作用がある。便秘を伴うものには，支溝に陽陵泉を配穴して疏腸通便をはかるとよい。

[経脈証]

【1】風寒湿による経脈阻滞

臨床所見：頸部・頷部・肩部・上腕部・肘部・前腕外後側の疼痛
治　　法：疏通経絡，温経散寒
選　　穴：腕骨，小海，肩貞，支正，通里
手　　技：針にて瀉法を施し，灸を加える。
解　　説：腕骨は手太陽小腸経の原穴であり，これに手少陰心経の絡穴である通里を配穴すると，原絡配穴法になる。これは表裏両経の病を主治する。さらに手太陽小腸経の絡穴である支正，合穴である小海を選穴し，さらに肩貞を加える。

【2】熱邪による経脈阻滞，循経上擾

臨床所見：嗌痛，耳聾，目黄など
治　　法：邪熱の清瀉
選　　穴：聴宮，腕骨，後谿，神門，少沢
手　　技：針にて瀉法を施す。または点刺出血を施す。
解　　説：腕骨は手太陽小腸経の原穴である。後谿は手太陽小腸経の兪穴であり，また八脈交会穴の1つであり，督脈に通じている。これに聴宮を配穴して目黄，耳鳴りを治す。神門は手少陰心経の原穴であり，少沢は井穴である。これに点刺出血を施し，邪熱の清瀉をはかる。

④ 腎と膀胱

1　腎

[病機]

　腎は蔵精を主っており，精は人体を構成する基本物質である。この精には先天の精と後天の精があり，ともに生命を維持するために必要な栄養物質である。また腎は水を主っている。腎，肺，脾，膀胱などの臓腑が協調して水液代謝を行っているが，その動力は陽気の蒸騰にあり，この陽気の根，生気の源は「腎間動気」（すなわち命門相火）にある。したがって水液代謝の失調の責任は腎と命門にある。主症としては浮腫，停飲，五更泄瀉，気喘などが現れる。
　また腎の蔵精機能が失調すると成長，発育，生殖面に病変が現れる。主症としては月経不順，不妊，陽萎，早泄，遺精，頭暈，目眩，不眠，健忘，腰部の酸痛，精神疲労，老化などが現れる。
　腎は耳に開竅しており，したがって腎が病むと耳鳴り，難聴がおこりやすい。また腎の経

脈は目に上注しており，腎の精気が不足し目を充分に栄養できないと視力低下，目がくらむなどの症状がおこる。

　足少陰腎経脈の病変には，風寒湿の邪が経脈に阻滞しておこる痺痛がある。さらに足少陰腎経の蘊熱が経脈に阻滞しておこる足心熱や，循経上擾による口内の熱感，舌の乾き，咽喉部の乾燥と疼痛などがある。

［臓証］

［1］陽虚証

【1】腎陽虚証

臨床所見：陽萎，早泄，尿量が多い，遺尿，腰脊部のだるさ・疼痛，足や膝の無力，長く立つことができない，顔色蒼白，寒がり，四肢の冷え，舌質淡，脈沈細弱

治　　法：温補腎陽，精気の固摂

選　　穴：太谿，中極，腎兪，関元，命門，復溜

手　　技：針にて補法を施し，灸を加える。

解　　説：足少陰腎経の原穴である太谿，経穴である復溜を選穴し，さらに腎の背兪穴である腎兪，膀胱の募穴である中極，小腸の募穴である関元および督脈穴の命門を選穴する。この処方には腎陽を温補し，精気を固摂する作用がある。また腰や膝を強健にする作用もある。

【2】腎不納気証

臨床所見：息切れ，喘息（動くと症状は増悪），呼吸困難，精神不振，自汗，懶言，四肢の冷え，顔色蒼白，舌質淡，脈沈無力または浮大無力

治　　法：温補腎陽，納気

選　　穴：太谿，気海，復溜，膻中，腎兪

手　　技：針にて補法を施し，さらに灸を加える。

解　　説：膻中は気会穴であり，上気海ともいわれている。膻中と気海は調気の要穴である。さらに腎兪，太谿，復溜に針灸を併用し，腎陽の温補，納気をはかる。

【3】陽虚水泛証

臨床所見：心悸，喘逆，顔面部および身体の浮腫，浮腫は下肢が著明，按じると陥凹ができる，腹部脹満，大便溏泄，舌質淡，舌苔滑潤，脈沈遅無力

治　　法：温補腎陽，化気行水

選　　穴：水道，復溜，腎兪，太谿，関元

手　　技：針にて平補平瀉法を施し，さらに灸を施す。

解　　説：足少陰腎経の原穴である太谿，経穴である復溜を選穴し，さらに足三陰と任脈の交会穴である関元を配穴して二便の調節，水道の通利，腎陽の温補をはかる。また足陽明胃経穴である水道により下焦を通調し，気化を助けて水府を調節する。

［2］陰虚証

【1】腎陰虚証

臨床所見：腰のだるさ，遺精，咽喉部の乾き・疼痛，頬部の紅潮，両足萎弱，耳聾，舌質紅絳で津少，脈沈細
治　　法：補腎，滋陰降火
選　　穴：復溜，腎兪，太谿，志室，曲骨
手　　技：針にて補法を施す。灸は用いない。
解　　説：足少陰腎経の経穴である復溜，原穴である太谿，腎の背兪穴である腎兪を選穴する。さらに足太陽膀胱経の志室，任脈穴の曲骨を選穴する。この処方には補腎扶元，滋陰降火の作用がある。

【2】陰虚陽浮証

臨床所見：羸痩，頭暈，目眩，耳聾，耳鳴り，不眠，健忘，多夢，遺精，勃起しやすい，口乾，咽喉痛，潮熱，盗汗，音瘂，消渇，咳嗽，痰に血が混じる，舌質紅，舌苔少，脈細数または浮大中空
治　　法：滋陰降火，補腎固精，引火帰源
選　　穴：三陰交，太衝，太白，腎兪，脾兪
手　　技：針にて補法を施す。灸は用いない。
解　　説：三陰交は肝脾腎三経の交会穴であり，益脾，養肝，滋陰補腎の作用，足三陰経の気血阻滞を改善する作用，気血双補の作用がある。さらに足厥陰肝経の原穴である太衝，足太陰脾経の原穴である太白を選穴する。腎兪，脾兪は健脾の要穴である。

［経脈証］

【1】風寒湿による経脈阻滞

臨床所見：脊・大腿内後側痛，痿厥，目昏不明など
治　　法：疏通経絡，温経散寒
選　　穴：陰谷，腎兪，太谿，飛陽
手　　技：針にて瀉法を施し，針灸を併用する。
解　　説：原絡配穴法により足少陰腎経の原穴である太谿と足太陽膀胱経の絡穴である飛陽を選穴する。これは腎と膀胱の表裏同病を主治する。また腎の背兪穴である腎兪，

足少陰腎経の合穴である陰谷を選穴し，経絡の疏通，温経散寒をはかる。

【2】蘊熱による経脈阻滞，循経上擾

臨　床所見：口内の熱感，舌の乾き，咽頭の乾きと疼痛，心痛，足心熱など
治　　　法：疏通経絡，清瀉蘊熱
選　　　穴：湧泉，復溜，京骨，大鐘
手　　　技：針にて瀉法を施す。灸は用いない。
解　　　説：原絡配穴法により足太陽膀胱経の原穴である京骨と足少陰腎経の絡穴である大鐘を選穴する。また足少陰腎経の井穴であり根穴である湧泉にて経絡の疏通をはかる。足少陰腎経の経穴である復溜は喘咳寒熱を主治する。ここでは復溜により腎陰を強くし裏にある邪の除去をはかる。

② 膀胱

[病機]

膀胱は州都の官といわれており，津液を貯蔵し，化気行水を主り，小便を主っている。膀胱の主な病機は，化気行水の機能失調である。膀胱の開閉機能が失調すると，主症として多尿，遺尿などが現れる。また小便不利または尿閉により水液が泛濫すると，腹脹，浮腫などが現れる。

膀胱の経脈の病変としては，風寒湿が経脈に阻滞しておこる循行部位の痺痛がある。さらに膀胱の蘊熱が経脈に阻滞したり，循経上擾すると目黄，鼻衄，痔瘡などがおこる。

[腑証]

【1】虚寒証（「腎陽虚証」に同じ）

臨　床所見：顔色蒼白，精神疲労，少腹部の冷痛，喜温喜按，頻尿あるいは遺尿
治　　　法：温暖下元，益気散寒
選　　　穴：中極，命門，膀胱兪，委中，腎兪，束骨，二間
手　　　技：針にて補法を施し，針灸を併用する。
解　　　説：束骨は足太陽膀胱経の兪穴（木）であり，二間は手陽明大腸経の滎穴（水）である。これは母子配穴法により選穴したものである。また兪募配穴法により，膀胱の募穴である中極に膀胱兪を配穴する。委中を選穴して太陽の気を宣通して表邪を散じる。督脈穴の命門には相火を補う作用（壮陽）があり，腎虚による腰痛，頻尿，遺尿にすぐれた効果がある。この処方には温暖下元，益気散寒の作用があり，膀胱の約束機能を回復させる作用がある。

【2】実熱証

臨床所見：頻尿，尿意急迫，排尿痛，小便赤あるいは混濁，少腹痛，腹痛，あるいは小便淋瀝，膿血や砂石が混じる，尿閉，排便困難，舌質紅，舌苔黄膩，脈弦数または滑数

治　　法：膀胱経気の疏通，膀胱熱濁の清泄

選　　穴：金門，束骨，委中，膀胱兪，中極，水道

手　　技：針にて瀉法を施す。灸は用いない。

解　　説：金門は足太陽膀胱経の郄穴であり，委中は合穴である。これにより膀胱の経気を疏通し，熱邪の清泄をはかる。さらに膀胱の募穴である中極は，気化を主っており，膀胱兪，水道を配穴して小便を利し，下焦を通調させ，熱邪の清泄をはかる。

［経脈証］

【1】風寒湿による経脈阻滞

臨床所見：項部・背部・腰部・殿部・膕部・腨部・足背部の疼痛，足小指の運動障害，後頭部痛など

治　　法：疏通経絡，温経散寒

選　　穴：至陰，束骨，委中，復溜，陽陵泉

手　　技：針にて瀉法を施し，灸を加える。

解　　説：足太陽膀胱経の井穴である至陰，兪穴である束骨を選穴し，膀胱経気を疏通し，気血の運行を促す。足太陽膀胱経の合穴であり血郄穴である委中と，足少陰腎経の経穴である復溜を選穴し，太陽の経気を宣通して表邪を散じる。表裏双解すれば風寒湿の邪はおのずと除去される。委中には宣陽解表，降逆，活血去風の作用がある。足少陽胆経の合穴であり筋会穴である陽陵泉には降逆，舒筋の作用がある。また少陽の「枢」を動かすことにより，太陽の「開」を助けることができるので，陽陵泉は委中の解表散風，降逆止痛の効果を増強させる。

【2】蘊熱による経脈阻滞，循経上擾

臨床所見：頭痛，目黄，流涙，鼻衄，痔など

治　　法：疏導経気，清利蘊熱

選　　穴：湧泉，至陰，京骨，大鐘，金門

手　　技：針にて瀉法を施す。灸は用いない。

解　　説：足太陽膀胱経の郄穴である金門，井穴である至陰，足少陰腎経の井穴であり根穴である湧泉を選穴する。また原絡配穴法により，足太陽膀胱経の原穴である京骨，足少陰腎経の絡穴である大鐘を選穴し，腎と膀胱の表裏の病を同治する。この処方には気血を疏通し，膀胱の蘊熱を清利する作用がある。

⑤ 肝と胆

1 肝

[病機]

　肝は風木の臓であり，条達を喜び，謀慮を主っている。また肝は血を蔵し，筋を主り，その華は爪にあり，目に開竅している。したがって目疾，筋病，月経病，崩漏などは肝と関係が密接である。病機としては肝気鬱結，肝火上炎，陰虚陽亢，肝風内動などがある。主症としては胸脇満痛，嘔逆，頭痛，目赤，頭暈，目眩，煩躁，易怒，身体の麻木，口眼歪斜，筋の痙攣，脈弦などがある。

　肝の経脈の病変としては，経気の鬱滞，運行不良があり，主症としては痺痛，疝気，脇痛などがある。

[臓証]

【1】肝気鬱結証

臨床所見：胸脇脹痛，食欲不振，胸悶，乾嘔または吐酸，腹痛，泄瀉，月経不順，舌質紅，舌苔薄，脈弦

治　　法：疏肝解鬱，脾胃調和

選　　穴：支溝，行間，肝兪，期門，足三里，陽陵泉

手　　技：針にて瀉法または平補平瀉法を施す。灸は用いない。

解　　説：肝と胆は表裏の関係にあり，厥陰・少陽の経脈は脇肋部に走行している。兪募配穴法により，肝兪と期門を選穴する。また手少陽三焦経の経穴である支溝，足少陽胆経の合穴である陽陵泉，足厥陰肝経の滎穴である行間を選穴し，肝実を瀉し，気血の運行を改善する。さらに足三里を選穴し，胃気を調節すると痞満は消失する。

【2】肝火上炎証

臨床所見：頭痛，目脹，頭頂痛，目眩，目赤腫痛，心煩，不眠，易怒，舌質紅，舌苔黄，脈弦数有力

治　　法：清瀉肝火

選　　穴：中封，陽輔，太衝，肝兪，光明

手　　技：針にて瀉法を施す。灸は用いない。

解　　説：足厥陰肝経の原穴を選穴し，肝陽と肝気の亢進を抑制する。光明は足少陽胆経の絡穴であり，別れて足厥陰肝経に走っており，強筋壮節の作用があり，目疾を治す作用がある。この2穴の配穴は原絡配穴法であり，肝胆表裏の病を同治するこ

とができ，疏肝解鬱瀉火の作用がある。さらに足厥陰肝経の経穴である中封，足少陽胆経の経穴である陽輔を選穴し，平肝瀉火をはかり，諸経の邪熱を清瀉する。

【3】陰虚陽亢証

臨床所見：頭暈，目眩，目の乾燥，耳鳴り，身体の麻木，肌肉の震戦，痙攣，不眠，多夢，舌質紅で乾いている，脈弦細数

治　　法：育陰潜陽

選　　穴：丘墟，蠡溝，曲泉，陽陵泉，肝兪，太衝

手　　技：針にて補法，または平補平瀉法を施す。灸は用いない。

解　　説：原絡配穴法により，足少陽胆経の原穴である丘墟と足厥陰肝経の絡穴である蠡溝を選穴し，表裏を協調させ浮越している陽を潜陽させる。さらに足厥陰肝経の原穴である太衝と肝の背兪穴である肝兪を配穴し，肝腎の陰を滋養する。陽陵泉は足少陽胆経の合穴であり，筋会である。これを選穴して筋節を調節する。太陽の「開」，陽明の「闔」は，少陽の「枢」に依拠している。曲泉は足厥陰肝経の合穴であり，「合は内腑を治す」といわれている。この処方により育陰潜陽をはかる。すなわち肝腎の陰を滋養し，浮越している陽を潜陽させる。

【4】肝風内動証

（1）閉証

臨床所見：突然の昏倒，人事不省，牙関緊急，両手を固く握る，けいれん，角弓反張，顔面麻痺，半身不随，言語障害，顔面紅潮，呼吸促迫，便秘，尿閉，舌質紅絳，舌苔厚，脈滑大弦有力

治　　法：醒脳開竅，疏通経絡

選　　穴：陽陵泉，十宣，十二井，行間，肝兪，大椎，百会

手　　技：十宣，十二井は点刺出血を施す。その他の治療穴は針にて瀉法を施す。灸は用いない。

（2）脱証

臨床所見：突然の昏倒，人事不省，目を閉じ口を開いている，掌を開いている，遺尿，いびき，油のような汗，脈微欲絶または浮大無根

治　　法：回陽固脱

選　　穴：①関元，気海，神闕，足三里
　　　　　　②足三里，三陰交，陽陵泉，大椎，陶道，百会，合谷，太衝，内関，曲池

手　　技：①には多壮灸を施す。
　　　　　　②には針にて補法を施す。

［経脈証］

【1】寒凝肝経証（疝痛）

臨床所見：睾丸偏墜（睾丸の片方が下がること）・脹痛・疼痛は少腹部に放散，舌質淡，舌苔白滑，脈沈弦遅
治　　法：疏通経絡，温経散寒
選　　穴：関元，三陰交，大敦，太衝
手　　技：針にて瀉法を施し，さらに灸を加える。
解　　説：「疝」は任脈の病であり，足厥陰肝経脈は陰器に絡している。足三陰経と任脈との交会穴であり，また三焦の気の出る処である関元を選穴する。さらに足厥陰肝経の井穴であり根穴である大敦，足厥陰肝経の原穴である太衝，足三陰経の交会穴である三陰交を選穴する。これらに刺針することにより経絡の疏通をはかり，灸を施すことにより温経散寒をはかる。

2 胆

［病機］

　胆は肝に付しており，胆汁を蔵し，胃の消化を助けている。また胆は中正の官といわれており，決断を主っている。胆の病機としては，胆汁を蔵する機能が失調すると口苦，咽頭部の乾き，脇痛，目黄，黄疸，小便黄などが現れる。また決断を主る機能が失調すると心悸，易驚（驚きやすい），不眠，多夢，胆怯（臆病）などが現れる。

　足少陽胆経脈の病変には，風寒湿の邪が経絡に阻滞しておこる痺痛がある。また胆腑の邪熱が経脈に阻滞したり，循経上擾によりおこる脇痛，耳聾などがある。

［腑証］

【1】実証（胆火亢盛）

臨床所見：口苦，脇痛，耳鳴り，耳聾，煩躁，易怒（驚きやすい），頭痛，目赤，苦水を嘔吐する，舌質紅，舌苔黄，脈弦数
治　　法：清利胆火
選　　穴：足臨泣，外関，太衝，風池，聴会，期門
手　　技：針にて瀉法を施す。灸は用いない。
解　　説：足臨泣は足少陽胆経の兪穴であり，また八脈交会穴の1つであり帯脈に通じている。また外関は手少陽三焦経の絡穴であり，また八脈交会穴の1つであり陽維脈に通じている。この2穴の配穴は，「開八法（八法を開く）」といわれている。さらに足厥陰肝経の原穴である太衝，肝の募穴である期門，足少陽胆経と陽維脈と

の交会穴である風池を選穴し，聴会を配穴して肝胆の火を清瀉する。

【2】胆気虚弱証

臨床所見：心悸，易驚，胆怯（臆病），善恐（よく恐れる），不眠，多夢，舌質淡，舌苔白，脈細弱

治　　法：温補胆腑

選　　穴：胆兪，腎兪，心兪，神門，太谿，章門，丘墟

手　　技：針にて補法を施し，さらに灸を加える。

解　　説：章門，丘墟にて胆気を調節し，腎兪，胆兪，心兪，神門，太谿にて肝腎の補益，胆腑の温補をはかる。

［経脈証］

【1】風寒湿による経脈阻滞

臨床所見：大腿外側部から脛，絶骨外果前および諸関節の疼痛，足の第4指の運動障害

治　　法：疏通経絡，温経散寒

選　　穴：本経穴および病変部位の近隣経穴を選穴する。針にて瀉法を施し，灸を加え経気の温通をはかる。

【2】邪熱による経脈阻滞，循経上擾

臨床所見：脇痛，耳聾，口苦，よく溜め息をつくなど

治　　法：疏導経気，邪熱の清瀉

選　　穴：本経穴および足厥陰肝経穴を選穴し，針にて瀉法を施すか，または点刺出血を施す。灸は用いない。

⑥ 心包絡と三焦

1 心包絡

［病機］

　心包絡は心の宮城といわれており，その生理機能は心に代わって令を行うことにある。古人は心を君主の官とし，邪を受けないとしており，心包絡がこれに代わって邪を受けるとしている。心の病理変化は主として神志面に現れるが，心包絡の病理変化も心と同じである。また心包絡と三焦とは，表裏の関係にある。

2 三焦

[病機]

【1】気化を主るに関して

　三焦は十二官のなかでは，「決瀆の官，水道出づるなり」といわれている。これは水道を通調し，水液を運行させる三焦の作用を指している。人体の水液代謝のバランス維持にたいして，三焦は極めて重要な役割をになっているが，これは原気と胃気の作用に依拠している。この原気の来源は命門にあり，これは先天の真火である。原気と胃気は三焦を通じて全身に散布され，臓腑組織の生理機能を促進している。

　また三焦は人体の気化活動を主宰している。水穀の消化や吸収，津液の化生や散布，水液の代謝や排泄などは，すべて三焦の気化機能が正常であることにより維持されている。したがって三焦の気化機能は事実上，いくつかの臓腑の気化機能を概括している。

【2】水液代謝を主るに関して

　三焦は胸腹腔内のいくつかの臓腑と連携して，人体の水液代謝を主管している。上焦が行らなくなると，腠理が閉塞し玄府が通じなくなるが，その責任は肺にある。中焦の運化が悪くなると水湿が停滞するが，その責任は脾にある。また下焦が通じなくなり，膀胱不利となって癃閉や浮腫がおこる責任は腎にある。このように三焦の病変と各臓腑の機能失調とは一定の関係がある。三焦は気化を主っており，この気化機能が失調すると，水道の通調が悪くなり，水湿が停滞するようになる。

【3】心包絡と三焦の経脈病変

　風寒湿の外邪が経脈に阻滞すると痺痛がおこる。また風熱外邪や七情内傷による蘊熱が経脈に阻滞したり，循経上擾により経気が阻滞すると灼熱・腫脹・疼痛がおこる。

[腑証]

[1] 虚証（「脾腎陽虚証」に同じ）

　脾腎陽虚のために三焦の気化機能が失調して水湿が停滞，氾濫する病証である。
臨床所見：顔面部の浮腫，身体が重だるい，浮腫，胃部のつかえ，腹脹，腹部の冷え，遺尿
　　　　　または小便失禁，舌質淡，舌苔白滑，脈沈細または沈弱
治　　法：温腎健脾，利水化湿
選　　穴：中渚，委陽，三焦兪，石門，水道，関元，陰陵泉
手　　技：針にて補法を施し，さらに灸を加える。
解　　説：水道は足陽明経穴であり，下焦を通調し，気化を助けて水府を調節する作用があ

る。中渚は手少陽三焦経の兪穴であり，利気の作用と活血瘀去通絡の作用がある。三焦の背兪穴である三焦兪により，三焦の気化を助け利水をはかる。さらに三焦の募穴である石門，手少陽三焦経の下合穴である委陽，足太陰脾経の合穴である陰陵泉を選穴し，水道を調節し，二便を通調する。また任脈と足三陰経との交会穴である関元を選穴する。関元により足三陰の気を昇らせる。三陰の気が昇れば，肝気はのびやかになり，脾湿は化し，腎水は利する。三焦は腎に連絡しており，したがって三焦の気化不利を治療する場合は，腎を治すことが本治となる。関元に灸を施すと，補元益気，温腎健脾，暖肝散寒化湿の作用があり，さらに温補腎陽の作用により命門相火を助けて気化を促す。

［2］実証

湿鬱熱伏や湿熱相搏により三焦の水を行らす機能が悪くなり水湿が貯留する病証である。

- **臨床所見**：身熱不揚，浮腫，胃部や腹部の脹満，小便不通または淋濁，舌質紅，舌苔黄膩，脈滑数または濡数
- **治　　法**：疏通経気，清熱利湿
- **選　　穴**：天井，中渚，委陽，三焦兪，石門，命門
- **手　　技**：針にて瀉法を施す。灸は用いない。
- **解　　説**：命門は督脈穴であり，相火を補い壮陽の作用がある。腎虚による腰痛，小便頻数および遺尿の治療にすぐれている。手少陽三焦経の合穴である天井，手少陽三焦経の兪穴である中渚により利気をはかる。また三焦の募穴である石門に三焦兪を配穴して，三焦の気化を助け行水を促す。委陽は足太陽膀胱経に属し，手少陽三焦経の下合穴でもあり，三焦腑証を治療する主穴である。気を調節することにより水を下に誘導する作用がある。

［経脈証］

【1】風寒湿による経脈阻滞

- **臨床所見**：肩・上腕・肘・前腕の疼痛，第4指の運動障害
- **治　　法**：疏通経絡，温経散寒
- **選　　穴**：液門，陽池，外関，天井，臑会，肩髎
- **手　　技**：針にて瀉法を施し，さらに灸を併用する。
- **解　　説**：手少陽三焦経の滎穴である液門，原穴である陽池を選穴する。また手少陽三焦経の絡穴であり，八脈交会穴の1つであり陽維脈に通じている外関，手少陽三焦経の合穴である天井に臑会，肩髎を配穴して経絡の疏通をはかる。さらに陽池，外関，肩髎に灸を施し温経散寒をはかる。

【2】熱邪の循経上擾，七情抑鬱による経気阻滞

臨床所見：耳聾，耳鳴り，外眼角痛，頬部痛，腋部痛，肋部痛，耳後部痛，咽喉の腫痛，瘰癧，判断力低下，舌質紅，舌苔黄，脈数
治　　法：疏導経気，邪熱の清瀉
選　　穴：中渚，外関，会宗，陽池，陽陵泉，足臨泣
手　　技：針にて瀉法を施す。または点刺出血を施す。灸は用いない。
解　　説：手少陽三焦経の兪穴である中渚，絡穴である外関，郄穴である会宗を選穴する。さらに足少陽胆経の合穴である陽陵泉を選穴する。足臨泣に外関を配穴したものは，「開八法」といわれている。これは同名経取穴法である。

3. 特定穴の応用

　臨床上，特殊な治療作用がある経穴，または特殊な使用方法や特定の部位にある経穴を特定穴という。この特定穴には五輸穴，原穴，絡穴，郄穴，募穴，八会穴，交会穴などがある。

各経脈の特定穴表

	原 穴	絡 穴	郄 穴	募 穴	背兪穴	下合穴
手太陰肺経	太淵	列欠	孔最	中府	肺兪	
手陽明大腸経	合谷	偏歴	温溜	天枢	大腸兪	上巨虚
手少陰心経	神門	通里	陰郄	巨闕	心兪	
手太陽小腸経	腕骨	支正	養老	関元	小腸兪	下巨虚
手厥陰心包経	大陵	内関	郄門	膻中	厥陰兪	
手少陽三焦経	陽池	外関	会宗	石門	三焦兪	委陽
足太陰脾経	太白	公孫	地機	章門	脾兪	
足陽明胃経	衝陽	豊隆	梁丘	中脘	胃兪	足三里
足少陰腎経	太谿	大鐘	水泉	京門	腎兪	
足太陽膀胱経	京骨	飛陽	金門	中極	膀胱兪	委中
足厥陰肝経	太衝	蠡溝	中都	期門	肝兪	
足少陽胆経	丘墟	光明	外丘	日月	胆兪	陽陵泉
任　　脈		鳩尾				
督　　脈		長強				
陽維脈			陽交			
陰維脈			築賓			
陽蹻脈			跗陽			
陰蹻脈			交信			

3. 特定穴の応用

1 五輸穴（五行穴）

　五輸穴は経気が出入し，気血が流注し，陰陽が交会する処である。五輸穴の選穴は循経取穴を基礎にし，また五行学説を導入することにより，その主治作用はいっそう広いものとなっている。

　井，榮，兪，経，合の60の要穴は，五臓六腑にたいする作用が強い。これに五行を配当することにより，「虚すれば則ちその母を補い，実すれば則ちその子を瀉す」という治療原則が応用されている。

五輸穴表(五行穴表)

陰　　　経	井　木	榮　火	兪　土	経　金	合　水
肺　経（金）	少　商	魚　際	太　淵	経　渠	尺　沢
脾　経（土）	隠　白	大　都	太　白	商　丘	陰　陵　泉
心　経（火）	少　衝	少　府	神　門	霊　道	少　海
腎　経（水）	湧　泉	然　谷	太　谿	復　溜	陰　谷
心包経（相火）	中　衝	労　宮	大　陵	間　使	曲　沢
肝　経（木）	大　敦	行　間	太　衝	中　封	曲　泉
陽　　　経	井　金	榮　水	兪　木	経　火	合　土
大腸経（金）	商　陽	二　間	三　間	陽　谿	曲　池
胃　経（土）	厲　兌	内　庭	陥　谷	解　谿	足　三　里
小腸経（火）	少　沢	前　谷	後　谿	陽　谷	小　海
膀胱経（水）	至　陰	通　谷	束　骨	崑　崙	委　中
三焦経（相火）	関　衝	液　門	中　渚	支　溝	天　井
胆　経（木）	足竅陰	俠　谿	足臨泣	陽　輔	陽　陵　泉

[臨床応用例]
①**主治作用による応用例**

　井穴は救急用によく用いられる。たとえば高熱，昏迷，ショック，痙攣などには手足十二井穴を瀉血する。また某経に病がある場合，それに相応する井穴に刺針するとよい。たとえば咽喉腫痛には少商，商陽を選穴し瀉血するとよい。血崩には大敦，隠白などに刺針するとよい。

　さらに『霊枢』邪気臓腑病形には，「榮兪は外経を治し，合は内腑を治す」とあり，内臓病

を治療する場合には合穴がよく選穴される。また五輸穴の主治作用については，『難経』六十四難に，「井は心下満を主る，榮は身熱を主る，兪は体重節痛を主る，経は喘咳寒熱を主る，合は逆気して泄するを主る」とある。

②子午流注針法での応用

各種の子午流注針法で，五輸穴は広く応用されている。

③五行相生の補瀉原則による応用例

陰経の井，榮，兪，経，合には，それぞれ木，火，土，金，水が配当されており，陽経の井，榮，兪，経，合には，それぞれ金，水，木，火，土が配当されている。さらに各臓腑にはそれぞれ五行属性があり，その相生関係にもとづき「虚すれば則ちその母を補い，実すれば則ちその子を瀉す」の原則を適用して，五輸穴のなかから「母穴」と「子穴」を決定する。

例えば手太陰肺経は金に属しており，実すれば咳嗽，胸満，喘息，咽喉痛などの症状が現れるが，その治療には瀉法を用いる。手太陰肺経の尺沢は水穴であり，金は水を生じるので尺沢は子穴となり，このような実証にたいしては「実すれば則ちその子を瀉す」の原則により子穴である尺沢を瀉すとよい。また虚すれば多汗，咳嗽，少気などが現れるが，その治療には補法を用いる。手太陰肺経の太淵は土穴であり，土は金を生じるので太淵は母穴となり，太淵に刺針すれば「虚すれば則ちその母を補う」ということになる。

同様に足太陰脾経は土に属しており，実すれば脾積，腹脹，便秘などの症状が現れるが，その治療には瀉法を用いる。足太陰脾経の商丘は金穴であり，土は金を生じるので商丘は子

付・柳谷氏補瀉穴（『柳谷素霊選』）

経絡名	実証		虚証	
	補穴	瀉穴	補穴	瀉穴
肺経	少府，魚際	陰谷，尺沢	太淵，太白	少府，魚際
腎経	太白，太谿	大敦，湧泉	復溜，経渠	太白，太谿
肝経	経渠，中封	少府，行間	陰谷，曲泉	経渠，中封
心経	陰谷，少海	太白，神門	少衝，大敦	陰谷，少海
脾経	大敦，隠白	経渠，商丘	少府，大都	大敦，隠白
大腸経	陽谷，陽谿	通谷，二間	曲池，三里	陽谷，陽谿
膀胱経	三里，委中	臨泣，束骨	商陽，至陰	三里，委中
胆経	商陽，竅陰	陽谷，陽輔	侠谿，通谷	竅陰，商陽
小腸経	通谷，前谷	三里，小海	後谿，臨泣	前谷，通谷
胃経	臨泣，陥谷	商陽，厲兌	解谿，陽谷	陥谷，臨泣
心包経	陰谷，曲沢	三里，大陵	中衝，臨泣	曲沢，通谷
三焦経	通谷，液門	三里，天井	中渚，臨泣	液門，通谷

穴であり，子穴である商丘に刺針すればよい。また虚すれば泄瀉，消化不良などが現れるが，その治療には補法を用いる。大都は火穴であり，火は土を生じるので大都は母穴となり，このように虚証には大都に刺針するとよい。

2 原穴

原とは，本源，原気のことである。原気は臍下の腎間からおこり，三焦を通じて五臓六腑・十二経脈に散布される。原穴は臓腑経絡中の原気が経過，留止する部位である。十二経脈にはそれぞれ1つ原穴があり，これは相応する臓腑の原気の盛衰と変動の状況が最もよく現れる処である。

原穴に刺針すると，三焦の原気を通達させ，内臓の機能を調整することができる。また原穴と三焦とは密接な関係にある。三焦は原気の別使であり，原気は腎間の動気に起源を発して全身に輸布し内外・上下を調和させ，すべての気化機能と関係し，五臓六腑の生理活動を促している。

[臨床応用例]

原穴は内臓病の診断と治療において重要な作用がある。これについては『霊枢』九針十二原篇では，「およそ此の十二原は，五臓六腑の疾あるを主治するなり」と述べ，さらに「五臓に疾あるは，応に十二原に出るべし，十二原は各れ出るところあり，明らかに其の原を知り，その応じるをみて，五臓の害を知るなり。」と述べている。

たとえば肺臓疾患ではその原穴である太淵に圧痛が現れやすく，太淵を取穴して治療するとよい。また肝臓疾患では太衝に圧痛が現れやすく，太衝を取穴して治療するとよい。

3 背兪穴

背部の足太陽膀胱経上には臓腑に対応する十二対の兪穴があり，背兪穴といわれている。これは臓腑経脈の気が転輸する部位であり，また督脈の気が足太陽膀胱経に通じ，さらにそれが内臓に転輸する部位でもある。相応する臓腑の疾患を治療する作用がある。

[臨床応用例]

背兪穴の分布はそれが所属する臓腑の部位に近く，したがって相応する臓腑の疾患を治療することができる。さらにこれらの臓腑と関係のある組織器官の病証を治療することができる。たとえば肺は皮毛に合しており，脾は四肢肌肉を主り，心は血脈を主っている。また肝は目に開竅しており，腎は耳と二陰に開竅している。したがって肝兪は目の疾患を治療することができるし，腎兪は耳鳴りや二陰の疾患を治療することができる。

兪募穴の主治内容

臓腑	兪穴	募穴	主治内容
肺	肺兪	中府	呼吸系病証（咳嗽，喘息など）
心包	厥陰兪	膻中	心臓疾患（前胸部痛，心悸など）
心	心兪	巨闕	心胃疾患（心悸，神経症，胃痛など）
肝	肝兪	期門	肝胃疾患（肝区痛，季肋部痛など）
胆	胆兪	日月	肝胃疾患（肝区痛，嘔吐，呑酸など）
脾	脾兪	章門	肝脾疾患（肝脾腫大・疼痛，腹脹，腹痛，消化不良など）
胃	胃兪	中脘	胃疾患（胃部の脹痛，食欲不振など）
三焦	三焦兪	石門	水液代謝障害（浮腫，腹水，腹泄など）
腎	腎兪	京門	腎および生殖器系疾患（腰痛，遺精，早泄など）
大腸	大腸兪	天枢	腸疾患（便秘，腹瀉，腹痛など）
小腸	小腸兪	関元	小腸，膀胱，生殖器系疾患（腸疝痛，疝気，遺尿，尿閉，遺精など）
膀胱	膀胱兪	中極	膀胱および生殖器系疾患（遺尿，遺精，尿閉，月経不順，泌尿器系感染など）

4 募穴

募穴は胸腹部に分布しており，経気の集結する部位にあたる。その分布は所属する臓腑の部位と基本的に一致している。

［臨床応用例］

それぞれ相応する臓腑の疾患を治療することができる。病邪が臓腑に侵襲すると，兪募穴に各種の反応が現れやすい。したがって内臓に病のある場合は，募穴により治療することができる。単独に募穴だけで治療する場合と，兪募穴を同時に使って治療する場合がある。たとえば肺臓に病変がある場合は，肺兪に肺の募穴である中府を配穴して治療することができる。この兪穴と募穴は陰陽の関係にあり，募穴は人体の前面にあって陰に属しており，兪穴（背兪穴）は人体の後面にあって陽に属している。経気は陰から陽に走ったり，陽から陰に走り，相互に交通しながら循行している。

また募穴は診断にもよく利用されている。実際は募穴の反応と兪穴の反応を相互に参考にしながら診断に利用している。胃の募穴である中脘に圧痛がある場合には，胃兪にも圧痛ま

たは変異現象が現れやすい。同様に肝兪と期門，心兪と巨闕，胆兪と日月なども，相互に対照しながら利用する必要がある。

　兪募穴の応用については，一般的に臓病には兪穴がよく取穴され，腑病には募穴がよく取穴され，急性病痛には募穴がよく取穴され，慢性病痛には兪穴がよく取穴される。また実証には募穴がよく取穴され，虚証には兪穴がよく取穴される。腹募は陰経にあり，六腑病証を主治し，背兪穴は陽経にあり，六臓病証を主治する。

5　絡穴

　絡とは，連絡の絡である。経脈のなかで横行または傍らに別れて出るものが絡であり，経脈を互いに連結する作用がある。十二経は四肢の肘部や膝部以下まで行くと，それぞれ1本の絡脈が別れて出ており，それぞれの分布経路をもち，また独自の病候をもっている。絡脈は陰から陽に走り，また陽から陰に走り，十二経の全体的な循環にも参加している。しかし本経の経脈よりは短く，その病候も四肢体表部の疾患が多い。

[臨床応用例]

　絡穴は表裏に関連する臓腑疾患の治療によく用いられる。たとえば脾胃は互いに表裏の関

十五絡の主治病証

1.	手太陰絡	列　欠	肺　経	掌熱
2.	手少陰絡	通　里	心　経	支膈
3.	手厥陰絡	内　関	心包経	心痛
4.	手太陽絡	支　正	小腸経	節弛肘廃
5.	手陽明絡	偏　歴	大腸経	歯痛，耳聾
6.	手少陽絡	外　関	三焦経	肘攣
7.	足太陽絡	飛　陽	膀胱経	鼻窒，背痛
8.	足陽明絡	豊　隆	胃　経	癲狂
9.	足少陽絡	光　明	胆　経	気逆，厥
10.	足太陰絡	公　孫	脾　経	腸中切痛
11.	足少陰絡	大　鐘	腎　経	癃閉
12.	足厥陰絡	蠡　溝	肝　経	睾丸腫痛，疝気
13.	陽督の絡	長　強	督　脈	腹皮急痛
14.	陰任の絡	鳩　尾	任　脈	脊強
15.	脾の大絡	大　包	脾　経	身尽痛

係にあるが，足太陰脾経の絡穴である公孫は，足太陰脾経の病証だけでなく，また足陽明胃経の病証を治療することができる。

さらに『霊枢』の記載によると，気血逆による血絡実証は，刺絡瀉血法により之を瀉すとある。

6 郄穴

郄とは，間隙のことである。すなわち骨肉の間隙をいう。郄穴には経脈の気血が集結している。十二経にはそれぞれ1つずつ郄穴があり，奇経八脈の陰維，陽維，陰蹻，陽蹻にも1つずつ郄穴がある。これを十六郄穴という。

郄穴は頑固な疾患に効果があり，さらに本経が循行している部位およびその所属する内臓の急性病痛によい効果がある。たとえば肺病咯血には孔最，心胸部の疼痛や心悸には郄門，狭心痛には陰郄，歯痛には温溜がよく取穴され効を奏している。一般的には郄穴を主とし，さらに必要な配穴を行っている。

十六郄穴の主治内容

経　脈	郄　穴	主　治
肺　経	孔　最	咯血，痔出血，気喘，肺結核，気管支炎
大 腸 経	温　溜	歯痛，傷風，痔疾患
胃　経	梁　丘	胃痛，急慢性胃炎
脾　経	地　機	急性腸炎，水腫
小 腸 経	養　老	目眩眩，耳鳴り，目黄，視力低下，肩臂酸痛
心　経	陰　郄	狭心痛，癲癇，不眠，盗汗
膀 胱 経	金　門	腓腹筋痙攣痛，小児驚厥
腎　経	水　泉	月経痛，子宮脱
心 包 経	郄　門	心臓病，肋間神経痛，心悸亢進，狭心痛
三 焦 経	会　宗	狭心痛，虫垂炎
胆　経	外　丘	狂犬病，癲癇
肝　経	中　都	疝気，婦人血崩
陽　蹻	跗　陽	外果紅腫，麻痺，萎痺，腰痛
陰　蹻	交　信	小便淋瀝，月経不順，漏下，痢疾，便秘，癲狂
陽　維	陽　交	顔面浮腫，喉痺，胸満，膝の腫れ，足緩不収
陰　維	築　賓	小児疝，癲狂，足腨内痛

[臨床応用例]

　急性疾患，突発性疾患には，本臓腑の郄穴を主として取穴し，さらに必要な配穴を行うとよい。また重病や慢性疾患にも郄穴を選穴することができる。さらに郄穴は経絡診断に用いられている。たとえばその圧痛，変異，電気抵抗などにより，一定の疾病を判断することができる。

7 合穴

　合には「応じる」の意味があり，これは合穴と腑の関係から命名されたものである。『霊枢』邪気臓腑病形篇では，「榮兪は外経を治し，合は内府を治す」と述べ，また「大腸は合して巨虚上廉に入る，小腸は合して巨虚下廉に入る，三焦は合して委陽に入る」と述べている。『霊枢』経脈篇では，手三陽は腑症なしとしているが，これは手三陽の下合穴が足陽明（大腸，小腸）と足太陽（三焦）にあるからである。大腸，小腸，三焦の本腑発病については，手三陽の下合穴に取穴するとよい。これは大腸，小腸が胃に合しており，三焦中の下焦が足太陽に合しているからである。

[臨床応用例]

　下合穴は相応する腑の疾患を治療することができる。たとえば胃脘痛には足三里を取穴するが，これは足三里が足陽明胃経の下合穴であるためである。また腸癰（虫垂炎）は大腸腑病であり上巨虚を取穴するが，これは上巨虚は足陽明胃経穴であるが，手陽明大腸経の下合穴であるからである。

手足三陽経合穴表

手三陽	手太陽	下巨虚	足三陽	足太陽	委　中
	手少陽	委　陽		足少陽	陽陵泉
	手陽明	上巨虚		足陽明	足三里

8 八会穴

　八会穴は8つの経穴の主治特性により命名されたものである。この場合の「会」とは，交会穴の会ではなく，1穴が臓または腑・筋・骨などの病を統治することを指している。たとえば五臓の病変は，章門（臓会章門）が統治するし，筋の病は陽陵泉（筋会陽陵泉）が統治する。その他についても同様に類推することができる。

八会穴表

1	臓会 —— 章門	5	筋会 —— 陽陵泉
2	腑会 —— 中脘	6	脈会 —— 太淵
3	気会 —— 膻中	7	骨会 —— 大杼
4	血会 —— 膈兪	8	髄会 —— 絶骨

9 八脈交会穴

　八脈交会穴は，奇経八脈の交会にもとづいて命名されたものである。八脈交会穴の運用は，奇経八脈の主病を根拠としている。たとえば衝脈の病は逆気裏急で，陰維脈の病は心痛に苦しむとなっている。したがって腹痛，食欲不振，腹脹の治療には，内関と公孫を取穴する。これは衝脈は公孫に通じており，陰維脈は内関に通じているからである。陰維脈に通じている手厥陰心包経の内関に衝脈に通じている足太陰脾経の公孫を配穴すると，胸・心・肝・脾・胃の疾患を主治することができる。

　帯脈の病は腹脹，腰軟無力であり，陽維脈の病は寒熱に苦しむとなっている。したがって眩暈，腹脹，白帯，寒熱往来などの治療には，足臨泣と外関を取穴する。これは帯脈が足臨泣に通じており，陽維脈が外関に通じているからである。陽維脈に通じている手少陽三焦経の外関に帯脈に通じている足少陽胆経の足臨泣を配穴すると，外眼角・耳後部・頬部・肩部・脇肋部の疾患を主治することができる。

　督脈の病は脊強反折であり，陽蹻脈の病は陰緩陽急となっている。したがって驚厥，痙攣，外反足の治療には，後谿と申脈を取穴する。これは督脈が後谿に通じており，申脈が陽蹻脈に通じているからである。督脈に通じている手太陽小腸経の後谿に陽蹻脈に通じている足太

八会穴主治表

穴　名	会　属	主　治　症
章　門	臓	胸，膈および肝，脾，腎などの病症
中　脘	腑	胃，腸などの病症
膻　中	気	胸部脹悶，喘息などの病症
膈　兪	血	癩，癧，菌血症，心臓病など
陽陵泉	筋	筋肉リウマチ，筋痙攣，下肢麻痺，半身不随，便秘など
太　淵	脈	熱性病による四肢厥冷，心不全，無脈症など
大　杼	骨	脊柱痛，慢性消耗性発熱(骨蒸癆熱)など
絶　骨	髄	下肢骨痛，寒がり，乏力などの病症

陽膀胱経の申脈を配穴すると，内眼角・頸項部・耳部・肩部・腰背部の疾患を主治することができる。

任脈の病は男子では内結七疝，女子では帯下瘕聚であり，陰蹻脈の病は陽緩陰急となっている。したがって婦人科疾患および疝気，消渇，内反足の治療には，列欠と照海を取穴する。これは任脈は列欠に通じており，陰蹻脈は照海に通じているからである。任脈に通じている手太陰肺経の列欠に陰蹻脈に通じている足少陰腎経の照海を配穴すると，胸部・咽喉部・肺・膈・肝・腎の疾患を主治することができる。

[臨床応用例]

八脈交会穴は4組の上下配穴としてよく用いられ，本経の病証および奇経八脈の病証を主治する。また別の用法としては，八卦に干支を配当した霊亀八法配穴がある。

10 交会穴

一部の経穴は，いくつかの経脈が交会している。これを交会穴という。交会穴は全身の機能にたいして著明な作用がある。たとえば大椎は督脈と手三陽経との交会穴であり，諸陽経病にたいしてすぐれた治療作用がある。また三陰交は足三陰経の交会穴であり，諸陰経病にたいしてすぐれた治療作用がある。環跳は足太陽経と足少陽経との交会穴であり，腰腿痛の治療にすぐれており，関元は任脈と足三陰経との交会穴であり，諸虚損を主治する。

八脈交会穴の配穴主治表

経　　名	穴　　名	主　治　範　囲
衝	公孫	胸, 心, 胃
陰　維	内関	
帯	臨泣	外眼角, 耳後部, 肩, 頸, 頬
陽　維	外関	
督	後谿	内眼角, 頸, 項, 耳, 肩
陽　蹻	申脈	
任	列欠	肺系, 喉, 胸膈
陰　蹻	照海	

経脈交会穴表

○所属経　●交会経

穴名＼経名	足太陰経	手太陰経	足厥陰経	手厥陰経	足少陰経	手少陰経	足太陽経	手太陽経	足少陽経	手少陽経	足陽明経	手陽明経	任脈	衝脈	督脈	帯脈	陰維脈	陽維脈	陰蹻脈	陽蹻脈	備考
承漿											●	●	○		●						①
廉泉													○				●				
天突													○				●				
上脘								●			●		○								
中脘								●		●	●		○								②
下脘	●												○								
陰交													○	●							
関元	●		●		●								○								
中極	●		●		●								○								
曲骨			●										○								
会陰													○	●	●						
三陰交	○		●		●																
衝門	○		●																		
府舎	○		●														●				
大横	○																●				
腹哀	○																●				
中府	●	○																			
章門			○						●												

3．特定穴の応用

経名 穴名	足太陰経	手太陰経	足厥陰経	手厥陰経	足少陰経	手少陰経	足太陽経	手太陽経	足少陽経	手少陽経	足陽明経	手陽明経	任脈	衝脈	督脈	帯脈	陰維脈	陽維脈	陰蹻脈	陽蹻脈	備考
期　門	●		○														●				
天　池				○					●												
横　骨					○									●							
大　赫					○									●							
気　穴					○									●							
四　満					○									●							
中　注					○									●							
肓　兪					○									●							
商　曲					○									●							
石　関					○									●							
陰　都					○									●							
通　谷					○									●							
幽　門					○									●							
照　海					○														●		
交　信					○														●		
築　賓					○												●				
神　庭							●				●				○						
水　溝											●	●			○						
百　会							●								○						
脳　戸							●								○						

55

総論 2・針灸処方学

経名＼穴名	足太陰経	手太陰経	足厥陰経	手厥陰経	足少陰経	手少陰経	足太陽経	手太陽経	足少陽経	手少陽経	足陽明経	手陽明経	任脈	衝脈	督脈	帯脈	陰維脈	陽維脈	陰蹻脈	陽蹻脈	備考
風　府															○			●			
瘂　門															○			●			
大　椎							●		●		●				○						
陶　道							●								○						③
長　強			●					●							○						③
長　強			●												○						
睛　明							○	●			●								●	●	④
大　杼							○	●													
風　門							○								●						
附　分							○	●													
跗　陽							○													●	
申　脈							○													●	
僕　参							○													●	
金　門							○											●			
臑　兪								○										●		●	
秉　風								○	●	●		●									
顴　髎								○		●											
聴　宮								○	●	●											
瞳子髎								●	○	●											
上　関									○	●	●										

3．特定穴の応用

経名＼穴名	足太陰経	手太陰経	足厥陰経	手厥陰経	足少陰経	手少陰経	足太陽経	手太陽経	足少陽経	手少陽経	足陽明経	手陽明経	任脈	衝脈	督脈	帯脈	陰維脈	陽維脈	陰蹻脈	陽蹻脈	備考
頷厭									○	●	●										
懸顱									○	●	●										
曲鬢							●		○												
卒谷							●		○												
浮白							●		○												
頭竅陰							●		○												
完骨							●		○												
本神									○									●			
陽白									○									●			
頭臨泣							●		○									●			
目窓									○									●			
正営									○									●			
承霊									○									●			
脳空									○									●			
風池									○									●			
肩井									○	●								●			
日月	●								○									●			
環跳							●		○												
帯脈									○							●					
五枢									○							●					

経名＼穴名	足太陰経	手太陰経	足厥陰経	手厥陰経	足少陰経	手少陰経	足太陽経	手太陽経	足少陽経	手少陽経	足陽明経	手陽明経	任脈	衝脈	督脈	帯脈	陰維脈	陽維脈	陰蹻脈	陽蹻脈	備考
維道									○							●					
居髎									○											●	
陽交									○									●			
天髎										○								●			
翳風									●	○											
角孫									●	○	●										
和髎								●	●	○											
承泣											○		●							●	
巨髎											○									●	
地倉											○	●								●	
下関									●		○										
頭維									●		○							●			
気衝											○			●							⑤
臂臑												○									⑥
肩髃												○								●	
巨骨												○								●	
迎香											●	○									

備　考

①：『針灸大成』　　②：手太陽，少陽，足陽明所生　　③：『銅人』

④：『素問』気府論篇　　⑤：衝脈所起　　⑥：手陽明絡之会

11 四総穴，馬丹陽十二穴

　四総穴歌は，『針灸大成』では「肚腹三里に留め，腰背委中に求める。頭項列欠に尋ね，面口合谷に収める。」となっている。後人はこれに「酸痛阿是に取り，胸脇内関に謀る。」という内容を加えている。

四総穴主治表

穴 名	経 脈	主 治 区 域			
		頭 項	五 官	体 幹	四 肢
足三里	足陽明胃経	額，面，頸	鼻，喉，上歯	脾胃病，腸病，諸虚百損	下肢前面
委 中	足太陽膀胱経	後頸		背，腰仙部および膀胱経痛	下肢後面
列 欠	手太陰肺経	側頭外頸	口，喉，咽頭	背，胸部および任脈諸疾，膈	上肢橈側
合 谷	手陽明大腸経	面，頸	眼，耳，鼻，咽喉，下歯	胸部	上肢外側
内 関	手厥陰心包経			胸，脇，心臓諸疾	上肢内側

　馬丹陽十二穴とは，金代の医家である馬丹陽が臨床上広範に用いる経穴をまとめたものである。その歌訣は，『針灸大全』巻1（明・徐鳳）より引用すると，「三里内庭穴，曲池合谷を接ぎ，委中は承山を配し，太衝崑崙穴，環跳と陽陵，通里列欠に並ぶ。……三百六十五穴，十二訣を出でず……。」となっている。

馬丹陽十二穴主治表

穴名	経脈	主治
足三里	足陽明胃経	胃痛, 腹脹, 消化不良, 嘔吐, 腹鳴, 泄瀉, 便秘, 痢疾, 喘証, 乳痛, 頭暈, 癲狂, 中風, 麻痺, 脚気, 水腫, 脛膝酸痛, 疳積
内庭	足陽明胃経	歯痛, 口歪, 喉痺, 鼻衄, 腹痛, 腹脹, 泄瀉, 痢疾, 足背腫痛, 熱病, 悪心, 嘔吐
曲池	手陽明大腸経	咽喉腫痛, 手臂腫痛, 手肘無力, 上肢麻痺, 月経不順, 瘰癧, 癮疹, 丹毒, 腹痛, 吐瀉, 痢疾, 熱病
合谷	手陽明大腸経	頭痛, 目赤腫痛, 鼻衄, 鼻淵, 歯痛, 耳聾, 顔面浮腫, 疔瘡咽喉腫痛, 咳嗽, 指の痙攣, 臂痛, 牙関緊急, 口眼歪斜, 熱病無汗, 多汗, 経閉, 滞産, 腹痛, 便秘, 痢疾, 小児驚風, 癮疹, 耳下腺炎
委中	足太陽膀胱経	腰痛, 股関節屈伸不利, 膝窩筋の痙攣, 下肢痿痺, 半身不随, 腹痛, 吐瀉, 丹毒
承山	足太陽膀胱経	腰痛, 下腿痛, 腿痛転筋,, 痔疾, 便秘, 脚気, 腓腹筋痙攣
崑崙	足太陽膀胱経	頭痛, 項強, 目眩, 鼻衄, 肩臂拘急, 腰痛, 足根部痛, 難産, 小児痿症, 落枕, 頸項部痛
太衝	足厥陰肝経	崩漏, 疝気, 遺尿, 小便不通, 内果前縁痛, 脇痛, 口眼歪斜, 小児驚風, 癲癇, 頭痛, 目赤腫痛, 眩暈, 不眠, 肝炎, 胆嚢
環跳	足少陽胆経	腰殿部痛, 下肢痿痺, 半身不随, 全身性風疹, 膝伸展不利, 関節炎, 坐骨神経痛
陽陵泉	足少陽胆経	半身不随, 下肢痿痺, 麻木, 膝腫痛, 脚気, 脇肋痛, 口苦, 嘔吐, 黄疸, 小児驚風
通里	手少陰心経	心悸, 怔忡, 頭昏, 目眩, 咽喉腫痛, 暴喑, 舌強不語, 腕臂痛, 不眠
列欠	手太陰肺経	偏正頭痛, 咳嗽, 咽喉腫痛, 気喘, 半身不随, 口眼歪斜, 牙関緊急, 歯痛, 手腕無力, 風痺麻木

4. 配穴法

　配穴は主治が同じもの，または類似しているものを配当することにより，その協調作用により治療効果を増強する目的で行なう。配穴の要求には，「少にして精」があり，主次がある。臨床上は古今の針灸医家の貴重な臨床経験もよく用いられている。また刺針時の体位にも注意をはらい，同じ効果があり体位を変えないで1回で刺針が終わるように配穴するのがよい。
　配穴方法は数多くあるが，大きく分けると部位にもとづく配穴法と，特定穴による配穴法がある。しかし実際上，この2つの配穴法は相互に関係している。たとえば兪募配穴法は，部位にもとづく配穴法では前後配穴法に含まれる。

1 身体部位にもとづく配穴法

【1】同経配穴法

　これはある臓腑・経脈に病変が生じた場合に，その臓腑・経脈の経穴を配穴して用いるというものである。
　　例：肺病咳嗽……………………中府，尺沢，太淵
　　　　亡陽虚脱……………………気海，関元
　また「起止穴対応配穴法」というのがあるが，これは某経の起始穴と終止穴を配穴するというものである。例えば大敦に期門を配穴したり，商陽に迎香を配穴したり，瞳子髎に足竅陰を配穴して用いる。これらは外経病および頭顔面部，五官病を主治し，同経配穴法に含まれる。

【2】表裏配穴法

　この配穴法は，臓腑・経脈の陰陽表裏の関係にもとづく配穴法である。すなわちある臓腑・経脈に病がある場合には，その表裏経から治療穴を配穴して用いるというものである。
　　例：鼻淵……………………合谷，迎香（手陽明経），列欠（手太陰経）
　　　　骨痺……………………湧泉（足少陰経），崑崙（足太陽経）
　特定穴による配穴法の1つである原絡配穴法は，本法の具体的な応用例である。

【3】同名経配穴法

　この配穴法は，手足陽明経，手足太陰経というように，手足の同名経から選穴し，配穴して用いるというものである。手足の同名経脈の経気は互いに相通しており，経絡も互いに連

接している。またその走行については，一定の隣接した循行部位をもっている。例えば手足少陽経は，ともに耳の前後に循行しており，手足陽明経はともに歯に循行している。したがって手足同名経はしばしば配穴して用いられる。

　　例：耳鳴り，耳聾……………中渚，翳風（手少陽経），聴会，侠谿（足少陽経）
　　　　歯痛，歯肉の腫れ………合谷（手陽明経），下関，内庭（足陽明経）

【4】前後配穴法

　前とは胸腹部を指しており，後とは腰背部を指している。この配穴法は胸腹部と腰背部の治療穴を同時に配穴して用いたり，または交互に用いる。たとえば哮喘の治療には膻中に定喘，肺兪を配穴して用いるし，胃痛の治療には中脘，梁門に脾兪，胃兪を配穴して用いる。また遺精，遺尿の治療には，腎兪に中極，関元を配穴して用いる。本配穴法は，臓腑疾患を主治する。兪募配穴法も本法に含まれる。

【5】上下配穴法

　この配穴法は，身体の上部の経穴と下部の経穴を配穴して用いるというものである。
　　例：肝陽による頭痛，頭暈……風池（上）に太衝（下）を配穴
　　　　胃火による歯痛…………頬車（上）に内庭（下）を配穴
　　　　胃痛，嘔吐………………内関（上）に足三里（下）を配穴
　上部の経穴は多くの場合，「昇散」の作用にすぐれており，下部の経穴は多くの場合，「潜降」の作用にすぐれている。したがって上下配穴は昇降を調節する作用にすぐれている。八脈交会穴による配穴法も，本法に含まれる。

【6】左右配穴法

　この配穴法は，左右の同名穴を同時に併用するというものである。例えば中経絡による半身不随の治療には，病側に治療穴を選穴したり，あるいは対側に治療穴を選穴（巨刺）する。さらに両側に治療穴を選穴することもある。左右に配穴する方法は，左右の陰陽気血のバランスを調整する作用にすぐれている。例えば顔面神経麻痺の患者で，患側の麻痺期間が長期におよぶ者は，左右の偏盛偏衰の差（患側が虚で健側が実）がかなり著明であり，このような場合に本法を用いると，補虚瀉実により左右のバランスを調整しやすい。内臓の病を治療する場合に，左右の同名穴を同時に選穴することがあるが，これはこの左右配穴法に含まれる。

【7】遠近配穴法

　近とは病位に近い治療穴のことであり，遠とは病位から離れている治療穴のことである。局部取穴により局部の気血の疏通をはかり，遠位取穴は病処に通じている経脈の経気を誘導することにより，治療効果の増強をはかる。
　　例：肩関節周囲炎………………肩髃に養老を配穴

```
   腹痛‥‥‥‥‥‥‥‥‥‥‥‥天枢に足三里を配穴
   歯痛‥‥‥‥‥‥‥‥‥‥‥‥下関に合谷を配穴
```

【8】内外（側）配穴法

　内とは手足内側（陰経）の経穴を指し，外とは手足外側（陽経）の経穴を指す。これは陽経病の治療にたいしては，外側穴を主として内側穴を配穴し，また陰経病の治療にたいしては，内側穴を主として外側穴を配穴するという方法である。例えば外反足あるいは内反足の治療には，申脈と照海が配穴されて用いられる。

　類似した配穴としては，陰陵泉と陽陵泉の配穴，内関と外関の配穴，間使と支溝の配穴，丘墟と照海の配穴がよく用いられる。これらには透刺法を用いることもできる。この配穴法には内外側の陰陽を調和させる意味がある。

2 特定穴による配穴法

【1】兪募配穴法

　五臓六腑には，それぞれ相応する背兪穴，募穴があり，ある臓腑に病がある場合には，それに相応する背兪穴，募穴を同時に選穴して治療することができる。これを兪募配穴法という。例えば胃病の治療には，胃兪と中脘を配穴し，膀胱病の治療には，膀胱兪と中極を配穴して治療を行うことができる。

　この兪募配穴は，本臓腑の病を直接治療するだけでなく，さらに内臓と関係する組織器官の疾患を治療することもできる。例えば肝は目に開竅しており，目の疾患の治療には肝兪がよく選穴される。また腎は耳に開竅しており，腎虚による耳聾の治療には，腎兪がよく選穴される。

　この兪募配穴法に，さらに対応する原穴，合穴を配穴すると，五臓六腑の病証を主治することができる。例えば心病による心痛，心悸の治療には神門，少海，心兪，巨闕が配穴して用いられ，脾病による消化不良，泄瀉の治療には，太白，陰陵泉，脾兪，章門が配穴して用いられる。

兪穴募穴配穴表

臓腑	肝	心包	心	肺	脾	腎	胆	小腸	三焦	大腸	胃	膀胱
兪穴	肝兪	心兪	厥陰兪	肺兪	脾兪	腎兪	胆兪	小腸兪	三焦兪	大腸兪	胃兪	膀胱兪
募穴	期門	巨闕	膻中	中府	章門	京門	日月	関元	石門	天枢	中脘	中極

【2】原絡配穴法

　原穴と絡穴を配穴したものを原絡配穴法，または主客配穴法という。例えば先に手太陰肺経が病み，後に手陽明大腸経が病んだものには，手太陰肺経の原穴である太淵を主とし，手陽明大腸経の絡穴である偏歴を客として用いる。これとは逆に，先に手陽明大腸経が病み，後に手太陰肺経が病んだものには，手陽明大腸経の原穴である合谷を主とし，手太陰肺経の絡穴である列欠を客として用いる。

　この他に，表経に病がある場合に，単独にその裏経から治療穴を選穴することもあり，ま

十二経主客原絡配穴主治病症表

主 客	原 絡	主　治　病　症
肺 大　腸	太　淵 偏　歴	気管支炎，咽頭喉頭炎，息切れ，多痰，汗，掌心発熱，肩内側部痛，両乳痛
大　腸 肺	合　谷 列　欠	歯肉炎，歯牙神経痛，頸部リンパ腺炎，耳下腺炎，咽頭喉頭炎，口乾，目黄，鼻汁，肩前側部痛
脾 胃	太　白 豊　隆	舌強，腹痛，嘔吐，身体の重だるさ，無力感，便秘，黄疸，下肢内側部痛，瘧疾
胃 脾	衝　陽 公　孫	鼻出血，顔面神経麻痺，神経衰弱，瘧疾，腹脹，下肢前側部痛
心 小　腸	神　門 支　正	狭心痛，頻脈，，口乾，目黄，上肢尺側痛
小　腸 心	腕　骨 通　里	下顎部腫痛，肩部痛，頸部痛，耳聾，上肢後側部痛
腎 膀　胱	太　谿 飛　陽	神経衰弱，精神不振，食欲不振，視力減退，腰部酸痛
膀　胱 腎	京　骨 大　鐘	眼・頸部・腰背部および下肢痛，癲癇，精神病，角弓反張，眼窩上神経痛，鼻出血，脱肛，痔疾患，瘧疾
三　焦 心　包	陽　池 内　関	耳聾，咽頭喉頭炎，結膜炎，肩背部痛，便秘，尿閉，遺尿
心　包 三　焦	大　陵 外　関	前腕および手指の痙攣・疼痛，胸肋部痛，心悸，心煩，前胸部痛，掌心発熱，喜笑不休
肝 胆	太　衝 光　明	睾丸炎，疝気痛，腰痛，胸満，嘔吐，腹痛，腹泄，尿閉，遺尿
胆 肝	丘　墟 蠡　溝	胸肋部痛，頭痛，眼痛，頸部リンパ腺結核，甲状腺腫，瘧疾

た裏経に病がある場合に，単独にその表経から治療穴を選穴することもある。これは原則としては配穴法の内容ではなく，選穴法の内容である。

【3】郄会配穴法

この配穴法は，十六郄穴と八会穴を配穴して用いるものであり，主として臓，腑，気，血，筋，脈，骨，髄の病証を治療する。

例：1．陰郄に太淵を配穴………脈病を主治（心悸，無脈症を主とする）
　　2．外丘に絶骨を配穴………髄病を主治（脇肋部痛，下肢痿痺を主とする）
　　3．養老に大杼を配穴………骨病を主治（頸項部強痛を主とする）
　　4．会宗に陽陵泉を配穴……筋病を主治（脇肋部痛，痺証を主とする）
　　5．地機に膈兪を配穴………血病を主治（痛経，崩漏を主とする）
　　6．郄門に膻中を配穴………気病を主治（胸悶，気逆，心胸部痛を主とする）
　　7．梁丘に中脘を配穴………六腑病を主治（胃および大腸病を主とする）

【4】原募配穴法

この配穴法は，十二原穴と十二募穴を配穴して用いるものであり，六腑の諸疾患を主治する。

例：1．太衝に期門を配穴………疝気，経閉，肝鬱脇痛，熱入血室などを主治
　　2．丘墟に日月を配穴………脇痛，黄疸，嘔吐，呑酸などを主治
　　3．陽池に石門を配穴………消渇，耳聾，水腫，経閉，帯下などを主治
　　4．大陵に膻中を配穴………癲狂，心悸，胸痛，噎膈などを主治
　　5．太谿に京門を配穴………消渇，遺精，腰部や脇部の疼痛などを主治
　　6．腕骨に関元を配穴………頭痛，黄疸，遺精，虚損などを主治
　　7．神門に巨闕を配穴………心悸，不眠，心痛，昏厥などを主治
　　8．太白に章門を配穴………消化不良，脇痛，腹脹などを主治
　　9．衝陽に中脘を配穴………胃痛，嘔吐，腹鳴，泄瀉などを主治
　　10．合谷に天枢を配穴………頭痛，発熱，腹痛，泄瀉などを主治
　　11．太淵に中府を配穴………咳嗽，咽痛，胸痛，気喘などを主治

【5】募合配穴法

この配穴法は，十二募穴と十二合穴を配穴して用いるものであり，一定の臓腑病証を主治する。

例：1．期門に曲泉を配穴………肝病，陰挺，陰痒，嘔吐，呑酸などを主治
　　2．石門に委陽を配穴………三焦病，水道不利，癃閉などを主治
　　3．日月に陽陵泉を配穴……胆病，脇痛，黄疸，胆石症などを主治
　　4．膻中に曲沢を配穴………心包病，心胸部痛，癲狂，心煩などを主治
　　5．京門に陰谷を配穴………腎病，遺精，陽萎，腹鳴，五更泄瀉などを主治

6．中極に委中を配穴………膀胱病，腰背部痛，小便不利などを主治
7．中脘に足三里を配穴……胃病，胃痛，嘔吐，腹痛，泄瀉などを主治
8．天枢に上巨虚を配穴……大腸病，腹痛，腸鳴，泄瀉，痢疾などを主治
9．中府に尺沢を配穴………肺病，咳嗽，多痰，胸痛，喀血などを主治

1. 内科

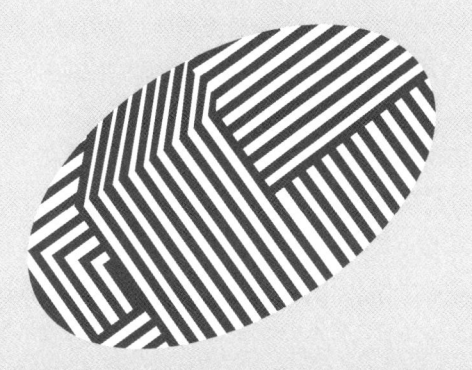

1. 発熱

　発熱は臨床上，最もよく見られる症状の1つであり，多くの疾病に現れる。一般的には口腔温では37.3℃以上，腋下温では37℃以上，直腸温では37.6℃以上を発熱とみなしている。発熱は病因の違いにもとづいて外感発熱と内傷発熱に分類される。

　外感発熱は外邪を感受し，人体の正気と外邪が相互に争うことによりおこる発熱である。これには急に発症する，経過が短い，発展が早いなどの特徴がある。またこのタイプは発熱が重く，初期には悪寒があり，さらに外感による症状を伴う。多くは実証である。現代医学では感染による高熱（急性伝染病を含む），熱射病，マラリアなどによる発熱がこれに相当する。

　内傷発熱は飲食失節，過度の労倦，七情の異常な刺激により，臓腑の機能が失調し，気血逆乱，陰陽失調，陰陽偏盛となりおこるものが多い。これには緩慢に発病する，経過が長い，発展が緩慢などの特徴がある。このタイプの発熱は程度は軽く，悪寒はなく，臓腑の病変を伴うものが多い。虚証または虚実挟雑証のものが多い。現代医学では機能性の微熱や癌，血液病，結合織疾患，結核病，内分泌疾患などに現れる発熱がこれに相当する。

病因病機

1 外感発熱

【1】風寒による発熱（外感風寒）

　風寒の邪気を感受して衛陽が閉塞したり，営衛不和になると発熱がおこる。また寒邪が侵襲して表から裏に入り，邪気と正気が抗争したり，または寒邪が熱化して邪熱熾盛になると発熱がおこる。

【2】風温による発熱（風温上受）

　風温の邪が皮毛または口鼻から入り，そのために衛気がうまく宣泄できなくなると発熱がおこる。また温邪内盛となり気分に熱がこもったり，邪が営血に入り，熱毒熾盛になると発熱がおこる。

【3】湿熱による発熱（湿熱薫蒸）

　外感湿熱または湿邪が侵入して熱化し，この湿熱が三焦に留恋して薫蒸［いぶし蒸すこと］

すると発熱がおこる。

【4】寒湿による発熱（寒湿鬱閉）

外感寒湿または湿邪が侵入したために陽気が鬱閉し，この鬱閉の状態が改善しないと発熱がおこる。

【5】暑湿による発熱（外感暑湿）

夏季に暑湿の邪気を感受し，湿邪が内に鬱し，暑邪が体表に薫蒸すると発熱がおこる。

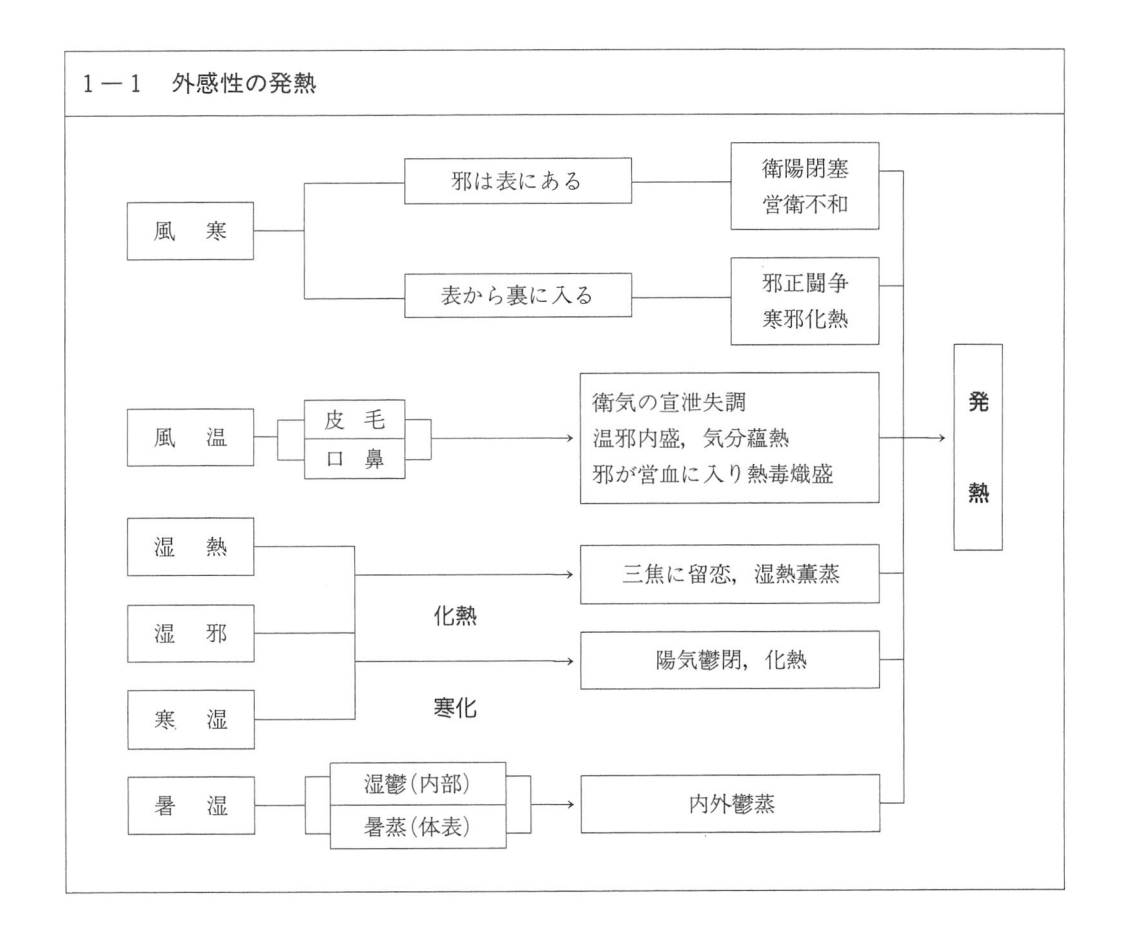

```
1－1　外感性の発熱
```

風寒	邪は表にある	→	衛陽閉塞　営衛不和	→ 発熱
風寒	表から裏に入る	→	邪正闘争　寒邪化熱	
風温	皮毛／口鼻	→	衛気の宣泄失調　温邪内盛，気分蘊熱　邪が営血に入り熱毒熾盛	
湿熱／湿邪	化熱	→	三焦に留恋，湿熱薫蒸	
寒湿	寒化	→	陽気鬱閉，化熱	
暑湿	湿鬱（内部）／暑蒸（体表）	→	内外鬱蒸	

2 内傷発熱

【1】陰虚による発熱（陰虚内熱）

湿熱病や下痢が長期にわたって改善しなかったり，温燥薬を過度にまたは長期にわたって

服用していると,陰液を損傷しやすい。そのために陽気を制御できなくなって陽気偏亢になると発熱がおこる。また平素から陰虚体質の人も,同じ病理メカニズムで発熱がおこる。

【2】気虚による発熱(気虚発熱)

労倦や飲食失調により脾胃気虚(元気不足)となると,このタイプの発熱がおこる。
※その病理メカニズムについては,代表的なものとして次の2説がある。
①脾気虚弱となり中気が不足して津液をうまく化生することができなくなると,陰津が不足する。そのために陽を制御できなくなると,陽気が浮越して発熱がおこる。
②脾気虚弱のために中気が下陥し清陽が昇らなくなり,それが鬱すると発熱がおこる。

【3】血虚による発熱(血虚陽浮)

久病による臓腑の虚損,とりわけ心肝血虚や脾不生血のような病態では,陰血が不足しているために陽気を制御できず,そのために陽気が浮越すると発熱がおこる。出血,産後,手術による過度の出血によっても,同じ病理メカニズムにより発熱がおこる。

【4】肝鬱化火による発熱

情志が抑鬱状態となり,肝気がうまく条達できなくなり,気鬱となり化火すると発熱がおこる。また激怒したために肝火内盛になると発熱がおこる。

【5】瘀血停滞による発熱

気滞,外傷,出血などは,体内に瘀血の停滞をひきおこしやすい。このために気血が抑止されて鬱すると発熱がおこる。

証分類

1 外感発熱

【1】風寒による発熱

主　　症:悪寒が強く発熱は軽い,無汗,頭痛,身体痛
随 伴 症:鼻閉,鼻声,くしゃみ,鼻汁,喉の瘙痒感,咳嗽,口渇はない,または微かに渇き熱飲を好む
舌 脈 象:舌苔薄白,脈浮または浮緊
証候分析:寒は陰邪であり,凝滞性があり,最も陽を損傷しやすいという特徴がある。
　　　　　①悪寒が強く発熱は軽い,無汗──風寒外束により毛竅が閉塞し,衛陽が抑止され

1-2 内傷性の発熱

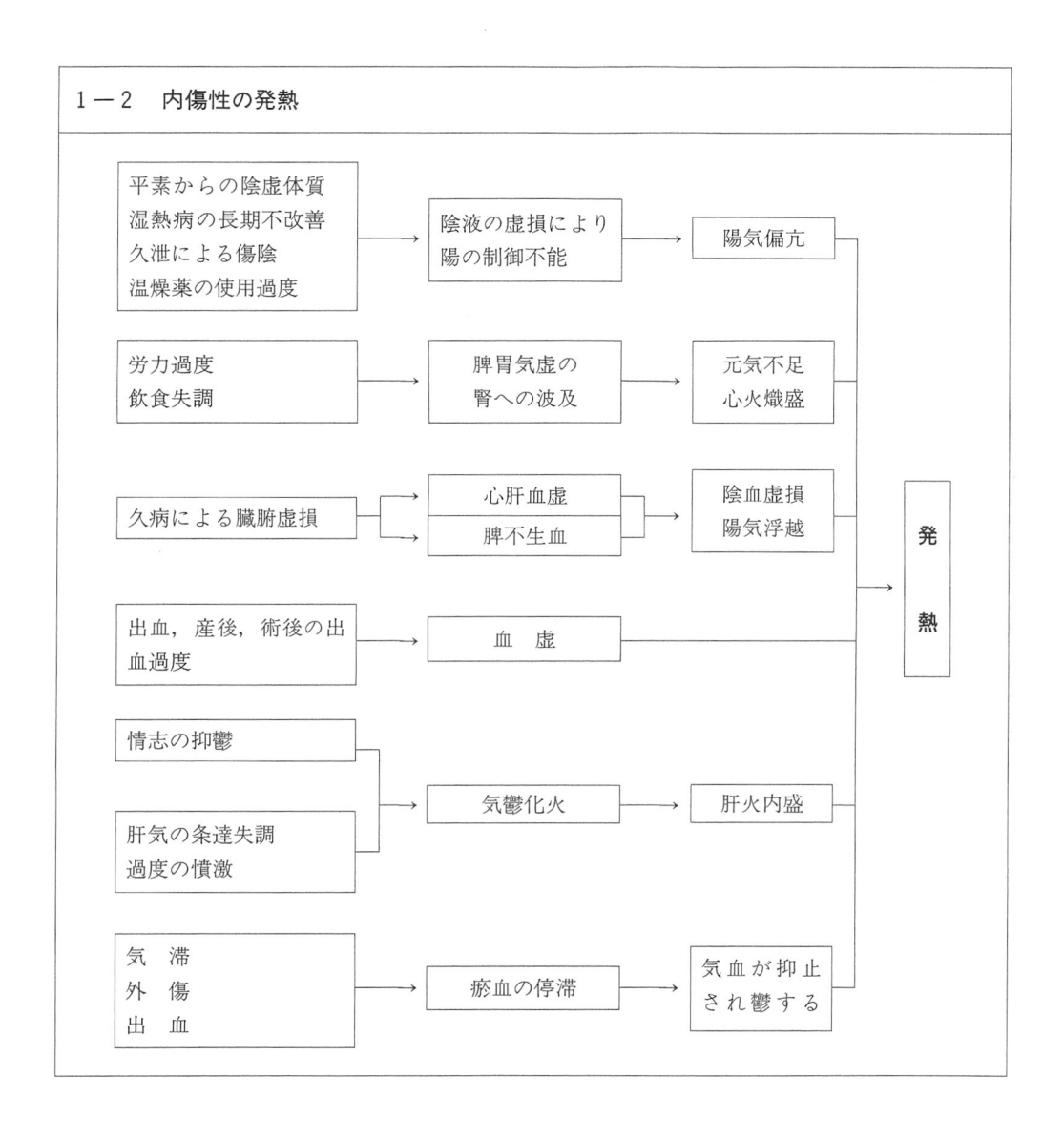

```
平素からの陰虚体質
湿熱病の長期不改善      →  陰液の虚損により    →  陽気偏亢
久泄による傷陰             陽の制御不能
温燥薬の使用過度

労力過度              →  脾胃気虚の         →  元気不足
飲食失調                  腎への波及           心火熾盛

久病による臓腑虚損    →  心肝血虚         →  陰血虚損
                         脾不生血            陽気浮越       → 発熱

出血, 産後, 術後の出  →  血  虚
血過度

情志の抑鬱            ┐
                      ├→ 気鬱化火        →  肝火内盛
肝気の条達失調        ┘
過度の憤激

気　滞
外　傷               →  瘀血の停滞       →  気血が抑止
出　血                                       され鬱する
```

て閉塞するとおこる。

②頭痛, 身体痛——風寒が経脈を阻滞させるとおこる。

③鼻閉, 鼻声, くしゃみ, 鼻汁, 喉の瘙痒感, 咳嗽——肺は皮毛に合している。皮毛が邪をうけ肺気不利になると, これらの症状がおこる。

④口渇はない, または微かに渇き熱飲を好む——風寒が表にあり, まだ裏に入って熱化しておらず, 津液を損傷していない現れである。

⑤舌苔薄白, 脈浮または浮緊——これらは風寒の象である。

【2】風温による発熱

主　　症：発熱が重く悪寒は軽い，微かに汗がでる，顔面紅潮，目赤，口乾，微かに渇き少し飲む

随 伴 症：頭痛または頭昏，頭脹，咽喉の乾きまたは疼痛，咳嗽，痰は黄色く粘い，鼻閉，粘い鼻汁

舌 脈 象：舌辺と舌尖は紅，舌苔薄黄，脈浮数

証候分析：①発熱が重く悪寒は軽い，口乾，微かに渇き少し飲む——風温（熱）は皮毛または口鼻から侵入し，陽邪であり化火しやすく，最も陰を損傷しやすいという特徴があるためにおこる。

②微かに汗がでる——風熱が上犯し，肌表にて薫蒸して肌腠がゆるむためにおこる。

③顔面紅潮，目赤，頭痛または頭昏，頭脹，咽喉の乾きまたは疼痛——風熱が清竅に上蒸して清竅不利になるとおこる。

④咳嗽，痰は黄色く粘い——これは肺失清粛の現れである。

⑤鼻閉，粘い鼻汁——肺は鼻に開竅しており，肺気が風熱の侵襲をうけると，これらの症状がおこる。

⑥舌辺と舌尖は紅，舌苔薄黄，脈浮数——これは風熱の象である。

【3】湿熱による発熱

主　　症：発熱，口苦，頭昏，咳嗽，痰は白く粘い，咳声は重苦しい

随 伴 症：胸脇脹満，食欲不振，嘔悪，倦怠，乏力，四肢のだるさ，大便秘結または下痢，小便短赤

舌 脈 象：舌苔白膩または淡黄で膩，脈濡緩または弦滑

証候分析：①発熱，頭昏——湿熱または湿邪が裏に入って熱化し，三焦に留恋して気機を阻滞させ，清陽が昇らないとおこる。

②咳嗽，痰は白く粘い，咳声は重苦しい——湿には重濁性があり，脾陽が抑止されて水湿の運化が悪くなり，そのために痰が生じるとおこる。

③口苦，胸脇脹満，食欲不振，嘔悪——脾の運化が悪くなり，湿熱が中焦に阻滞して胆気不利になるとおこる。

④倦怠，乏力，四肢のだるさ——脾は四肢を主っているが，湿熱が脾を抑止すると，これらの症状がおこる。

⑤小便短赤，大便秘結または下痢——湿熱が下焦に阻滞すると小便は短赤となる。また熱邪が強く，腸液を損傷すると大便秘結となり，湿邪が強く水穀の清濁を分別できないと下痢がおこる。

⑥舌苔白膩または淡黄で膩，脈濡緩または弦滑——これらは湿熱薫蒸の象である。

【4】寒湿による発熱

主　　症：悪寒，発熱，頭重，鼻閉，泛悪または下痢（水様便）

随 伴 症：胃脘部のつかえ，食少，腹痛，腹鳴

舌 脈 象：舌苔薄白または白膩，脈濡

証候分析：①悪寒，発熱，頭重，鼻閉——寒湿の侵襲をうけたり，または湿が寒化して陽気を閉塞させると悪寒，発熱がおこる。また寒湿が清竅に鬱すると頭重，鼻閉がおこる。

②泛悪または下痢——寒湿が胃腸に侵襲して脾の運化機能が悪くなり，そのために昇降が失調して清濁の分別ができなくなるとおこる。

③胃脘部のつかえ，食少——寒湿困脾によりおこる。

④腹痛，腹鳴——寒湿内盛となり胃腸の気機が阻滞するとおこる。

⑤舌苔薄白または白膩，脈濡——これらは寒湿の象である。

【5】暑湿による発熱

主　　症：身熱または身熱不揚，汗が出ても改善しない，頭脹，頭がぼんやりする，突然昏倒したり人事不省となることもある

随 伴 症：咳嗽，胸悶，心煩，口渇，口淡で粘る，小便短赤

舌 脈 象：舌苔厚膩，脈洪数または滑数

証候分析：①身熱または身熱不揚——夏の暑い季節には暑湿が盛んになる。暑湿を感受し，体内にて暑邪が盛んであると身熱がおこり，湿邪が盛んであると身熱不揚がおこる。

②頭脹，突然の昏倒，人事不省——暑湿が清竅を蒙閉し，清陽が頭部に昇らないと頭脹がおこる。突然の昏倒，人事不省がおこることもある。

③心煩，口渇，小便短赤——暑邪は陽邪であり，最も津液を損傷しやすいためにおこる。

④汗が出ても熱は改善しない，口淡で粘る——湿は陰邪であり，粘滞性がある。気機を阻滞させやすく，すばやく除去できないので汗が出ても熱は改善せず，味覚は淡白で口が粘るようになる。

⑤咳嗽，胸悶——暑湿の邪が肺衛に侵襲するとおこる。

⑥舌苔厚膩，脈洪数または滑数——暑湿による象である。

2 内傷発熱

【1】陰虚による発熱

主　　症：午後または夜間の潮熱，または骨蒸潮熱，心煩，盗汗，手足心熱

随 伴 症：不眠，多夢，口や咽頭部の乾き，遺精，滑泄，月経不順，大便乾結，尿量は少な

1. 内科

　　　　　　く黄色
舌 脈 象：舌質紅で乾いている，または裂紋がある，無苔または少苔，脈細数
証候分析：①午後または夜間の潮熱，または骨蒸潮熱，手足心熱——陰液が不足すると内熱が生じるためにおこる。
　　　　　②心煩，不眠，多夢——陰虚のために陽を制御できず虚火が生じ，虚火が上炎して心神に影響するとおこる。
　　　　　③盗汗，口や咽頭部の乾き——内熱が津液にせまり津液が外泄するとおこる。
　　　　　④遺精，滑泄——陰虚のために相火が妄動するとおこる。
　　　　　⑤月経不順——陰と血は同源の関係にあり，陰虚のために生じた虚熱が血分に影響すると月経不順がおこる。
　　　　　⑥大便乾結，尿量は少なく黄色，舌質紅で乾いている，または裂紋がある，無苔または少苔，脈細数——これらは陰虚のために生じた内熱が津液や陰液を損傷しておこる象である。

【2】気虚による発熱

主　　症：発熱は疲労後におこる，または増悪，高熱または微熱
随 伴 症：頭暈，乏力，自汗，感冒を患いやすい，息切れ，懶言，食少，大便溏薄
舌 脈 象：舌質淡，舌苔薄白，脈細弱
証候分析：①発熱は疲労後におこる，または増悪，高熱または微熱——気虚発熱は過度の労倦，脾気虚弱によりおこるものが多い。したがって発熱は疲労後におこったり増悪するものが多い。また熱の程度は高くなるものと，低いものがある。
　　　　　②頭暈，乏力，息切れ，懶言——気虚のために推動機能が無力になると血行も悪くなり，気血による栄養が悪くなるとおこる。
　　　　　③自汗，感冒を患いやすい——気虚のために衛外機能が低下するとおこる。
　　　　　④食少，大便溏薄——脾気虚弱のために運化機能が低下するとおこる。
　　　　　⑤舌質淡，舌苔薄白，脈細弱——これらは気虚の象である。

【3】血虚（陽浮）による発熱

主　　症：潮熱，盗汗，手足心熱，頭暈，眼花（目がくらむ，かすむ）
随 伴 症：心悸不安，不眠，多夢，顔色がさえない，または顔面紅潮，口唇の色は淡白，小便黄，大便乾
舌 脈 象：舌質紅，少津少苔，脈細弱または細数
証候分析：①潮熱，盗汗，手足心熱，顔色紅潮——血は陰に属している。陰血が不足し陽が亢進するとこれらの症状がおこる。
　　　　　②心悸不安，不眠，多夢——血虚のために心をうまく栄養できないとおこる。
　　　　　③頭暈，眼花，顔色がさえない，口唇の色は淡白——血虚のために清竅をうまく栄

養できないとおこる。

④小便黄，大便乾——血虚陽浮により津液を損傷するとおこる。

⑤舌質紅，少津少苔，脈細弱または細数——これらは血虚陽浮の象である。

【4】肝鬱化火による発熱

主　　症：情緒の変化により発熱する，時に身熱や心煩を感じる

随 伴 症：いらいらする，怒りっぽい，胸脇脹悶，よく溜め息をつく，口苦，女性には乳房脹痛，月経不順，月経時の腹痛などが現れる

舌 脈 象：舌質紅，舌苔黄，脈弦数

証候分析：①情緒の変化により発熱，時に身熱や心煩を感じる——情緒の変化により肝鬱となり，それが改善しないで化火すると，時に身熱や心煩がおこるようになる。また情緒の変化により起伏する特徴がある。

②いらいらする，怒りっぽい，胸脇脹悶，よく溜め息をつく——肝気鬱結により気機がスムーズにいかないとおこる。溜め息をつくと気機が一時的に動き気持ちがよいので，よく溜め息をつくようになる。

③乳房脹痛，月経不順，来潮時の腹痛——肝は蔵血を主っているが，肝鬱気滞により気血の流れが悪くなると，これらの症状がおこる。

④口苦，舌質紅，舌苔黄，脈弦数——これらは肝鬱化火の象である。

【5】瘀血停滞による発熱

主　　症：午後または夜間に発熱，身体の一定した部位に固定痛または腫塊があることが多い，または肌膚甲錯（さめはだ）となることがある

随 伴 症：口や咽頭部が乾くがあまり飲まない，顔色暗黒または萎黄

舌 脈 象：舌質青紫または紫斑がある，脈細濇

証候分析：①午後または夜間に発熱——瘀血が内停すると病は血分にあり，血は陰に属しているので午後または夜間に発熱がおこるものが多い。

②身体の一定した部位の固定痛または腫塊——瘀血が停滞している部位は気血の流通が悪いのでおこる。

③肌膚甲錯，顔色暗黒または萎黄——瘀血が停滞すると新血が生じず，そのために血気が皮膚や頭顔面部をうまく濡養できないとおこる。

④口や咽頭部が乾くがあまり飲まない——鬱熱が内にあると口や咽頭部の乾きがおこる。ただし熱は営中に鬱しているので，水はあまり飲まないという特徴がある。

⑤舌質青紫または紫斑がある，脈細濇——これらは瘀血内停による血行不良の象である。

1. 内科

治療

1 外感性の発熱

【1】風寒による発熱

治　　法：解表散寒，宣肺退熱
処方例：風池，外関，列欠，大椎
方　　解：風池により解表散寒をはかり，外関，大椎により解表退熱をはかる。さらに列欠により肺気の宣通をはかる。この配穴により汗が出，邪が去れば解熱する。
操　　作：各治療穴に提挿瀉法または捻転瀉法を施す。くりかえし捻針して針感を強め，発汗を促す。1日2回治療を行う。

【2】風温による発熱

治　　法：疏風散熱，宣肺去痰
処方例：風池，大椎，合谷，尺沢，曲池
方　　解：風池，大椎，合谷により疏風解表，散熱をはかる。さらに曲池を配穴して解熱作用を増強する。また尺沢により肺の邪熱を清熱し，宣肺去痰をはかる。
操　　作：各治療穴に提挿瀉法を施す。また大椎，曲池，合谷は置針して運針を行い，針感を強め解表退熱を促す。1日2回治療を行う。

【3】湿熱による発熱

治　　法：疏風解表，去湿化濁
処方例：外関，合谷，大椎，陰陵泉，足三里
方　　解：外関，合谷により表にある湿熱の除去をはかり，大椎により解表退熱をはかる。また陰陵泉，足三里により内の湿濁の除去をはかる。この処方には退熱去湿の作用がある。
操　　作：各治療穴に提挿捻転瀉法を施す。1日1～2回治療を行う。

【4】寒湿による発熱

治　　法：散寒化湿，解表退熱
処方例：風池，外関，中脘，天枢，足三里，至陽
方　　解：風池，外関により表にある寒湿の除去をはかり，中脘，天枢，足三里により和胃止瀉をはかる。また至陽により陽気を宣通させ化湿をはかる。このようにして陽気が宣通し寒湿が散じれば，諸症状は消失する。
操　　作：各治療穴に提挿捻転瀉法を施す。至陽には灸頭針を3～5壮施す。1日1～2回

治療を行う。

【5】暑湿による発熱

治　　法：疏風散邪，清暑化湿
処 方 例：大椎，曲池，風池，合谷，十二井穴
方　　解：大椎，曲池により速やかに暑熱を清し，風池，合谷により解表を行い，暑湿の邪が汗とともに出ていくのを促す。十二井穴を瀉血すると暑湿を清熱，除去する作用が増強し，また暑邪が心包に影響するのを防止することができる。
操　　作：大椎，曲池，風池，合谷には徐疾瀉法を施し，くりかえし捻針して針感を増強し，30分間置針する。また十二井穴には三稜針で点刺瀉血を施す。1日2回治療を行う。

外感性の発熱の治法と選穴

症候	病因病機	治法	選穴
外感性の発熱	風寒	解表散寒	風池，外関
		宣肺退熱	列欠，大椎
	風温	疏風散熱	風池，大椎，合谷
		宣肺去痰	尺沢，曲池
	湿熱	疏風解表	外関，合谷，大椎
		去湿化濁	大椎，陰陵泉，足三里
	寒湿	散寒化湿	風池，外関，中脘，天枢
		解表退熱	足三里，至陽
	暑湿	疏風散邪	大椎，曲池
		清暑化湿	風池，合谷，十二井穴

2 内傷性の発熱

【1】陰虚による発熱

治　　法：滋陰清熱
処 方 例：心兪，腎兪，内関，神門，太衝，陽陵泉，太谿，三陰交
方　　解：本証は真陰が損傷しているために，水火のバランスが失調し，心火が亢進すると

1. 内科

おこる。また水不涵木［水が木を潤せないこと］のために肝火が亢進しておこるものもある。腎兪，太谿，三陰交により腎水を滋養し，心肝の火の亢進を抑止する。また心兪，内関，神門により，心火を清し神明の安定をはかる。太衝，陽陵泉には平肝潜陽の作用があるので，これにより風火の消去をはかる。この処方には真陰を滋養し，虚火を清瀉する作用がある。

操　　作：腎兪，太谿，三陰交には針にて補法を施し，中程度の刺激を与える。心兪，内関，神門，太衝，陽陵泉には針にて瀉法を施し，強刺激を与える。置針は30分間行う。1日1回または隔日治療を行う。

【2】気虚による発熱

治　　法：調中益気
処方例：脾兪，胃兪，中脘，足三里，神闕
方　　解：脾兪，胃兪，中脘により脾胃の生化機能の向上をはかる。また足三里，神闕により脾胃の温補をはかる。中気（中焦の気）が回復すると，気虚によりおこっている熱勢は消失する。
操　　作：脾兪，胃兪，足三里には，針にて補法を施し，軽刺激を与え，さらに棒灸または隔姜灸を施す。中脘には平補平瀉法を施し，中程度の刺激を与える。また神闕は禁針であり，これには附子餅灸法または塩か生姜を置いて棒灸を施す。1日1回または隔日治療を行う。

【3】血虚（陽浮）による発熱

治　　法：滋養陰血，清（虚）熱
処方例：心兪，脾兪，内関，足三里，三陰交，陰郄
方　　解：心兪，脾兪により心陰と心血を滋養し，内関を配穴して清心瀉火，寧心安神をはかる。三陰交にて滋陰補腎をはかり，腎陰のサイドから心陰を助ける。また足三里にて健脾，健胃をはかり生化（生血）を促す。陰郄は盗汗を改善する目的と心陽を収斂させる目的で用いている。このようにして血虚の状態が改善すれば，熱勢は消失する。
操　　作：心兪，脾兪，三陰交，足三里には，針にて補法を施し，内関，陰郄には針にて瀉法を施す。刺激量は中程度とし，15～20分間置針する。1日1回または隔日治療を行う。

【4】肝鬱化火による発熱

治　　法：疏肝解鬱，清熱
処方例：太衝，風池，行間，曲池，合谷，神門
方　　解：太衝，行間にて疏肝理気，鬱火の清熱をはかる。さらに風池，合谷，曲池を配穴して鬱火の清熱を助ける。神門は清心安神をはかるために用いている。

操　　作：太衝，行間，曲池，合谷には捻転提挿瀉法を施し，風池，神門には平補平瀉法を施す。刺激量は中程度とし，20〜30分間置針する。1日1回治療を行う。

【5】瘀血停滞による発熱

治　　法：活血化瘀，行気通絡
処 方 例：心兪，膈兪，太淵，内関，太衝
方　　解：心兪，膈兪にて行血化瘀，寛胸理気をはかり，太淵にて理肺通脈をはかる。また内関，太衝にて理気通絡をはかる。これにより気のめぐりが改善すれば血のめぐりも改善し，瘀血は消散し，熱勢は消失する。
操　　作：心兪，膈兪には捻転補法を施す。軽刺激を与え，各治療穴に2〜3分間刺激を与えて抜針する。太淵，内関，太衝には平補平瀉法を施す。刺激量は中程度とし，20〜30分間置針する。

内傷性の発熱の治法と選穴

症　候	病因病機	治　法	選　穴
内傷性の発熱	陰　虚	滋陰清熱	心兪，腎兪，内関，神門，太衝，陽陵泉，太谿，三陰交
	気　虚	調中益気	脾兪，胃兪，中脘，神闕，足三里
	血　虚	滋養陰血	心兪，脾兪，内関，足三里，三陰交，陰郄
		清（虚）熱	
	肝鬱	疏　肝	太衝，風池，行間，曲池，合谷，神門
		解　鬱	
		清　熱	
	瘀　血	活血化瘀	心兪，膈兪，太淵，内関，太衝
		行気通絡	

古今処方例

①『神応経』
「身熱，陥谷，呂細。余熱が尽きないもの，曲池，三里，合谷。大熱，曲池，三里，復溜。熱多寒少，間使，三里。」

② 『針灸聚英』
　「寒熱，潮熱，煩熱，往来熱あり。熱病で汗出でざるは，商陽，合谷，陽谷，俠谿，厲兌，労宮，腕骨，以て導気す。熱に度なく止まざるは，陷谷，血以て泄熱す。」
③ 『采艾編翼』
　「身熱頭痛には，曲差，脳空，玄釐，大杼，命門，腎兪。諸陽の熱には，後頂。心煩して渇くものには，太白，陽谿，少衝，通里。熱して痛むものには，曲泉。汗が出ないものには，上星，玄顱，孔最，前骨，腕骨。」
④ 『類経図翼』
　「骨蒸寒熱夜熱：百労，膏肓，肺兪，魄戸，脾兪，腎兪，四花穴，間使，足三里。」
⑤ 『増訂中国針灸治療学』
　「五労羸痩には，足三里に針灸をする。体熱労嗽には，魄戸に針灸をする。虚労骨蒸盗汗には，陰郄に針灸をする。真気不足には，気海に灸をする。」

その他の療法

【耳針】
選穴：肺，気管，内鼻，咽喉，額
操作：浅刺して捻針し，30分間置針する。通電も可。

【皮膚針】
頸部の前後および鼻翼部を取穴し，さらに前額部と側頭部を加える。各側に3～4行取り，それぞれの間隔を1㎝あける。頸部と前額部には軽刺激，頸部の前後には強刺激，鼻翼部には中程度の刺激を与える。

【中薬】
①外感風寒：通宣理肺片
②風温上受：銀翹解毒片または桑菊感冒片
③外感寒湿または暑湿：藿香正気散
④湿熱薫蒸：甘露消毒丹
⑤陰虚内熱：知柏地黄丸
⑥気虚発熱：補中益気丸
⑦血虚陽浮：生血丸
⑧肝鬱化火：丹梔逍遥丸
⑨瘀血停滞：七厘散

参考事項

①外感発熱の初期は病位は浅く，適時に治療すればただちに治癒する。しかし病邪の勢力

が強く，正気が虚している場合は，変化は急激であり，邪毒が深く入ると痙厥，昏迷，発黄，または亡陽，亡陰，陰竭などの重篤な状態になるので，注意する必要がある。

②高熱の患者に対しては，適時に解熱をはかる必要がある。状況に応じて現代医学的処置を施すとよい。

③各種の原因によりおこる発熱は，相互に関連することが多い。例えば外感発熱が治癒しないと，内傷発熱となることがある。気鬱発熱により陰液を損傷すると，陰虚発熱となるし，気血虚弱によりおこる発熱では，気虚と血虚が相互に影響し，混合型として現れることが多い。また肝鬱気滞の場合は，それが化火すると陰を損傷するし，気滞により血瘀をひきおこすこともある。したがって治療の主導権を握るためには，このような変化の関連性を知ったうえで各種の発熱に対して分析，処理を行わなければならない。

2. 厥証

厥証には2つの内容がある。1つは突然昏倒，人事不省を指し，1つは身体と四肢の厥冷（冷える）を指す。したがって本病証と昏迷，閉証，脱証とは多くの場合は交錯している。ここでは突然の昏倒，人事不省を主症とする病証について述べる。臨床上は気，血，痰，食と関係する厥証がよく見られる。現代医学ではショック，虚脱などによる失神がこれに相当する。

病因病機

厥証をひきおこす原因は，数多くあるが，その病機は主として気機の逆乱により昇降や気血の運行が失調することにある。一般的には気厥，血厥，痰厥，食厥の4つに分類されている。

1 気厥

実証の気厥は，怒ったり，驚き恐れたりして情志過極となり，気機が逆乱し清竅を蒙閉するとおこる。また虚証の気厥は，平素から元気虚弱な者が，悲哀，恐怖，過労などの原因により気虚下陥となると，清陽が頭部に昇らずにおこる。

2 血厥

実証の血厥は，怒ったりすることによって肝気上逆となり，血が気とともに上逆して清竅を閉塞するとおこる。これは平素から肝陽上亢となりやすい者におこりやすい。また虚証の血厥は，各種原因による出血過多によって血虚となると，血が頭部をうまく栄養できないので神明失養となりおこる。

3 痰厥

平素から肥甘厚味（油っこい，甘い，味の濃厚な食事）を多食したり，過度な飲酒をしていると，湿熱内蘊（湿熱が体内にこもること）となり痰湿を形成する。この痰が中焦に阻滞して気機不利となっているときに，怒ることによって気逆の病態が生じると，この痰は気とともに上昇し清竅を蒙閉して痰厥がおこる。

4 食厥

平素から食積がある者または暴飲暴食によって気機が阻滞するとおこる。

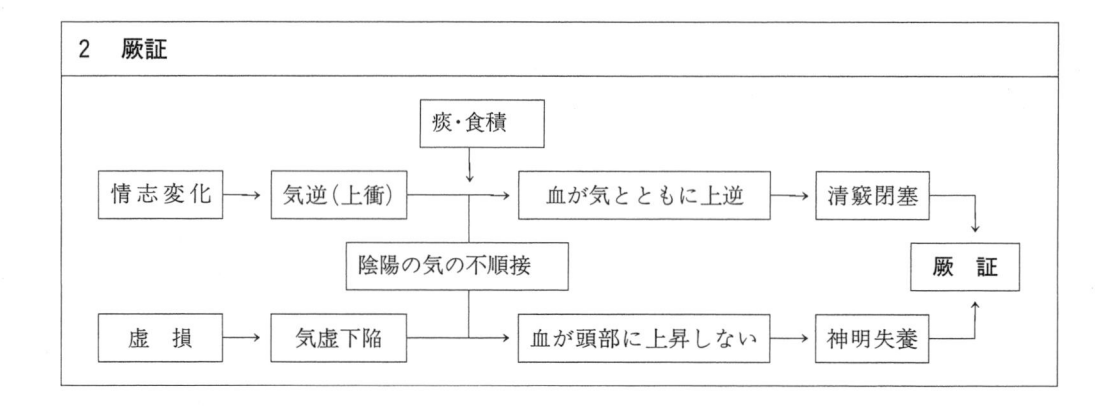

2 厥証

情志変化 → 気逆（上衝） → 血が気とともに上逆 → 清竅閉塞 → 厥証
痰・食積 ↓
陰陽の気の不順接
虚損 → 気虚下陥 → 血が頭部に上昇しない → 神明失養 → 厥証

証分類

1 気厥

【1】実証の気厥

主　　症：突然の昏倒，人事不省，口噤，拳を握る

随 伴 症：四肢厥冷，呼吸が粗い，怒ると再発しやすい
舌 脈 象：舌苔薄白，脈伏または沈弦
証候分析：①突然の昏倒，人事不省，口噤，拳を握る——肝気がのびやかでなくなり気機が逆乱して胸膈部に上逆し，清竅を蒙閉するとおこる。
　　　　②呼吸が粗い——肝気が上逆して気機が閉塞し，そのために肺気不宣となるとおこる。
　　　　③四肢厥冷——陽気が鬱閉されて外達できないとおこる。
　　　　④脈伏または沈弦——気が内に閉塞すると伏脈となり，肝気鬱滞では沈弦となる。

【2】虚証の気厥

主　　 症：眩暈，昏倒
随 伴 症：顔面蒼白，呼吸微弱，自汗，四肢厥冷
舌 脈 象：舌質淡，脈沈微
証候分析：①眩暈，昏倒，顔面蒼白，呼吸微弱——平素から元気虚弱な者に悲哀，恐怖，過労などの原因が加わり，中気下陥となって清陽が頭顔面部に昇らなくなるとおこる。
　　　　②四肢厥冷——陽気が虚して四肢を温煦できないとおこる。
　　　　③自汗——陽虚のために衛外不固になり腠理がゆるむとおこる。
　　　　④舌質淡，脈沈微——正気不足の象である。

2 血厥

【1】実証の血厥

主　　 症：激怒後の突然の昏倒，人事不省
随 伴 症：牙関緊急，顔面紅潮
舌 脈 象：舌質紅，脈沈弦
証候分析：①激怒後の突然の昏倒，人事不省，牙関緊急——激怒して肝気が急激に上逆すると，血は気とともに上に併走する。このために清竅が閉塞すると突然の昏倒，人事不省がおこる。
　　　　②顔面紅潮，舌質紅——気血が急激に上衝するためにおこる。
　　　　③脈沈弦——これは気鬱の象である。

【2】虚証の血厥

主　　 症：突然の昏倒，人事不省
随 伴 症：顔面蒼白，口唇の色がさえない，四肢の振戦，眼窩部の陥没，自汗，四肢厥冷，呼吸微弱
舌 脈 象：舌質淡，脈細数無力

証候分析：①突然の昏倒，人事不省，顔面蒼白，口唇の色がさえない――過度の失血などにより血虚となり，血が頭顔面部に上昇しないとおこる。
②四肢の振戦――血虚のために筋をうまく栄養できないとおこる。
③眼窩部の陥没，自汗，四肢厥冷，呼吸微弱――営陰が不足し，正気不固になるとおこる。
④舌質淡，脈細数無力――これは失血による陰傷の象である。

【3】痰厥

主　　症：突然の昏倒，人事不省，喉の痰声
随 伴 症：四肢厥冷，胸悶，呼吸が粗い，涎沫を吐く
舌 脈 象：舌苔白膩，脈沈滑
証候分析：①突然の昏倒，人事不省――痰湿が内蘊している体質の者が，怒ることにより気逆の病態が生じ，痰が気とともに上昇して清竅を蒙閉させるとおこる。
②喉の痰声，涎沫を吐く――痰が気道に阻滞するとおこる。
③胸悶，呼吸が粗い――痰濁が阻滞して気機不利になるとおこる。
④舌苔白膩，脈沈滑――これは痰濁内阻の象である。

【4】食厥

主　　症：暴飲暴食後の突然の昏倒，人事不省
随 伴 症：四肢厥冷，腹部脹満，息ができない
舌 脈 象：舌苔厚膩，脈滑実
証候分析：①突然の昏倒，人事不省――暴飲暴食により中州が閉塞し，胃気が降りなくなって上逆し清竅を閉塞するとおこる。
②息ができない，腹部脹満――中脘部にて食滞がおこり濁気が閉塞するとおこる。
③舌苔厚膩，脈滑実――これは食滞が消えず濁気が降りない象である。

治　療

【1】実証

治　　法：蘇厥開竅，開鬱利気
処 方 例：人中，中衝，湧泉
　　　　　①気厥には太衝を加える。
　　　　　②血厥には行間を加える。
　　　　　③痰厥には豊隆を加える。
　　　　　④食厥には内庭を加える。

方　　解：人中にて蘇厥開竅をはかり，手厥陰心包経の井穴である中衝にて開鬱定志をはかる。また湧泉は足少陰腎経の井穴であり，衝逆している気を降ろす作用がある。この3穴は人体の上・中・下部にあり，配穴して用いることにより逆乱している気を順接（気機の改善）させ，その昇降の正常化をはかる。

　　　　　それぞれの厥証には，随証配穴を行うとよい。気厥には太衝を配穴して，疏肝理気をはかることにより気機を調節し，血厥には行間を配穴して，清肝降逆をはかるとよい。また痰厥には豊隆を配穴して去痰をはかり，食厥には内庭を配穴して消積導滞和中をはかるとよい。

操　　作：すべての治療穴に瀉法を施す。まず人中に刺し，次に湧泉に刺し，意識が回復するまで置針し必要に応じて行針を行う。中衝には三稜針で点刺瀉血を行う。その他の治療穴にも，症状が改善するまで置針する。

【2】虚証

治　　法：益気回陽

処方例：百会，膻中，隠白
　　　　①気厥には神闕，足三里を加える。
　　　　②血厥には関元を加える。

方　　解：百会は「諸陽の会」であり，これに灸を施すと下陥している気を昇挙させることができる。また膻中は「気会」穴であり，これにより気機の調節をはかる。隠白は足太陰脾経の井穴であり，これに針を刺し陰陽の順接を促す。隠白にはさらに健脾益気の作用もある。この3穴を配穴して用いることにより，清陽が昇り，中気が補われ，気機が調い，陰陽が順接すると，厥証はおのずと改善する。

　　　　　さらに気厥には神闕，足三里を配穴して益気回陽をはかるとよい。また血厥には関元を配穴して益陰固脱をはかるとよい。

操　　作：百会，膻中には，患者の意識が回復するまで棒灸で雀啄灸を施す。百会は先に針を刺し，その後，灸を施してもよい。隠白は上方に向けて斜刺し，意識が回復するまで置針しながら補法を施す。抜針後に黒色の血をしぼりだすとよい。

厥証の治法と選穴

症　候		治　法	選　穴	
厥証	実厥	蘇厥開竅	人中，中衝，湧泉	痰：豊隆　食：内庭
	虚厥	補気回陽	百会，膻中，隠白	気：神闕，足三里 血：関元

1. 内科

古今処方例

① 『備急千金要方』二十五巻
　「実厥：卒死なる者には間使に各百余息針し，また鼻下人中に灸す」
② 『針灸資生経』第五
　「実厥：豊隆，金門」
③ 『針灸聚英』二巻
　「熱深く厥深きは，内庭，大都を取る」
④ 『肘後備急方』一巻
　「屍厥（虚厥）：針百会，人中，隠白。また灸膻中二十八壮。」
⑤ 『千金翼方』二十六巻
　「屍厥：百会に二分針を入れ，之を補す」
⑥ 『類経図翼』十一巻
　「厥逆（虚厥）を治すは，人中に灸すること七壮，あるいは針歯に至るまで入れるは妙，膻中に灸すること二十一壮，百会（暴逆厥冷），気海。」

その他の療法

【耳針】
選穴：心，枕，脳点，神門
操作：30分間置針し，ときどき捻転する。

【中薬】
①気厥実証：五磨飲子
②気厥虚証：四味回陽飲
③血厥実証：逐瘀煎
④血厥虚証：独参湯
⑤痰厥：導痰湯
⑥食厥：塩湯を服用し催吐し，保和丸で調理

参考事項

　『内経』には厥証について多くの論述がなされており，その範囲は広範である。軽症の厥証では，昏厥の時間は短く，一定の時間が経過すればしだいに回復する。意識回復後には，半身不随，失語，口眼歪斜などの後遺症はない。重症の厥証では，死亡するものもある。

まとめ

　厥証は多くの場合,「気」,「血」,「痰」,「食」に分類されているが,この他に「寒」,「熱」,「労」,「虫」などがある。しかし厥証の病機は,主として気機の突然の逆乱,気血運行の失調,陰陽の不順接にあり,その結果として人事不省,四肢厥冷などの症状がおこる。その治療にあたっては,まず虚実の鑑別を行い,陰陽気血の順接,開竅醒神をはかり,その後に根治を行うとよい。

3. 痙証

　痙証とは,項背強直,四肢の痙攣,口噤,または角弓反張を主症とする病証である。これは多くの疾患に現れ,現代医学では流行性髄膜炎,日本脳炎および各種の原因によりおこる高熱などに現れる痙攣がこれに相当する。

病因病機

　歴代の医家は痙証の発病原因に対しては,外感によりおこる痙証から次第に内傷による痙証もあることを認識した。したがって痙証については,まず外感と内傷との鑑別が必要である。一般的には,外感によるものは実証のものが多く,内傷によるものは虚証のものが多い。

1 実証の痙証

　風寒湿の邪が経絡を阻滞させて気血の運行が悪くなり,そのために筋脈失養［筋脈の栄養が悪いこと］になると拘急して痙証がおこる。また熱が裏で盛んで,そのために津液を損傷して陰液が不足すると,同じように筋脈が滋養されず痙証がおこる。

2 虚証の痙証

　平素から陰虚や血虚の者,または汗がですぎることにより陰血を損傷すると,筋脈を滋養するのが難しくなり痙証がおこる。

1. 内科

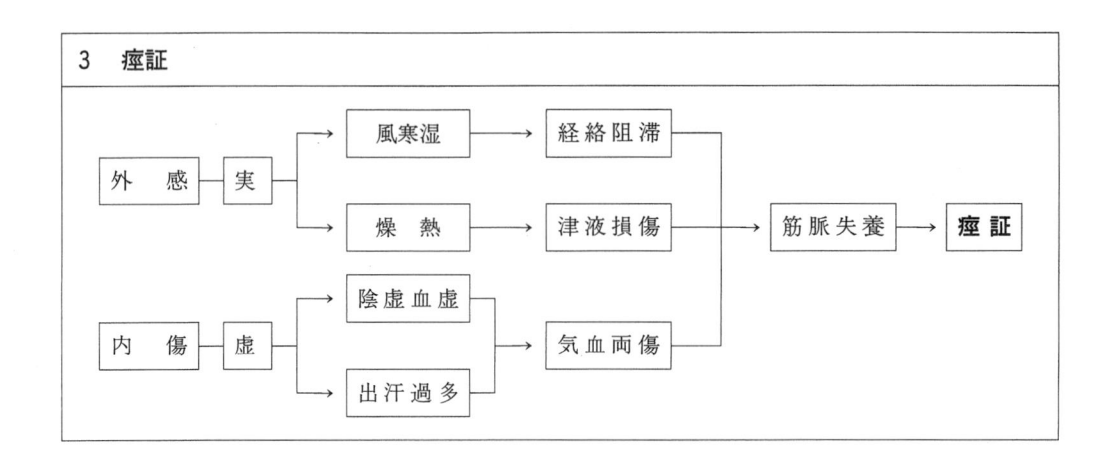

```
┌─ 3  痙証 ─────────────────────────────────────────┐
│                                                      │
│   ┌────┐ ┌──┐    ┌──────┐   ┌──────┐                 │
│   │外 感│─│実│─┬→│風寒湿│ → │経絡阻滞│──┐             │
│   └────┘ └──┘ │  └──────┘   └──────┘  │             │
│               │  ┌──────┐   ┌──────┐  │ ┌──────┐ ┌──┐│
│               └→│燥 熱 │ → │津液損傷│→├→│筋脈失養│→│痙証││
│                  └──────┘   └──────┘  │ └──────┘ └──┘│
│   ┌────┐ ┌──┐    ┌──────┐             │             │
│   │内 傷│─│虚│─┬→│陰虚血虚│          │             │
│   └────┘ └──┘ │  └──────┘   ┌──────┐  │             │
│               │             │気血両傷│→┘             │
│               │  ┌──────┐   └──────┘                │
│               └→│出汗過多│ →                         │
│                  └──────┘                            │
└──────────────────────────────────────────────────────┘
```

証分類

1 実証の痙証

【1】風寒湿による痙証

主　　症：項背部の強直
随 伴 症：頭痛，悪寒，発熱，身体や四肢がだるく重い
舌 脈 象：舌苔白膩，脈浮緊
証候分析：①項背部の強直，頭痛——風寒湿の邪が経絡を阻滞させ，筋脈失養のために拘急するとおこる。
　　　　　②悪寒，発熱——外邪が肌表に侵襲し営衛不和になるとおこる。
　　　　　③身体や四肢がだるく重い——湿邪が経絡や肌肉に阻滞するとおこる。
　　　　　④舌苔白膩，脈浮緊——これは風寒湿の邪が表にある象である。

【2】裏熱による痙証

主　　症：項背部の強直，口噤，または角弓反張，手足の痙攣
随 伴 症：咽頭部の乾き，口渇，腹脹，便秘，心煩，急躁，または意識障害，譫語
舌 脈 象：舌苔黄膩，脈弦数
証候分析：①項背強直，口噤，または角弓反張，手足の痙攣——邪熱が裏にて薫蒸し，熱が盛んなために津液を損傷して筋脈失養になるとおこる。
　　　　　②腹脹，便秘，咽頭の乾き，口渇——熱が盛んなために津液を損傷し，燥熱内結となって腑気が通じないとおこる。
　　　　　③心煩，急躁，または意識障害，譫語——熱が神明に影響するとおこる。

④舌苔黄膩，脈弦数──これは裏熱熾盛の象である。

2 虚証の痙証

主　　症：大出血，下痢，発汗後に現れる項背部の強直，四肢の痙攣
随 伴 症：眩暈，自汗，精神疲労，息切れ
舌 脈 象：舌質淡紅，脈弦細
証候分析：①項背部の強直，四肢の痙攣──大出血，下痢，発汗後に気血津液をひどく損傷し，筋脈の栄養が悪くなるとおこる。
　　　　　②眩暈──血虚となり頭部の血が不足するとおこる。
　　　　　③自汗，精神疲労，息切れ──血脱により元気を損傷すると精神疲労，息切れがおこり，また衛外不固になると自汗がおこる。
　　　　　④舌質淡紅，脈弦細──これは気血両虚の象である。

治　療

1 実証の痙証

治　　法：散邪止痙（邪の除去をはかり，痙攣を止める）
処 方 例：大椎，人中，委中，少商，陽陵泉，頬車
方　　解：風寒湿の邪気による痙証には，人中を取穴し，熱が盛んなためにおこった痙証には，大椎を取穴する。人中にて去風清熱，醒脳をはかる。大椎は督脈に属しており，また「三陽の会」であり，止痙と清熱の作用がある。また少商は手太陰肺経の井穴であり，古人は治痙の要穴としている。委中は足太陽膀胱経の合穴であり，これには血中の熱を清熱する作用があるので，とりわけ角弓反張に有効である。陽陵泉は「筋会」穴であり，これにより筋脈の拘急を緩解させる。また頬車は局所取穴として用い，口噤（不開）を治療する。
操　　作：人中，大椎，陽陵泉，頬車には，瀉法を施し，20分間置針する。大椎は少し深刺するが，脊髄を損傷しないように注意する必要がある。少商，委中には，三稜針にて点刺出血を行う。

2 虚証の痙証

治　　法：培元養血，滋養筋脈（元気の回復，養血をはかり，筋脈を滋養する）
処 方 例：命門，肝兪，脾兪，風府，後谿

1. 内科

方　　解：命門は督脈の要穴であり，培元補腎，腰背部を調節する作用があり，本処方の主穴である。肝兪，脾兪は，肝と脾の経気が注いでいる処である。肝は血を蔵し筋を主っており，脾には統血の作用があり，また生化（気血）の源とされている。この2穴により，本治法として養血潤筋をはかる。

　　　　　また後谿は八脈交会穴であり，督脈に通じており，これに刺針して止痙をはかる。風府には虚風内動の状態を改善する作用がある。この2穴で標治をはかる。

操　　作：命門，肝兪，脾兪には直刺で1寸刺入し，補法を施す。また風府には直刺で0.3寸，後谿には直刺で1寸刺入し，瀉法を施す。肝兪，脾兪には3～5分間置針し，その他の3穴には，痙攣が止まるまで置針し，必要に応じて行針を行う。

痙証の治法と選穴

症　候	病因病機	選　穴
外感実痙	風寒湿による経絡の阻滞 熱による津液の損傷	散邪が主 大椎，人中，少商など
内傷虚痙	陰虚血虚 出汗過多	補虚が主 命門，肝兪，脾兪など

古今処方例

① 『千金要方』
　「五処，身柱，委中，委陽，崑崙を取るは，背強反折，瘈瘲，癲疾，頭痛を主る」
② 『神灸経綸』三巻
　「五痙背強には，身柱，大椎，陶道を取る」
③ 『針灸資生経』第四
　「腎兪，中膂兪，長強は寒熱痙反折を主り，肝兪は筋寒熱痙を主る」
④ 『針灸処方集』
　「搐溺：合谷，腕骨，天井，筋縮。慢性搐溺：隠白，商丘」

5．その他の療法

【中薬】
①風寒湿邪の邪気による痙証：羌活勝湿湯

②熱が盛んなためにおこる痙証：増液承気湯
③陰血虚損によりおこる痙証：四物湯合大定風珠

参考事項

　『内経』には「瘈瘲」という病証が紹介されている。「瘈」とは筋肉が収縮して屈すること，「瘲」とは筋肉が弛緩して伸びることである。この瘈瘲は，痙証にもとづいて治療するとよい。また小児の高熱による驚厥では，角弓反張，抽搐などの症状が現れるが，これは「小児驚風」を参照しながら治療するとよい。
　流行性髄膜炎，日本脳炎などは，本病症を参照しながら治療することができる。しかし針灸を運用すると同時に，さらに中医，西医による総合治療を行う必要がある。

まとめ

　痙証の弁証にあたっては，まず外感によるものか内傷によるものかを鑑別する必要がある。外感は実証のものが多く，内傷は虚証のものが多い。また外感に対する治療は，去邪を主とし，内傷に対する治療は，補虚を主とする。しかし津液の損傷，血の損傷のために筋脈失養となりおこるというのがその主な病機である。したがって実証の治療では，去邪と同時に筋脈の滋養を考慮する必要がある。また虚証の治療では，補虚と同時に筋脈の滋養を考慮する必要がある。

4．脱証

　脱証とは，臓腑を損傷することにより陰・陽・気・血・津・液・精・神がひどく損耗し陰陽離決の趨勢が現れる重篤な病証である。意識障害，目を閉じ口を開く，手をだらんと広げる，遺尿，鼻鼾（いびき），呼吸微弱，汗が止まらなくなる，四肢厥冷などの症状が現れる。この病証は昏迷，厥証，中風，閉証などとともに出現することが多い。また下痢，出血，高熱，創傷などの病証が重篤になると現れるものもあり，適時に救急措置を施す必要がある。

1．内科

病因病機

1．慢性疾患により精気が衰竭し臓気が衰退すると，最後には陰陽離決となり脱証がおこる。
2．嘔吐，下痢，出血，大汗などの急性疾患により，陰気をひどく損傷し陽気が脱越すると陰陽離決となる。中風，昏厥，毒邪内陥，創傷による激痛，極度の精神緊張なども臓気逆乱，陰陽離決をひきおこし脱証が生じることがある。

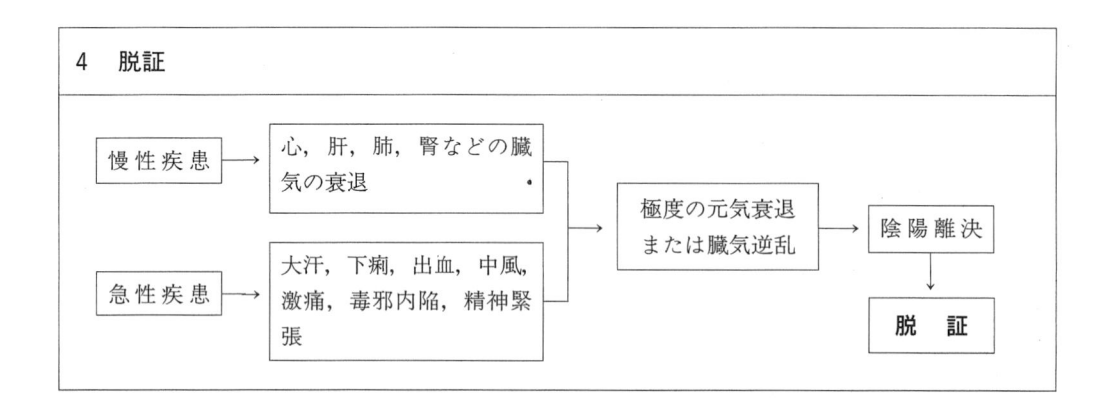

```
4  脱証

 慢性疾患 ─→ 心，肝，肺，腎などの臓気の衰退 ─┐
                                              ├─→ 極度の元気衰退 ─→ 陰陽離決
 急性疾患 ─→ 大汗，下痢，出血，中風，      ─┘   または臓気逆乱        ↓
             激痛，毒邪内陥，精神緊張                                  脱 証
```

証分類

　本病は弁証上，陰脱と陽脱に分類されている。しかし陰陽互根の関係から，陰脱と陽脱とは互いに因果関係をなし，完全に分離して考えることはできず，実際は前後または主次の違いとして現れる。しかし臨床上，その起因と初期の症状は異なるが，脱証として帰着するところは，ほぼ同じである。すなわち元気が衰退し陰陽離決の状態に瀕する。

主　　症：人事不省，目を閉じ口を開く，鼻鼾（いびき），呼吸微弱，手をだらんと広げる，四肢厥冷，汗が止まらない，二便失禁，舌や唇の色は淡またはチアノーゼ状
随 伴 症：原発の病証の違いにより随伴症も異なる（例えば下痢，出血，半身不随，高熱，胸悶，黄疸，喘息などがある）
舌 脈 象：舌質淡，脈微細欲絶など
証候分析：①目を閉じ口を開く，手をだらんと広げる――元気が極度に衰退し陰陽が離決しようとしている現れである。
　　　　　②呼吸微弱，汗が止まらない，四肢厥冷，二便失禁――正気虚弱となり陽脱がおころうとしている現れである。
　　　　　③人事不省，脈微細欲絶――元気の衰退により神気が不振となり，脈気が充足しないためにおこる。

④舌や唇の色は淡またはチアノーゼ状——元気の衰退により気血の末梢循環が悪くなっている象である。

治療

脱証は非常に重篤な病態であり，適時適切に中西医学を併用して救急措置を行う必要がある。中医での治療原則は，本治法による扶正固脱が主となる。さらに同時に脱証をひきおこした異なる原因にもとづき，それに相応する治療措置を施す必要がある。

治　　法：回陽固脱

処方例：関元，神闕（隔塩灸）

方　　解：任脈は「陰脈の海」である。陰陽互根の原理にもとづき治療を行うとよい。元陽外脱に対しては，陰中に救陽を求めるとよい。関元は任脈と足三陰経の交会穴であり，三焦の元気が出る処であり，また命門の陽とも連絡している。すなわち関元は，「陰中有陽」（陰中に陽がある）という特性のある経穴である。臍は「生命の根蒂」であり，神闕は臍中にあり，任脈に属している。神闕は真気と連絡している。

したがって関元と神闕に灸を多く施すことにより，絶えようとしている陽気が回復すれば，外脱の状況は改善する。

脱証の治法と選穴

症　候	病因病機	治　法	選　穴
脱証	元気衰退	回陽固脱	神闕（灸法），関元
	陰陽離決		

古今処方例

① 『類経図翼』

「屍厥卒倒気脱：百会，人中，合谷，間使，気海，関元」

② 『現代針灸臨床聚英』

「亡陰証には，十二井穴，百会，水溝，湧泉，承漿，関元，四神聡を取る。湧泉，関元には補法を施し，その他には平補平瀉法を施す。亡陽証には神闕に重灸，関元に灸頭針，湧泉，足三里に焼山火，その他には平補平瀉法を施す。」

③ 『急症針灸』

「百会，関元，復溜，太淵を取る。亡陰には太谿を加え，亡陽には足三里を加える。百

1. 内科

会，関元には棒灸にて雀啄法を施し，局部の皮膚が発赤または小さな水泡が生じるようにする。その他の治療穴には針にて補法を施す。手技を強めに行ってもよい。置針または棒灸の時間は，状況に応じて決定し，脈や意識の回復を目安とする。効果がない場合には，ただちにその他の治療法を採用するとよい。」

その他の療法

【耳針】
選穴：常用穴——腎上腺，皮質下，昇圧点，心
　　　　補助穴——神門，肺，交感，肝

常用穴を主に取り，毎回1～2穴を選穴する。効果が著明でない場合には，治療穴を増やしてもよい。消毒後，毫針にて直刺し，刺痛または脹痛がおこるようにする。中程度の力で1分間に50回の速度で2分間捻針し，さらに低周波治療器により連続的に刺激を与える。昇圧効果が出るまで行う。

【中薬】
独参湯，参附湯，生脈散等を服用させる。

参考事項

　古代文献では脱証の概念についていろいろな説があり，昏迷，中臓，亡陰，亡陽，厥逆などと混同して述べているものが多い。また陰脱，陽脱，気脱，血脱，津脱，液脱，精脱，失神などに区別しているものもある。本節では「元気衰退，陰陽離決」という基本的な病理機序に限定して脱証を述べた。これは現代医学のショックに相当し，重篤な病証である。
　種々の研究により，針灸はショックに対して4～30分の間に血圧をしだいに上昇させることが認められている。昇圧の速度は，平素の血圧の状態と関係があり，平素の血圧が低いほど昇圧に要する時間は短く，収縮血圧の変化は著明である。昇圧剤が無効な場合でも，針灸には昇圧効果があるが，これは昇圧剤との協調作用によるものである。針灸にて昇圧する場合は，心拍数の増加，呼吸の増強，尿量の増加，血糖の上昇がおこる。しかし針灸はその他の措置に完全に代わりうるというものではなく，状況に応じて中医，西医による総合的措置が必要である。

まとめ

脱証は，多くの疾病が増悪した時に現れる重篤の証候であり，適時適切に対処する必要がある。脱証の主な治療原則は，回陽固脱である。

5. 出血

血が正常に循行せず，口や鼻，二陰（前陰，後陰）や肌肉，皮膚から出るものを出血という。出血には，咳血，嘔血（吐血），衄血，血便，血尿などがある。

病因病機

出血に対しては，その出血部位および臓腑の病位を明確にしてから，さらにその虚実，寒熱，陰虚，気虚などを鑑別するとよい。

1 衄血

【1】熱邪による衄血（熱邪犯肺）

風熱が肺を犯して肺絡を損傷したり，または胃熱や肝熱が盛んになり，化火したものが上擾して肺絡を損傷すると衄血がおこる。これは迫血妄行による衄血である。

【2】気虚による衄血（気不摂血）

脾気虚弱のために統血機能が低下すると衄血がおこる。

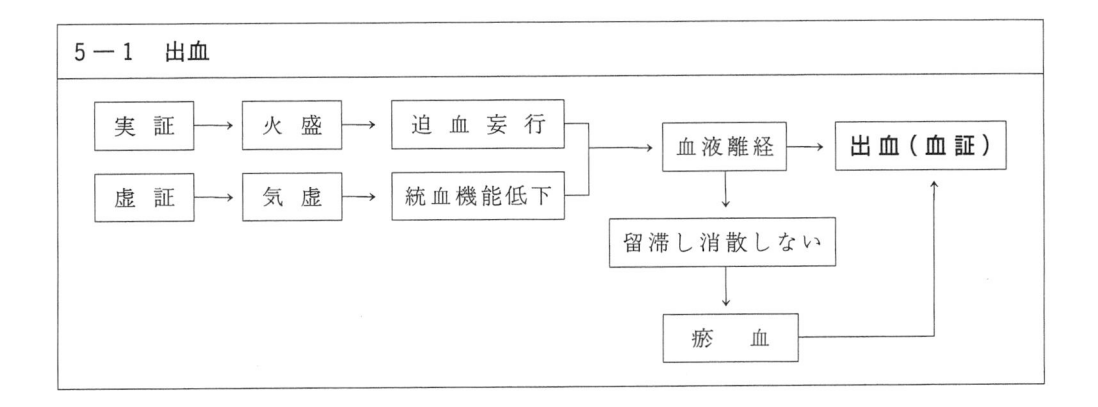

```
5－1  出血

 実証 → 火盛 → 迫血妄行 ┐
                        ├→ 血液離経 →→→→→→ 出血（血証）
 虚証 → 気虚 → 統血機能低下 ┘      ↓               ↑
                            留滞し消散しない
                                  ↓
                                瘀血
```

2 咳血

【1】熱邪による咳血（熱傷肺絡）

　風熱燥邪が肺に影響し，肺絡を損傷すると咳血がおこる。

【2】陰虚による咳血（陰虚火旺）

　肺陰が虚したために陰虚火旺となり，この火が肺に影響して迫血妄行すると咳血がおこる。

3 嘔血

【1】火による嘔血（火傷胃絡）

　辛く熱い物を過食すると胃中に熱がこもり，これが鬱して化火し胃絡を損傷したり，肝火犯胃により胃絡を損傷すると血熱妄行により嘔血がおこる。

4 血尿

【1】心火による血尿（心火亢盛）

　邪熱が長期にわたって留まったり，情志過極により心陰や腎陰を損傷すると，心火が亢進する。この火が表裏の関係により小腸に移熱し，その脈絡を損傷すると血尿がおこる。

【2】脾腎両虚による血尿（脾腎両虚）

　労倦や久病により脾腎両虚になると，脾不統血，腎失固精により血尿がおこる。

5 血便

【1】湿熱による血便（湿熱内蘊）

　湿邪が侵襲して中焦に停滞して熱化し，この湿熱が大腸に下移してその脈絡を損傷すると血便がおこる。また平素から肥甘厚味な食事を多く食したり，飲酒がすぎると脾胃を損傷して湿熱が生じ，これが大腸に下移してその脈絡を損傷すると血便がおこる。

【2】脾胃虚寒による血便（脾胃虚寒）

久病で脾虚となり中気が不足して統血機能が低下し，血が腸の脈絡から漏れると血便がおこる。

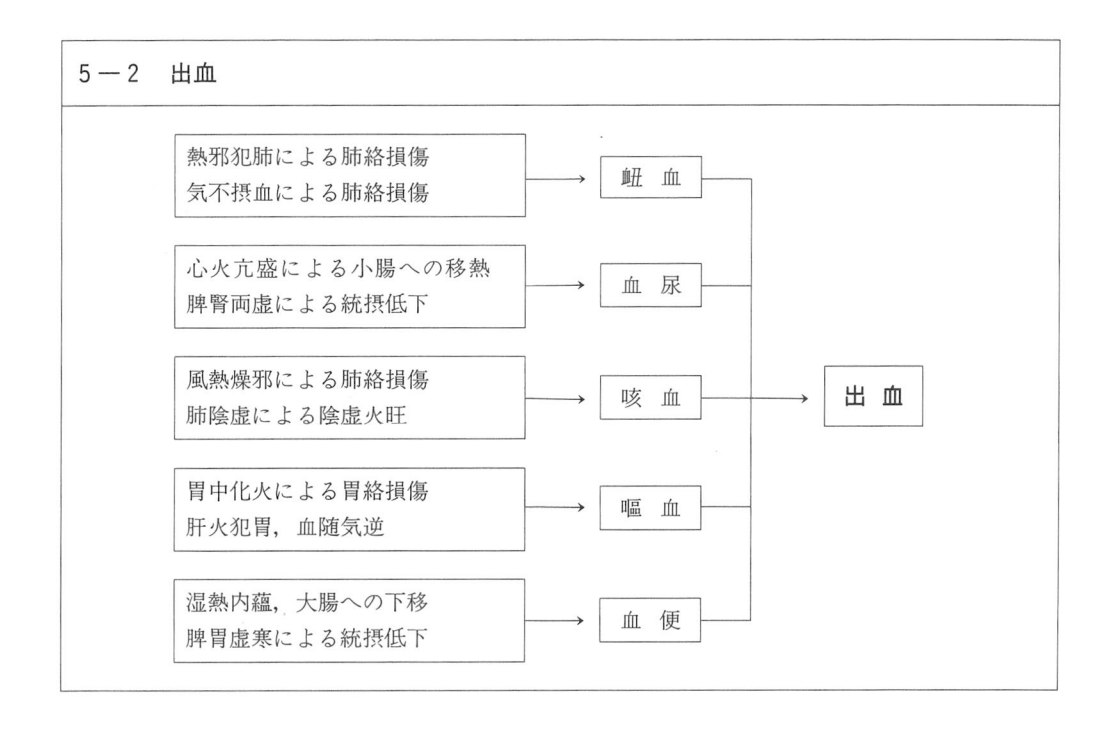

5－2　出血

病因	→	症状	
熱邪犯肺による肺絡損傷 気不摂血による肺絡損傷	→	衄血	
心火亢盛による小腸への移熱 脾腎両虚による統摂低下	→	血尿	
風熱燥邪による肺絡損傷 肺陰虚による陰虚火旺	→	咳血	→ 出血
胃中化火による胃絡損傷 肝火犯胃，血随気逆	→	嘔血	
湿熱内蘊，大腸への下移 脾胃虚寒による統摂低下	→	血便	

証分類

1 衄血

【1】熱邪による衄血

主　　症：鼻衄，量は多く色は紅
随 伴 症：口渇して水分を多くとる，頭痛，胸悶，急躁，易怒
舌脈象：舌質紅または暗，脈数
証候分析：①鼻衄——鼻は肺竅である。風熱の邪の侵襲，または肺の蘊熱により迫血妄行するとおこる。熱により出血の量は多く色は紅となる。
　　　　　②口渇して水分を多くとる——熱邪により津液を損傷するとおこる。
　　　　　③頭痛——風熱が清竅に上擾するとおこる。

1. 内科

④胸悶,急躁,易怒──肺中の蘊熱により肺気不利となり,疏泄に影響するとおこる。
⑤舌質紅または暗,脈数──これは内熱熾盛[内熱が強いこと]の象である。

【2】気虚による衄血

主　　症：鼻衄
随 伴 症：顔色㿠白,精神疲労,乏力,頭暈,耳鳴り,心悸
舌 脈 象：舌質淡,脈細無力
証候分析：①鼻衄──気虚のために固摂機能が低下すると血が外溢しておこる。
　　　　　②顔色㿠白,頭暈,耳鳴り──血虚のために頭顔面部をうまく栄養できないとおこる。
　　　　　③精神疲労,乏力──気血両虚のためにおこる。
　　　　　④心悸──心が気血の栄養をうまく受けられないとおこる。
　　　　　⑤舌質淡,脈細無力──これは気血両虚の象である。

2 咳血

【1】熱邪による咳血

主　　症：咳血,血色は鮮紅,量は多い
随 伴 症：咳嗽,胸悶,煩躁,怒りっぽい,大便は硬い,小便黄
舌 脈 象：舌質紅,舌苔黄,脈浮弦数
証候分析：①咳血,血色は鮮紅,量は多い──外感の風熱の邪が肺に影響し,肺絡を損傷するとおこる。
　　　　　②咳嗽,胸悶──肺中の蘊熱により肺の清粛が悪くなり,肺気不利になるとおこる。
　　　　　③煩躁,怒りっぽい──肺金が病み木を制御できなくなり,肝火が亢進するとおこる。
　　　　　④大便は硬い,小便黄──邪熱が強く津液を焼灼するとおこる。
　　　　　⑤舌質紅,舌苔黄,脈浮弦数──これは熱邪熾盛の象である。

【2】 陰虚による咳血

主　　症：痰に血が混じる,または鮮血を咳血
随 伴 症：盗汗,頬部の紅潮,潮熱,煩躁
舌 脈 象：舌質紅,少苔,脈細数
証候分析：①痰に血が混じる,または鮮血を咳血──肺陰不足のために虚火が上炎して肺絡を損傷するとおこる。
　　　　　②盗汗,頬部の紅潮,潮熱,煩躁──陰虚火旺によりおこる。
　　　　　③舌質紅,脈細数──これらは陰虚火旺の象である。

3 嘔血（火による嘔血）

主　　　症：鮮血または紫暗色の血塊を嘔血，量は多い
随 伴 症：腹部脹悶，大便の色は黒い
舌 脈 象：舌質紅，舌苔黄で厚・濁・膩，脈滑数
証候分析：①鮮血または紫暗色の血塊を嘔血，量は多い——胃中にこもった熱が胃絡を損傷するとおこる。
　　　　　②腹部脹悶——胃中の熱により胃の和降が失調し，食したものがうまく運化されないとおこる。
　　　　　③大便の色は黒い——血が大便とともに下り血が大便に混じるとおこる。
　　　　　④舌質紅，舌苔黄厚濁膩，脈滑数——胃に積熱がある象である。

4 血尿

【1】心火による血尿

主　　　症：小便は赤く熱感がある，鮮紅色の血尿を伴う
随 伴 症：顔面紅潮，口渇，心煩，不眠，口舌に瘡が生じる
舌 脈 象：舌尖紅，脈数
証候分析：①小便は赤く熱感がある，鮮紅色の血尿を伴う——心陰の損傷により心火が亢進し，小腸に移熱して脈絡を損傷するとおこる。
　　　　　②顔面紅潮，口渇，口舌の瘡——心陰不足のため心火が上炎するとおこる。
　　　　　③心煩，不眠——火が心神に影響するとおこる。
　　　　　④舌尖紅，脈数——心火亢盛の象である。

【2】脾腎両虚による血尿

主　　　症：小便頻回，淡紅色の血尿を伴う
随 伴 症：倦怠，顔色萎黄，腰背部のだるさ・疼痛，頭暈，耳鳴り
舌 脈 象：舌質淡，脈細
証候分析：①小便頻回，淡紅色の血尿を伴う——労倦や久病により脾腎両虚となり，脾の統血機能が低下したり腎の固摂機能が低下するとおこる。
　　　　　②倦怠，顔色萎黄——気血両虚によりおこる。
　　　　　③腰背部のだるさ・疼痛，頭暈，耳鳴り——精血同源であることから，血尿により精も不足し，腎精不足になるとおこる。
　　　　　④舌質淡，脈細——これは脾腎両虚，精血両傷の象である。

5 血便

【1】湿熱による血便

主　　症：便色鮮紅，または先血後便，すっきり排便しない
随 伴 症：肛門の疼痛，腹痛
舌 脈 象：舌苔黄膩，脈濡数
証候分析：①便色鮮紅，または先血後便――湿熱が大腸に下移し血絡を損傷するとおこる。
　　　　　②すっきり排便しない，腹痛――湿熱が大腸に蘊結して気機が悪くなり，伝導機能が失調するとおこる。
　　　　　③肛門の疼痛――湿熱が肛門で薫蒸するとおこる。
　　　　　④舌苔黄膩，脈濡数――湿熱内蘊の象である。

【2】脾胃虚寒による血便

主　　症：下血，色は紫暗色または黒
随 伴 症：腹部隠痛，顔色がさえない，精神不振，大便溏薄
舌 脈 象：舌質淡，脈細
証候分析：①下血，色は紫暗色または黒――脾胃虚寒，中気不足にために脾の統血機能が低下し，大腸から血が外溢するとおこる。
　　　　　②腹部隠痛――中焦の虚寒により胃腸が温煦されないと気機が悪くなっておこる。
　　　　　③顔色がさえない，精神不振，大便溏薄――脾陽虚弱，気血不足，運化不利によりおこる。
　　　　　④舌質淡，脈細――脾胃虚寒，気血不足の象である。

治　療

1 衄血

【1】熱邪による衄血

治　　法：清熱瀉火，涼血止血
処 方 例：上星，隠白，膈兪，禾髎
　　　　　①肺熱には大杼を加える。
　　　　　②胃熱には内庭を加える。
　　　　　③肝熱には行間を加える。

方　　解：膈兪は血会であり，理血止血の作用にすぐれている。上星は督脈穴であり，清熱降火の作用があり，鼻衄治療の経験要穴とされている。また隠白は足太陰脾経の井穴であり，益脾統血の作用と邪熱を清瀉する作用がある。禾髎は鼻孔の両側にあり，手陽明大腸経穴であり，ここでは局部取穴により清熱止血をはかる目的で配穴している。

　　　　　　肺熱には清熱透表の作用を増強する目的で大杼を配穴している。また胃熱により迫血上逆しておこる衄血には，内庭を配穴して清胃瀉熱をはかるとよい。肝鬱化火によりおこる衄血には，熱を下に誘導する目的で足厥陰肝経の榮穴である行間を配穴するとよい。

操　　作：隠白は上方向に1～2分斜刺し，補法を施し運針を1分間行った後，抜針して1滴血を絞りだし，さらに棒灸を施す。その他の治療穴は瀉法を施し，10～20分間置針する。なお置針中に数回行針を行う。

【2】気虚による衄血

治　　法：益気摂血

処方例：素髎，脾兪，膈兪，足三里

方　　解：素髎には陽気を昇挙させ，鼻衄を止める作用がある。膈兪には理血止血の作用がある。この2穴により標治をはかる。また脾兪にて健脾益気，摂血統血をはかる。足三里は強壮固本の要穴とされており，気血を生化する作用にすぐれている。また足陽明胃経は鼻傍から始まり，上行して鼻根にて左右に交会しており，離経した血（経を離れた血）を帰経させる作用がある。この2穴により主として本治をはかる。

操　　作：まず素髎に刺針する。鼻の尖端部から上方向に0.5～0.8寸斜刺し，針感を鼻根または鼻腔に放散させ，平補平瀉法を施す。ついでその他の治療穴に1寸直刺し，補法を施し，10～20分間置針する。足三里は灸頭針を施してもよい。

2 咳血

【1】熱邪による咳血

治　　法：清熱潤肺，和絡止血

処方例：肺兪，孔最，魚際

　　　　①外感には風門を加える。
　　　　②肝火には太衝を加える。
　　　　③血脱には湧泉を加える。

方　　解：肺兪は足太陽膀胱経穴であり，肺の経気が注いでいる処である。太陽は一身の表

を主っており，ここでは去邪潤肺をはかる目的で肺兪を用いている。孔最は手太陰肺経の郄穴であり，肺気を降ろす作用と清熱止血の作用にすぐれている。また咳血を止血する要穴とされている。さらに榮穴である魚際を加えることにより，肺熱の清熱を増強する。

外感風邪が肺を犯したものには，風門を取穴して去邪をはかるとよい。また肝気化火したものが肺に上逆しているものには，足厥陰肝経の原穴である太衝を配穴して，気機を調節し，肝火を降ろし，清絡和営をはかるとよい。出血がひどく，そのために両足が厥冷しているものには，速やかに湧泉に刺針し導血下行をはかるとよい。

操　　作：肺兪は脊柱に向けて斜刺し，針感を前胸部に放散させ，先に瀉法を多く施してから補法を少し施し，置針を20分間行う。孔最は軽く刺し少し出血させる。その他の治療穴は，すべて瀉法を施し，20～30分間置針し，置針中に数回行針を行う。

【2】陰虚による咳血

治　　法：滋陰降火，止血

処 方 例：肺兪，中府，太谿，大椎

方　　解：肺兪と中府の配穴は，兪募配穴法であり，これにより肺陰を滋養し肺火の清熱をはかる。太谿は足少陰腎経の原穴であり，これにより腎陰を滋養して肺火の降火をはかり，肺燥を潤す。これは本治法である。また大椎により骨蒸潮熱の状態の改善をはかる。肺陰が潤い，虚火が降りれば，咳血はおのずと止まる。

操　　作：肺兪，中府は直刺で0.5分刺入し，補法を主として先補後瀉を施す。また大椎は瀉法を主として先瀉後補を施す。太谿は補法を施し，10～20分間置針する。

③ 嘔血

治　　法：瀉肝清胃，寧血

処 方 例：膈兪，公孫，内関
　　　　　①胃熱には内庭を加える。
　　　　　②肝火には行間を加える。

方　　解：膈兪は血会であり，理血寧血の作用がある。公孫は足太陰脾経の絡穴であり，衝脈に通じており，八脈交会穴の1つである。「衝は血海を為す」といわれており，この公孫には，統血摂血止血の作用があるとされている。内関には和胃止嘔の作用があり，公孫と配穴することにより，その効果は著明となる。

胃熱のあるものには，足陽明胃経の榮穴である内庭を配穴して，清熱涼血をはかるとよい。また肝火犯胃によるものには，足厥陰肝経の榮穴である行間を配穴して，瀉火止血をはかるとよい。

操　　作：公孫は補法を施し，その他の治療穴は涼瀉法を施し，10〜20分間置針する。置針中に数回行針する。嘔血が止まらない場合は，その他の療法を併用すべきである。

4　血尿

【1】心火による血尿

治　　法：清心瀉火，止血
処 方 例：大陵，小腸兪，関元，大敦
方　　解：大陵は手厥陰心包経の原穴である。心包は心の宮城といわれており，大陵を瀉すことにより独亢している心火を降ろす。小腸兪と関元の配穴は，兪募配穴法であり，これにより小腸の熱を下行させ，涼血止血をはかる。大敦は足厥陰肝経の井穴である。大敦は七情過極により肝火が生じ，それが膀胱の陰絡を損傷しておこる血尿に対して，著明な効果がある。
操　　作：大敦は三稜針にて点刺出血を行う。その他の治療穴は0.5〜1寸直刺して瀉法を施し，10〜20分間置針する。関元への刺針は，針感が前陰に放散するように行うとよい。

【2】脾腎両虚による血尿

治　　法：健脾益腎，補気摂血
処 方 例：脾兪，腎兪，気海，三陰交
方　　解：脾兪に刺針して中気を鼓舞し，統血作用の回復を促す。また腎兪に刺針して下元を補益し，固摂の作用を増強する。統血・固摂作用が回復すれば，出血は止まる。気海は「元気の海」であり，これに刺針して元気の回復をはかる。三陰交は足三陰経の交会穴であり，これにより脾腎を補い，統摂作用の回復を助ける。
操　　作：気海に刺入する場合には，針尖を下方に向けて斜刺し，針感が前陰に到達するようにする。補法を施し，さらに灸頭針を行う。脾兪，腎兪は直刺で1寸刺入し，補法を施す。三陰交は平補平瀉法を施す。10〜20分間置針する。

5　血便

【1】湿熱による血便

治　　法：清熱化湿，涼血止血
処 方 例：承山，隠白，長強
方　　解：承山は足太陽膀胱経穴であり，足太陽経別の1支は肛門に別れて入る。承山には腸腑の湿熱を清化する作用がある。長強は督脈の絡穴であり，任脈に通じており，

1. 内科

腑気を調節する作用がある。この2穴は下血に対して効果がある。『百症賦』では，「長強，承山に刺すと，腸風新下血をよく主る」と述べている。また隠白は足太陰脾経の井穴であり，脾胃湿熱を清する作用にすぐれている。古人は血便の治療に隠白をよく用いている。病状が急な場合には，標治を主に行う。

操　　作：3穴ともに瀉法を施す。長強は深刺し，針感が肛門から周囲に拡散するように手技を行う。承山にはあまり強く手技を施さないようにする。隠白は抜針後に血を絞るとよい。

【2】脾胃虚寒による血便

治　　法：温中健脾，養血止血
処方例：太白，脾兪，中脘，気海
方　　解：太白は足太陰脾経の原穴であり，脾兪は脾の背兪穴である。この2穴の配穴により健脾統血をはかる。中脘は胃の募穴であり，温中止痛止血の作用がある。さらに気海により元気を助け，統摂作用の増強を促す。本処方のポイントは本治にある。中州が健康になり，気血の生化が順調に行われれば，養血止血の目的を達することができる。
操　　作：気海は雀啄灸法を施す。その他の治療穴は0.5～1寸直刺する。中脘は先瀉後補を行うが，補を主とする。その他の治療穴は補法を施す。20～30分間置針する。

出血証の治法と選穴

症　候	病因病機	治　法	選　穴
実証の出血	熱邪犯肺による肺絡損傷（衄） 風熱燥邪による肺絡損傷（咳） 胃中化火による胃絡損傷（嘔） 心火亢盛による小腸移熱（尿） 湿熱内蘊による大腸移熱（便）	清熱止血	上星，隠白，膈兪，禾髎，大杼 肺兪，孔最，魚際，風門 膈兪，公孫，内関 大陵，小腸兪，関元，大敦 承山，隠白，長強
虚証の出血	気不摂血による肺絡損傷（衄） 肺陰虚損による陰虚火旺（咳） 脾腎両虚による統摂低下（尿） 脾胃虚寒による統摂低下（便）	補虚寧血	素髎，脾兪，膈兪，足三里 肺兪，中府，太谿，大椎 脾兪，腎兪，気海，三陰交 太白，脾兪，中脘，気海

古今処方例

①『千金翼方』

「鼻衄止まらざるは湧泉二穴に灸すること百壮，虚労吐血するは胃営に灸すること三百壮，口鼻出血するは上星に灸すること五十壮。吐血，唾血するは胸堂に灸すること百壮，針を忌む。吐血，腹痛，雷鳴するは天枢に灸すること百壮。吐血，唾血，上気咳逆するは臍兪に灸すること壮を年に随う。尿血するは第七椎両傍各五寸，また大敦に灸す。それぞれ壮を年に随う。」

②『雑病穴法歌』

「吐血には尺沢，衄血には上星と禾髎」

③『針灸聚英』巻二

「吐衄血，身熱はこれ血虚，血温にして身熱するものは，死す，治さず。隠白，脾兪，上脘，肝兪に針す。下血，腸血は多くは胃と大腸にある，隠白に針し，足三里に灸す。」

④『針灸学講義』

「血便を治すには，虚証には脾兪，小腸兪，関元，足三里，太白を取る。実証には大腸兪，天枢，承山，上巨虚を取る。」

⑤『実用針灸大全』

- **吐血の治療**

  寒性：中脘，脾兪，膈兪，足三里を取り，天枢，神闕を配穴

  熱性：内庭，曲池，内関，血海を取り，上巨虚，郄門を配穴

  虚性：脾兪，内関，下脘，陰陵泉を取り，建里，公孫，足三里，気海を配穴

  実性：太衝，行間，期門，中脘を取り，内関，大陵，肝兪，膈兪を配穴

  外傷吐血：中脘，足三里，梁丘を取り，膈兪，章門，内関を配穴

- **血便の治療**

  腸風：曲池，上巨虚，承山を取り，合谷，長強を配穴

  臓毒：大腸兪，天枢，上巨虚，承山を取り，血海，陰陵泉を配穴

  脾虚便血：脾兪，太白，足三里を取り，気海，百会を配穴

その他の療法

【中薬】

①風熱犯肺による鼻衄：桑菊飲

②胃熱熾盛による鼻衄：玉女煎

③肝火上炎による鼻衄：竜胆瀉肝丸

④気血虚損による鼻衄：帰脾丸

⑤燥邪傷肺による咳血：桑杏湯

1. 内科

⑥陰虚肺熱による咳血：百合固金丸
⑦胃熱による吐血：瀉心湯合十灰散
⑧肝火犯胃による吐血：竜胆瀉肝丸
⑨気虚による吐血：帰脾丸
⑩腸道湿熱による血便：槐角丸
⑪脾胃虚寒による血便：黄土湯
⑫下焦湿熱による血尿：小薊飲子
⑬腎虚火旺による血尿：知柏地黄丸
⑭脾不統血による血尿：帰脾丸
⑮腎虚不固による血尿：麦味地黄丸

参考事項

　出血の原因には，風熱燥邪，過度の飲酒，辛く熱いものの過食，七情失調，鬱怒傷肝など，数多くある。したがって本病の予防にあたっては，その部位や原因の違いに応じて対処する必要がある。重症の出血に対しては，中医，西医による総合治療を行う必要がある。

まとめ

　出血証には，衄血，咳血，嘔血，血尿，血便の5つがある。それぞれに特徴があるが，これらは血が循経せず妄行しておこる。陽絡を損傷すると，血は外溢するが，陰絡を損傷すると，血は内溢する。急性のものは血熱，実証のものが多く，慢性のものは気血虚証のものが多い。

　止血，清熱，寧血，補虚がその治療原則である。急性期にはまず止血を主として行い，継いで清熱，寧血することにより効果の安定をはかり，最後に本治として補虚，陰陽の調節をはかるとよい。

6. 発疹

　発疹は多くの急性，慢性疾患に現れる。例えば伝染病，感染性疾患によく見られ，また内科疾患，皮膚科疾患にも見られる。
　中医学ではこの発疹は，肺や衛気と密接な関係があると考えている。肺は皮毛に合しており，衛気は体表をめぐっているからである。

病因病機

　発疹は，主として風・寒・湿・熱の邪が肌膚に客することによりおこると考えられている。さらにこれは禀賦不足（体質）や異物との接触とも関係がある。

【1】風熱による発疹（風熱客表）

　体質が肺脾燥熱タイプで，さらに腠理の状態が悪い者が，風熱の侵襲をうけ，それが皮膚に鬱して営気不和となると発疹がおこる。

【2】風寒による発疹（風寒束表）

　営衛失調のために衛陽が体表にうまく作用しないと腠理の状態は悪くなる。この腠理の虚の状態に乗じて風寒の邪が侵入して肌膚に外束し，毛孔が閉塞し鬱すると発疹がおこる。

【3】飲食不節による発疹

　油っこい，味の濃い食べ物を過食したり，または魚，蝦，蟹，卵などのなまぐさく動風させやすい食物を過食し，それが食滞すると湿熱内蘊となる。このような状態で，さらに風邪の侵襲をうけ，内外ともにうまく疏泄，通達せず，皮毛や肌腠に鬱すると発疹がおこる。

【4】接触による発疹

　皮膚や呼吸道，消化道が羽毛，花粉，化学薬品，ダニ，寄生虫，または感染病巣からでる毒素などの刺激をうけると発疹がおこる。

【5】気血虚損による発疹

　虚弱体質，脾胃虚弱による気血の生化不良，または大量出血のためや病後の気血不足によ

り肌膚がうまく栄養されず，そのために衛表不固（体表の防衛機能低下）となり，さらに風邪をうけそれが腠理に鬱して透達できないと発疹がおこる。

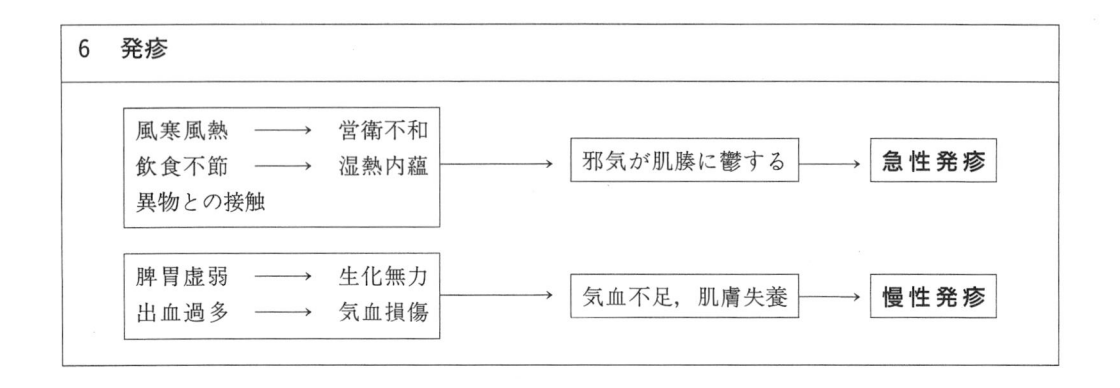

```
┌─ 6  発疹 ────────────────────────────────────────────────┐
│                                                          │
│  ┌─────────────────────────┐                             │
│  │ 風寒風熱  →  営衛不和   │                             │
│  │ 飲食不節  →  湿熱内蘊   │ → 邪気が肌腠に鬱する → 【急性発疹】│
│  │ 異物との接触            │                             │
│  └─────────────────────────┘                             │
│                                                          │
│  ┌─────────────────────────┐                             │
│  │ 脾胃虚弱  →  生化無力   │                             │
│  │ 出血過多  →  気血損傷   │ → 気血不足，肌膚失養 → 【慢性発疹】│
│  └─────────────────────────┘                             │
└──────────────────────────────────────────────────────────┘
```

証 分 類

【1】風熱による発疹

主　　症：急に発疹がおこる，色は鮮紅色
随 伴 症：発熱，咽喉腫痛，口渇，心煩，発疹は瘙痒を伴うこともある
舌 脈 象：舌質紅，舌苔薄黄，脈浮数
証候分析：①急に発疹がおこる，脈浮数——風熱の侵襲をうけ，それが肌膚に鬱して営衛不和になるとおこる。
　　　　　②発熱，発疹の色は鮮紅色，咽喉腫痛，口渇，舌質紅，舌苔薄黄——風熱の邪によりおこる。

【2】風寒による発疹

主　　症：急に発疹がおこる，色は淡紅色
随 伴 症：悪寒，発熱，鼻閉，鼻汁
舌 脈 象：舌質淡，舌苔薄白，脈浮緊または浮緩
証候分析：①急に発疹がおこる，脈浮緊——風寒の邪が肌膚に外束し，毛孔が閉塞し鬱するとおこる。
　　　　　②発疹の色は淡紅色，悪寒，鼻汁，舌質淡，舌苔薄白——風寒の邪によりおこる。

【3】胃熱（薫蒸）による発疹

主　　症：急に発疹が起こる，色は紅色，片状をなす
随 伴 症：腹痛，悪心，嘔吐，または腹鳴，泄瀉，小便短赤

舌 脈 象：舌質紅，舌苔黄膩，脈滑数
証候分析：①急に発疹がおこる，色は紅色──胃腸に積熱があり，さらに風邪を感受して風熱が肌膚に薫蒸し，絡脈が阻滞するとおこる。
　　　　　②腹痛，悪心，嘔吐，泄瀉，腹鳴──胃腸の気機が悪くなるとおこる。
　　　　　③小便短赤──内熱により津液を損傷するとおこる。
　　　　　④舌質紅，舌苔黄膩，脈滑数──胃熱の象である。

【4】気血虚損による発疹

主　　　症：発疹は反復しておこりなかなか治らない，色は淡
随 伴 症：顔色がさえない，精神疲労，乏力，食欲不振，不眠，心悸，息切れ
舌 脈 象：舌質淡胖，脈細弱
証候分析：①発疹は反復する──気血両虚で衛外不固になると，風邪を感受しやすいためにおこる。
　　　　　②発疹の色は淡，顔色がさえない，精神疲労，食欲不振，不眠，心悸，息切れ──血虚のために発疹の色は淡となる。その他の症状は気血両虚によりおこる。
　　　　　③舌質淡胖，脈細弱──気血両虚の象である。

治　療

【1】風熱による発疹

治　　　法：去風清熱，涼血消疹
処 方 例：風池，風門，曲池，風市，膈兪，血海
方　　　解：風池，風門で去風透表をはかり，曲池，風市で清熱消風をはかる。また膈兪，血海で涼血化瘀をはかる。これにより血がめぐれば風は消滅し，清熱されれば発疹は消失し，風が消えれば痒みは止まる。
操　　　作：針にて瀉法を施し，強刺激を与える。数回捻転提挿を行い，30分間置針する。1日に1～2回治療するとよい。

【2】風寒による発疹

治　　　法：疏風散寒，営衛調和
処 方 例：大椎，風池，風門，曲池，血海
方　　　解：大椎にて疏風散寒をはかり，風池，風門にて去風達邪をはかる。また曲池，血海にて宣気行血をはかる。風が散じて寒が去れば痒みは止まり，気血が調和すれば発疹は消失する。
操　　　作：針にて瀉法を施し，強刺激を与える。30分間置針する。また大椎，風池，風門は

置針中，灸頭針を施すか，または抜針後に隔姜灸を施すとよい。1日1回の治療を行う。

【3】胃熱（湿熱）による発疹

治　　法：清腸泄熱，去風利湿
処　方　例：曲池，合谷，内関，天枢，足三里，三陰交
方　　解：合谷，曲池，天枢にて疏風透表，解鬱達邪をはかり，さらに湿熱の清泄，胃腸の調理をはかる。また内関，足三里を配穴して理気暢中，昇降の調節をはかり，三陰交にて疏肝運脾をはかる。この処方には「内清外透」[裏にて清熱，表にて透邪をはかること]，表裏双解の作用がある。
操　　作：針にて瀉法を施し，捻転提挿により針感を増強し，30分間置針する。1日1～2回の治療を行う。

【4】気血虚損による発疹

治　　法：益気固表，養血去風
処　方　例：風門，膈兪，脾兪，気海，血海，足三里
方　　解：脾兪，気海，足三里にて補脾益気をはかり，化源の改善をはかる。また膈兪，血海にて養血をはかる。これにより本治法として益気養血をはかる。さらに標治法として風門を軽く瀉し，去風達邪をはかる。
操　　作：風門は瀉法を施し，軽刺激を与える。その他の治療穴は補法を施し，さらに灸頭針を施す。20～30分間置針する。足三里は麦粒大の直接灸を毎回3壮施してもよい。ただし1日1回，2週間行った後に2週間休むこととする。このような灸治を長期にわたって行うとよい。

古今処方例

① 『針灸資生経』
「曲沢は風疹を治し，肩髃は熱風癮疹を治し，曲池は刺風癮疹を治す。湧泉，環跳は風疹を治し，伏兎は癮疹を治し，合谷，曲池は大人，小人の遍身風疹を治す。」

② 『増訂中国針灸治療学』
　熱風隠疹：曲池，曲沢，合谷，列欠，肺兪，魚際，神門，内関に針を施す
　皮内痒瘡：曲池に灸二百壮，神門，合谷に灸三七壮

発疹の治法と選穴

症候	病因病機	治法	選穴
発疹	風熱	去風清熱	風池, 風門, 曲池, 風市, 膈兪, 血海
		涼血消疹	
	風寒	疏風散寒	大椎, 風池, 風門, 曲池, 血海
		営衛調和	
	胃熱	清腸泄熱	曲池, 合谷, 内関, 天枢, 足三里, 三陰交
		去風利湿	
	気血両虚	益気固表	風門, 膈兪, 脾兪, 気海, 血海, 足三里
		養血去風	

その他の療法

【耳針】
選穴：肺, 肝, 脾, 腎上腺, 神門, 内分泌, 蕁麻疹区毎回2～3穴を取穴
操作：毫針により強刺激を与え, 30～60分間置針する。慢性発疹には撳針を2～3日埋針する。

【中薬】
①風熱による発疹：銀翹散, 清営湯加減
②風寒による発疹：荊防敗毒散加減
③胃熱による発疹：黄連解毒湯, また化斑湯加減
④気血虚損による発疹：帰脾湯加減

参考事項

①発疹の病因は複雑であるので，臨床上は詳細にその病因を追求し，それぞれに応じて治療をする必要がある。とりわけ慢性の病巣，寄生虫の存在，胃腸障害ならびに内分泌障害などに注意する必要がある。
②飲食によりおこる発疹や接触による発疹については，これらの摂取や接触をできるだけ避けるようにする必要がある。また大便の通暢を保持することが重要である。

7. 感冒

　感冒とは，風邪が人体に侵襲しておこる悪寒，発熱，頭痛，鼻閉などを主症とする外感病である。1年を通じてどの時期でも発症するが，とりわけ冬と春に多発する。本病は外邪が肺衛に侵犯することによりおこるが，四季の気候の変化と病邪の違い，または体質の強弱により，証候としては風寒，風熱，暑湿，気虚による感冒がある。
　上気道感染，流行性感冒は，本病の弁証施治を参考にしながら治療するとよい。

病因病機

　本病の発症は，主として不規則な生活，寒暖の不注意，また過度の疲労などにより，腠理がゆるんで衛気不固となったり，または体質が虚弱なために，衛外機能が低下していると，邪気が皮毛や口鼻から侵入しておこる。肺衛を損傷するので，一連の肺経症状が現れる。外邪の性質が寒に偏しているもの，熱に偏しているもの，湿に偏しているものがある。また邪気に対する反応の個体差もある。一般的には，風寒，風熱，暑湿，気虚による感冒に分類されている。

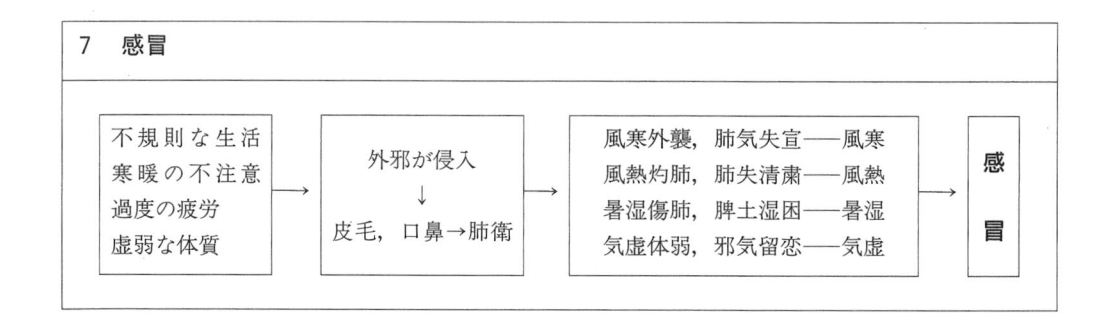

```
7  感冒

不規則な生活        風寒外襲，肺気失宣──風寒
寒暖の不注意  →  外邪が侵入  →  風熱灼肺，肺失清粛──風熱  →  感冒
過度の疲労        皮毛，口鼻→肺衛    暑湿傷肺，脾土湿困──暑湿
虚弱な体質        気虚体弱，邪気留恋──気虚
```

証分類

【1】風寒による感冒

主　　症：悪寒，発熱，頭痛，無汗

随 伴 症：鼻閉，鼻声，鼻汁，喉の瘙痒感，咳嗽，痰は多く水様，四肢のだるさ
舌 脈 象：舌苔薄白，脈浮緊
証候分析：①悪寒，発熱，無汗——風寒の邪が肌表を外束し，衛陽が鬱するとおこる。
　　　　　②頭痛，四肢のだるさ——清陽がうまく展開せず，絡脈不和の状態になるとおこる。
　　　　　③鼻閉，鼻声，鼻汁，喉の瘙痒感，咳嗽，痰がある——風寒の邪により肺気不宣になるとおこる。
　　　　　④舌苔薄白，脈浮緊——表寒証の象である。

【2】風熱による感冒

主　　 症：発熱，自汗，頭痛，口乾，咽頭痛
随 伴 症：軽度の悪風，悪寒，咳嗽，痰は粘い，鼻閉，粘い鼻汁，口渇
舌 脈 象：舌苔薄黄，脈浮数
証候分析：①発熱，軽度の悪風，自汗——風熱の邪が表に侵襲し，熱が肌腠に鬱して衛表不和になるとおこる。
　　　　　②頭痛，咽頭痛，口乾——風熱の邪が上擾するとおこる。
　　　　　③咳嗽，痰は粘い，鼻閉，粘い鼻汁——風熱が肺に侵襲し，肺の清粛が失調しておこる。
　　　　　④口渇——熱により津液を損傷するとおこる。
　　　　　⑤舌苔薄黄，脈浮数——風熱が表にある象である。

【3】暑湿による感冒

主　　 症：身熱不揚，頭重感，胸悶，胃脘部のつかえ
随 伴 症：四肢関節の重だるさ，痰は粘く多い，小便短赤，口渇
舌 脈 象：舌苔黄膩，脈濡数
証候分析：夏季の感冒は暑邪を感受しておこるものが多い。暑邪は湿邪を伴いやすく，暑湿がともに強いものが多い。
　　　　　①身熱不揚，四肢関節の重だるさ——暑湿が表に侵襲し，表衛不和になるとおこる。
　　　　　②頭重感——風暑に湿を伴い清竅に上犯するとおこる。
　　　　　③胸悶，胃脘部のつかえ——湿熱が中焦に阻滞し気機が悪くなるとおこる。
　　　　　④痰は粘く多い——暑熱が肺に影響し，肺気の清粛が悪くなるとおこる。
　　　　　⑤口渇，小便短赤——暑熱により津液を損傷するとおこる。
　　　　　⑥舌苔黄膩，脈濡数——暑熱に湿がからんだ象である。

【4】気虚による感冒

主　　 症：悪寒，発熱，息切れ，懶言，頭痛，倦怠
随 伴 症：鼻閉，咳嗽，痰は白い，自汗が多い，食欲不振
舌 脈 象：舌質淡，舌苔白，脈浮無力

1. 内科

証候分析：①悪寒，発熱，頭痛，自汗が多い——平素から気虚で衛外不固であると外邪を感受しやすいのでおこる。
②鼻閉，咳嗽，痰は白い——外邪の侵襲により肺気不宣になるとおこる。
③息切れ，懶言，倦怠，食欲不振——気虚の象である。
④舌質淡，舌苔白，脈浮無力——気虚の象である。

治療

【1】風寒による感冒

治　　法：疏風，散寒，解表
処 方 例：列欠，風門，風池，合谷，肺兪
方　　解：手太陰肺経の絡穴である列欠により，肺気の宣発を促し，咳嗽を止める。太陽は全身の表を主っているので，この関係により風門を用いて太陽の経気を調節し散風解表をはかる。また陽維脈は陽を主り，表を主っているので，足少陽胆経と陽維脈との交会穴である風池により表邪の除去をはかる。また太陰と陽明とは表裏の関係にあるので，手陽明大腸経の原穴である合谷により去邪をはかる。肺兪は肺衛の気の宣発を促すために用いる。
操　　作：列欠は上方に向けて0.4寸斜刺する。その他の治療穴には0.6寸前後で浅刺する。すべて瀉法を施し，10分間置針する。抜針後，肺兪，風門には火罐（吸角）を施してもよい。

【2】風熱による感冒

治　　法：疏風散熱，清粛肺気
処 方 例：大椎，曲池，合谷，魚際，外関，尺沢
方　　解：大椎は諸陽の会であり，表にある陽邪を散じ解熱する作用がある。また合谷と曲池はそれぞれ手陽明大腸経の原穴と合穴であり，手陽明大腸経と手太陰肺経とは表裏の関係にあるので，この2穴を配穴して清肺解熱をはかる。さらに魚際は手太陰肺経の榮穴であり，尺沢は手太陰肺経の合穴であり，この2穴を配穴して肺気の清粛，風熱の宣散をはかり咳嗽を改善する。外関は手少陽三焦経の絡穴であり，また陽維脈に通じている。外関により表の陽邪を去り，風熱を散じる。
操　　作：大椎は上向きに0.5寸斜刺し，その他の治療穴は1寸直刺し，瀉法を施す。大椎には置針せず，その他の治療穴には10分間置針する。

【3】暑湿による感冒

治　　法：清熱，利湿，解表

処　方　例：合谷，肺兪，風門，中脘，足三里，支溝
方　　　解：合谷は手陽明大腸経の原穴であり，清熱解表の作用にすぐれている。肺兪，風門にて宣肺，疏風，解表をはかる。また中脘は胃の募穴であり，足三里は足陽明胃経の合穴である。この2穴を配穴して健脾益胃，和中化湿をはかる。さらに支溝にて三焦の気化を通調し利湿をはかる。
操　　　作：足三里は1寸直刺し，補法を施し，20分間置針する。その他の治療穴は0.5寸直刺し，瀉法を施し，20分間置針する。

【4】気虚による感冒

治　　　法：益気，解表
処　方　例：①：風池，風門，肺兪
　　　　　　②：足三里，気海，関元
方　　　解：上処方は2処方からなる。①は解表作用をもつ治療穴で構成されており，風池，風門，肺兪にて散風宣肺をはかり，表邪を散じる。②は扶正作用をもつ治療穴で構成されており，足三里，気海，関元にて益気扶正をはかる。正気が充足すれば表邪を解表させやすい。
操　　　作：風池，風門，肺兪は0.5寸直刺し，瀉法を施し，10～20分間置針する。ただし気虚のひどいものには，軽い手技を行い，置針はしない。足三里，気海，関元は灸法または灸頭針を施す。平常時から足三里に灸を施していると，感冒を予防することができる。

感冒の治法と選穴

症　候	病因病機	治　法		主　穴
感冒	風寒	宣肺解表	疏表去邪	合谷，風門，肺兪
	風熱			
	暑湿			
	気虚	扶生去邪		足三里，気海，関元

古今処方例

① 『百症賦』
　　発熱時行：陶道，肺兪
② 『傷寒論』

1. 内科

「太陽病，初めに桂枝湯を服し，反って煩し解さずものは，先ず風池，風府を刺す」
③『針灸摘英集』
「発熱悪寒し，頭項痛み，腰脊強ばり，無汗，脈浮なるは，合谷を刺す」

その他の療法

【耳針】
選穴：肺，気管，内鼻，耳尖，胃，脾，三焦
操作：毎回2～3穴選穴（両側）し，強刺激を与え，10～20分間置針する。
【中薬】
①風寒による感冒（軽症）：葱鼓湯
②風寒による感冒（重症）：荊防敗毒湯
③風熱による感冒：銀翹散加減
④暑湿による感冒：新加香薷飲加減
⑤気虚による感冒：参蘇飲

参考事項

　感冒は臨床上よく見られる疾患であり，発病率が高い。したがって規則正しい起居，寒暖の調節，過労にならないように生活面での注意をはらう必要がある。虚弱体質のものは，平素から足三里に灸を施すことにより，抵抗力の向上をはかり，感冒を予防するとよい。
　針灸治療は感冒に対して効果があり，症状を著明に改善する作用がある。必要に応じて中薬治療を併用するとよい。

まとめ

　感冒の弁証にあたっては，主として悪寒発熱の程度，口渇の有無，脈の数の程度，舌苔の黄白の程度などにより，風寒によるものか風熱によるものかを鑑別するとよい。さらに発病の季節および，湿邪による症状の有無により，暑湿との鑑別を行うとよい。平素から虚弱で感冒を患いやすいものは，多くの場合に息切れなどの気虚による症状を伴う。
　本病の治療原則は，宣肺解表が主となる。ただし実証に対しては去邪が主となるが，虚証に対しては扶正と去邪を同時に考慮する必要がある。

8. 中暑

　中暑は夏季の暑い盛りにおこる頭暈,頭痛,悪心,嘔吐,または突然の昏倒を主症とする急性の外感熱病である。急に発症する,進展が速い,後遺症を残さないなどの特徴がある。これは外感の暑邪を感受し,その熱が鬱して気逆し,気機が阻滞して清竅が閉塞するためにおこる。

　熱射病,熱痙攣,中暑は,本病の弁証施治を参考にしながら治療するとよい。

病因病機

　本病は暑熱または暑湿の穢濁の気が虚に乗じて侵襲することによりおこる。臨床上は軽症と重症に分類されている。

１．暑熱が肌表に鬱したために,汗がすっきりでず,そのために邪熱が体外に外泄できず,暑熱の邪に湿がからみ脾胃を阻滞させ,さらに清竅に上擾すると軽症の中暑がおこる。

２．暑熱の邪が表から裏に入り,心包を犯して心竅を蒙閉すると重症の中暑がおこる。この場合には,壮熱,意識障害,または熱極生風による痙攣,熱盛による気陰両傷が現れることがある。

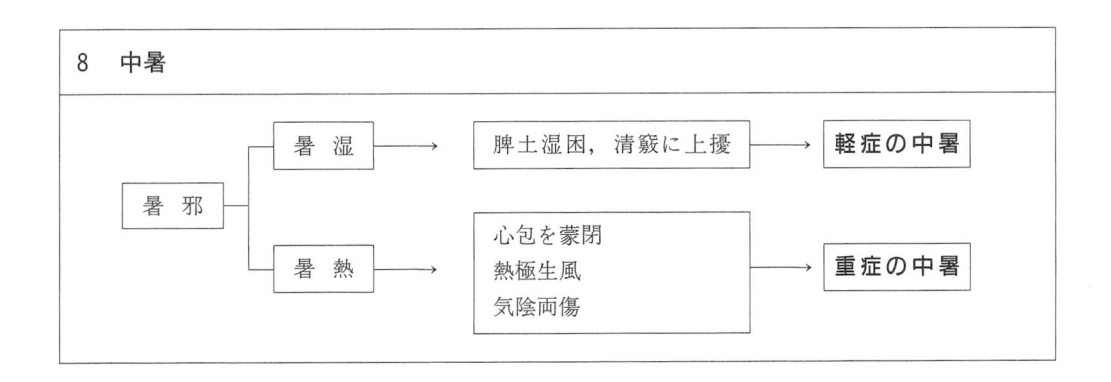

8　中暑			
暑邪	暑湿	脾土湿困,清竅に上擾	**軽症の中暑**
	暑熱	心包を蒙閉 熱極生風 気陰両傷	**重症の中暑**

証分類

【1】軽症の中暑

主　　症：身熱，少汗，頭暈，頭痛，煩渇，呼吸が粗い
随 伴 症：胸悶，悪心，口乾，舌燥，倦怠，傾眠
舌 脈 象：舌苔白膩，脈濡数
証候分析：①身熱，少汗――暑熱の邪が肌表に鬱するとおこる。
　　　　　②頭暈，頭痛――暑熱が頭部に上蒸するとおこる。
　　　　　③胸悶，悪心――暑熱，穢濁の気が胃腸を損傷するとおこる。
　　　　　④倦怠，傾眠，口乾，舌燥，煩渇，呼吸が粗い――邪熱が鬱蒸して気陰を損傷するとおこる。
　　　　　⑤舌苔白膩，脈濡数――暑熱に湿がからんだ象である。

【2】重症の中暑

主　　症：壮熱，口渇冷飲，口唇のひどい乾き，煩躁，人事不省
随 伴 症：痙攣，転筋
舌 脈 象：舌質紅，舌苔黄，脈洪数
　　　　　※熱盛により気陰両傷になると，珠のような汗が出，顔面蒼白，頻呼吸，四肢厥冷，昏睡，舌質絳，舌苔少，脈細数無力などの症状・所見が現れる。これは重篤な状態である。
証候分析：本証は夏季の酷暑時におこる。高温下で多く汗をかくと気陰を損傷し，さらに暑邪を感受するとおこる。
　　　　　①壮熱，口渇冷飲，口唇のひどい乾き――邪正抗争，津気損傷の象である。
　　　　　②煩躁，人事不省――暑邪は陽邪であり急に身体に侵襲し，伝変も速い。暑邪が営血に伝入したり，または心包に内陥して心竅を蒙閉するとおこる。
　　　　　③痙攣，転筋――これは熱極生風の象である。
　　　　　④舌質紅，舌苔黄，脈洪数――熱が強い象である。

治療

【1】軽症の中暑

治　　法：清暑解表，化湿和中
処 方 例：大椎，曲池，合谷，内関
方　　解：大椎は督脈と諸陽経との交会穴であり，曲池は手陽明大腸経の合穴，合谷は手陽明大腸経の原穴である。この3穴を配穴して暑熱の清泄をはかる。また内関は手

厥陰心包経の絡穴であり,陰維脈に通じており,陰維脈は腹中を循っている。したがって内関により安神寧心(鎮静)をはかり,さらに和胃降逆,除煩止嘔をはかる。

操　作：大椎は上向きに0.5寸斜刺し,瀉法を施し,置針は行わない。その他の治療穴は0.5～1寸直刺し,瀉法を施し,10～30分間置針する。

【2】重症の中暑

治　法：開竅,醒神,蘇厥
処方例：百会,人中,十宣,曲沢,委中
　　　　陽陵泉,承山,神闕,関元
方　解：百会,人中にて開竅醒脳をはかる。十宣は陰陽の交接する処であるので,十宣により陰陽の調節ならびに開竅蘇厥をはかる。また曲沢は手厥陰心包経の合穴であり,委中は足太陽膀胱経の合穴である。この2穴の浮絡を瀉血することにより,血分の熱を泄熱する。

痙攣するものには,筋会である陽陵泉と局所の承山を配穴して舒筋解痙をはかる。また気陰両傷による虚脱には,神闕と関元に急いで灸を施し,回陽救逆をはかる。さらに人中,十宣により開竅蘇厥をはかるとよい。

操　作：百会は前向きに0.5寸斜刺し,人中は上向きに0.3寸斜刺し,瀉法を施し,10～20分間置針する。承山,陽陵泉は直刺で1寸刺入して瀉法を施し,強刺激を与え置針は行わない。十宣,曲沢,委中は点刺出血を施す。また神闕,関元は棒灸または隔塩灸を施す。これには灸を多く施すとよい。

中暑の治法と選穴

症　候	病因病機		選　穴
中暑	軽症		大椎,曲池,合谷,内関
	重症	暑熱による心包蒙閉	百会,人中,十宣,曲沢,委中
		熱極生風による痙攣	陽陵泉,承山
		気陰両傷による虚脱	神闕,関元(多灸)

古今処方例

①『針灸大全』
　「中暑人事不省:百会,人中,承漿,気海,中脘,風門,脾兪,合谷,中衝,少衝,足三里,内庭,陰交,陰谷,三陰交」

1. 内科

②『針灸逢源』
「中暑：人中，中脘，気海，曲池，合谷，中衝，足三里，内庭」

その他の療法

【1】耳針
選穴：耳尖，神門，腎上腺，心
操作：強刺激を与え，行針を5分間行い，30分間置針する。耳尖は瀉血してもよい。
【2】中薬
①軽症の中暑：清絡飲
②中暑で壮熱，汗が出，煩渇するもの：石膏知母湯
③熱極生風：大定風珠
④意識障害：紫雪散
⑤気陰両傷による虚脱：独参湯合生脈散

参考事項

中暑発症後には，速やかに風通しのよい処に移し，冷湿布，冷飲などの措置を施すとよい。軽症の中暑には，針灸治療だけでも効果がある。ただし重症の中暑に対しては，針灸治療は救急措置として行い，循環不全や脱水，意識障害などの重篤な場合には，速やかに中西医学による総合治療により救急をはかる必要がある。

9．咳嗽

咳嗽は肺疾患の主要な証候の1つである。咳とは肺気上逆による音をいい，嗽とは痰液を喀出することをいう。したがって有声有痰のものを咳嗽といい，有声無痰のものを咳逆という。本病症には急性のものと慢性のものがあり，前者は外感によりおこり，後者は内傷によりおこる。外感新病は実証のものが多く，内傷久病は虚証のものが多い。しかし虚実挾雑のものもあり，標本緩急に注意して治療する必要がある。

上気道感染，気管支炎，気管支拡張症，肺炎などで咳嗽を主症とするものは，本病症の弁証施治を参考にしながら治療するとよい。

病因病機

1 外感咳嗽

人体の衛外機能が低下しているときに、気候の急激な変化の影響をうけ、風寒や風熱の邪がその虚に乗じて肺衛に侵襲すると、肺気の宣発、粛降の機能が失調して咳嗽がおこる。

2 内傷咳嗽

咳嗽を長期にわたって患っていると肺気を損傷することがある。その肺気の損傷が母子関係にある脾に影響して脾虚になると、そのために湿を生じやすくなる。そして湿が盛んになると痰を形成するようになり、その痰湿が肺に影響し肺の粛降作用が悪くなると咳嗽がおこる。また情志への刺激により肝鬱となり、それが化火して肺に上逆すると咳嗽がおこる。

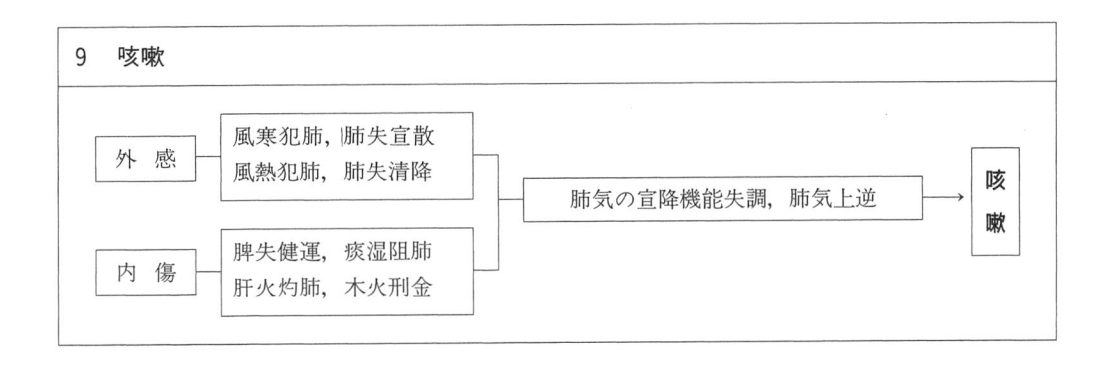

```
9  咳嗽

 外 感 ─┬─ 風寒犯肺,肺失宣散
        └─ 風熱犯肺,肺失清降     ─→ 肺気の宣降機能失調,肺気上逆 ─→ 咳嗽

 内 傷 ─┬─ 脾失健運,痰湿阻肺
        └─ 肝火灼肺,木火刑金
```

証分類

1 外感咳嗽

【1】風寒による咳嗽

主　　症：咳嗽，咳声有力，痰は水様で白
随 伴 症：悪寒，発熱，無汗，喉の痒み，鼻汁は水様
舌 脈 象：舌苔薄白，脈浮緊
証候分析：①咳嗽，咳声有力──風寒の邪が肺に侵襲し，肺気が閉塞して宣通しないとおこる。
　　　　　②痰は水様で白──寒邪が肺に鬱して肺が津液を輸布できないと津液が集まって痰となる。白は寒によるものであり，熱化していないことを意味する。
　　　　　③悪寒，発熱，無汗，喉の痒み，鼻汁は水様──風寒が肌膚に外束して肺竅不利に

なるとおこる。
④舌苔薄白, 脈浮緊——風寒の邪が表にある象である。

【2】風熱による咳嗽

主　　　症：頻繁に咳嗽, 呼吸が粗い, 痰は粘い
随 伴 症：口乾, 口渇, 喉の痒み, 咽頭痛, 身熱, 悪風
舌 脈 象：舌苔薄黄, 脈浮数
証候分析：①頻繁に咳嗽, 呼吸が粗い——風熱の邪が肺に侵襲し, 肺の清粛機能が失調するとおこる。熱が作用すると呼吸は粗くなる。
②痰は粘い——肺熱が内鬱して液に作用すると粘い痰を形成する。
③口乾, 口渇, 喉の痒み, 咽頭痛——肺熱により津液を損傷するとおこる。
④身熱, 悪風——風熱の邪が表に侵襲したために衛表不和になるとおこる。
⑤舌苔薄黄, 脈浮数——風熱の邪が表にある象である。

2 内傷咳嗽

【1】痰湿による咳嗽

主　　　症：咳嗽, 痰が粘く多い, 咳声は重い
随 伴 症：胸悶, 胃脘部のつかえ, 食欲不振, 精神疲労, 大便溏薄
舌 脈 象：舌苔白膩, 脈濡または滑
証候分析：①咳嗽, 痰は多い, 咳声は重い——脾虚により痰湿が生じ, それが肺気を閉塞させるとおこる。痰湿により咳声は重くなる。
②胸悶, 胃脘部のつかえ——痰湿が中焦に阻滞するとおこる。
③食欲不振, 精神疲労, 大便溏薄——脾気虚弱によりおこる。
④舌苔薄膩, 脈濡——痰湿内盛の象である。

【2】肝火による咳嗽

主　　　症：咳嗽, 痰は少なく粘い, 咳をすると胸脇部が痛む
随 伴 症：口苦, 咽喉が乾き痒い, 頬部がやや赤い
舌 脈 象：舌苔薄黄, 少津, 脈弦数
証候分析：①咳嗽, 咳をすると胸脇部が痛む——足厥陰肝経脈は両脇部に分布し肺に上注している。肝気鬱結して化火し, それが肺に伝わり肺の清粛機能が失調するとおこる。
②口苦, 咽喉が乾き痒い, 頬部がやや赤い——肝火上炎によりおこる。
③痰は少なく粘い——木火刑金により液が焼灼されると, このような痰になる。
④舌苔薄黄, 少津, 脈弦数——肝火, 肺熱による象である。

治療

1 外感咳嗽

【1】風寒による咳嗽

治　　法：疏風散寒，宣肺止咳

処方例：肺兪，合谷，列欠，風府，外関

方　　解：列欠は手太陰肺経の絡穴であり，合谷は手陽明大腸経の原穴である。この原絡配穴により手太陰肺経の経気を宣通させる。また肺兪にて宣肺疏風をはかる。風府は督脈経穴であり，陽気の宣通，去風解表の作用がある。外関は手少陽三焦経の絡穴であり，また八脈交会穴の1つである。外関には解表発汗の作用がある。

操　　作：すべての治療穴に瀉法を施し，10〜20分間置針する。1日に1〜2回治療する。

【2】風熱による咳嗽

治　　法：疏風清熱，宣肺化痰

処方例：肺兪，尺沢，大椎，曲池

方　　解：尺沢は手太陰肺経の合穴であり，肺兪を配穴して清肺化痰をはかる。大椎は督脈経穴であり，六陽経が交会する所であり，通陽解表の作用がある。また曲池は手陽明大腸経の合穴であるが，この2穴を配穴して清熱疏風をはかる。

操　　作：すべての治療穴に瀉法を施し，10〜20分間置針する。1日に1〜2回治療する。

2 内傷咳嗽

【1】痰湿による咳嗽

治　　法：健脾化湿，去痰止嗽

処方例：肺兪，太淵，脾兪，章門，豊隆

方　　解：手太陰肺経の原穴である太淵に肺兪を配穴して利肺去痰をはかる。また脾兪に章門を配穴（兪募配穴）して健脾化湿をはかる。この4穴により肺脾の標本同治を施す。さらに足陽明胃経の絡穴である豊隆を配穴し，中焦の運化機能の増強を促し化痰をはかる。

操　　作：肺兪，太淵，脾兪，章門は補法を施し，豊隆は瀉法を施す。10〜20分間置針する。

【2】肝火による咳嗽

治　　法：平肝降火，清肺止嗽

1. 内科

処 方 例：肺兪，尺沢，陽陵泉，太衝
方　　解：手太陰肺経の合穴である尺沢に肺兪を配穴して清肺化痰止嗽をはかり，標治を施す。また足少陽胆経の合穴である陽陵泉に足厥陰肝経の原穴である太衝を配穴して肝火を清泄し，本治を施す。
操　　作：すべての治療穴に瀉法を施し，20～30分間置針する。1日に1～2回治療する。

咳嗽の治法と選穴

症　候		病因病機	選　穴
咳嗽	外感咳嗽	風　寒	肺兪，合谷，列欠，風府，外関
		風　熱	肺兪，尺沢，大椎，曲池
	内傷咳嗽	痰　湿	肺兪，太淵，脾兪，章門，豊隆
		肝　火	肺兪，尺沢，陽陵泉，太衝

古今処方例

① 『類経図翼』
　「咳嗽面赤く熱するは支溝を取る。熱痰には肺兪，膻中，尺沢，太谿を取る。」
② 『中国針灸学』
　咳嗽：大杼，肝兪，天突，尺沢，外関，経渠，三陰交

その他の療法

【耳針】
選穴：神門，肺，気管
操作：両側に刺針し，10～20分間置針する。
【中薬】
①風寒による咳嗽：杏蘇散
②風熱による咳嗽：桑菊飲
③痰湿による咳嗽：二陳湯
④肝火による咳嗽：黛蛤散合清金化痰湯

参考事項

①咳嗽は各種の呼吸器系疾患に現れるが、まずしっかりと診断する必要がある。肺結核、肺癌などを除く一般的な上気道感染による咳嗽に対して、針灸治療は良い効果がある。
②寒暖の調節に注意し、禁煙につとめ、また情志の安定をはかるとよい。

10. 汗証

　汗証とは、腠理の開閉機能が失調して汗が異常に外泄する病証である。これには自汗、盗汗および半身汗がある。時々汗が出、動くとひどく出るものを自汗といい、睡眠中に汗が出、目覚めると汗が止まるものを盗汗という。また大汗が止まらず、油のような汗が出るものを脱汗という。汗証は主として陰陽失調、営衛不和によりおこる。

病因病機

1 自汗

【1】営衛不和による自汗

　肺は気を主っており、腠理の開閉を調節し、衛気は体表を保護し汗を固摂している。風邪が表に侵襲して肺気の宣発がうまくいかなくなり、そのために営衛不和になると、肌表がゆるみ、汗をうまく固摂できなくなり、汗が外泄すると自汗となる。

【2】肺気虚弱による自汗

　肺気は衛気を体表に宣発し、衛外を調節している。肺気が虚して衛気をうまく宣発できなくなると、腠理を開閉する機能が失調し、正常な津液が外泄して自汗となる。

2 盗汗

【1】心血不足による盗汗

心身の疲労や出血により，心血が消耗して心血が不足すると，心気が浮越し心液である汗を収蔵できなくなり，外泄して盗汗となる。

【2】陰虚火旺による盗汗

亡血，失精により陰血が消耗して陰液が不足すると，そのために虚火が発生して心液を収蔵できなくなると，外泄して盗汗となる。

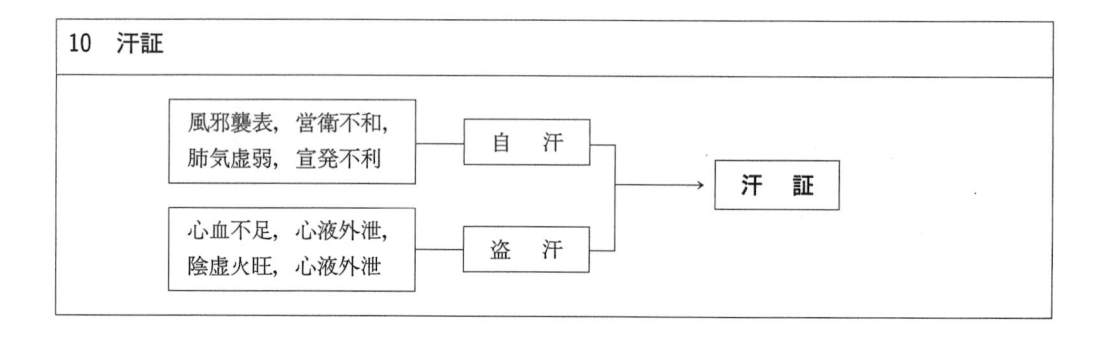

```
10  汗証

   風邪襲表，営衛不和，
   肺気虚弱，宣発不利    ──→  自 汗  ─┐
                                      ├──→  汗 証
   心血不足，心液外泄，                │
   陰虚火旺，心液外泄    ──→  盗 汗  ─┘
```

証 分 類

1 自汗

【1】営衛不和による自汗

主　　症：自汗，悪風，風をうけたり情緒の変動により増悪
随 伴 症：身体が重だるい，乏力，時々悪寒や発熱がおこる，不眠，頭重感
舌 脈 象：舌苔薄白，脈浮緩
証候分析：①自汗，悪風，時々悪寒や発熱がおこる──営衛不和のために腠理がゆるむとおこる。
　　　　　②身体が重だるい，乏力，不眠，頭重感──これは津気両傷によりおこる。
　　　　　③舌苔薄白，脈浮緩──営衛不和の象である。

【2】肺気虚弱による自汗

主　　症：自汗，動くと自汗が増悪，寒がり
随 伴 症：悪風，息切れ，懶言，顔色眈白
舌 脈 象：舌苔薄白，脈細弱
証候分析：①自汗，悪風，寒がり——肺気虚弱のために肌表がゆるみ，衛表不固になるとおこる。
　　　　　②動くと自汗が増悪——動くと気を消耗するので固摂機能がいっそう低下しておこる。
　　　　　③息切れ，懶言，顔色眈白——肺気虚弱（気虚）によりおこる。
　　　　　④舌苔薄白，脈細弱——気虚の象である。

２　盗汗

【1】心血不足による盗汗

主　　症：盗汗，心悸，息切れ
随 伴 症：不眠，多夢，顔色がさえない，精神疲労，乏力
舌 脈 象：舌苔薄白，脈細
証候分析：①盗汗，心悸，息切れ，不眠，多夢，顔色がさえない，精神疲労，乏力——心労などにより心血を消耗すると心をうまく栄養できなくなる。汗は心の液であり，心血が不足すると心神が浮越し，また汗もこれとともに外泄し，これらの症状がおこる。
　　　　　②舌苔薄白，脈細——心血不足の象である。

【2】陰虚火旺による盗汗

主　　症：盗汗，潮熱
随 伴 症：五心煩熱，夢精（男性），月経不順（女性），消痩
舌 脈 象：舌質紅，舌苔少，脈細数
証候分析：①潮熱，盗汗，五心煩熱——陰血，陰精が不足して虚火が生じるとおこる。
　　　　　②夢精（男性），月経不順（女性）——虚火が精室や衝任脈に影響するとおこる。
　　　　　③消痩——陰精が不足するとおこる。
　　　　　④舌質紅，舌苔少，脈細数——陰虚有熱の象である。

1. 内科

治療

1 自汗

【1】営衛不和による自汗

治　　法：営衛調和
処方例：合谷，列欠，風門，風池
方　　解：合谷は手陽明大腸経の原穴であり，列欠は手太陰肺経の絡穴である。この2穴を原絡配穴として用い，表裏の疏通と営衛の調和をはかる。風門，風池は散風の作用をもつ要穴とされており，この2穴を配穴して風邪を散じ，営衛の調和をはかる。これにより腠理の開閉機能が回復すれば，自汗は止まる。
操　　作：列欠は0.5寸斜刺し，その他の治療穴は0.5～1寸直刺する。平補平瀉法を施し，10～20分間置針する。

【2】肺気虚弱による自汗

治　　法：肺気調補
処方例：中府，肺兪，太淵，足三里
方　　解：兪募配穴により中府と肺兪を配穴し，肺気の調補をはかる。太淵は脈会であり，これにより肺気を調節する。さらに足三里を配穴し，後天の本を補うことにより肺気を補益する。この治療により肺気が充足し，その固摂機能が有力になると自汗は止まる。
操　　作：足三里は1.5寸直刺し，その他の治療穴は0.5寸～1寸直刺する。補法を施し，10～20分間置針する。

2 盗汗

【1】心血不足による盗汗

治　　法：養心，補血，斂汗
処方例：神門，内関，膈兪，合谷
方　　解：神門，内関にて養心調神をはかり心気を補養する。膈兪は血会であり，養血活血の作用がある。さらに合谷を配穴して斂汗固表をはかり，標治を施す。心気が充足し血が内守するようになると，汗液はおのずと固摂する。
操　　作：各治療穴に0.5～1寸直刺する。合谷は瀉法を施し置針はしない。その他の治療穴は補法を施し，10～20分間置針する。

【2】陰虚火旺による盗汗

治　　法：滋陰降火

処方例：大陵，太谿，神門，太衝

方　　解：大陵にて心火を降ろし，太衝にて肝陽を抑える。また太谿にて腎陰を滋養し，神門にて心神の安定をはかる。この治療により虚火が降りれば，盗汗は止まる。

操　　作：太谿，神門は0.5寸直刺し，補法を施す。大陵，太衝は0.5寸直刺し，瀉法を施す。10〜20分間置針する。

汗証の治法と選穴

症　候		病因病機	治　法	選　穴
汗証	自汗	営衛不和	営衛調和	合谷，列欠，風門，風池
		肺気虚弱	肺気調補	中府，肺兪，太淵，足三里
	盗汗	心血不足	養心補血斂汗	神門，内関，膈兪，合谷
		陰虚火旺	滋陰降火	大陵，太谿，神門，太衝

古今処方例

① 『欄江賦』
  「無汗：合谷（補），復溜（瀉）」
  「汗多く流れ絶えざるは，合谷収め補えば効は神の如し」
② 『針灸大成』
  「多汗は先に合谷を瀉し，次いで復溜を補す」
  「自汗は曲池，列欠，少商，崑崙，衝陽，然谷，大敦，湧泉」
③ 『百症賦』
  「百労は虚汗を止める」
  「陰郄，後谿は盗汗の多く出るを治す」

その他の療法

【耳針】

選穴：心，神門，内分泌，交感，皮質下

操作：中程度の刺激を与える。毎回3穴前後選穴し，1時間置針する。1日1回の治療とし，7回を1クールとする。

1. 内科

【中薬】
①営衛不和による自汗：桂枝湯
②肺気虚弱による自汗：玉屏風散
③心血不足による盗汗：帰脾湯
④陰虚火旺による盗汗：当帰六黄湯

参考事項

　自汗や盗汗は，外感病または内傷雑病によく見られる症状である。治療にあたっては，まず自汗や盗汗をひきおこす感冒，結核病，甲状腺機能亢進などの原因となる疾患をしっかり診断する必要がある。多くの場合，これらの疾患が治癒すれば，自汗や盗汗はそれとともに消失する。また針灸は原因不明の自汗，盗汗に対しても良い効果がある。

11. 胸痺

　胸痺とは，胸中の陽気がつまっておこる胸悶，胸痛のことである。軽症のものには胸悶がおこり，重症のものには胸痛がおこる。「痺」には，つまって通じなくなるという意味がある。
　冠動脈粥状硬化性心疾患，慢性気管支炎，肺気腫などに現れる胸痛は，本病の弁証施治を参考にしながら治療することができる。

病因病機

【1】虚寒による胸痺

　平素から陽気が不足し心肺気虚の状態になっていると，胸陽不振となり気血が阻滞しやすくなる。この場合，さらに外邪の侵襲をうけると，寒の凝滞性により気滞が生じ，脈絡がつまると胸痛がおこる。

【2】痰濁による胸痺

　飲食不節や飲酒などにより脾胃を損傷すると，痰濁を形成しやすくなる。この痰濁が胸陽

を阻滞させると胸痛がおこる。

【3】瘀血による胸痺

情志の抑鬱により気機が阻滞すると気滞となり，気滞が改善しないと血も阻滞し瘀血を形成するようになる。この瘀血が胸部の絡脈に瘀滞すると胸痛がおこる。

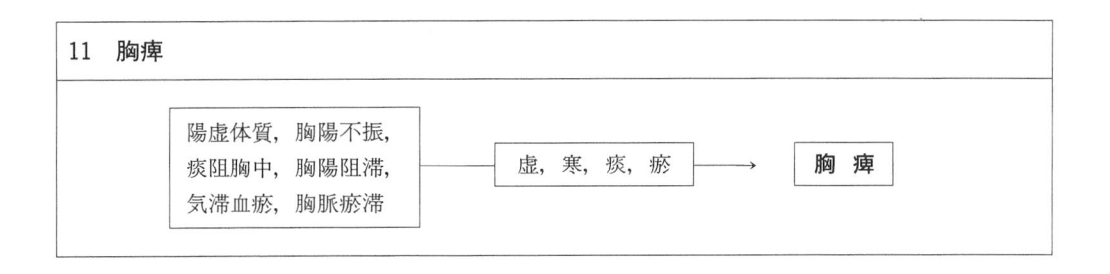

```
11  胸痺
    ┌─────────────────────┐     ┌──────────┐     ┌──────┐
    │ 陽虚体質，胸陽不振，  │     │          │     │      │
    │ 痰阻胸中，胸陽阻滞，  │ ──→ │虚，寒，痰，瘀│ ──→ │ 胸痺 │
    │ 気滞血瘀，胸脈瘀滞   │     │          │     │      │
    └─────────────────────┘     └──────────┘     └──────┘
```

証分類

【1】虚寒による胸痺

主　　症：胸痛，疼痛は背部に放散，寒冷刺激により増強
随伴症：胸悶，息切れ，心悸，顔色㿠白，自汗，四肢の冷え
舌脈象：舌苔白滑，脈沈遅
証候分析：①胸悶，息切れ，胸痛（背部に放散）──陽気不足のために胸陽不振となり，気機が阻滞して血行が悪くなるとおこる。
　　　　　②寒冷刺激により疼痛は増強──寒冷刺激をうけると寒の凝滞性により血行がいっそう悪くなるのでおこる。
　　　　　③心悸，自汗，顔色㿠白，四肢の冷え──心陽不振によりおこる。
　　　　　④舌苔白滑，脈沈遅──陽気不足の象である。

【2】痰濁による胸痺

主　　症：胸痛，咳喘，痰は黄色く粘い
随伴症：胸悶，頭暈，頭脹感，悪心，厭食
舌脈象：舌苔白膩，脈濡緩
証候分析：①胸痛，胸悶，咳喘，喀痰──痰濁が胸陽を阻滞させるとおこる。
　　　　　②頭暈，頭脹感──痰濁が頭部に上擾するとおこる。
　　　　　③悪心，厭食──痰濁が脾に影響し，脾の運化機能が悪くなるとおこる。
　　　　　④舌苔白膩，脈濡緩──痰濁内阻の象である。

1. 内科

【3】血瘀による胸痺

主　　症：固定性の胸部刺痛，疼痛は肩背部に放散
随 伴 症：胸悶，息切れ，心悸，口唇は紫色
舌 脈 象：舌質紫暗，脈細濇または結代
証候分析：①固定性の胸部刺痛——瘀血が内停し胸部の絡脈が通じなくなるとおこる。
　　　　　②胸悶，息切れ，心悸——胸中の気機が阻滞すると胸悶，息切れがおこり，瘀血が内停して心がうまく栄養されないと心悸がおこる。
　　　　　③口唇は紫色,舌質紫暗,脈細濇または結代——瘀血が胸中に停滞している象である。

治　療

【1】虚寒による胸痺

治　　法：温陽散寒
処 方 例：心兪，厥陰兪，内関，通里
方　　解：心,包の背兪穴である心兪，厥陰兪にて心陽を温め,寒邪を散じる。また標治法として,手厥陰心包経の絡穴である内関と手少陰心経の絡穴である通里にて,活血通絡することにより止痛をはかる。さらに灸を施すと温陽散寒の作用は増強する。
操　　作：心兪，厥陰兪は0.5～1寸直刺，内関は1寸直刺，通里は0.5寸直刺する。すべての治療穴に補法を施し，20分間置針する。

【2】痰濁による胸痺

治　　法：通陽化濁
処 方 例：巨闕，膻中，郄門，豊隆
方　　解：巨闕は心の募穴であり，郄門は手厥陰心包経の郄穴である。この2穴により心陽を鼓舞させ，宣痺止痛をはかる。さらに気会穴である膻中を配穴して，調気止痛をはかる。豊隆は化濁をはかる目的で用いる。
操　　作：巨闕は0.5寸斜刺，郄門は0.5～1直刺，膻中は0.5寸横刺して補法を施す。豊隆は1寸直刺して瀉法を施す。置針は20分間行う。

【3】血瘀による胸痺

治　　法：活血化瘀
処 方 例：陰郄，巨闕，心兪，膻中，膈兪
方　　解：郄穴には救急作用がある。手少陰心経の郄穴である陰郄により，緩急止痛をはかる。また兪募配穴として巨闕，心兪を配穴して心痛の緩解をはかる。さらに気会膻中と血会膈兪を配穴して行気活血，散結止痛をはかる。これは本治法である。

気がめぐれば血はめぐり，血がめぐれば瘀は化し，瘀が化せば経脈の通りはよくなる。そして経脈の通りがよくなれば，疼痛は消失する。

操　作：陰郄は0.5寸直刺，巨闕は上向きに0.5〜1寸斜刺，心兪と膈兪は0.5〜1寸直刺，膻中は1寸横刺する。すべてに瀉法を施し，20分間置針する。

胸痺の治法と選穴

症　候	病因病機	治　法	選　穴
胸痺	虚　寒	温陽散寒	心兪，厥陰兪，内関，通里
	痰　濁	通陽化濁	巨闕，膻中，郄門，豊隆
	血　瘀	活血化瘀	陰郄，巨闕，心兪，膻中，膈兪

古今処方例

①『神応経』
　「胸痺は，太淵を取る」
②『針灸全書』
　「胸膈疼痛するは，期門，内関，太衝を取る」
③『針灸大成』
　「気，胸に攻めて痛むは，照海，通里，大陵を取る」
④『針灸経験方』
　「胸中，脇に引きて痛むは，巨闕，肝兪，内関，魚際，絶骨に針す」

その他の療法

【耳針】
選　穴：心，小腸，交感，皮質下
補助穴：脳点，肺，肝，胸，降圧，枕
操　作：毎回3〜5穴を選穴し，強刺激を与え，1時間置針する。隔日治療とし，2週を1クールとする。

【中薬】
①虚寒による胸痺：栝蔞薤白半夏湯加味
②痰濁による胸痺：小陥胸湯加味
③瘀血による胸痺：血府逐瘀湯

1. 内科

> **参考事項**

①胸痺は，情緒，飲食不節，疲労などにより誘発することが多い。したがって情緒の安定をはかり，刺激性の食物は減らしたほうがよい。また食べすぎたり，過労にならないように注意する必要がある。
②針治療は，胸痺に対して良い効果がある。とりわけ内関穴は，心筋の虚血状態の改善ならびに心筋の酸素消費量を減少させるので，狭心痛の緩解に対して良い効果がある。

まとめ

胸痺は，心肺気虚がその「本」，血瘀，陰寒，痰熱がその「標」であることが多い。その病証は本虚標実証として現れることが多い。したがって治療にあたっては，「急なれば則ち標を治す」の原則にもとづいて，まず去邪を行うことにより止痛をはかるとよい。さらに疼痛が軽減した後，本治として正気を補うとよい。

12. 心悸

心悸は驚悸，怔忡ともいわれており，心臓の拍動を自覚して不安なことである。この病症は不眠，健忘，眩暈，耳鳴りなどの病症と同時に現れることが多い。
リウマチ性心疾患，冠性心疾患，肺性心および神経症などに現れる心悸は，本病症の弁証施治を参考にしながら治療することができる。

病因病機

【1】気虚による心悸

平素から心気虚のものは，驚きやすい，恐れやすいという特徴がある。このため突然驚くと，「心は依（拠）するところなく，神は帰するところなし」となり，心神不寧となり心悸がおこる。また気虚のために血脈の鼓動が弱くなり，心をうまく栄養できないために心悸となるものもある。

【2】血虚による心悸

過度の出血や久病による血虚，または思慮過度により心脾を損傷して心をうまく栄養できなくなり，神志不安になると心悸がおこる。

【3】痰火による心悸

飲食不節などの原因により脾を損傷し，湿が停滞すると痰を形成する。この湿痰が長期にわたって鬱すると化熱または化火する。それが痰火となり心神に影響すると心悸がおこる。

【4】血瘀による心悸

長期にわたって痺証を患っていて，陰邪が上乗して心陽を阻滞させると心悸がおこる。またもともと心陽が虚していて，血液の運行が無力となり，そのために心脈が阻滞すると心悸がおこる。

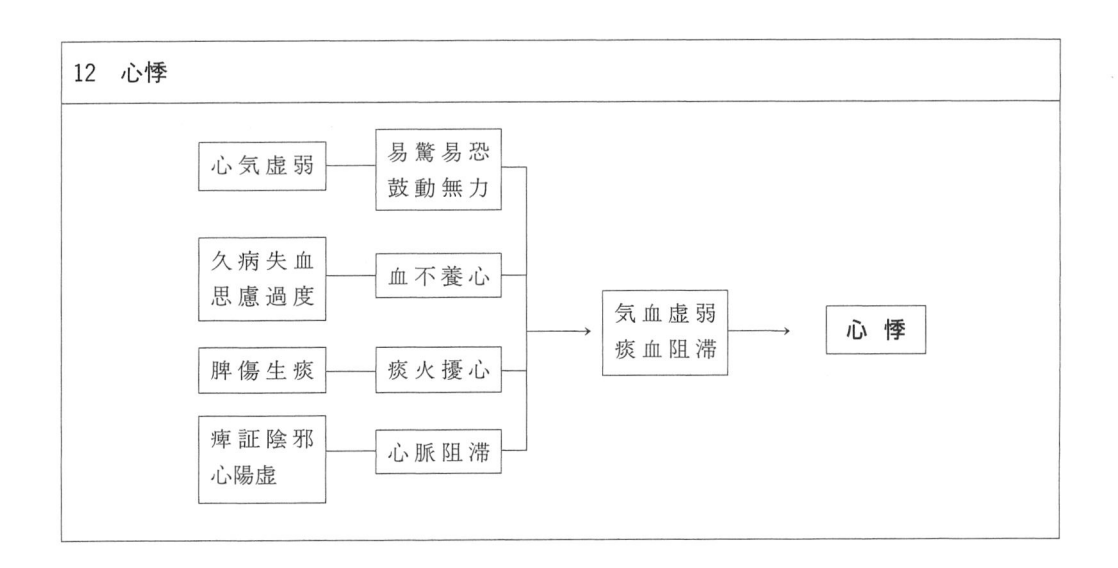

```
12　心悸

心気虚弱      → 易驚易恐
              鼓動無力

久病失血      → 血不養心
思慮過度                       ┐
                              │  気血虚弱    → 心悸
脾傷生痰      → 痰火擾心        │  痰血阻滞
                              ┘
痺証陰邪      → 心脈阻滞
心陽虚
```

証 分 類

【1】気虚による心悸

主　　症：心悸，息切れ
随 伴 症：驚きやすい，恐れやすい，手掌によく汗がでる，倦怠
舌 脈 象：舌苔薄白，脈虚数または結代
証候分析：①心悸，息切れ——心気虚のために心神がしっかりしないとおこる。
　　　　　②驚きやすい，恐れやすい——心が神をしっかりと主れなくなるとおこる。

1．内科

③多汗——心気虚のために心液が外泄するとおこる。
④舌苔薄白，脈虚数または結代——心気虚の象であり，鼓動無力の象である。

【2】血虚による心悸

主　　症：心悸，頭暈，目眩
随 伴 症：顔色がさえない，胸部の煩熱，不眠，多夢
舌 脈 象：舌質淡または舌尖紅，脈細数
証候分析：①心悸，頭暈，目眩——心血が不足し養心できないと心悸がおこる。また心血が不足し頭目をうまく栄養できないと頭暈，目眩がおこる。
　　　　　②顔色がさえない——心は血脈を主り，その華は顔（面）にある。顔色がさえないのは心血虚の象である。
　　　　　③胸部の煩熱，不眠，多夢——心は神志を主っているが，心血虚のために心神が安定しないとおこる。
　　　　　④舌質淡または舌尖紅，脈細数——舌は心の苗であり，心は血脈を主っている。したがって心血虚では舌質淡，脈細となる。また血虚のために熱が生じると舌尖は紅となり，脈は数を伴う。

【3】痰火による心悸

主　　症：心悸が時々おこる，胸悶
随 伴 症：煩躁，頭暈，口苦，咳嗽，痰は黄色で粘い，小便短赤，大便がすっきり出ない
舌 脈 象：舌苔黄膩，脈滑数
証候分析：①心悸，煩躁——痰火が心神に影響するとおこる。
　　　　　②胸悶，咳嗽——痰が胸中に阻滞し気機が悪くなるとおこる。
　　　　　③口苦——痰火上擾によりおこる。
　　　　　④小便短赤，大便がすっきり出ない——痰火により津液を損傷するとおこる。
　　　　　⑤舌苔黄膩，脈滑数——痰火の象である。

【4】血瘀による心悸

主　　症：心悸不安，時に心痛がおこる
随 伴 症：胸悶，唇や爪甲の色は青紫
舌 脈 象：舌質紫暗または瘀斑がある，脈濇または結代
証候分析：①心悸不安，時に心痛がおこる——心脈が阻滞しうまく養心できないとおこる。
　　　　　②胸悶——血瘀気滞となり心陽が抑止されるとおこる。
　　　　　③唇や爪甲の色は青紫——脈絡が阻滞し血行が悪くなるとおこる。
　　　　　④舌質紫暗または瘀斑がある，脈濇または結代——瘀血停滞による心陽不振の象である。

治療

【1】気虚による心悸

治　　法：益気安神

処方例：間使，神門，心兪，巨闕

方　　解：間使と神門を配穴して寧心安神をはかる。この2穴は心悸，心痛治療の要穴とされている。さらに兪募配穴により心兪と巨闕を配穴し，心気を補い調節をはかる。このように調気，益気することにより定悸をはかる。

操　　作：すべての治療穴に0.5～1寸直刺し，補法を施し，20分間置針する。また置針中，3分間ごとに1分間行針を行う。

【2】血虚による心悸

治　　法：養血定悸

処方例：膈兪，通里，脾兪，足三里

方　　解：膈兪は血会であり，単独に用いると養血補血の作用がある。これに通里を配穴すると安神定悸をはかることができる。血虚の場合は，後天の本である脾胃の機能が低下しているので，後天を補い健脾をはかるために脾兪，足三里を取穴する。

操　　作：通里は0.3寸直刺し，その他の治療穴は0.5寸～1寸直刺し，すべてに補法を施す。20分間置針し，適当な間隔で行針を行う。

【3】痰火による心悸

治　　法：清熱化痰，定悸

処方例：尺沢，魚際，豊隆，通里，郄門

方　　解：手太陰肺経の合穴である尺沢に魚際を配穴して肺火の清瀉をはかり，豊隆にて化痰をはかる。この3穴により清肺化痰をはかり本治とする。また通里にて止悸，郄門にて定悸をはかり，寧心安神を行うことにより標治とする。この処方には痰火を清瀉する作用と，平喘定悸の作用がある。

操　　作：通里は0.5寸直刺し，その他の治療穴は1寸直刺する。すべてに瀉法を施し，20分間置針する。

【4】血瘀による心悸

治　　法：活血強心

処方例：曲沢，少海，気海，血海

方　　解：心包は心の宮城といわれており，この2経の合穴である曲沢と少海により強心定悸止痛をはかり，標治とする。心気虚弱のために血行が悪くなり，心脈が阻滞し心陽不振となっているものには，気海に灸を施して助陽益気をはかる。また血海

1. 内科

により活血化瘀をはかり，これらをもって本治とする。

操　作：気海は灸を施す。その他の治療穴は1寸直刺し，曲沢，少海は補法を施し，血海は瀉法を施す。20分間置針する。

心悸の治法と選穴

症　候	病因病機	治　法	選　穴
心悸	気　虚	益気安神	間使，神門，心兪，巨闕
	血　虚	養血定悸	膈兪，通里，脾兪，足三里
	痰　火	清熱化痰，定悸	尺沢，魚際，豊隆，霊道，郄門
	血　瘀	活血強心	曲沢，少海，気海，血海

古今処方例

① 『神応経』
「心驚恐するは，曲沢，天井，霊道，神門，大陵，魚際，二間，液門，少衝，百会，厲兌，通谷，巨闕，章門を取る。」

② 『針灸大全』
「心中虚悸し，神思不安なるは，内関，百会，神門を取る。心臓諸虚，怔忡驚悸するは，内関，陰郄，心兪，通里を取る。」

その他の療法

【耳針】
選穴：心，交感，神門，皮質下，小腸
操作：軽刺激を与え，置針中に2～3回捻針を行う。1日1回治療し，10回を1クールとする。

【中薬】
①心気虚弱：安神定志丸，桂枝甘草竜骨牡蠣湯
②血虚：帰脾湯
③痰火：温胆湯
④血瘀：桃仁紅花煎

> 参考事項

①治療と同時に休息，栄養に注意をはらい，過激な運動はひかえるようにする。また各種の強い精神的刺激をさけるようにする。
②心悸に対して針灸は著明な効果があり，多くの場合は即効性がある。さらに養血補心の作用をもつ中薬を服用すると，いっそう良い効果が得られる。

13. 呃逆

呃逆は古くは「噦」と言われており，「しゃっくり」に相当する。咽喉でヒック・ヒックという音が連続しておこり，偶然におこる発作は，多くの場合自然に止まる。しかし連続してなかなか止まらないものは，治療を必要とする。飲食不節，肝気鬱結，胃寒により胃気が上逆するとおこる。

横隔膜痙攣は本病症の弁証施治を参考にしながら治療することができる。

病因病機

1．暴飲暴食により中焦の気機が阻滞（食積）し，そのために胃気が下降できず上逆すると呃逆がおこる。
2．情志の変化により疏泄が悪くなって気滞となり，そのために胃腑の気が和降できず上逆すると呃逆がおこる。
3．胃が寒邪をうけたり，なま物や冷たい物を食べすぎたり，寒性の薬物を服用しすぎて，寒が中焦に阻滞し，そのために胃陽不振となり，気が順行せず上逆すると呃逆がおこる。

証分類

【1】飲食不節（食積）による呃逆
主　症：大きくはっきりとした呃逆，腹部脹満

1．内科

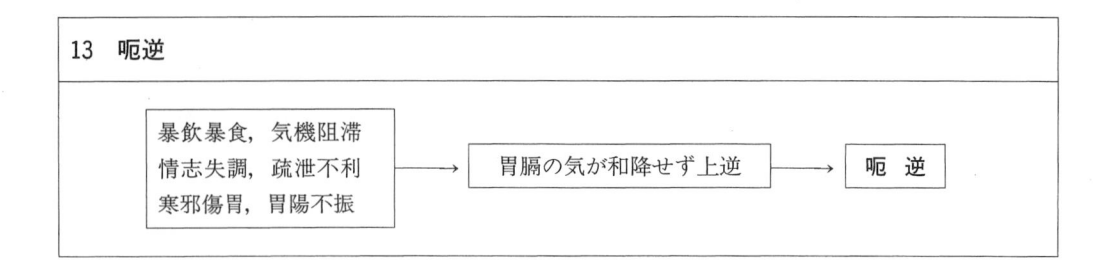

13　呃逆

暴飲暴食，気機阻滞
情志失調，疏泄不利　→　胃膈の気が和降せず上逆　→　呃逆
寒邪傷胃，胃陽不振

随 伴 症：口臭，厭食
舌 脈 象：舌苔厚膩，脈滑実
証候分析：①呃逆——胃腸の蘊熱が上逆するとおこる。
　　　　　②腹部脹満，口臭，厭食——胃腸に実熱が阻滞し，気機が悪くなるとおこる。
　　　　　③舌苔厚膩，脈滑実——胃熱内盛の象である。

【2】肝鬱による呃逆

主　　　症：連続して呃逆がおこる，胸脇脹痛，煩悶
随 伴 症：精神的刺激をうけたことがある，噯気により軽減
舌 脈 象：舌苔薄，脈弦有力
証候分析：①呃逆——情志の抑鬱により肝気が肺胃に上乗し，胃気が上衝するとおこる。
　　　　　②胸脇脹痛，煩悶——足厥陰肝経脈は胸脇部に分布しており，肝は疏泄を主っている。
　　　　　　肝気がうまく条達しないと，これらの症状がおこる。
　　　　　③噯気により症状は軽減——噯気により気機が少しでも動けば，症状は軽減する。
　　　　　④舌苔薄，脈弦有力——情志抑鬱の象である。

【3】胃寒による呃逆

主　　　症：重く緩慢で力のある呃逆，温めると軽減し冷やすと増強
随 伴 症：胃部の不快感，口中和
舌 脈 象：舌苔白潤，脈遅緩
証候分析：①胃部の不快感，呃逆——寒邪が中焦に阻滞して肺胃の気が降りないと胃部の不快感がおこり，胃気が上衝すると呃逆がおこる。
　　　　　②温めると軽減し，冷やすと増強——寒気は温めると弱まり，冷やすと勢いが増すからである。
　　　　　③口中和，舌苔白潤，脈遅緩——胃中に寒のある象である。

治療

治　法：和胃降気平呃

処方例：膈兪，中脘，内関，足三里

　　　　①食積には巨闕，裏内庭を加える。
　　　　②肝鬱には膻中，太衝を加える。
　　　　③胃寒には上脘を加える。

方　解：中脘，内関，足三里にて和胃降逆，寛胸利気をはかり，膈兪にて鎮逆平呃をはかる。食積には巨闕，裏内庭にて和胃消滞をはかる。肝鬱には膻中にて寛胸をはかって呃逆を止め，太衝にて肝気の横逆を調節する。胃寒には上脘に灸を施し，温中散寒，通陽平呃をはかる。

操　作：主穴4穴は0.5～1寸直刺する。食積，肝鬱の治療穴は0.3～0.5寸直刺し瀉法を施す。ただし膻中は0.3寸横刺する。胃寒には補法を施し，さらに上脘に灸を施す。

呃逆の治法と選穴

症　候	病因病機	治　法	選　穴	
呃逆	胃膈の気の和降失調	和胃降気平呃	膈兪，中脘 内関，足三里	食積：巨闕，裏内庭
				肝鬱：膻中，太衝
				胃寒：上脘

古今処方例

①『医学綱目』
　「呃逆止まらざるは，中脘，膻中を取る」
　「呃逆するは，期門，膻中，中脘，灸法を用いる」

②『針灸学簡編』
　　呃逆：①寒証——上脘，章門，脾兪，内関
　　　　　②熱証——内関，合谷，列欠，膈兪，足三里
　　　　　③虚証——中脘，期門，気海，脾兪，胃兪
　　　　　④実証——上脘，足三里

1. 内科

> その他の療法

【耳針】
選穴：膈，交感，胃，肝，脾
操作：上処方の経穴の周囲から圧痛点をさがし，強刺激をあたえ，30分間置針する。頑固な呃逆には，皮内針法を用いてもよい。

【中薬】
①食積：越鞠保和丸
②肝鬱：旋覆代赭石湯
③胃寒：丁香散

> 参考事項

①本病の予防，予後
　平素から悪い精神的刺激を避け，飲食もゆっくり摂取し，寒温の調節に注意すれば，一般的に予後は良好である。しかし重病で正気が衰退し，そのために呃逆が止まらず食も取れない者は，虚脱傾向にあり，予後は不良である。
②針灸は経過が短い実証の呃逆には，効果がすぐれているが，経過の長い虚証の呃逆に対する効果は，あまりよくない。重病末期で呃逆が止まらないものに対しては，一般に針灸治療は行わない。

まとめ

　呃逆はその虚実寒熱をとわず，結果としては胃膈の気が和降せず上逆しておこる。大きくはっきりとした力がある呃逆は実証であり，経過も短く，針灸による効果もよい。一方，持続性の微弱な呃逆で経過が長いものは，虚証の呃逆であり，効果はあまりよくない。

14. 呑酸

　呑酸とは，口中に酸っぱい液体がこみあがり，咽喉にとどまり吐き出されず，飲みこむと酸味が心を刺し，酸を飲んだような状態になるものをいう。これに対し，飲みこまず吐き出すものを吐酸という。

病因病機

　呑酸は肝火内鬱による胃気不和，または脾胃虚寒による運化機能の低下によっておこるものが多い。嘔吐の節を参考にするとよい。

証分類

【1】肝火内鬱による呑酸

主　　症：呑酸
随 伴 症：心煩，口乾，口苦または口臭
舌 脈 象：舌尖紅，舌苔薄黄，脈弦または数
証候分析：①呑酸または口臭——肝火が内鬱して肝胃不和になるとおこる。
　　　　　②心煩，口乾——肝火が内擾するとおこる。
　　　　　③口苦——肝火が上擾するとおこる。
　　　　　④舌尖紅，舌苔薄黄，脈弦または数——肝火内鬱の象である。

【2】脾胃虚寒による呑酸

主　　症：呑酸
随 伴 症：胸脘脹悶，喜温喜按，噯気
舌 脈 象：舌苔白，脈弦細
証候分析：①呑酸，噯気，胸脘脹悶——脾胃虚寒のために運化が悪くなり，胃気不和になるとおこる。
　　　　　②喜温喜按——虚寒によるものは温めたり按じると症状は軽減する。
　　　　　③舌苔白，脈弦細——虚寒の象である。

治療

【1】肝火内鬱による呑酸

治　　法：清肝泄火

処方例：陽陵泉，太衝，中脘，内関，足三里

方　　解：太衝により肝火を降ろし，陽陵泉を配穴して肝胆の経気を疏泄させ，肝木の横逆を改善する。中脘は胃の募穴であり，足三里は足陽明胃経の合穴である。また内関には上，中焦の気機を宣通させる作用がある。この3穴を配穴することにより，胃気の通降，鎮逆止酸をはかる。

操　　作：0.5寸〜1寸直刺し，瀉法を施し，10〜20分間置針する。

【2】脾胃虚寒による呑酸

治　　法：温養脾胃

処方例：脾兪，胃兪，中脘，内関，足三里

方　　解：本証は中陽不足による脾胃虚寒証である。脾兪，胃兪に針を刺し，調胃和中をはかる。刺針後に灸を施して温中散寒をはかるとよい。また中脘，内関，足三里は胃気の通降，寛胸止酸をはかる目的で用いている。

操　　作：0.5寸〜1寸直刺し，補法を施し，10〜20分間置針する。刺針後に灸または灸頭針を施すとよい。

呑酸の治法と選穴

症候	病因病機	治法	選穴	
呑酸	肝火内鬱	清肝泄火	中脘，内関，足三里	陽陵泉，太衝
	脾胃虚寒	温養脾胃		脾兪，胃兪

古今処方例

① 『類経図翼』
　「呑酸，嘔吐，食不下：日月，中脘，脾兪，胃兪に灸す」

② 『針灸大全』
　「脾胃虚寒：内庭，中脘，気海，公孫」

その他の療法

【中薬】
①肝火内鬱：左金丸
②脾胃虚寒：香砂六君子湯

参考事項

　呑酸は，その他の病証の他症状として現れることが多い。しかし呑酸を主要症状とするものもある。患者は平素から感情が高ぶらないように注意し，規則正しい食生活をおくるように心がけるとよい。脾胃虚寒証の患者は，食後に冷えないように注意する必要がある。

まとめ

　呑酸は肝火と脾胃虚寒によりおこるものが多い。肝火による者は，陽陵泉，太衝を主穴とし清肝泄火をはかるとよい。また脾胃虚寒によるものは，関連する背兪穴を主として取穴し，脾胃の温養をはかるとよい。

15. 嘔吐

　有声無物（吐こうとするが物がでない）を嘔といい，有物無声を吐という。両者は同時に出現することが多いので，嘔吐といわれている。種々の疾病で胃にその影響がおよび胃を損傷すると嘔吐がおこる。臨床上は飲食停滞，肝気犯胃，脾胃虚弱によるものが多く見られる。
　急慢性胃炎，胃拡張症，幽門痙攣，胃神経症に現れる嘔吐は，本病症の弁証施治を参考にして治療することができる。

病因病機

1．飲食過多により，なま物，冷えた物，油っこい物が停滞し，胃気が和降できなくなって上逆すると嘔吐がおこる。

1. 内科

2．情志失調により肝鬱となり，それが横逆して胃を犯し，胃気が和降できなくなって上逆すると嘔吐がおこる。
3．平素から脾胃虚弱であったり，または労倦により脾を損傷し，運化機能が低下して水穀が停滞し，胃気が上逆すると嘔吐がおこる。

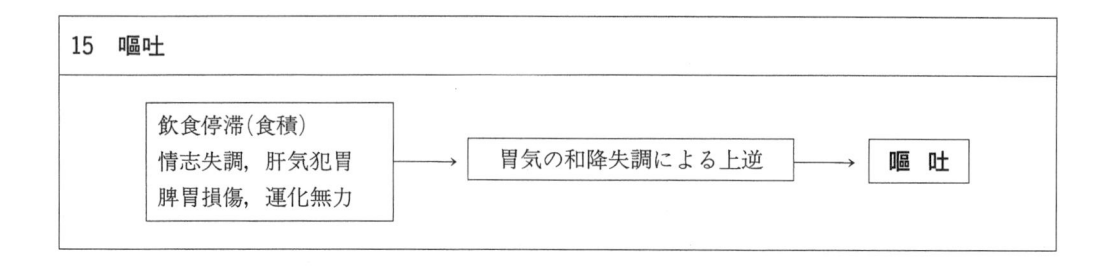

```
15  嘔吐

  飲食停滞（食積）
  情志失調，肝気犯胃  →  胃気の和降失調による上逆  →  嘔 吐
  脾胃損傷，運化無力
```

証 分 類

【1】飲食停滞による嘔吐

主　　症：酸腐臭物を嘔吐，臭い噯気
随 伴 症：厭食，腹部脹満，大便溏薄または大便秘結，口臭
舌 脈 象：舌苔腐厚，脈滑実
証候分析：①酸腐臭物を嘔吐，臭い噯気——飲食不節により食滞が生じ，その濁気が上逆するとおこる。
　　　　　②厭食，腹部脹満——中焦に食滞が生じて気機不利になるとおこる。
　　　　　③大便溏薄または大便秘結——昇降の失調と伝導の失調によりおこる。
　　　　　④舌苔腐厚，脈滑実——食滞内停，濁気上泛の象である。

【2】肝気犯胃による嘔吐

主　　症：嘔吐，呑酸，頻繁に噯気がおこる
随 伴 症：胸脇脹痛，煩悶，情緒変動による嘔吐の発作または増強
舌 脈 象：舌苔薄膩，脈弦
証候分析：①嘔吐，呑酸，頻繁に噯気がおこる——肝鬱となり胃に横逆して胃気が降りないとおこる。
　　　　　②胸脇脹痛，煩悶——肝気がのびやかに動かず鬱するとおこる。
　　　　　③舌苔薄膩，脈弦——気滞肝旺の象である。

【3】脾胃虚弱による嘔吐

主　　　症：少し多く食べると嘔吐する
随 伴 症：顔色萎黄，四肢倦怠，乏力，食欲減退，腹脹，大便溏薄
舌 脈 象：舌質淡，舌苔薄白，脈濡弱
証候分析：①少し多く食べると嘔吐──脾胃虚弱，中陽不振であると水穀を腐熟，運化する力が弱いのでおこる。
　　　　　　②食欲減退，腹脹，大便溏薄──脾虚のために運化機能が低下しておこる。
　　　　　　③四肢倦怠，乏力──脾は四肢を主っており，脾虚になるとおこる。
　　　　　　④顔色萎黄，舌質淡，舌苔薄白，脈濡弱──脾胃虚弱の象である。

治　療

治　　　法：降逆，和胃，止嘔
処 方 例：中脘，足三里，内関　公孫
　　　　　　①飲食停滞には下脘を加える。
　　　　　　②肝気犯胃には太衝を加える。
　　　　　　③脾胃虚弱には脾兪を加える。
　　　　　　④嘔吐不止には金津，玉液を加える。
方　　　解：中脘は胃の募穴であり，足三里は足陽明胃経の合穴である。この2穴を配穴して用いると和胃止嘔の作用がある。内関，公孫は八脈交会穴であり，配穴して用いると和胃寛胸の作用がある。また下脘は胃脘部に位置しており，これに瀉法を施すと胃気を通じる作用と行気化滞の作用がある。
　　　　　　太衝は足厥陰肝経の原穴であり，疏肝理気の作用がある。脾兪は脾気が集まっている処であり，これに足三里，公孫を配穴して脾気を補い，中気を鼓舞する。運化機能が回復すると，水穀は消化され昇降は正常となる。金津，玉液（点刺出血）は，嘔吐不止を治療する経験穴とされている。
操　　　作：主穴には0.5～1寸直刺し，実証には瀉法を施し，虚証には補法を施す。また10～20分間置針する。飲食停滞には，下脘に0.5～1寸直刺して瀉法を施し，消食導滞をはかる。肝気犯胃には，太衝に0.5寸直刺して平補平瀉法を施し，疏肝理気をはかる。また脾胃虚弱には脾兪に1寸直刺して補法を施し，健脾温中をはかる。脾兪には灸頭針を用いてもよい。

1. 内科

嘔吐の治法と選穴

症候	病因病機	治法	選穴	
嘔吐	胃気上逆	降逆和胃止嘔	中脘，内関 足三里，公孫	飲食停滞：下脘
				肝気犯胃：太衝
				脾胃虚弱：脾兪

古今処方例

①『針灸大全』
「痰涎を嘔吐し眩暈するは，公孫，豊隆，中魁，膻中を取る。胃脘に痰停り口より清水を吐くは，公孫，巨闕，厲兌，中脘を取る。」

②『神応経』
「腹中雷鳴し，食化さず，逆気して吐くは，章門，下脘，足三里を取り，中脘に灸す。」

その他の療法

【耳針】
選穴：胃，肝，交感，皮質下，神門
操作：毎回2～3穴を選穴し，20～30分間置針する。1日1回の治療とする。

【中薬】
①飲食停滞：越鞠保和丸
②肝気犯胃：半夏厚朴湯合左金丸
③脾胃虚弱：人参健脾丸

参考事項

①嘔吐の患者は，まず規則正しい食生活を行い，食べる量を少なくして食事の回数をふやすとよい。刺激性のある食物やなま物，冷たい物，生臭い物，油っこい物の摂取はひかえたほうがよい。また情緒の安定をはかるとよい。

②針灸治療は嘔吐に対して一定の良い効果がある。しかし上消化道の重度の閉塞や癌によりおこる嘔吐に対しては，対症療法としてしか対処できない。

16. 胃痛

　胃痛は胃脘痛ともいわれ，心窩部付近の疼痛を主症とする病症である。本病症の病位は胃にあり，寒邪犯胃，飲食不節または肝気犯胃などの病因により，胃がうまく和降できなくなり，気機（昇降出入）が阻滞すると胃痛がおこる。

　急慢性胃炎，胃十二指腸潰瘍，胃神経症，または肝，胆，膵臓疾患に現れる胃痛は，本病症の弁証施治を参考にしながら治療することができる。

病因病機

【1】寒邪による胃痛

　外感寒邪の侵襲をうけたり，冷たい物，なま物などを食べて寒が中焦に阻滞し，中焦の陽気が寒邪により抑止されると胃痛がおこる。

【2】食積による胃痛

　胃脘部に食積が阻滞して気機不利になると胃痛がおこる。

【3】肝気犯胃による胃痛

　情志失調により肝気が鬱結して疏泄がうまくできなくなり，横逆して胃を犯して胃がうまく和降できなくなると胃痛がおこる。

【4】脾胃虚寒による胃痛

　脾胃陽虚のために胃絡がうまく温養されず，また運化機能が低下して水飲が停滞すると胃痛がおこる。

【5】胃陰不足による胃痛

　肝鬱化火により胃陰を損傷したり，久病が波及して胃陰を損傷して胃絡を滋養できなくなると胃痛がおこる。

16　胃痛

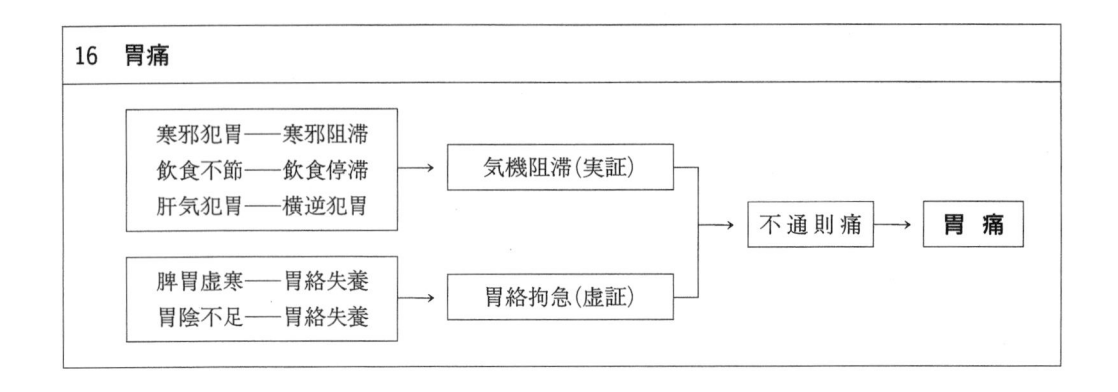

```
寒邪犯胃──寒邪阻滞
飲食不節──飲食停滞  ──→ 気機阻滞（実証）
肝気犯胃──横逆犯胃                            ──→ 不通則痛 ──→ **胃痛**
脾胃虚寒──胃絡失養
胃陰不足──胃絡失養  ──→ 胃絡拘急（虚証）
```

証分類

1 実証

【1】寒邪による胃痛

主　　症：強い胃脘部痛，拒按，喜温
随 伴 症：痛みは冷えると増強し，温めると軽減する，口渇はない，または熱飲を好む
舌 脈 象：舌苔薄白，脈弦緊
証候分析：①強い胃脘部痛，拒按，喜温──中焦の陽気が寒邪の凝滞性，収引性により抑止されると胃脘部痛がおこる。冷えると陽気がいっそう抑止されるので痛みは増強し，温めると寒邪の凝滞性，収引性が減弱するので痛みは軽減する。
　　　　　②口渇はない，熱飲を好む──寒邪は津液を損傷しないので口渇はおこらない。熱飲すると寒象は弱まるので熱飲を好む。
　　　　　③舌苔薄白，脈弦緊──舌苔白，脈緊は寒象であり，弦脈は痛を主っている。強い胃脘部痛には弦緊の脈がみられることがある。

【2】食積による胃痛

主　　症：胃脘部の脹痛，拒按
随 伴 症：腐酸臭のある噯気，呑酸，厭食，悪心，嘔吐，吐くと疼痛は軽減，すっきりと排便できない
舌 脈 象：舌苔厚膩，脈弦滑
証候分析：①胃脘部の脹痛，拒按，厭食，吐くと疼痛は軽減──中脘に食積が停滞すると気機が悪くなり，これらの症状がおこる。吐くと気機が改善するので疼痛は軽減する。
　　　　　②腐酸臭のある噯気，呑酸──濁気が上逆するとおこる。

③すっきりと排便できない――昇降失調，伝導失調によりおこる。
　　　④舌苔厚膩，脈弦滑――食滞内停の象である。

【3】肝気犯胃による胃痛

主　　症：胃脘部の脹痛，疼痛が両脇部に放散，噯気や矢気により軽減，怒ると胃痛を誘発または増強

随 伴 症：胸苦しく痞塞感がある，食欲不振，呑酸，嘔吐，溜め息が多い，すっきりと排便できない

舌 脈 象：舌苔薄白，脈弦

証候分析：①胃脘部の脹痛，胸脇部に放散――肝鬱により疏泄が悪くなり，胃に横逆して胃に気滞が生じると胃脘部の脹痛がおこる。脇部は肝と関係があり，疼痛は胸脇部に放散する。
　　　②噯気が矢気により疼痛は軽減，怒ると胃痛を誘発または増強――噯気や矢気により気機が一時的にしろ改善すると疼痛は軽減する。怒ることにより気機が鬱結すると胃痛を誘発または増強させる。
　　　③胸苦しく痞塞感がある，食欲不振，すっきり排便しない――気機不利，和降失調によりおこる。
　　　④嘔吐，呑酸――胃気が上逆するとおこる。肝鬱により化熱すると呑酸がおこる。
　　　⑤脈弦――弦脈は肝病，疼痛を主っている。

2 虚証

【1】脾胃虚寒による胃痛

主　　症：胃脘部の隠痛，喜温喜按，冷やすと胃痛を誘発または増強，空腹時に疼痛は増強し，食後に軽減，食後の腹脹

随 伴 症：倦怠，乏力，精神不振，懶言，寒がり，四肢の冷え，大便溏薄，または始めは硬く後が溏薄，食欲不振，または摂食量の減少

舌 脈 象：舌質淡嫩，舌辺の歯痕，舌苔薄白，脈沈細または遅

証候分析：①胃脘部の隠痛，食欲不振――脾胃陽虚のために胃の脈絡が温養されず，運化機能が低下して水飲が胃に停滞するとおこる。
　　　②喜温喜按――虚証では喜按となり，寒証では喜温となる。
　　　③倦怠，乏力，精神不振，懶言，大便溏薄――脾虚による気血生成の不足，運化機能の低下によりおこる。
　　　④寒がり，四肢の冷え――脾は四肢を主っており，中焦が陽虚になるとおこる。
　　　⑤舌質淡嫩，舌辺の歯痕，脈沈細または遅――これは脾陽不振の象である。

【2】胃陰不足による胃痛

主　　症：胃脘部の隠痛，灼熱感がある
随 伴 症：口苦，口乾，飢餓感，空腹感はあるが食べたくない，口渇があるが多飲しない
舌 脈 象：舌質紅，舌苔少，舌質に裂紋がある，脈細数
証候分析：①胃脘部の隠痛，灼熱感がある──胃陰を損傷し胃絡を滋養できなくなるとおこる。
　　　　　②口苦，口乾──虚熱が上擾するとおこる。
　　　　　③口渇があるが多飲しない，舌質紅，裂紋がある，脈細数──陰虚の象である。

治療

1 実証

治　　法：理気和胃止痛
処 方 例：中脘，内関，足三里
　　　　　①胃痛がひどい場合には，梁丘を加える。
　　　　　②寒邪による胃痛には，気海を加える。
　　　　　③食積による胃痛には，裏内庭を加える。
　　　　　④肝気犯胃による胃痛には，太衝を加える。
方　　解：中脘は胃の募穴であり，足三里は胃の合穴である。「腑に病あるは募穴に取る」，「腑に病あるは合穴に取る」という治療原則にもとづき，募合配穴法により中脘と足三里を配穴する。これは胃腑の病証を治療する基本処方とされている。ここではこの基本処方により胃気を疏通させ，導滞止痛をはかる。内関は手厥陰心包経の絡穴であり，三焦に通じており，また陰維脈に通じている。内関には寛胸理気の作用があり，とりわけ胸部，胃の疼痛に対してすぐれた効果がある。
　　　　　胃痛のひどいものには，足陽明胃経の郄穴である梁丘を配穴して止痛をはかるとよい。寒邪による胃痛には，気海を配穴して針灸を併用し，温中散寒，和胃止痛をはかる。食積による胃痛には，本処方に裏内庭を配穴して，消食導滞止痛をはかる。また肝気犯胃による胃痛には，太衝を配穴して疏肝和胃止痛をはかる。
操　　作：中脘は1～1.5寸直刺，内関は0.5～1寸直刺，足三里は1～2寸直刺して瀉法を施し，20分間置針する。梁丘は1～1.5寸直刺し，瀉法を施す。寒邪による胃痛には，中脘，足三里，気海にさらに灸を施す。気海は0.5～1寸直刺する。裏内庭は0.3～0.5寸直刺し，瀉法を施す。太衝は0.5～1寸直刺または足心に向けて斜刺し，瀉法を施す。

2 虚証

治　　法：健脾益胃，陽虚には温中散寒，陰虚には益胃養陰
処方例：中脘，足三里，内関
　　　　①脾胃虚寒による胃痛には，脾兪，胃兪，章門を加える。
　　　　②胃陰不足による胃痛には，太谿，三陰交を加える。
方　　解：脾胃虚寒による胃痛には，兪募配穴法により脾兪に章門を配穴し，また胃兪に中脘を配穴し，さらに灸を施すことにより健脾益胃，温中散寒をはかる。胃陰不足による胃痛には，足少陰腎経の原穴である太谿に足三陰経の交会穴である三陰交を配穴し，補水をはかることにより胃陰を滋養する。
操　　作：脾兪，胃兪は0.5～1寸斜刺し，補法を施し，さらに灸を施す。章門は0.8～1寸直刺または斜刺し，補法を施す。太谿は0.5～1寸直刺，三陰交は1～1.5寸直刺し，補法を施す。

胃痛の治法と選穴

症候	病因病機	治法	選穴	
胃痛	胃失和降	理気和胃止痛	中脘 内関 足三里	寒邪犯胃：気海
				飲食停滞：裏内庭
				肝気犯胃：太衝
				脾胃虚寒：脾兪，胃兪，章門
	胃絡失養	健脾益胃		胃陰不足：太谿，三陰交

古今処方例

①『神灸経綸』
　「胃痛：膈兪，脾兪，胃兪，内関，陽輔，商丘，すべてに灸す」
②『神応経』
　「胃脘痛：太淵，魚際，三里，両乳下1寸，それぞれ灸30壮：膈兪，胃兪，腎兪，壮は年に随う」
③『針灸大成』
　「胃脘冷積による疼痛：中脘，上脘，足三里」

1. 内科

その他の療法

【耳針】
選穴：胃，肝，下脚端，神門，脳
操作：毎回2～3穴取穴し，強い捻転刺激を与え，20～30分間置針する。
【中薬】
①胃寒による胃痛：良附丸
②食積による胃痛：保和丸
③肝気犯胃による胃痛：柴胡疏肝散
④脾胃虚寒による胃痛：黄耆建中湯，または附子理中丸
⑤胃陰不足による胃痛：麦門冬湯合一貫煎

参考事項

①情緒の安定をはかり，休息を充分にとり，規則正しい食生活をとるように努める必要がある。また消化しやすい柔らかい食事を取るようにし，辛い物，油っこい物，なま物，冷たい物は，できるだけ食べないようにする。
②針灸は胃痛に対して著明な止痛効果がある。一定期間，針灸治療を継続すると効果も持続する。

17. 腹痛

　腹痛とは胃脘部と少腹部の疼痛を指し，臨床上よく見られる病症の1つである。多くの臓腑疾患に見られるが，そのうち胃脘痛，痢疾，腸癰および婦人科の月経病，帯下病におこる腹痛については，それぞれの篇にて述べる。
　本篇では寒邪，脾陽不振，飲食停滞などの原因によっておこる腹痛について述べる。急慢性腸炎，腸痙攣，腸神経症などに現れる腹痛は，本病症の弁証施治を参考にしながら治療することができる。

病因病機

【1】寒邪による腹痛
　寒邪の侵襲，またはなま物や冷たい物を過食して中陽（中焦の陽気）を損傷し，そのために運化機能が失調し，寒の収引作用の影響をうけると腹痛がおこる。

【2】脾陽虚による腹痛
　平素から陽気不足であったり，脾陽不振のために運化機能が失調し，寒湿が停滞すると，「通ぜざれば則ち痛む」となり腹痛がおこる。

【3】飲食停滞による腹痛
　暴飲暴食により飲食停滞となったり，味の濃い物や辛い物を食べたために，胃腸の消化・伝導機能が失調し，腹部の気機が阻滞すると腹痛がおこる。

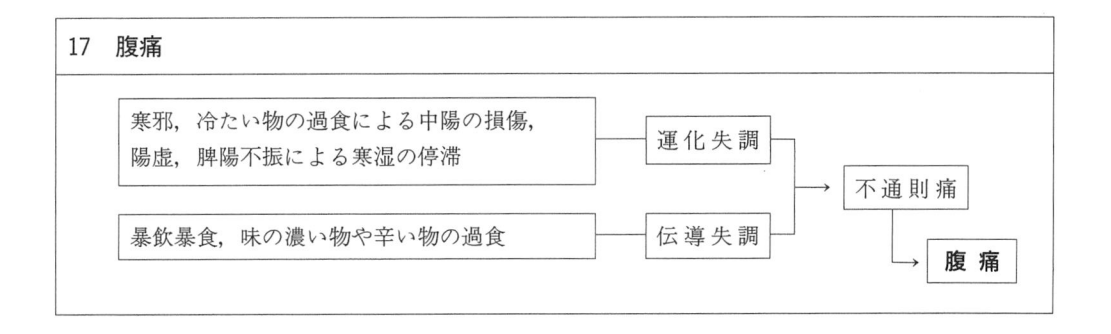

```
17　腹痛

┌─────────────────────────────────┐      ┌──────┐
│寒邪，冷たい物の過食による中陽の損傷，│─────→│運化失調│─┐
│陽虚，脾陽不振による寒湿の停滞      │      └──────┘ │    ┌──────┐
└─────────────────────────────────┘                 ├──→ │不通則痛│
┌─────────────────────────────────┐      ┌──────┐ │    └──┬───┘
│暴飲暴食，味の濃い物や辛い物の過食  │─────→│伝導失調│─┘       ↓
└─────────────────────────────────┘      └──────┘        【腹痛】
```

証分類

【1】寒邪による腹痛

主　　症：腹部冷痛，急に発病，腹部喜温
随 伴 症：四肢不温，口渇はない，腹鳴，腹脹，大便溏薄，小便清利
舌 脈 象：舌苔白膩，脈沈緊または沈遅
証候分析：①腹部冷痛，急に発病，腹部喜温──寒は陰邪であり凝滞性，収引性がある。寒邪が中陽を損傷し運化機能が滞るとおこる。
　　　　　②大便溏薄，腹鳴，腹脹──大腸の気機，伝導機能が失調するとおこる。
　　　　　③口渇はない，小便清利，舌苔白膩，脈沈緊または沈遅──裏寒の象である。

【2】脾陽虚による腹痛

主　　症：腹部の鈍痛，腹部喜温悪冷
随 伴 症：空腹時や疲労時に増強，喜按，精神疲労，倦怠，寒がり
舌 脈 象：舌苔薄白，脈沈細
証候分析：①腹部の鈍痛，喜温悪冷——脾陽虚のために腹部を温養できないと腹部の鈍痛がおこる。温めると局所が温養されるので症状は軽減し，冷やすとますます温養されないので症状は増強する。
　　　　　②空腹時や疲労時に増強——空腹時や疲労時には脾陽がいっそう虚すので，症状は増強する。
　　　　　③精神疲労，倦怠，寒がり——脾陽不足によりおこる。
　　　　　④舌苔薄白，脈沈細——虚寒の象である。

【3】飲食停滞による腹痛

主　　症：胃脘部の脹痛，拒按
随 伴 症：噯腐，呑酸，嘔吐，腹痛により下痢をもよおす，下痢をすると腹痛は軽減
舌 脈 象：舌苔白膩または黄膩，脈滑
証候分析：①胃脘部の脹痛，拒按——飲食物や宿食が胃腸に停滞して気機が阻滞するとおこる。
　　　　　②噯腐，呑酸，嘔吐——宿食が消化されず濁気が上逆するとおこる。
　　　　　③腹痛により下痢をもよおす，下痢後に腹痛は軽減——食滞が中焦におこり昇降失調，運化失調になるとおこる。下痢をすると食積が減少するので腹痛は軽減する。
　　　　　④舌苔白膩または黄膩，脈滑——舌苔膩，脈滑は食積の象である。食積が熱化していなければ舌苔は白となり，熱化すると舌苔は黄となる。

治療

治　　法：温中散寒，脾胃調和
処 方 例：中脘，足三里
　　　　　①寒邪による腹痛には公孫，神闕（生姜灸）を加える。
　　　　　②脾陽虚による腹痛には脾兪，胃兪，気海，章門を加える。
　　　　　③飲食停滞による腹痛には天枢，気海，裏内庭を加える。
方　　解：中脘は胃の募穴であり，足三里は胃の下合穴である。この2穴を配穴して脾胃の調和，導滞止痛をはかる。さらに公孫を配穴して脾胃の運化機能を改善し，胃腸の腑気を温通させる。また神闕に生姜灸を施し，温中散寒をはかる。この4穴を配穴して用いると，温中散寒止痛の効果がある。
　　　　　脾兪，胃兪，気海，章門は補中益気をはかり，脾胃の運化機能の改善，脾胃の陽

気を発奮させる目的で配穴している。中脘，足三里にこの4穴を配穴して用いると，健脾温陽の効果がある。

中脘，足三里に天枢，気海，裏内庭を配穴して用いると，消食化滞，行気止痛の効果がある。

操　作：寒邪による腹痛には，針にて瀉法を施し，さらに神闕に生姜灸を施す。脾陽虚による腹痛には，針にて補法を施し，灸を併用する。飲食停滞による腹痛には，針にて瀉法を施し，灸を施す。各治療穴には0.5～1寸直刺し，10～20分間置針する。脾陽虚と寒邪による腹痛には，置針時間を少し長くし，さらに灸頭針を併用するとよい。

腹痛の治法と選穴

症候	病因病機	治法	選穴	
腹痛	寒邪	温中散寒 脾胃調和	中脘 足三里	公孫，神闕
	脾陽虚			脾兪，胃兪，気海，章門
	飲食停滞			天枢，気海，裏内庭

古今処方例

① 『針灸学講義』
「少腹痛，中極，府舎」
② 『類経図翼』
「繞臍痛，水分，天枢，陰交，足三里に灸す」
③ 『神灸経綸』
「臍下熱痛し，小便黄なるは，針にて横骨を瀉す。臍下冷痛するは，気海，膀胱兪，曲泉に灸す。」

その他の療法

【耳針】
選穴：大腸，小腸，胃，脾，神門，交感
操作：毎回2～3穴取穴し，中程度の刺激を与え，10～20分間置針する。1日1回または隔日治療とし，10回を1クールとする。

【中薬】
①寒邪による腹痛：良附丸

1. 内科

②脾陽虚による腹痛：附子理中丸
③飲食停滞による腹痛：保和丸

> 参考事項

①腹痛の原因は多くあるが，その原因を必ず追求しなければならない。とりわけ一般的な腹痛と急性腹症との鑑別は重要である。一般的な腹痛の治療は，本篇の弁証施治を参考にすることができる。
②急性腹症の場合は，針灸治療を行いながら慎重に観察する必要がある。また手術適応となる急性腹症は，ただちに外科的措置を施す必要がある。

18. 泄瀉

　泄瀉とは，下痢のことであり，泥状あるいは水様の便で，排便の回数が多く，排便時にテネスムスを伴わないものを指す。本病症には急性泄瀉と慢性泄瀉がある。前者は外邪，飲食不節によりおこり，実証のものが多い。また後者は肝脾不調，脾胃虚弱，腎陽虚によりおこり，虚証のものが多い。
　急慢性腸炎，腸結核，胃腸神経症，過敏結腸などは，本病症の弁証施治を参考にしながら治療することができる。

病因病機

【1】外邪による泄瀉

　泄瀉をひきおこす外邪としては，寒・湿・暑・熱があるが，湿邪によるものがとりわけ多い。湿邪が影響すると，脾に最も影響がおよびやすく，脾陽が抑止されて運化機能が失調すると，水と食したものが混じって下り泄瀉となる。湿に寒がからんだものは，寒湿泄瀉となり，湿に暑熱がからんだものは，湿熱泄瀉となる。

【2】飲食不節による泄瀉

過度の飲食，油っこい物，なま物，冷たい物を食べすぎたり，不衛生な物を食べると，脾胃を損傷し，そのために伝導機能や脾胃の昇降機能が失調すると泄瀉がおこる。

【3】情志失調による泄瀉

平素から脾胃が虚している場合，情志の変化や精神緊張によって肝気鬱結となると，肝気は横逆して脾を犯しやすく，そのために運化機能が失調すると泄瀉がおこる。

【4】脾胃虚弱による泄瀉

飲食不節，労倦内傷，または久病のために脾胃の機能が衰え，水穀の受納と精微の運化がうまく行われなくなると，水穀が停滞して清濁の分別がうまくいかなくなり，それが混じって下ると泄瀉がおこる。

【5】腎陽虚による泄瀉

久病または老化にともない腎気，腎陽が虚して，脾陽をうまく温煦できなくなると，運化機能が失調して泄瀉がおこる。

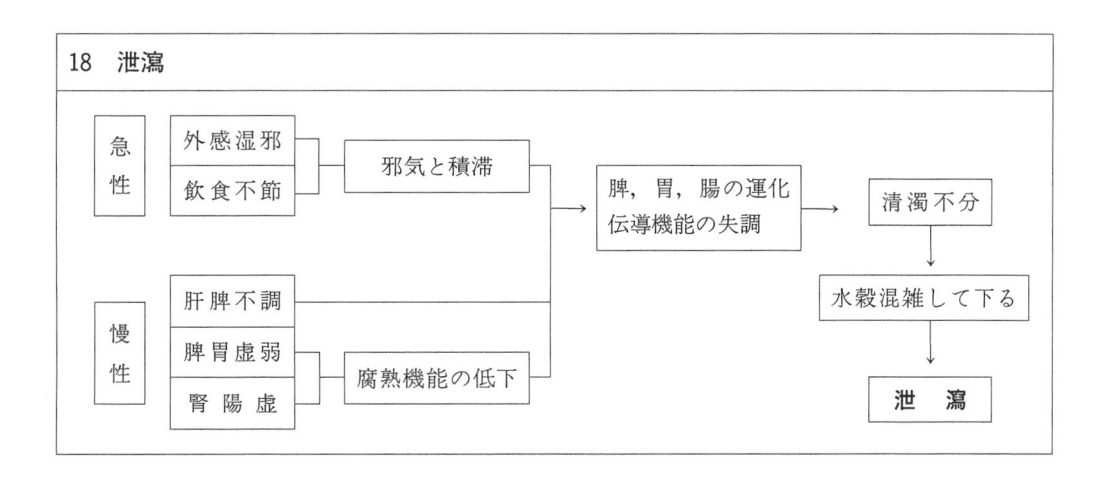

```
18  泄瀉

急性 ─┬─ 外感湿邪 ─┐
      └─ 飲食不節 ─┴→ 邪気と積滞 ─┐
                                    ├→ 脾，胃，腸の運化 → 清濁不分
                                    │   伝導機能の失調        ↓
慢性 ─┬─ 肝脾不調 ─┐               │                    水穀混雑して下る
      ├─ 脾胃虚弱 ─┼→ 腐熟機能の低下┘                          ↓
      └─ 腎陽虚  ─┘                                          泄 瀉
```

証 分 類

【1】寒湿による泄瀉

主　　症：水様便あるいは未消化便で悪臭がない
随 伴 症：腹痛，腹鳴，腹満感，食欲不振，
　　　　　あるいは悪寒，発熱，鼻閉，頭痛を伴う

舌 脈 象：舌苔白膩，脈濡緩
証候分析：①水様便あるいは未消化便で悪臭がない——外感の寒湿や風寒の邪が胃腸に侵襲して脾の運化機能が悪くなり，昇降失調，伝導失調となるとおこる。
　　　　　②腹痛，腹鳴——寒湿内盛となり胃腸の気機が阻滞するとおこる。
　　　　　③腹満感，食欲不振——寒湿困脾によりおこる。
　　　　　④あるいは悪寒，発熱，鼻閉，頭痛——風寒外束がある場合におこる。
　　　　　⑤舌苔白膩，脈濡緩——寒湿内盛の象である。

【2】湿熱による泄瀉

主　　症：急迫した泄瀉，腹痛と泄瀉が交互しておこる，あるいはすっきりと排便できない，悪臭を伴う
随 伴 症：肛門の灼熱感，煩熱，口渇，小便短少
舌 脈 象：舌苔黄膩，脈濡数
証候分析：①急迫した泄瀉——湿熱の邪により胃腸の伝導機能が失調するとおこる。腸中に熱があると下痢は急迫する。
　　　　　②腹痛と下痢が交互する，またはすっきり排便できない——湿熱互結によりおこる。
　　　　　③肛門の灼熱感，便の悪臭——湿熱下注によりおこる。
　　　　　④煩熱，口渇，小便短少——熱により津液を損傷するとおこる。
　　　　　⑤舌苔黄膩，脈濡数——湿熱内盛の象である。

【3】食滞による泄瀉

主　　症：腹が痛むと泄瀉し泄瀉後は痛みが軽減，しばらくするとまたくり返す，便は粘稠あるいは未消化物が混じる，悪臭を伴う
随 伴 症：腹脹，食欲不振，噯腐，呑酸
舌 脈 象：舌苔黄厚膩，脈滑
証候分析：①腹痛，腹鳴，腹脹——宿食が胃腸に阻滞して伝導機能が悪くなり，気機が阻滞するとおこる。
　　　　　②噯腐，呑酸，悪臭を伴う未消化便——宿食が消化せず濁気が上逆すると噯腐，呑酸がおこり，下注すると悪臭を伴う未消化便がでる。
　　　　　③泄瀉後は腹痛が軽減——泄瀉により濁気が外泄すれば腹痛は軽減する。
　　　　　④舌苔黄厚膩，脈滑——宿食内停の象である。

【4】肝脾不調による泄瀉

主　　症：精神的な刺激や緊張により腹痛，泄瀉が起こる，腹痛の後に泄瀉する
随 伴 症：平素から胸脇部の膨満感がある，噯気，食欲不振
舌 脈 象：舌質淡紅，脈弦

証候分析：①腹痛，泄瀉──肝鬱となり肝気が脾に横逆し，脾の運化が悪くなるとおこる。
②胸脇部の膨満感，噯気，食欲不振──平素から肝気が条達しない場合におこる。
③舌質淡紅，脈弦──肝旺脾虚の象である。

【5】脾胃虚弱による泄瀉

主　　症：軟便または水様便，なま物・冷たい物・油っこい物・消化しにくい物を食べると増悪，未消化物を伴うこともある，排便の回数の増加
随 伴 症：食欲不振，食後の腹満，顔色萎黄，精神疲労，乏力
舌 脈 象：舌質淡，舌苔白，脈細弱
証候分析：①泄瀉──脾胃虚弱のために運化機能が低下し，清濁の分別が悪くなるとおこる。少し油っこい物を食べると泄瀉の回数はふえる。
②食欲不振，食後の腹満──運化機能が低下し水穀が化さないとおこる。
③精神疲労，乏力，顔色萎黄──脾胃虚弱のために気血の来源が不足するとおこる。
④舌質淡，舌苔白，脈細弱──脾胃虚弱の象である。

【6】腎陽虚による泄瀉

主　　症：五更泄瀉
随 伴 症：腰腹部の冷え，四肢の冷え，腰や膝のだるさ
舌 脈 象：舌質淡，舌苔白，脈沈細，尺脈がとくに弱い
証候分析：①五更泄瀉──腎陽が虚して脾胃をうまく温煦できないと運化機能は低下する。夜明け前は陽気がまだ少なく陰寒がまだ強いので，この時刻に腹痛，腹鳴がおこり下痢する。
②腰腹部の冷え，四肢の冷え，腰や膝のだるさ──脾腎の陽気が不足するとおこる。
③舌質淡，舌苔白，脈沈細──脾腎陽虚の象である。

治　療

【1】寒湿による泄瀉

治　　法：散寒化湿
処 方 例：中脘，天枢，上巨虚，陰陵泉
方　　解：中脘は胃の募穴であり，天枢は大腸の募穴である。この２穴を配穴して胃腸の運化機能と伝導機能の調節をはかる。大腸の下合穴である上巨虚にて胃腸の気機を通調し，陰陵泉にて脾気を調節して化湿をはかる。胃腸の伝導機能が正常となり，脾湿が化湿（改善）すれば，泄瀉はおのずと止まる。
操　　作：各治療穴に1.5寸直刺し，瀉法を施す。または灸頭針を用いる。20分間置針する。

1．内科

【2】湿熱による泄瀉
治　　法：清熱化湿
処方例：同上。さらに合谷，曲池，委中を加える。
方　　解：同上。合谷，曲池にて清熱をはかり，委中に点刺出血して清熱解毒をはかる。
操　　作：各治療穴に1～1.5寸直刺し，瀉法を施す。一般的には置針しない。また灸法も用いない。

【3】食滞による泄瀉
治　　法：消食導滞
処方例：公孫，中脘，天枢，足三里，脾兪，胃兪，大腸兪
方　　解：上述の各治療穴には，脾胃の機能を向上させ，運化機能を助ける作用がある。また中脘と胃兪，天枢と大腸兪の配穴は，兪募配穴法によるものである。
操　　作：公孫は0.5～1寸直刺し，瀉法を施す。中脘，天枢は1.5寸直刺し，瀉法を施す。その他の治療穴は，それぞれ1～1.5寸直刺し，補法を施す。10～20分間置針する。

【4】肝脾不調による泄瀉
治　　法：疏肝健脾
処方例：中脘，天枢，足三里，太衝，陽陵泉
方　　解：太衝，陽陵泉にて疏肝をはかり，肝気の横逆を改善する。その他の治療穴にて脾を助け，腸の機能の改善をはかる。
操　　作：太衝は1寸直刺し，陽陵泉は1.5寸直刺して瀉法を施す。中脘，天枢，足三里は1.5寸直刺して補法を施す。20分間置針する。

【5】脾胃虚弱による泄瀉
治　　法：健脾益気
処方例：脾兪，章門，中脘，天枢，足三里
方　　解：脾兪，章門の配穴は兪募配穴法であり，これにより健脾益気をはかる。天枢は大腸の募穴であり，中脘は胃の募穴である。これに足陽明胃経の合穴である足三里を配穴して，脾陽を温め運化機能の改善を助ける。
操　　作：脾兪は1寸直刺し，中脘，足三里，天枢は1.5寸直刺し，すべてに補法を施す。さらに灸頭針とする。

【6】腎陽虚による泄瀉
治　　法：温腎健脾
処方例：健脾益気方に命門，関元を加える
方　　解：健脾益気方については同上。命門，関元にて元陽の温補をはかり，腎陽を助ける。

この処方例には温腎健脾止瀉の作用がある。

操　作：健脾益気方については同上。命門，関元には灸を施す。

泄瀉の治法と選穴

症候		病因病機	治法		選穴
泄瀉	急性	寒湿	散寒化湿	中脘 天枢	上巨虚，陰陵泉
		湿熱	清熱化湿		上巨虚，陰陵泉，合谷，曲池，委中
		食滞	消食導滞		公孫，足三里，脾兪，胃兪，大腸兪
	慢性	肝脾不調	疏肝健脾	中脘 天枢 足三里	太衝，陽陵泉
		脾胃虚弱	健脾益気		脾兪，章門，
		腎陽虚	温腎健脾		脾兪，章門，命門，関元

古今処方例

①『神応経』
　「溏泄するは太衝，神闕，三陰交を取る。食泄するは上下廉を取る。」
②『針灸逢源』
　「洞泄止まらざるは，腎兪，中脘を取る。」
③『神灸経綸』
　「虚寒による久瀉には，関元，中極，天枢，三陰交，中脘，梁門，気海に灸す。老人の虚瀉には，神闕，関元，脾兪，大腸兪に灸す。」

その他の療法

【吸角】
選穴：天枢，関元，足三里，上巨虚，下巨虚，大腸兪，小腸兪
適応：慢性虚寒性の泄瀉

【中薬】
①寒湿による泄瀉：藿香正気湯
②湿熱による泄瀉：葛根芩連湯

③食滞による泄瀉：保和丸
④肝脾不調による泄瀉：痛瀉要方
⑤脾胃虚弱による泄瀉：香砂六君子湯
⑥腎陽虚による泄瀉：四神丸

参考事項

①急性泄瀉は実証のものが多く，治療のポイントは調気利湿にある。また慢性泄瀉は虚証のものが多く，治療のポイントは温陽健脾にある。
②急性泄瀉期間中は絶食させるほうがよい。また泄瀉が頻繁におこり脱水現象が現れているものには，輸液などの適切な措置をはかる必要がある。
③平素から飲食，衛生に注意する必要がある。

19. 痢疾

　痢疾は夏・秋の季節によく見られ，腹痛，裏急後重，膿血便を主症とする腸の急性伝染病である。不潔な野菜や果物，なま物を食べたり，暑湿疫毒の気を感受して，胃腸を損傷するとおこる。一般的には湿熱痢，寒湿痢，疫毒痢，噤口痢，休息痢の5つに分類されている。
　細菌性赤痢，中毒性細菌性赤痢，アメーバ赤痢は，本病の弁証施治を参考にしながら治療することができる。

病因病機

　痢疾は油っこい物を食べすぎたり，不潔な野菜，なま物を食べたり，暑湿疫毒の気を感受しておこることが多い。外邪と食滞が腸に混じって阻滞し，そのために大腸の伝導機能が失調して気血が凝滞し，その絡脈を損傷すると膿血性（赤白）下痢がおこる。邪が気分を損傷した場合，膿血便は白が多く赤は少ない。一方，邪が血分を損傷した場合，膿血便は赤が多く白は少ないという特徴がある。痢疾は，その病機の特徴により次のように分類されている。

【1】湿熱痢

平素から体質が陽盛である者は，湿が熱化しやすく，そのために湿熱が大腸に阻滞して気血が凝滞し，絡脈を損傷すると膿血便となる。

【2】寒湿痢

平素から体質が陽虚である者は，湿が寒化しやすく，この寒湿が大腸の気機を阻滞させて気血が凝滞し，絡脈を損傷すると膿血便となる。

【3】疫毒痢

疫毒が盛んであると，邪が大腸に侵襲して膿血便をおこすだけでなく，さらに心営にも影響し，高熱，意識混濁を伴う。

【4】噤口痢

湿熱の毒邪により胃腸を損傷したり，慢性の痢疾（久痢）のために脾胃が虚弱になると，胃の受納機能の低下，和降機能の失調を主とする重症の噤口痢がおこる。多くは疫毒痢，湿熱痢から進行したものである。

【5】休息痢

慢性の痢疾が長期にわたって改善しないと，正気が虚して邪が留恋し，下痢がおこったり止んだりする。

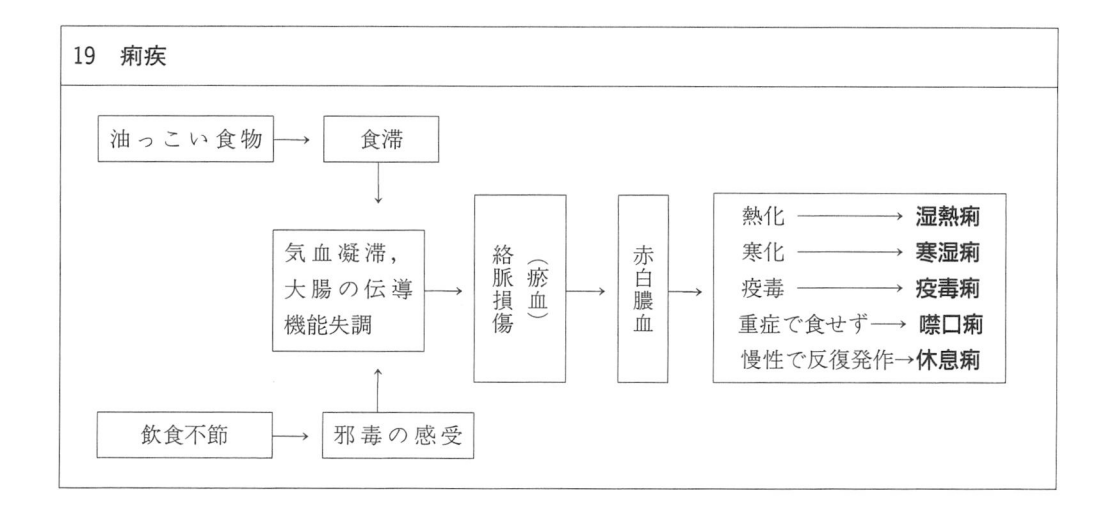

19　痢疾

```
油っこい食物 → 食滞
                ↓
              気血凝滞,     絡脈   赤白    熱化 ――――→ 湿熱痢
              大腸の伝導 → 損傷 → 膿血   寒化 ――――→ 寒湿痢
              機能失調    （瘀血）      疫毒 ――――→ 疫毒痢
                ↑                     重症で食せず → 噤口痢
飲食不節 → 邪毒の感受                   慢性で反復発作 → 休息痢
```

証分類

【1】湿熱痢
主　　症：急性に発病，頻回に下痢，粘い膿血便でなまぐさい
随 伴 症：腹部の膨満感と下垂感，裏急後重，肛門の灼熱感，小便短赤
　　　　　発熱，心煩，口渇を伴うことがある
舌 脈 象：舌苔黄膩，脈滑数
証候分析：①頻回に下痢，腹部の膨満感と下垂感，裏急後重——湿熱の邪が大腸に阻滞して気機と伝導が失調するとおこる。
　　　　　②粘い膿血便でなまぐさい——湿熱が腸道に作用し絡脈を損傷し，気血瘀滞したものが変化すると膿血便になる。
　　　　　③肛門の灼熱感——湿熱が下注するとおこる。
　　　　　④小便短赤，発熱，心煩，口渇，舌苔黄膩，脈滑数——裏に湿熱がある象である。

【2】寒湿痢
主　　症：粘液が多く出血の少ない水様の下痢（白多赤少），あるいは豆汁状の下痢
随 伴 症：腹痛，裏急後重，食欲不振，身体の冷え，身体が重だるい，口渇はない
舌 脈 象：舌質淡，舌苔白膩，脈濡緩
証候分析：①下痢，腹痛，裏急後重——寒湿の邪が腸中に留滞して気機阻滞となり，伝導機能が失調するとおこる。
　　　　　②下痢は白多赤少または豆汁状——寒湿の邪が気分を損傷し，まだ血分を損傷していないとおこる。
　　　　　③食欲不振（味覚減退），口不渇——寒湿が中焦にあり運化機能が失調するとおこる。
　　　　　④身体が重だるい——脾は四肢と肌肉を主っているが，寒湿困脾になり運化機能が悪くなるとおこる。
　　　　　⑤舌質淡，舌苔膩，脈濡緩——寒湿内盛の象である。

【3】疫毒痢
主　　症：発病が急激で病勢が強い，紫色の膿血便あるいは水様の血便
随 伴 症：激しい腹痛，裏急後重，高熱，強い口渇，頭痛，煩躁，あるいは意識混濁や痙攣
舌 脈 象：舌質紅絳，舌苔黄膩，脈滑数
証候分析：①発病が急激で病勢がつよい——これは疫毒の邪の特性である。
　　　　　②紫色の膿血便，あるいは水様の血便——疫毒により腸道を損傷したり，気血を損耗するとおこる。
　　　　　③激しい腹痛，裏急後重——疫毒の気は湿熱の邪よりも強いので症状も強くでる。
　　　　　④高熱，強い口渇——毒が裏にて盛んになり，熱を助長して津液を損傷するとおこる。

⑤頭痛，煩躁──毒邪が清竅に上攻すると頭痛がおこり，心営に影響すると煩躁となる。
⑥意識混濁，痙攣──熱毒が清竅を蒙閉すると意識混濁となり，熱盛動風になると痙攣がおこる。
⑦舌質紅絳，舌苔黄膩，脈滑数──湿熱，疫毒の邪の内盛の象である。

【4】噤口痢

主　　症：膿血性下痢，食欲不振，または悪心，嘔吐
随 伴 症：上腹部が痞えて苦しい，るい痩，倦怠感
舌 脈 象：舌苔黄膩，脈濡数
証候分析：①膿血性下痢──湿熱，疫毒の邪が腸中に蘊結して腐血が生じるとおこる。
②上腹部が痞えて苦しい，食欲不振，または悪心，嘔吐──湿熱，疫毒の邪が去らず，腸中に蘊結して胃に上攻し胃の和降が失調するとおこる。
③るい痩，倦怠感──長期にわたって改善しないと気血を損傷しておこる。
④舌苔黄膩，脈濡数──内に湿熱のある象である。

【5】休息痢

主　　症：発病経過が長い，間欠的な下痢，倦怠感，発作時は粘い膿血便
随 伴 症：①陽虚──顔色がさえない，大便は溏薄で白色ゼリー状の粘液が混じる，腹部鈍痛，食欲不振
②陰虚──大便は粘く血が混じる，午後の微熱，心煩，口乾
舌 脈 象：①陽虚──舌質淡，舌苔白，脈濡緩
②陰虚──舌質紅，脈細数
証候分析：①間欠的な下痢──正気が虚して邪気が留恋し，寒熱挟雑となって大腸の伝導機能が失調するとおこる。
②顔色がさえない，大便は溏薄で白色ゼリー状の粘液が混じる，腹部鈍痛，食欲不振──脾陽が極度に弱るとおこる。
③大便は粘く血が混じる，午後の微熱，心煩，口乾──陰虚内熱の象である。
④舌質淡，舌苔白，脈濡緩──脾陽虚の象である。
⑤舌質紅，脈細数──陰虚内熱の象である。

治療

治　　法：清熱化湿，調気和血
　　　　　①熱盛──清熱

1. 内科

　　　　　②寒盛——温化
　　　　　③疫毒痢——清熱解毒
　　　　　④噤口痢——健脾和胃
　　　　　⑤休息痢——補益脾腎
処 方 例：合谷，天枢，上巨虚
　　　　　①湿熱痢——曲池，内庭を加える。
　　　　　②寒湿痢——中脘，気海を加える。
　　　　　③疫毒痢——十宣，大椎を加える。
　　　　　④噤口痢——内関，足三里を加える。
　　　　　⑤休息痢——陽虚には脾兪，腎兪を加える。
　　　　　　　　　　　陰虚には照海，血海を加える。
方　　解：合谷は手陽明大腸経の原穴であり，天枢は大腸の募穴である。また上巨虚は大腸の下合穴である。この3穴を配穴して用いると，大腸の気血を通調させることができる。これは「血めぐれば則ち膿血おのずと癒え，気調えば則ち後重おのずと除かれる」という考えにもとづいて配穴されたものである。

　　　　　曲池と内庭を配穴して，胃腸の湿熱の除去をはかる。また中脘と気海を配穴し，これに針灸を併用することにより益気和胃，散寒去湿をはかる。十宣と大椎に瀉血を施すと，毒熱を泄することができる。また内関と足三里を配穴して用いると，寛胸健脾和胃をはかることができる。休息痢の陽虚に偏したものには，脾兪と腎兪を配穴して脾腎の温補をはかるとよい。また陰虚に偏したものには，照海と血海を配穴して滋陰養血をはかるとよい。
操　　作：合谷，天枢，上巨虚は，1～1.5寸直刺し，瀉法または平補平瀉法を施す。曲池は1寸，内庭は0.5寸直刺して瀉法を施す。中脘と気海は1～1.5寸直刺し，灸頭針を施すか，抜針後に灸を施すとよい。十宣と大椎は瀉法を施すか，三稜針にて点刺出血を施すとよい。内関は1寸，足三里は1～1.5寸直刺し，補法または平補平瀉法を施す。脾兪，腎兪は1～1.5寸直刺し補法を施し，灸を加える。照海は0.5寸，血海は1寸直刺し，補法を施す。置針は20分行う。

古今処方例

①『針灸大成』
　「赤痢：内庭，天枢，隠白，気海，照海，内関。　白痢：外関，隠白，天枢，申脈」
②『神灸経綸』
　「赤白痢：長強，命門。　裏急後重：下脘，天枢，照海。　久痢：脾兪，天枢，三焦兪，大腸兪，足三里，三陰交，すべて灸す。」
③『雑病穴法歌』

痢疾の治法と選穴

症候	病因病機	治法		選穴
痢疾	湿熱痢	清熱化湿 調気和血	清　熱	合谷 天枢 上巨虚	曲池, 内庭
	寒湿痢		温　化		中脘, 気海
	疫毒痢		清熱解毒		十宣, 大椎
	噤口痢		健脾和胃		内関, 足三里
	休息痢		補益脾腎		脾兪, 腎兪, 照海, 血海

「痢疾には合谷，足三里を取り，甚だしいものには必ず中膂兪を加える。」
④『資生経』
「小児，赤白を痢下するは，挟脊穴に灸すること一壮。」

その他の療法

【耳針】
選穴：大腸，小腸，胃，直腸下段，神門，脾，腎
操作：毎回3～5穴取穴する。急性痢疾には強刺激を与え，20～30分間置針する。毎日1～2回治療する。慢性痢疾には軽刺激を与え，5～10分間置針する。隔日治療とする。

【中薬】
①湿熱痢：芍薬湯
②寒湿痢：胃苓湯
③疫毒痢：白頭翁湯
④噤口痢：開噤散加減
⑤休息痢：連理湯

参考事項

①針灸は痢疾の治療に対して著明な効果がある。一般的には1週間以内に治癒する。
②患者は充分に休息をとり，水分を多くとるように努め，さらに隔離が必要である。
③急性細菌性下痢で中毒症状が出現した場合には，中西医学による総合治療が必要である。

20. 便秘

便秘とは，大便秘結，排便時間の延長，または便意はあるが排便困難であるなどの状態を指す。本病症は急慢性疾患に1症状として現れるものや，習慣性の便秘として単純に現れるものがある。これらは本病症の弁証施治を参考にしながら治療することができる。

病因病機

【1】熱秘

辛い食べ物を偏食すると津液を損傷しやすく，そのために胃腸が燥熱の状態になると，このタイプの便秘がおこる。また陽盛体質の者も胃腸に熱がこもりやすく，このタイプの便秘がおこりやすい。熱病により津液を損傷した場合も，便秘がおこる。

【2】気秘

情志の失調により気機が鬱滞し，そのために腸の伝導機能が悪くなると，このタイプの便秘がおこる。また長期にわたって座している時間が長く，あまり動かないと同様に気機が鬱滞し，このタイプの便秘がおこりやすい。

【3】虚秘

病後または産後で気血が回復しないと，気虚のために伝導無力となり，また血虚のために腸が潤いを失い，このタイプの便秘がおこる。老化により気血が不足した場合も，同様にこのタイプの便秘がおこりやすい。

【4】冷秘

虚弱な者や老人で下焦の陽気が虚すと，そのために温煦機能が低下して陰寒が凝結し，排便困難となる。

証分類

【1】熱秘

主　　症：大便秘結，排便困難
随伴症：腹部膨満（拒按），顔面紅潮，身熱，口臭，心煩，口渇
舌脈象：舌苔黄燥，脈滑実
証候分析：①大便秘結，排便困難——胃腸の積熱により津液を損傷するとおこる。
　　　　　②腹部膨満（拒按）——胃腸に熱がこもり腑気が通じないとおこる。
　　　　　③口渇，口臭——胃腸の熱が上炎するとおこる。
　　　　　④顔面紅潮，身熱，心煩——陽明の熱による証候である。
　　　　　⑤舌苔黄燥，脈滑実——内に実熱のある象である。

【2】気秘

主　　症：大便秘結，便意はあるが排便できない
随伴症：腹部・両脇部膨満，頻回な噯気，口苦
舌脈象：舌質偏紅，舌苔薄，脈弦
証候分析：①大便秘結，便意はあるが排便できない——情志の失調により肝脾の気が鬱結し，伝導機能が失調するとおこる。
　　　　　②腹部・両脇部膨満——足厥陰肝経脈は胃を挟み上行して胸脇部に分布しているので，肝気鬱結により気機が阻滞するとおこる。
　　　　　③口苦，噯気——腑気が通ぜず，濁気が上逆するとおこる。
　　　　　④舌質偏紅，舌苔薄，脈弦——肝脾不調で内に積滞のある象である。

【3】虚秘

主　　症：気虚——便意はあるが排便困難，大便は硬または軟
　　　　　血虚——長期間の便秘，排便困難，便は硬く兎糞状
随伴症：気虚——排便時に汗が出て息切れする，顔色が白い，倦怠感，懶言，脱肛
　　　　血虚——顔色につやがない，眩暈，口唇や爪が淡白
舌脈象：気虚——舌質淡嫩，舌苔薄，脈虚
　　　　血虚——舌質淡，脈細
証候分析：①気虚による便秘——肺は気を主り，脾は運化を主っている。肺脾気虚になると，ともに大腸の伝導機能は無力となるので，このタイプの便秘がおこる。肺気虚のために衛外不固になると腠理がゆるむので，排便時に力むと汗が出て息切れがする。脾虚のために気血が充足しないと，顔色が白い，倦怠感，懶言などがおこる。舌質淡，脈虚は気虚の象である。
　　　　　②血虚による便秘——血虚のために腸が潤いを失うと，このタイプの便秘がおこる。

血虚のために頭顔面部をうまく栄養できないと顔の血色が悪くなり，口唇の色は淡白となり，眩暈がおこる。舌質淡，脈細は血虚の象である。

【4】冷秘

主　　症：排便困難
随 伴 症：腹部の冷え，腹痛，四肢の冷え，腰膝の冷え，小便清長または夜間頻尿
舌 脈 象：舌質淡，舌苔白，脈沈遅
証候分析：①排便困難——温煦機能が低下して寒が内生し，腸の伝導機能が低下するとおこる。
　　　　　②腹部の冷え，腹痛——陰寒内盛となり気機が阻滞するとおこる。
　　　　　③四肢の冷え，腰膝の冷え——陽虚のために温煦機能が低下するとおこる。
　　　　　④小便清長または夜間頻尿，舌質淡，舌苔白，脈沈遅——陽虚内寒の象である。

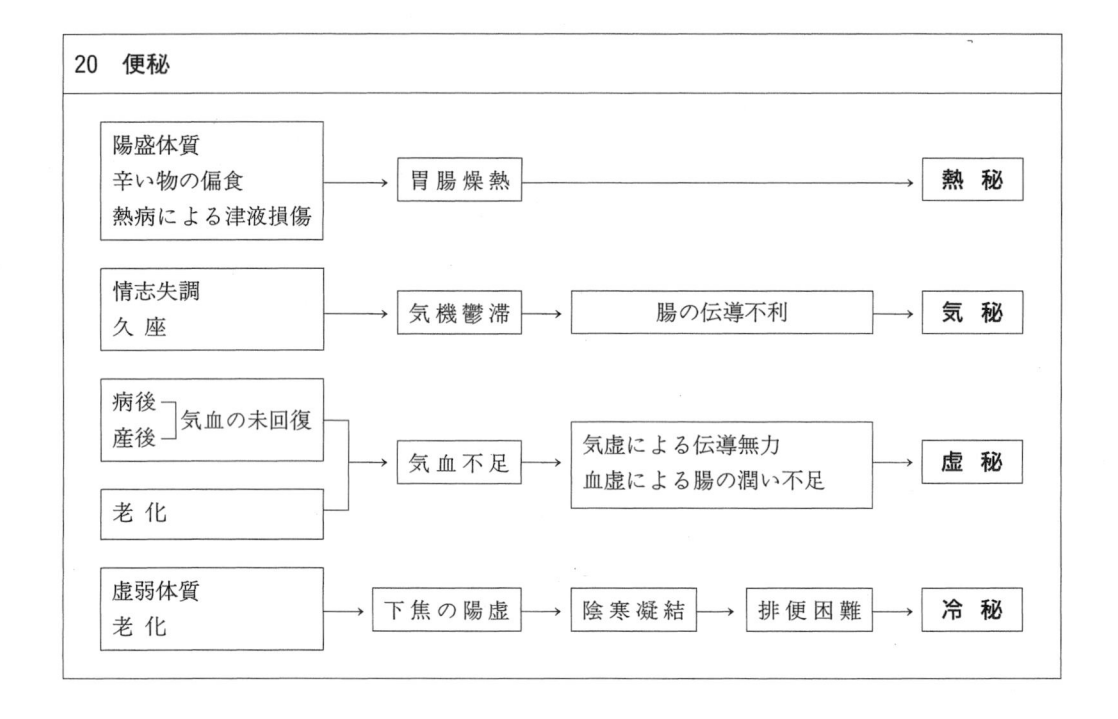

20 便秘

原因		機序	証
陽盛体質／辛い物の偏食／熱病による津液損傷	→	胃腸燥熱 →	熱秘
情志失調／久座	→	気機鬱滞 → 腸の伝導不利 →	気秘
病後・産後／老化 — 気血の未回復	→	気血不足 → 気虚による伝導無力／血虚による腸の潤い不足 →	虚秘
虚弱体質／老化	→	下焦の陽虚 → 陰寒凝結 → 排便困難 →	冷秘

治　療

治　　法：寛腸通便，理気導滞
　　　　　①熱秘——清熱
　　　　　②気秘——理気行気

③虚秘──補気益陰
④冷秘──温陽散寒

処 方 例：天枢，上巨虚，足三里
①熱秘──曲池，合谷，内庭を加える。
②気秘──行間，気海，陽陵泉を加える。
③虚秘──脾兪，胃兪，大腸兪，関元，三陰交を加える。
④冷秘──気海，腎兪，関元を加える。

方　　解：天枢は大腸の募穴であり，大腸の腑気を通じる作用があり，便秘または痢疾を治療する要穴とされている。上巨虚は大腸の下合穴であり，理気化滞の作用がある。また足三里は足陽明胃経の合穴であり，胃腸病を治療する常用穴である。

熱秘には曲池，合谷，内庭を配穴し，主として胃腸の熱邪の清熱をはかる。気秘には行間，陽陵泉にて疏肝利胆をはかり，さらに気海を配穴し3穴により理気導滞をはかる。虚秘には脾兪，胃兪，大腸兪，関元，三陰交を配穴して健脾健胃，益気生血をはかる。また冷秘には気海，腎兪，関元を配穴して補腎益気助陽をはかる。

操　　作：内庭，行間は0.5寸直刺する。その他の治療穴は，1～1.5寸直刺する。熱秘，気秘には瀉法または平補平瀉法を施す。脾兪，胃兪，関元は補法を施す。気海，腎兪，関元は平補平瀉法を施し，多壮灸を施す。置針は10～20分間行う。

便秘の治法と選穴

症候		治法		選穴	
便秘	熱秘	寛腸通便 理気導滞	清熱	天枢 上巨虚 足三里	曲池, 合谷, 内庭
	気秘		理気行気		行間, 気海, 陽陵泉
	虚秘		補気益陰		脾兪, 胃兪, 大腸兪, 関元, 三陰交
	冷秘		温陽散寒		気海, 腎兪, 関元

古今処方例

①『玉龍歌』
「支溝，照海は，大便閉結を治す」

②『針灸学』
「便秘の主穴は大腸兪，天枢，支溝，上巨虚。熱結には合谷，曲池を加え，気滞には中

1．内科

脘，行間を加える。気血虚には脾兪，胃兪を加え，寒邪による秘結には灸神闕，気海を加える。」

③『針灸大成』

「大便不通：承山，太谿，照海，太衝，小腸兪，太白，章門，膀胱兪」

その他の療法

【耳針】
選穴：大腸，直腸下段
操作：強刺激を与え，1～2時間置針する。置針中に2回捻針する。
【中薬】
①熱秘：麻子仁丸
②気秘：六磨湯
③虚秘：補中益気湯合潤腸丸
④冷秘：済川煎

参考事項

①針灸治療は便秘に対して，かなり良い効果がある。とりわけ熱秘，気秘に対して良い効果がある。虚秘，冷秘の治療には，中薬を併用するとよい。
②辛い刺激性のある食べ物を減らし，野菜，果物を多くとるようにするとよい。

21. 脱肛

　脱肛とは，直腸や直腸粘膜が肛門外に脱出する疾患である。これには常に脱出している場合と排便・咳・力みにより脱出する場合がある。老人，小児，多産の婦女に多く見られる。

病因病機

【1】虚証の脱肛

　虚証の脱肛は，中気不足のために気虚下陥となり，固摂機能が低下して肛門が弛緩し昇挙できなくなるとおこる。

【2】実証の脱肛

　便秘や痔疾患により湿熱が直腸に鬱滞すると，局部の腫脹・疼痛がおこり，排便時の用力過度により肛門の約束機能が損傷すると脱肛がおこる。

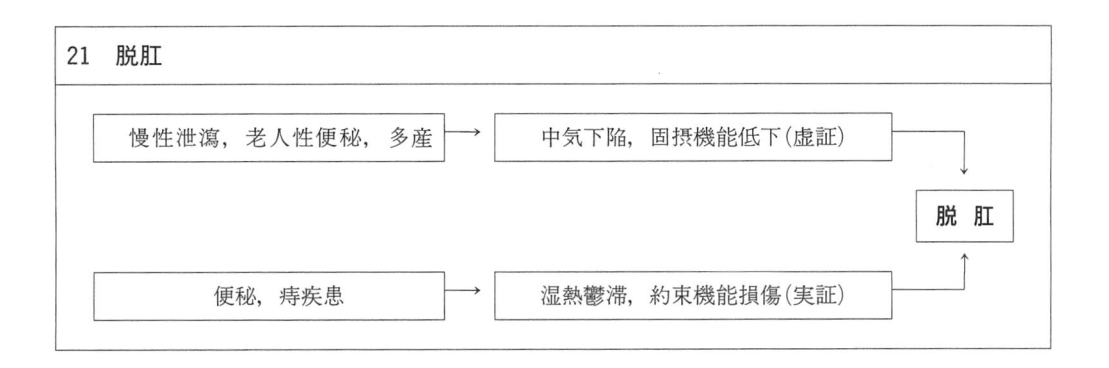

```
21　脱肛

  慢性泄瀉，老人性便秘，多産  →  中気下陥，固摂機能低下(虚証)  ┐
                                                              ├→ 脱 肛
  便秘，痔疾患              →  湿熱鬱滞，約束機能損傷(実証)  ┘
```

証分類

【1】虚証の脱肛

主　　症：脱肛，疲労により増悪，緩慢に増悪
随 伴 症：顔色萎黄，食欲減退，精神疲労，乏力

舌 脈 象：舌質淡，舌苔薄白，脈細弱
証候分析：①脱肛，疲労により増悪——中気下陥し昇挙無力になるとおこる。疲労すると気を消耗し，気虚が増悪するので脱肛も増悪する。
②顔色萎黄，食欲減退，精神疲労，乏力——中気が不足して運化無力になると気血生化の源も不足しておこる。
③舌質淡，舌苔薄白，脈細弱——気虚の象である。

【2】実証の脱肛

主　　症：排便時の用力過度による脱肛，肛門の墜脹感
随 伴 症：便意頻回，急迫，肛門部の発赤・腫脹・発熱・疼痛・瘙痒
舌 脈 象：舌質紅，舌苔黄膩，脈実数
証候分析：①脱肛，肛門の墜脹感，便意頻回——湿熱が直腸に鬱滞して気機が悪くなると，肛門の墜脹感，便意頻回がおこる。また排便時の用力過度により肛門の約束機能を損傷すると脱肛がおこる。
②肛門部の発赤・腫脹・発熱・疼痛・瘙痒——湿熱下注によりおこる。
③舌質紅，舌苔黄膩，脈実数——湿熱の象である。

治療

【1】虚証の脱肛

治　　法：補気昇陽固脱
処 方 例：百会，長強，大腸兪，承山
方　　解：足太陽膀胱経脈は尾骶骨部を循行しており，ここでは承山に大腸兪を配穴して直腸の収納を促す。また長強は督脈の別絡であり，肛門に近く，これにより肛門括約筋の調節を行う。百会は督脈と三陽経の交会穴であり，これに灸を施すと陽気を旺盛にすることができ，昇提，収納作用がある。
操　　作：百会は0.3～0.5寸平刺し，大腸兪と承山は1寸直刺して補法を施し，20～30分間置針する。百会はさらに灸を施すとよい。長強は直腸に向けて1寸前後刺入し，得気を得た後，針感が直腸に伝導するように行針する。置針は行わない。

【2】実証の脱肛

治　　法：清泄湿熱
処 方 例：長強，百会，大腸兪，承山，曲池，陰陵泉
方　　解：長強により肛門括約筋の調節を行い，承山を配穴してその作用の増強をはかる。さらに大腸兪を配穴して直腸の収納を促す。百会には灸を施すことにより，陽気

を旺盛にする。また曲池にて清熱をはかり，陰陵泉にて利湿をはかる。
操　　作：虚証による脱肛に同じ。ただし手技は瀉法を用いる。また曲池，陰陵泉は1寸直刺し，10～20分間置針する。

脱肛の治法と選穴

症　候	治　　法	選　　穴
脱肛	虚証：補気昇陽固脱	百会，長強，大腸兪，承山
	実証：清泄湿熱	長強，百会，大腸兪，承山，曲池，陰陵泉

古今処方例

① 『針灸大全』
「大腸虚冷による脱肛：内関，百会，命門，長強，承山」
② 『針灸大成』
「脱肛久痔：二白，百会，精宮，長強」
③ 『針灸縫源』
「脱肛気血虚によりて下陥するは,臍に灸すること壮を年に随う,長強に三壮,水分に百壮」
④ 『中華針灸学』
「脱肛：長強を取り針を施し，併せて百会を取り灸を施す」
⑤ 『医学綱目』
「脱肛：大腸兪，百会，長強，肩井，合谷，気衝を取る」

その他の療法

【耳針】
選穴：皮質下，直腸下段，神門等
操作：両側に刺し，中程度の刺激または強刺激を与え，30分間置針する。毎日1回。
【中薬】
①虚証の脱肛：補中益気湯
②実証の脱肛：竜胆瀉肝湯加味

参考事項

①脱肛時には平臥にて休息をとる。また平素から身体のトレーニングに努めるとよい。

1. 内科

②習慣性の脱肛に対しては，平素から大便の通調をはかり，排便時にあまり力まないように注意する必要がある。
③脱肛して収納できないものは，感染を防止する必要がある。
④虚弱体質のものは，平素から補中益気湯を服用するとよい。

22. 脇痛

　脇痛とは一側または両側の側胸部から脇部にかけての自覚的な疼痛を指す。脇肋部には足厥陰肝経と足少陽胆経が循行しているので，脇肋部の疼痛は肝胆の病変と関係が密接である。主として肝胆機能の失調や肝胆経脈の不通によりおこる。
　肝，胆嚢，胸膜などの急慢性疾患，肋間神経痛，肋軟骨炎などは，本病症の弁証施治を参考にしながら治療するとよい。

病因病機

【1】肝鬱による脇痛

　情志抑鬱による肝気鬱結や激しく怒ることによって肝の条達が悪くなると，気機が阻滞して脇痛がおこる。

【2】湿熱による脇痛

　飲食不節により脾の運化が失調すると内湿が発生する。それが熱化して湿熱となって肝胆に蘊結し，肝胆の疏泄，条達が悪くなると脇痛がおこる。湿熱の邪が侵入しておこるものもある。

【3】血瘀による脇痛

　気鬱の状態が長期にわたって改善しないために血行が悪くなり，それが脇絡に阻滞すると脇痛がおこる。あるいは用力過度により脇絡を損傷して瘀血が内停し，脇絡に阻滞すると脇痛がおこる。

【4】肝陰不足による脇痛

久病により精血虚損になると肝陰不足をひきおこし，血虚のために肝を栄養できず，肝経の脈絡が栄養されないと脇痛がおこる。

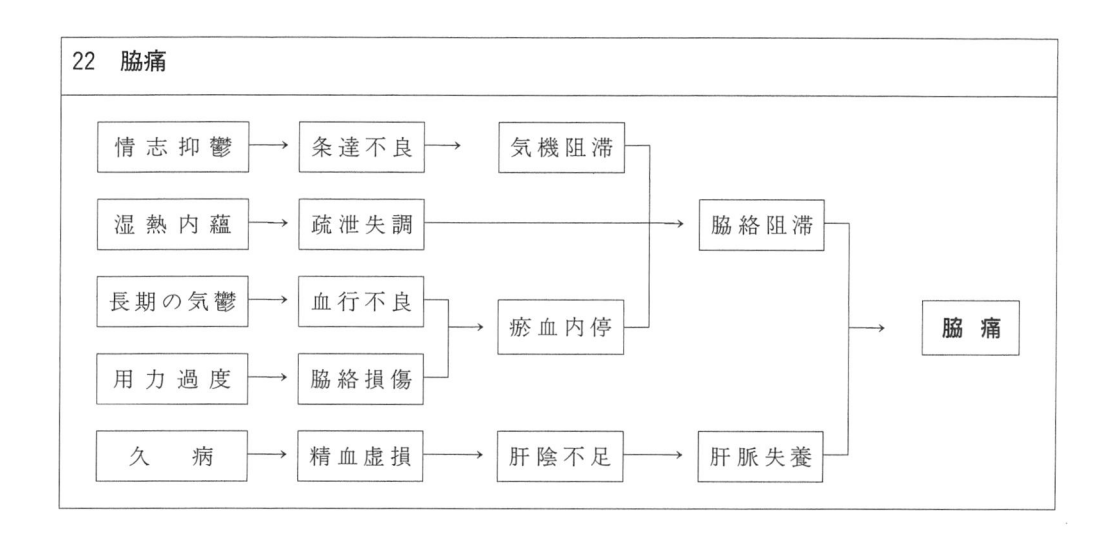

22 脇痛

```
情志抑鬱 → 条達不良 → 気機阻滞 ┐
湿熱内蘊 → 疏泄失調 ─────────→ 脇絡阻滞 ┐
長期の気鬱 → 血行不良 ┐                  ├→ 脇痛
用力過度  → 脇絡損傷 ┴→ 瘀血内停 ──┘     │
久　　病 → 精血虚損 → 肝陰不足 → 肝脈失養 ┘
```

証分類

【1】肝鬱による脇痛

主　　症：脇肋部の脹痛，疼痛部位が一定しない，情緒の変化で痛みが増減する
随 伴 症：胸悶，溜め息が多い，噯気，泛酸，食欲減退，易怒
舌 脈 象：舌苔薄白，脈弦
証候分析：①脇肋部の脹痛，部位は一定しない，情緒の変化で増減──肝の条達が悪くなり脇絡が阻滞すると脇肋部の脹痛がおこる。気は無形であり，時に集まり時に散じるので，疼痛部位は一定しない。また情緒の変化と気の鬱結とは関係が密接であるので，情緒の変化により痛みは増減する。
　　　　　②胸悶，溜め息が多い，易怒──これは気機が悪くなるとおこる。
　　　　　③噯気，泛酸，食欲不振──肝気が横逆して脾胃を犯すとおこる。
　　　　　④脈弦──肝鬱の象である。

【2】湿熱による脇痛

主　　症：脇肋部の脹痛，主に右側におこる
随 伴 症：口苦，胸悶，食欲減退，悪心，嘔吐，目黄，黄疸，小便黄

舌 脈 象：舌質紅，舌苔厚膩または黄膩，脈弦または滑数
証候分析：①右側の脇肋部の脹痛，口苦——湿熱が肝胆に蘊結して肝絡が阻滞し，胆の疏泄が悪くなるとおこる。
　　　　　②胸悶，食欲不振，悪心，嘔吐——湿熱が中焦に阻滞して昇降が悪くなるとおこる。
　　　　　③目黄，黄疸，小便黄——湿熱が互いに影響して胆汁が外溢するとおこる。
　　　　　④舌質紅，舌苔厚膩または黄膩，脈弦または滑数——肝胆湿熱の象である。

【3】血瘀による脇痛

主　　症：固定性で刺すような脇痛，拒按，夜間に増強
随 伴 症：季肋下に痞塊を触れることがある，あるいは慢性脇痛，あるいは外傷歴がある
舌 脈 象：舌質紫暗あるいは瘀点，瘀斑がある，脈沈弦または細濇
証候分析：①固定性で刺すような脇痛，夜間に増強——気滞血瘀や力んで肝絡を損傷し，瘀血が脇絡に阻滞するとおこる。夜間は血行が緩慢になるので，疼痛は増強する。
　　　　　②痞塊——瘀滞が長期にわたって改善しないと，しだいに痞塊を形成することがある。
　　　　　③舌質紫暗，瘀点，瘀斑，脈沈弦または細濇——瘀血内停の象である。

【4】肝陰不足による脇痛

主　　症：脇肋部の持続性の鈍痛，疲れると増強
随 伴 症：口乾，咽乾，胸部の煩熱，頭暈，目眩，顔色がさえない，微熱，心悸，盗汗
舌 脈 象：舌質紅，舌苔少，脈弦細数
証候分析：①脇肋部の持続性の鈍痛，疲れると増強——肝鬱が熱化して肝陰を損傷したり，他の原因により精血を損傷すると，肝絡の濡養が悪くなっておこる。
　　　　　②口乾，咽頭部の乾き，胸部の煩熱——陰虚により内熱が生じるとおこる。
　　　　　③頭暈，目眩，顔色がさえない——精血不足のために頭顔面部をうまく栄養できないとおこる。
　　　　　④心悸，盗汗——陰血不足となり心をうまく栄養できなくなるとおこる。
　　　　　⑤舌質紅，舌苔少，脈弦細数——肝陰不足による内熱の象である。

治　療

【1】肝鬱による脇痛

治　　法：疏肝解鬱
処 方 例：太衝，俠谿，内関，中庭，肝兪，期門
方　　解：太衝は足厥陰肝経の原穴であり，疏肝解鬱の作用にすぐれている。肝鬱による脇痛の主因は情志失調であり，また胸悶を伴うことが多い。したがって開胸順気，

疏肝解鬱の作用のある内関がよく配穴される。俠谿は足少陽胆経の榮穴であり，これに中庭を配穴して少陽経の鬱火に対処する。また肝の募穴である期門に肝兪を配穴して疏肝理気をはかる。

操　　作：中庭は下に向けて斜刺し，肝兪は内に向けて斜刺する。期門は肋間にそって外向きに斜刺する。この3穴は0.8～1.5寸刺入する。その他の治療穴は，0.5～1寸直刺する。すべてに瀉法を施す。

【2】湿熱による脇痛

治　　法：清熱化湿，疏肝利胆

処方例：陰陵泉，太衝，支溝，陽陵泉，期門，日月

方　　解：陰陵泉により清熱利湿をはかり，太衝により肝胆経の湿熱の改善をはかる。支溝は手少陽三焦経穴であり，これに胆の下合穴である陽陵泉を配穴して疏肝利胆化湿をはかる。これは肝胆経脈を疏通させる作用にすぐれている。また支溝には通便作用があり，便秘を伴うものには，いっそう適している。期門，日月はそれぞれ肝胆の募穴であるが，ここでは脇痛に対する局所取穴として用いている。

操　　作：期門，日月は肋間にそって外向きに1～1.5寸斜刺し，その他の治療穴は1寸前後直刺し，瀉法を施す。

【3】血瘀による脇痛

治　　法：活血通絡，行気止痛

処方例：大包，期門，章門，日月，三陰交，膈兪，肝兪，血海，支溝，陽陵泉

方　　解：大包，期門，章門，日月は脇肋部に位置しており，すべて脇肋部の気血を疏通させる作用がある。三陰交，血海，大包は足太陰脾経穴であり，この3穴を配穴して用いることにより活血化瘀をはかる。膈兪は血会であり，活血化瘀の要穴である。さらに支溝と陽陵泉を配穴して，本経経脈の疏通をはかる。

操　　作：大包，期門，日月，章門は肋骨弓にそって1～1.5寸斜刺する。また膈兪は1寸斜刺する。その他の治療穴は1寸前後直刺する。すべてに瀉法を施す。

【4】肝陰不足による脇痛

治　　法：滋陰養血，和絡止痛

処方例：太谿，三陰交，太衝，陰郄，関元，丘墟，外関

方　　解：太谿は足少陰腎経の原穴であり，腎水を滋養することによって肝陰を養う。三陰交は足三陰経の交会穴であり，肝に対しては肝血，肝陰を養う作用がある。関元は元陰元陽の出入りする要塞といわれており，ここでは元陰を補益することによって肝血を養う目的で用いている。陰郄には滋陰斂汗の作用があり，したがって自汗，心悸を伴うものに特に適している。さらに太衝，丘墟，外関を配穴して足

厥陰肝経脈の調節をはかる。
操　　作：各治療穴に1～1.5寸直刺し，補法を施す。

脇痛の治法と選穴

症　候	病因病機	治　法	選　穴
脇痛	肝　鬱	疏肝解鬱	太衝，俠谿，内関，中庭，肝兪，期門
	湿　熱	清熱化湿，疏肝利胆	陰陵泉，太衝，支溝，陽陵泉，期門，日月
	瘀　血	活血通絡，行気止痛	大包，期門，章門，日月 三陰交，膈兪，肝兪，血海，支溝，陽陵泉
	陰　虚	滋陰養血，和絡止痛	太谿，三陰交，太衝，陰郄，関元，丘墟，外関

古今処方例

① 『針灸摘英集』
　「胸連脇痛：期門，章門，丘墟，行間，湧泉」
② 『神応経』
　「胸脇中痛むは大包を取る。胸脇痛みて常処なきは，環跳，至陰を取る。胸脇脹切痛には，太白を取る。胸脇痛には，天井，支溝，間使，大陵，三里，太白，丘墟，陽輔を取る。」
③ 『承淡安針灸選集』
　「胸肋支満には章門に針を4分入れ，2分間留めて捻る。腕骨に針を3分入れ，1分間留めて捻る。支溝に針を5分入れ，3分間留めて捻る。申脉に針を3分入れ，2分間留めて捻る。」

その他の療法

【耳針】
選穴：肝，胆，神門，胸
操作：患側に取穴し，実証には強刺激，虚証には軽刺激を与え，30分間置針する。または皮内針を施す。

【中薬】
①肝鬱による脇痛：柴胡疏肝散，逍遥散
②湿熱による脇痛：竜胆瀉肝湯
③瘀血による脇痛：旋覆花湯
④肝陰不足による脇痛：一貫煎

> 参考事項

　本病症の病位は肝胆にある。情志の安定をはかることが，脇肋痛を予防するポイントである。針灸治療は本病症の症状改善に著明な効果がある。とりわけ肋間神経痛，捻挫による脇痛には著効がある。

23. 黄疸

　黄疸とは，身体皮膚，眼球強膜，尿が黄色を呈するもので，これを身黄，目黄，尿黄という。そのうち眼球強膜の黄染が最も主要な特徴である。黄疸の原因には内因性のものと外因性のものがあり，分類としては陽黄と陰黄がある。
　急慢性肝炎，膵炎，胆嚢炎，胆石症に現れる黄疸は，本病の弁証施治を参考にしながら治療することができる。

病因病機

【1】陽黄

　外感湿熱の邪が肝胆にこもって湿鬱熱蒸となり，そのために疏泄機能が悪くなって胆汁が横溢すると陽黄がおこる。疫毒を感受した場合は，病勢はいっそうひどくなる。

【2】陰黄

　飲食不節，酒，あるいは思慮過度，労倦により脾胃を損傷して湿鬱気滞となり，そのために肝胆瘀積となり胆汁の排泄が悪くなって肌膚に外溢すると陰黄がおこる。

1. 内科

　黄疸の病機は胆汁の排泄異常であり，目に上泛すると目黄となり，肌膚に外溢すると皮膚が黄染して身黄となり，膀胱に浸透すると尿黄となる。陽黄は外感によるものが多く経過は短く，陰黄は内傷によるものが多く経過は長い。ただし陽黄が長期にわたって改善しないために陰黄に転じるもの，陰黄が再び外邪を感受して陽黄に転じるものもある。

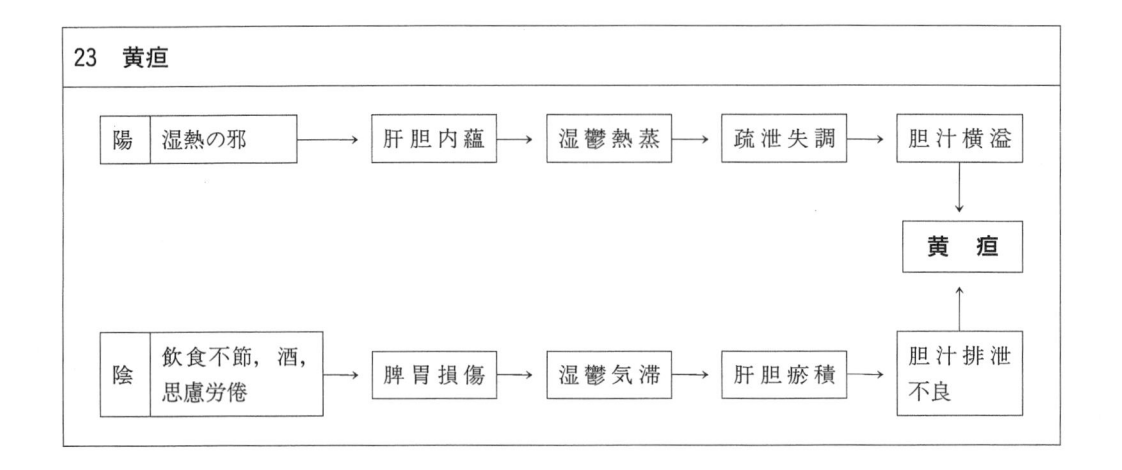

```
23  黄疸

陽 │湿熱の邪│ → │肝胆内蘊│ → │湿鬱熱蒸│ → │疏泄失調│ → │胆汁横溢│
                                                              ↓
                                                           │黄　疸│
                                                              ↑
陰 │飲食不節，酒，│ → │脾胃損傷│ → │湿鬱気滞│ → │肝胆瘀積│ → │胆汁排泄│
   │思慮労倦　　　│                                          │不良　　│
```

証分類

【1】陽黄

主　　症：身黄，目黄，鮮明な黄疸，小便短黄
随伴症：発熱，口乾，口苦，口渇し熱飲を好む，腹部膨満，胸苦しい，悪心，大便秘結
　　　　①熱毒内陥——意識障害，発斑，出血などを伴う
　　　　②湿＞熱——黄疸は鮮明さに欠ける，軽度の発熱・口渇，胃部のつかえ，大便溏薄
舌脈象：舌苔黄膩，脈弦数
　　　　湿＞熱では舌苔膩で微黄，脈濡数
証候分析：①身黄，目黄，小便黄，鮮明な黄疸——湿熱により肝の疏泄が悪くなり，胆汁が皮膚や膀胱に外溢するとおこる。熱邪は陽邪であるので，熱邪を主とする黄疸は鮮明となる。
　　　　②発熱，口乾，大便秘結——陽明の熱が盛んなためにおこる。
　　　　③腹部膨満——腑気が通じないと腹部膨満となる。
　　　　④胸苦しい，悪心，口苦——湿濁が薫蒸し，胃濁や胆汁が上逆するとおこる。
　　　　⑤意識障害，発斑，出血——熱毒熾盛となり心営に内陥すると意識障害がおこる。また熱毒が血分に影響し，迫血妄行すると発斑や出血がおこる。
　　　　⑥湿＞熱の症状・所見——湿は陰邪であるので黄疸は鮮明さに欠け，発熱や口渇は

軽度となる。また湿困脾胃による胃部のつかえ，大便溏薄などの症状がおこる。
⑦舌苔黄膩，脈弦数は肝胆湿熱の象であり，湿＞熱では舌苔は膩で微黄，脈濡数となる。

【2】陰黄

主　　症：身黄，目黄，暗色を帯びた黄疸
随 伴 症：精神疲労，寒がり，食欲減退，胃脘部のつかえ，大便溏薄または水様便，口淡，口渇はない
舌 脈 象：舌質淡，舌苔膩，脈濡緩または沈遅
証候分析：①身黄，目黄，暗色を帯びた黄疸——寒湿が脾胃に阻滞して陽気不宣となり，胆汁が外溢するとおこる。寒湿は陰邪であるので暗色を帯びた黄疸となる。
　　　　　②食欲不振，胃脘部のつかえ，大便溏薄，口淡，口渇はない——これらは湿困中焦，脾陽不振，運化機能失調によりおこる症状である。
　　　　　③精神疲労，寒がり——陽気虚，気血不足によりおこる。
　　　　　④舌質淡，舌苔膩，脈濡緩または沈遅——陽虚のために湿濁が化さず，寒湿が陰分に留滞している象である。

治　療

【1】陽黄

治　　法：疏肝利胆，清熱化湿
処 方 例：大椎，至陽，胆兪，後谿，労宮，合谷，内関，中脘，足三里，公孫，中封
方　　解：大椎，合谷，至陽にて清熱をはかる。また内関，公孫，足三里，中脘により健脾利湿をはかる。労宮は手厥陰心包経に属し，その経脈は足厥陰肝経と連接している。内関に足厥陰肝経穴の中封を配穴し，さらに胆兪を配穴して肝胆を調節し黄疸の改善をはかる。また小腸には清濁を分別する機能があり，手太陽小腸経穴の後谿には湿熱を清することにより黄疸を改善する作用がある。
操　　作：胆兪は0.5〜1寸内斜刺し，その他の治療穴は部位に応じて0.5寸，1寸または1.5寸直刺し，瀉法を施す。

【2】陰黄

治　　法：健脾利胆，温化寒湿
処 方 例：脾兪，胃兪，中脘，足三里，天枢，関元，公孫，腎兪，三陰交
方　　解：脾兪，胃兪，中脘にて温中散寒化湿をはかる。足三里にて脾胃を調節し，中焦の運化機能の改善をはかる。天枢は大腸の募穴であり，行気化湿の作用があり，公

1. 内科

孫，三陰交にて健脾化湿をはかる。特に三陰交は足三陰経の交会穴であり，健脾，益腎，疏肝の作用がある。関元には元気を補益する作用があり，また脾腎を補益することにより水湿を改善し膀胱を通利する作用がある。

操　作：背兪穴は0.5〜1寸内斜刺し，その他の治療穴は部位に応じて0.5寸，1寸，または1.5寸直刺し，補法あるいは平補平瀉法を施す。腎兪，関元は灸を施す。

黄疸の治法と選穴

症候	治法	選穴
黄疸	陽黄：疏肝利胆，清熱化湿	大椎，至陽，胆兪，後谿，労宮，合谷，内関，中脘，足三里，公孫，中封
	陰黄：健脾利胆，温化寒湿	脾兪，胃兪，中脘，足三里，天枢，関元，公孫，腎兪，三陰交

古今処方例

① 『針灸集成』
「酒疸，身目ともに黄色く，心痛，面赤斑，小便不利なるは，公孫，胆兪，至陽，委中，腕骨，神門，小腸兪を取る。」

② 『針灸経験方』
「食疸は，下三里，神門，間使，列欠を取り，中脘に針す。」

③ 『針灸大成』
「黄疸虚浮を発するは，腕骨，百労，三里，湧泉，中脘，膏肓，丹田，陰陵泉を取る。」

④ 『針灸大全』
「黄疸四肢ともに腫れ，汗出で衣を染めるは，公孫，至陽，百労，中脘，三里を取る。」

⑤ 『中国針灸学概要』
「陰陵泉，足三里，日月，胆兪，陽綱。陽黄にはさらに太衝透湧泉，陽陵泉を配し，陰黄にはさらに脾兪，章門を配す。」

その他の療法

【耳針】
選穴：胆，肝，脾，胃，膈，耳迷根
操作：毎回2〜3穴を取穴し，中程度の刺激を与える。毎日1回の治療とし，10回を1クー

ルとする。

【中薬】
①熱＞湿による陽黄：茵陳蒿湯
②湿＞熱による陽黄：茵陳五苓散
③陰黄：茵陳朮附湯

参考事項

①予防の措置としては，飲食の衛生に注意する必要がある。さらに情志の安定をはかるとよい。一般的に予後は良好である。
②養生については休息と活動とをうまく組み合わせ，食事は主として淡白な物をとり，油っこい物，ねっとりした物はひかえたほうがよい。
③針灸単独の治療でも充分に効果をあげることができる。

24. 鼓脹

　鼓脹は腹部のみが鼓状に膨脹することから，このように命名されており，腹部の膨隆，皮膚の蒼黄，脈絡（静脈）怒張を特徴とする。本病は古代においては水蠱，蠱脹，蜘蛛蠱，単腹脹など多くの名称で呼ばれている。本病の成因については，『内経』では上部の濁気と関係があるとしており，また古代の医家は水毒，情志抑鬱，飲食不節，過度の飲酒などと関係があるとしている。その病機については肝・脾・腎三臓が病み，気・血・水が体内に瘀積することにより，腹部がしだいに膨隆して鼓脹となると考えられている。
　肝硬変，結核性腹膜炎，住血吸虫症は，本病の弁証施治を参考にしながら治療することができる。

病因病機

【1】情志失調

　情志抑鬱により肝の条達が悪くなり，それが長期にわたると気滞血瘀を形成する。また肝鬱

1. 内科

乗脾により脾の運化機能が失調すると水湿が内停するようになる。この状態が長期にわたって改善されないために腎に影響すると開合不利となり，三臓がともに病んで鼓脹を形成する。

【2】酒食不節

過度の飲酒，飲食不節は脾胃を損傷する。そのために運化機能が失調して酒湿濁気が中焦に集まり，清濁が互いに悪く影響しあうと気機を阻滞させ気血が鬱滞する。また脾気がいっそう虚して，それが腎に波及して開合不利になると，水濁はしだいに多くなり鼓脹を形成する。

【3】黄疸，積聚

黄疸，積聚などの病が長期にわたって改善されないために，肝・脾・腎三臓が損傷し，気血痰湿が積して腹部に停滞すると鼓脹がおこる。

鼓脹は次のように3つに分類されるが，実際は混合型として現れる。

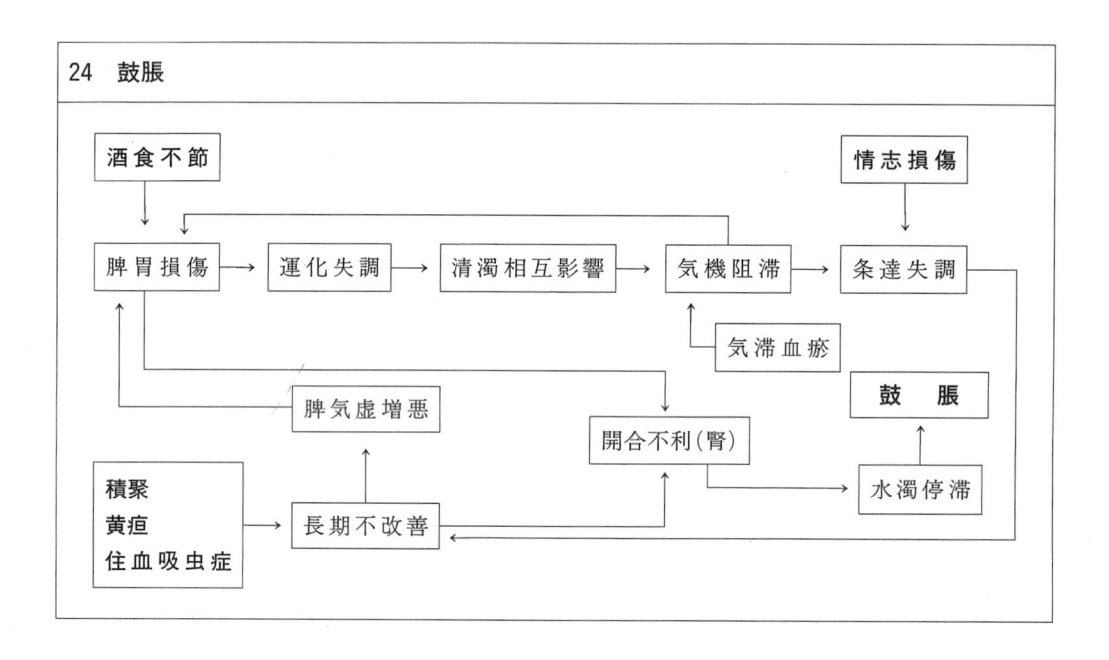

```
24  鼓脹

 酒食不節                                           情志損傷
    ↓                                                 ↓
 脾胃損傷 → 運化失調 → 清濁相互影響 → 気機阻滞 → 条達失調
    ↑                                  ↓         
                                    気滞血瘀        鼓 脹
                                                    ↑
    脾気虚増悪              開合不利(腎) →     水濁停滞

 積聚
 黄疸      → 長期不改善
 住血吸虫症
```

証分類

【1】気鼓

主　　症：腹部の鼓状の膨隆，皮膚色は不変，按じると陥凹するがすぐ回復する
随伴症：䐜脹，怒ると膨隆は増強，噯気・矢気により軽減，腹皮の緊張，胃脘部や脇下の膨満，すっきり排便しない，または大便秘結

舌 脈 象：舌薄白，脈沈細
証候分析：①腹部の鼓状の膨隆，皮膚色は不変——肝気鬱滞により脾胃の昇降が失調して中焦が阻滞するとおこる。病は気分にあるので，皮膚色には変化がない。
②怒ると膨隆は増強，噯や矢気により軽減——怒ると肝気鬱滞が増悪するので，膨隆が増強する。また噯気や矢気により気機が改善するので腹脹感は軽減する。
③胃脘部や脇下の膨満，すっきり排便しない，または大便秘結——肝気鬱滞により脾の運化機能が悪くなるとおこる。
④舌苔薄白，脈沈弦——肝気鬱滞の象である。

【2】水鼓

主　　症：腹部の鼓状の膨隆，皮膚に光沢がある，按じると陥凹，少しすると回復する
随 伴 症：下肢の浮腫，䐜脹，顔色は暗黄色，寒がる，精神疲労，小便不利，大便溏薄
舌 脈 象：舌苔白膩または滑，脈沈緩
証候分析：①腹部の鼓状の膨隆，皮膚に光沢がある——脾腎陽虚により気化不利となり水湿が内停するとおこる。
②下肢の浮腫——水湿が下注するとおこる。
③䐜脹，大便溏薄——脾虚のために運化が悪くなり，気機が阻滞するとおこる。
④顔色は暗黄色——化源不足によりおこる。
⑤精神疲労，寒がる——陽虚によりおこる。
⑥小便不利——腎陽不足により膀胱の気化機能が悪くなるとおこる。
⑦舌苔白膩，脈沈緩——脾腎陽虚による水湿内停の象である。

【3】血鼓

主　　症：腹部が堅く膨隆，臍周囲の静脈の怒張，脇下の癥結と刺すような疼痛
随 伴 症：肌膚甲錯（さめはだ），顔色暗黄色，顔面部・頸部・胸部のクモ状血管，潮熱，口渇不飲，大便が黒色になることがある
舌 脈 象：舌質紫暗，あるいは瘀斑を伴う，脈細弦濇
証候分析：①腹部が堅く膨隆，臍周囲の静脈の怒張，脇下の癥結と刺すような疼痛——鼓脹が長期にわたり病が血分におよんで瘀血が停滞するとおこる。
②肌膚甲錯，顔色暗黄色——瘀血が内停して新血が生じないと，肌膚がうまく濡養されないのでおこる。
③潮熱——瘀血が内停し，それが化熱するとおこる。
④大便黒色——瘀血内停により血がうまく帰経しないとおこる。
⑤クモ状血管，口渇不飲，舌質紫暗，瘀斑，脈細弦濇——瘀血内停の象である。

治療

【1】気鼓

治　　法：疏肝理気，和中消脹

処 方 例：膻中，中脘，気海，足三里，陽陵泉，支溝，太衝

方　　解：気鼓の治療は理気を主として行う。膻中は上気海ともいわれており，上焦の気を調節するのにすぐれている。中脘には健脾（胃）の作用があり，中焦の気を調節するのにすぐれている。また気海は下焦の気を調節する要穴である。これらにより三焦の気機を調節し，気を調節することにより水がうまく行るようにして消脹をはかる。さらに足三里を配穴して昇降を調節し和中消脹をはかる。陽陵泉，太衝を配穴して疏肝理気をはかり，健脾消水を促す。さらに支溝により三焦を通利させて水の停滞を改善する。

操　　作：実証には膻中，中脘，気海に接気法を用い，気が上から下に伝わるように調節する。太衝，陽陵泉，支溝は瀉法を施し，足三里は補法を施す。
　　　　　虚証には膻中，中脘，気海，足三里に補法を施し，または隔姜灸を施す。その他の治療穴は瀉法を施す。

【2】水鼓

治　　法：健脾益腎，調気行水

処 方 例：水分，気海，復溜，公孫，腎兪，脾兪，三焦兪

方　　解：水分は任脈穴であるが，その内部には小腸があり，小腸は清濁の分別を主っている。水分は利水作用にすぐれており，腹水治療の要穴とされている。これに復溜，公孫を配穴して益腎健脾利水をはかる。水は温めると化し，気を得るとめぐる。したがってここでは気海により元陽を亢進させ益気行水をはかる。脾は水湿の運化を主り，腎は水道の開合を主り，三焦は水道の通利を主っている。ここではこれらの背兪穴を取ることにより水湿の通利をはかる。

操　　作：まず腎兪，脾兪，三焦兪，復溜に針にて補法を施す。水分，気海，公孫は，実証には瀉法を施し，虚証には補法を施す。水分，気海には隔姜灸を施してもよい。

【3】血鼓

治　　法：疏肝調気，活血行瘀

処 方 例：膈兪，期門，血海，中封，肝兪，章門

方　　解：肝鬱気滞による脈道の瘀滞が血鼓の原因であるので，肝兪，期門，章門を配穴することにより肝の疏泄を調節し，気をめぐらせることにより瘀滞の除去をはかる。また血会膈兪に血海を配穴することにより活血行瘀をはかる。中封は足厥陰肝経の経穴であり，これにより利肝行血をはかり，他の治療穴の作用を増強させる。

操　　作：実証には瀉法を施し，虚証には補法を施す。膈兪，肝兪，章門には，隔姜灸を施してもよい。

鼓脹の治法と選穴

症　候	治　法	選　穴
気　鼓	疏肝理気，和中消脹	膻中，中脘，気海，足三里，陽陵泉，支溝，太衝
水　鼓	健脾益腎，調気行水	水分，気海，復溜，公孫，腎兪，脾兪，三焦兪
血　鼓	疏肝調気，活血行瘀	膈兪，期門，血海，中封，肝兪，章門

古今処方例

① 『針灸大成』
「単腹脹には，気海，行間，三里，内庭，水分，石関を取る。」

② 『玉龍経』
「水鼓，四肢浮腫には，支溝，水分，関元を取る。」

③ 『灸法秘伝』
「鼓脹が上にあるは上脘に灸し，中にあるは中脘に灸し，下にあるは下脘または気海に灸す。脹が両脇に及ぶは期門に灸し，脹が腰背に及ぶは腎兪に灸し，両腿に至るは足三里に灸し，両足に至るは行間に灸す。」

④ 『承淡安針灸選集』
「水鼓：三陰交は針を1寸入れ（腫れているので針を深くいれてもよい），2～3分間留捻する。陰陵泉は針を1寸入れ，2分間留捻する。絶骨は針を8分入れ，2分間留捻する。水分，陰交はそれぞれ数十壮灸す。照海は5壮灸し，水溝は針を2分入れ粗針を用いる。　気鼓：膻中，気海，脾兪，胃兪にそれぞれ数十壮灸す。」

その他の療法

【耳針】
選穴：肝，腎，脾，大腸
操作：毎回2～3穴取り，中程度の刺激を与え，10～20分間置針する。隔日治療とし，10回を1クールとする。

【中薬】
①気鼓：柴胡疏肝湯

1. 内科

②水鼓：実脾飲
③血鼓：調営散

参考事項

①本病は多くの疾患が進行しておこるものが多い。したがって本病は，その予防が重要である。
②本病発生後でも，弁証施治により効果をあげることができる。しかし本病は重い病証であり，完全に治癒させることは困難である。
③末期のものは予後は不良である。一般的には気滞湿阻証で病機が主として肝脾にあるもの，または湿邪困脾証，脾腎陽虚証のものは，予後は良好である。
④治療と同時に，精神上，生活上の養生ならびに一定の食事制限が必要である。
⑤本病は針灸単独の治療よりは，多種の治療法をとりいれた総合療法が適している。

25. 水腫

水腫とは頭顔面部，眼瞼，四肢，腹背部または全身におこる浮腫のことである。『内経』では本病を「水」と称している。元代の朱丹渓は前人の理論と経験をふまえ，水腫を陽水と陰水とに分類している。腰より上の水腫を主とするものは陽水といわれており，腰より下の水腫を主とするものは陰水といわれている。陽水は実証のものが多く，陰水は虚証のものが多い。その発病機序は，主として三焦の気化機能失調にあり，病は肺・脾・腎の三臓と密接な関係がある。心性浮腫，腎性浮腫，栄養性浮腫などは，本病の弁証施治を参考にしながら治療することができる。

病因病機

【1】風邪による水腫

風邪が侵襲して肺に影響し，肺の宣散・粛降作用が失調して水道の通調が悪くなり，風水が肌膚に溢れると水腫がおこる。

【2】水湿による水腫

　脾は運化を主っており，燥を喜び湿を嫌う特徴がある。湿気の多いところに居住していたり，雨にぬれたりして水湿の気が侵襲し，脾がその影響をうけて水湿をうまく運化できなくなり，水湿が肌膚に溢れると水腫がおこる。また飲食不節や労倦により脾を損傷し，そのために脾気虚となり水湿が停滞して肌膚に溢れると水腫がおこる。

【3】腎虚による水腫

　腎気虚のために腎の開合機能が悪くなり，水を気化できなくなって水湿が肌膚に溢れると水腫がおこる。

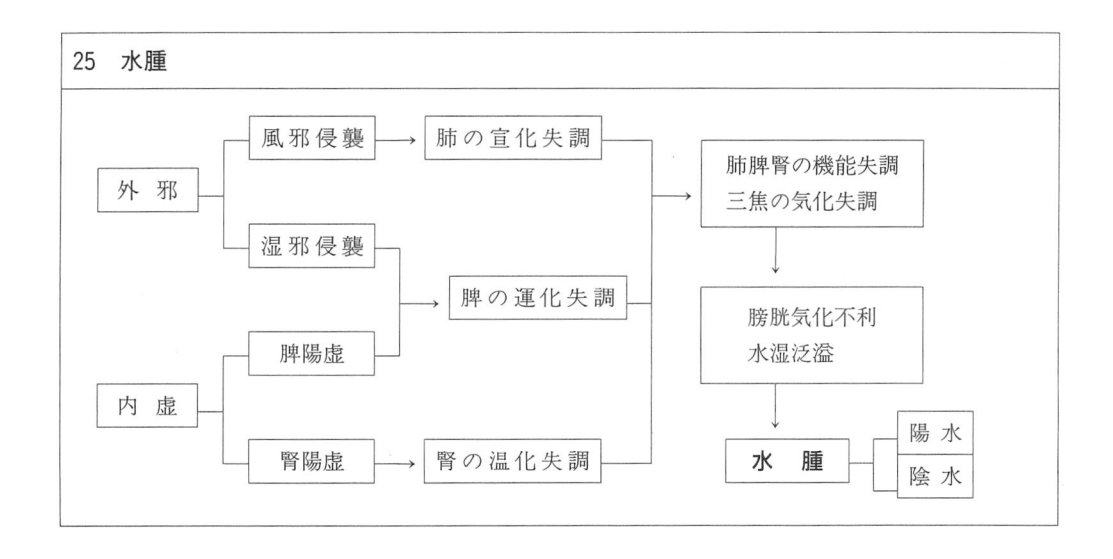

25　水腫

```
              風邪侵襲 ── 肺の宣化失調 ──┐
外 邪 ──┤                               │    肺脾腎の機能失調
        └ 湿邪侵襲 ──┐                  ├──→ 三焦の気化失調
                      ├─ 脾の運化失調 ──┘           │
        ┌ 脾陽虚 ────┘                             ↓
内 虚 ──┤                                      膀胱気化不利
        └ 腎陽虚 ──── 腎の温化失調 ──────────→  水湿泛溢
                                                   │
                                                   ↓         ┌ 陽水
                                                水　腫 ──┤
                                                           └ 陰水
```

証分類

【1】陽水

主　　症：初期は眼瞼，頭顔面部の浮腫，しだいに四肢・全身に波及，腰より上部に著明に出現，按じると陥凹するが回復が早い，皮膚光沢，小便短少

随伴症：発熱，悪寒，身体のだるさ，咳嗽
　　　　風寒性──悪寒が強い，無汗
　　　　風熱性──咽喉の発赤，腫痛，

舌脈象：風寒性──舌苔白滑，脈浮緊
　　　　風熱性──舌苔薄黄，脈浮数

証候分析：①浮腫，小便不利，悪寒，発熱，身体のだるさ，咳嗽など──風邪が表を侵襲して

1. 内科

　　　肺の宣降が失調し，通調水道や膀胱への下輪が悪くなるとおこる。
　　②初期は眼瞼，頭顔面部の浮腫，しだいに四肢・全身に波及——風は陽邪であり，
　　　軽揚性がある。風と水が互いに絡みあって発病すると，これらの症状がおこる。
　　③舌苔白滑，脈浮緊——風寒の邪が表に侵襲しておこる象である。
　　　舌苔薄黄，脈浮数——風熱の邪が表に侵襲しておこる象である。

【2】陰水

主　　症：初期は足背部の浮腫，しだいに全身に波及，腰より下部に著明に出現，按じると
　　　　　陥凹してなかなか回復しない，皮膚色は暗，小便短少
随伴症：脾虚性——胃脘部のつかえ，大便溏薄，四肢倦怠
　　　　腎虚性——腰痛，足のだるさ，四肢の冷え，精神疲労
舌脈象：脾虚性——舌苔白膩，脈濡緩
　　　　腎虚性——舌質淡，舌苔白，脈沈細弱
証候分析：①浮腫，下肢よりおこり全身に波及，腰より下部に著明に出現，小便短少——脾の
　　　　　運化が悪くなり気の化水機能が低下すると下焦に水邪が氾濫しておこる。また
　　　　　は腎気虚のために陽の化気機能が悪くなり水湿が停滞するとおこる。
　　②皮膚色は暗——陰水の停滞により皮膚色は暗となる。
　　③胃脘部のつかえ，大便溏薄，四肢倦怠——脾虚による運化無力の症状である。
　　④腰痛，足のだるさ，四肢の冷え，精神疲労——腎陽虚で温煦機能が低下しておこる。
　　⑤舌苔白膩，脈濡緩——脾虚の象である。
　　　舌質淡，舌苔白，脈沈細弱——　腎虚の象である。

治　療

【1】陽水

治　　法：宣肺利水，健脾化湿
処方例：列欠，陰陵泉，尺沢，合谷，肺兪，三焦兪
方　　解：上部の浮腫が著明なものには，発散法が適している。『霊枢』終始篇では，「腰よ
　　　　　り上のものは，手太陰陽明，皆これを主る」と述べている。本処方では手太陰肺
　　　　　経の絡穴である列欠により宣肺をはかり，水道を通調する。本証は肺経の邪実証
　　　　　であり，したがって手太陰肺経の合穴である尺沢（水穴）により宣肺利水をはか
　　　　　る。これは「実なるは則ちその子を瀉す」の原則にもとづくものである。風は陽
　　　　　邪であり，したがって手陽明大腸経の原穴である合谷により清熱をはかり，さら
　　　　　に肺兪を配穴すると，2穴により肺気を宣通させて清熱をはかることができる。
　　　　　三焦兪にて気化機能の改善をはかり，陰陵泉にて健脾利水をはかる。これにより

水邪が膀胱に下輸すれば，疏風醒脾消腫の効を収めることができる。

操　　作：列欠は斜刺で3分～5分刺入し瀉法を施す。陰陵泉は1.2～1.5寸直刺し平補平瀉法を施す。合谷は1寸，尺沢は1～1.2寸直刺し瀉法を施す。肺兪，三焦兪は0.8～1寸内斜刺し平補平瀉法を施す。10分間置針する。

【2】陰水

治　　法：健脾温腎，助陽利水

処方例：三陰交，復溜，水分，足三里，脾兪，腎兪

方　　解：下部の水腫が著明なものには，分利法が適している。『霊枢』終始篇では，「腰から以下のものには，足太陰陽明，皆これを主る」と述べている。本処方では三陰交，足三里を取穴し，それに脾兪を配穴して脾胃の運化機能の改善をはかる。水分には清濁を分利する作用があり，治水の要穴とされている。復溜は足少陰腎経の「経」穴であり，五行では金に属している。これを補い肺気の通調を助け，水液を膀胱に下輸させる。さらに腎兪を配穴し温補することにより，腎気を補益し助陽利水をはかる。

操　　作：三陰交，復溜は1～1.2寸直刺し補法を施す。水分は1.2～1.5寸直刺して平補平瀉法を施し，足三里は1.5寸直刺して補法を施す。灸を施してもよい。また脾兪，腎兪は補法を施しさらに灸を加える。

水腫の治法と選穴

症　候		治　法	選　穴
水		陽水：宣肺利水，健脾化湿	列欠，陰陵泉，尺沢，合谷，肺兪，三焦兪
腫		陰水：健脾温腎，助陽利水	三陰交，復溜，水分，足三里，脾兪，腎兪

古今処方例

① 『針灸大全』

「四肢面目浮腫，大熱退かざるは，照海，人中，合谷，足三里，臨泣，曲池，三陰交に取る。」

② 『針灸経験方』

「四肢面目浮腫は，照海，人中，合谷，下三里，絶骨，曲池，腕骨，脾兪，胃兪，三陰交，中脘に取る。」

③ 『針灸資生経』

1. 内科

「水腫，水溝に針し，水分に灸す。」
④『針灸聚英』
「水腫には，水溝，胃兪，合谷，石門，足三里，復溜，曲泉，四満に刺す。」

その他の療法

【耳針】
選穴：肝，脾，腎，皮質下，膀胱，腹
操作：毎回2〜3穴を両側に取穴し，中程度の刺激を与える。隔日治療とする。
【中薬】
①陽水：越婢加朮湯，麻黄連翹赤小豆湯
②陰水：実脾散，済生腎気丸

参考事項

①新病または栄養失調性の浮腫は，適時適切に治療すれば予後は良好である。水腫が長期にわたり反復しておこり，正気が虚して邪気が留どまっているもので，浮腫がいっそうひどくなったり，心悸，唇のチアノーゼ，呼吸促迫，喘息，平臥できないなどの症状が現れるもの，または血尿，下血が現れるものは重篤である。心気衰竭，濁気上泛，肝風内動するものは，予後は多くは不良である。

②水腫の初期は，無塩食物をとるほうがよい。水腫が消失した後，しだいに低塩の食生活とし，回復後に普通食とする。また辛い物，たばこ，酒などの刺激物はさけたほうがよい。栄養失調性の水腫は，塩分の摂取はかまわないが，淡白な食事をとるように努めるほうがよい。養生，規則正しい生活を行うように努め，邪気をうけないように注意する必要がある。

③本病は針灸単独の治療でも一定の効果を収めることができるが，薬物療法を併用したほうが効果はいっそうよい。

26. 消渇

　消渇とは多飲，多食，多尿，身体の消痩または尿濁，尿の甘みを主症とする病である。消渇という名称は『内経』に初めて見られ，さらに消癉，肺消，膈消の名称が紹介されている。主な病因は飲食不節，情志失調，房事過多などであり，主な病機は陰虚燥熱である。したがって本病の治療原則は，滋陰によりその「本」を治し，清熱により「標」を治す。糖尿病，尿崩症，神経性頻尿などは，本病の弁証施治を参考にしながら治療することができる。

病因病機

【1】飲食不節による消渇

　長期にわたって甘い物を食したり，美食生活，飲酒生活を続けていると，脾胃を損傷し，熱が内蘊したり化燥して陰分を損傷すると消渇がおこる。

【2】情志失調による消渇

　長期にわたる思慮過度，情緒不安などによって五志過極となって化火し，それにより肺陰を消爍すると消渇がおこる。
　※消爍：「爍」とは熱が津液を損傷すること

【3】陰虚による消渇

　平素から陰虚の者が房事不節などによって陰精を損傷し，そのために陰虚火旺となり肺胃に影響すると消渇がおこる。
　消渇の病機は，陰虚が「本」で燥熱が「標」である。あるいは陰陽がともに虚し，気陰両虚によりおこるものもある。また消渇の末期には，瘀血が関与するものが多い。

証分類

【1】上消

主　　症：煩渇，多飲，口乾，舌の乾燥
随伴症：頻尿，多尿，多食

1. 内科

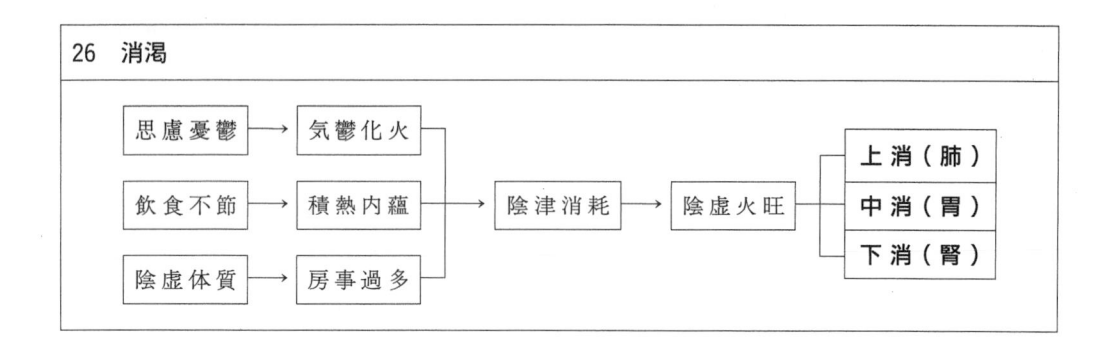

```
26  消渇

思慮憂鬱 → 気鬱化火 ┐
飲食不節 → 積熱内蘊 ─┼→ 陰津消耗 → 陰虚火旺 ┬ 上消（肺）
陰虚体質 → 房事過多 ┘                          ├ 中消（胃）
                                              └ 下消（腎）
```

舌 脈 象：舌辺紅，舌尖紅，舌苔薄黄，脈洪数
証候分析：①煩渇，多飲，口乾，舌の乾燥——上消は肺熱傷津によりおこる。肺熱が盛んになり津液を損傷すると，これらの症状がおこる。
　　　　　②頻尿，多尿——肺は治節を主っているが，燥熱により肺を損傷し，肺の治節が悪くなり，水が津に変化しないで下に降りるとおこる。
　　　　　③多食——内熱により腐熟機能が亢進するとおこる。
　　　　　④舌辺紅，舌尖紅，舌苔薄黄，脈洪数——内熱熾盛の象である。

【2】中消

主　　症：多食善飢
随 伴 症：嘈雑，煩熱，多汗，身体消痩，大便乾
舌 脈 象：舌苔黄，脈滑実有力
証候分析：①多食善飢，嘈雑——中消は胃熱熾盛によりおこる。胃火熾盛により胃の腐熟機能が亢進すると，これらの症状がおこる。
　　　　　②煩熱，多汗——陽明の熱が盛んになるとおこる。
　　　　　③身体消痩——熱により精血を損傷し，肌膚をうまく栄養できないとおこる。
　　　　　④大便乾——胃の津液が不足し大腸が潤いが悪くなるとおこる。
　　　　　⑤舌苔黄，脈滑実有力——胃熱熾盛の象である。

【3】下消

主　　症：頻尿，多尿，尿の混濁
随 伴 症：尿が甘い，口唇乾，頭暈，目がかすむ，両頬部の紅潮，虚煩，善飢するが多くは食べない
　　　　　陰虚及陽——顔色黧黒，寒がり，四肢の冷え，尿量が非常に多い，陽萎，閉経
舌 脈 象：舌質紅，脈沈細数
　　　　　陰虚及陽——舌質淡，舌苔白，脈沈細無力

証候分析：①頻尿，多尿，尿の混濁，尿が甘い——下消は腎陰不足によりおこる。腎陰虚のために小便を約束する機能が低下すると頻尿，多尿となる。また腎の固摂機能が低下し，水穀の精微が下注すると尿の混濁がおこり尿が甘くなる。

②口唇乾，頭暈，目がかすむ，両頬部の紅潮，虚煩——腎陰虚により虚火が妄動するとおこる。

③善飢するが多くは食べない——下消は腎陰虚を主としており，胃熱が著明でないためである。

④顔色黧黒，寒がり，四肢の冷え，尿量が非常に多い——久病のために陰虚及陽となり，陰陽両虚になるとおこる。

⑤陽萎，閉経——全身の機能低下の現れである。

⑥舌質紅，脈沈細無力——腎陰虚の象である。

舌質淡，舌苔白，脈沈細無力——陰陽両虚の象である。

　本病証は主症の現れ方により上消，中消，下消の3つに分類されるが，実際はこれらは同時に出現することが多い。

治療

【1】上消

治　　法：清熱潤肺，生津止渇

処 方 例：肺兪，魚際，心兪，少府，合谷，胰兪

方　　解：肺兪，魚際にて清肺滋陰をはかり，合谷にて上焦の熱を清熱し潤肺をはかる。また少府，心兪にて心火を瀉す。胰兪は消渇治療の経験穴である。

操　　作：背兪穴は内斜刺で0.5～0.8寸刺入し，その他の治療穴は0.5～1寸直刺し，平補平瀉法を施す。10～20分間置針する。

【2】中消

治　　法：清熱調中，滋陰潤燥

処 方 例：脾兪，胃兪，胰兪，内庭，曲池，三陰交

方　　解：脾兪，胃兪，足三里にて脾胃を補い生津をはかる。内庭，曲池にて中焦の火を瀉し，三陰交にて滋陰をはかる。胰兪は消渇治療の経験穴である。

操　　作：背兪穴は内斜刺で0.5～0.8寸刺入し，その他の治療穴は0.5～1.5寸直刺し，平補平瀉法を施す。10～20分間置針する。

【3】下消

治　　法：補腎益陰

1. 内科

処 方 例：腎兪，太谿，復溜，太衝，三陰交，胰兪，肝兪
方　　解：腎兪，太谿，復溜にて補腎益陰納気をはかり，太衝，肝兪にて平肝降火をはかる。三陰交は足三陰経の交会穴であり，肝腎を補い，脾を補って津液を輸布させる作用がある。胰兪は消渇治療の経験穴である。
操　　作：背兪穴は内斜刺で0.5～0.8寸刺入し，その他の治療穴は1寸直刺する。太衝，肝兪には瀉法を施し，その他の治療穴には補法を施す。10～20分間置針する。

消渇の治法と選穴

症候	治法	選穴
消渇	上消：清熱潤肺，生津止渇	肺兪，魚際，心兪，少府，合谷，胰兪
	中消：清熱調中，滋陰潤燥	脾兪，胃兪，胰兪，内庭，曲池，三陰交
	下消：補腎益陰	腎兪，太谿，復溜，太衝，三陰交，胰兪，肝兪

古今処方例

① 『普済方』
　「消渇，承漿，意舎，関衝，然谷」
② 『神応経』
　「消渇，水溝，承漿，金津，玉液，曲池，労宮，太衝，行間，商丘，然谷，隠白」
③ 『神灸経綸』
　「消渇，承漿，太谿，支正，陽池，照海，腎兪，小腸兪，手小指尖頭，灸法を用いる。」

その他の療法

【耳針】
選穴：胰，内分泌，腎，三焦，耳迷根，神門，心，肝
操作：毎回3～5穴取穴し，軽刺激を与え，20分間置針する。隔日治療とし，10回を1クールとする。

【中薬】
①上消：消渇丸
②中消：玉女煎
③下消：六味地黄丸，金匱腎気丸

参考事項

①早期，中期および軽症のものは，一般的に効果もよく予後も良好である。経過の長い者，重症のものは，薬物治療を併用したほうがよい。
②適時適切に治療を行わなかったり，または末期で陰陽衰竭となり他病を併発している者は難治である。
③食事療法は消渇治療の鍵である。淡白な食事をとるように努め，満腹にならないように注意する必要がある。刺激性の強い食べ物はひかえたほうがよい。
④消渇の患者は，感染を併発しやすいので，針治療を行うときはしっかりと消毒する必要がある。
⑤心身の健康に注意し，情緒の安定に努め，また適量の運動を行って体力の増強をはかるとよい。

27. 肥満

　肥満についての古典記載は少ないが，近年は生活水準の向上により増加しており，肥満が他の疾病をひきおこすことから重視されている。一般的には無力感，眩暈，息切れなどの症状を伴うことが多い。なお『内経』には，「肥貴人」と記載されている。

病因病機

　肥満は体質，遺伝，年令，飲食，労逸，情緒などと関係があるが，臓腑では脾・胃・腎などの臓腑の機能失調と関係が密接である。その病機は虚実の区別があり，実証では脾胃亢盛，虚証では脾胃両虚と真元不足がある。

【1】脾胃亢盛による肥満

　これは単純性肥満に多くみられる。先天的に脾胃の機能が活発なために食欲も旺盛になりおこる。または美食や甘い物，油っこい物などの偏食により，痰湿や脂膏が生じておこるものもある。これは「肥人多痰湿」といわれているものである。

1. 内科

【2】脾胃両虚（湿盛），真元不足による肥満

脾虚のために運化機能が低下して水分が停滞したり，体質や更年期の問題で腎虚のために気化が悪くなるものがある。この場合，気虚にして陰盛となり，陰は形を成す（陰成形）ことから肥満がおこる。これは「肥人多気虚」といわれているものである。

証分類

【1】脾胃亢盛による肥満

主　　症：肥満，上半身・下半身ともに肥満，あるいは上腹部が著明，按じると肌肉に張りがある

随 伴 症：食欲亢進，多食，顔面紅潮，暑がり，多汗，腹脹，便秘

舌 脈 象：舌質正常または偏紅，舌苔薄黄，脈滑有力

証候分析：①多食で肥満――脾は肌肉を主っており，運化を主っている。また胃は受納，腐熟を主っている。脾胃の機能がともに活発であると，消化・吸収ともに亢進するのでおこる。
　　　　　②顔面紅潮，暑がり，多汗――中陽が活発で内熱が蒸騰するとおこる。
　　　　　③便秘，腹脹――胃腸の蘊熱により便秘がおこりやすく，多食のために排泄が悪いと腹脹がおこる。

【2】脾虚湿盛による肥満

主　　症：肥満，特に顔面・頸部・大腹部が著明，肌肉は弛んでいる

随 伴 症：顔色蒼白，精神疲労，乏力，四肢倦怠，寒がり，傾眠，食欲不振，腹脹，便秘，動くと息切れがする，あるいは軽度の浮腫

舌 脈 象：舌質淡，舌苔薄，脈沈細遅

証候分析：①肥満で肌肉は弛んでいる――脾陽不足のために痰湿内盛になるとおこる。
　　　　　②顔色蒼白，精神疲労，乏力，倦怠，寒がり――寒湿により中陽が抑止されるとおこる。
　　　　　③傾眠，食欲不振，腹脹，息切れ――脾陽不振によりおこる。
　　　　　④浮腫――陽虚水泛によりおこる。
　　　　　⑤便秘――陽虚のために化気できないとおこることがある。

【3】真元不足による肥満

主　　症：肥満，殿部と大腿部が著明，肌肉は弛んでいる

随 伴 症：精神不振，乏力，動きたがらない（喜静悪動），顔色晄白，食欲は正常または少食，動くと息切れがする，寒がり，尿少，浮腫，女性は更年期前後に多く見られ，男性では陽萎や早泄を伴うものがある

舌 脈 象：舌質淡，歯痕がある，舌苔薄白，脈沈細遅
証候分析：①肥満は殿部と大腿部が著明，肌肉は弛んでいる——元陽不足，下焦虚冷により寒湿が内停するとおこる。
　　　　　②精神不振，乏力，喜静悪動，顔色㿠白，食欲不振，息切れ，寒がり——陽気不振によりおこる。
　　　　　③尿少，浮腫——腎陽不足のために膀胱の気化機能が低下しておこる。

治療

まず虚実を鑑別し，虚証には健脾益腎を主とし，実証には導滞化湿を主として治療する。

【1】虚証（脾胃両虚，真元不足による肥満）

治　　法：健脾益腎，助気化湿
処方例：脾兪，胃兪，腎兪，足三里，気海，関元，三陰交，太谿，陰陵泉
　　　　①腹脹，食欲不振には中脘，大横を加える。
　　　　②傾眠には百会，人中を加える。
方　　解：脾兪，胃兪，足三里にて健胃運脾をはかり，痰湿の除去を促す。腎兪，気海，関元にて温腎壮火をはかり，脾の運化を助ける。三陰交，太谿，陰陵泉にて利水化湿をはかる。
操　　作：脾兪，胃兪，腎兪は1.5寸斜刺し，足三里，気海，陰陵泉は1.5寸直刺し，関元は1寸直刺する。すべてに提揷捻転補法を施し，30分間置針する。灸頭針にするといっそうよい。

【2】実証

治　　法：導滞攻積，清胃瀉火
処方例：合谷，内庭，曲池，脾兪，胃兪，中脘，天枢，水道，豊隆，陰陵泉
　　　　①便秘には支溝を加える。
　　　　②空腹感のおこりやすいものには梁丘を加える。
方　　解：合谷，内庭，曲池の3穴にて陽明の火を清熱し，胃腸の機能亢進の抑制をはかる。脾兪，胃兪，中脘，天枢にて胃腸の積滞の除去をはかる。また水道，豊隆，陰陵泉にて痰濁の除去をはかる。
操　　作：合谷，内庭，曲池は1寸直刺し，脾兪，胃兪は1.5寸斜刺し，水道，豊隆，陰陵泉は1.5寸直刺する。すべてに強刺激で瀉法を施し，20分間置針する。置針中に数回行針を行う。

1. 内科

肥満の治法と選穴

症候	病因病機	治法	選穴
肥満	虚証：脾虚湿盛　真元不足	健脾益腎　助気化湿	脾兪，胃兪，腎兪　足三里，気海，関元　三陰交，太谿，陰陵泉
	実証：脾胃亢盛	導滞攻積　清胃瀉火	合谷，内庭，曲池　胃兪，脾兪，中脘　天枢，水道，豊隆，陰陵泉

古今処方例

① 『中国針灸』4（6）：17，1984
　耳針による減肥：
　選穴：肺，脾，胃，内分泌，神門
　操作：毎回1～2穴を取穴し，撳針を埋針してテープで固定する。4～7日で交換し，7回を1クールとする。

② 『陝西中医』11，1981
　針による降コレステロール：
　選穴：①三陰交，足三里，内関
　　　　②太白，陽陵泉，豊隆
　操作：上の2処方を交互に用いる。高齢者や虚弱な者には，平補平瀉法を施すが，その他は瀉法を施し，15分間置針する。10回を1クールとする。

③ 『中医雑誌』5（26）：73，1985
　　針による降コレステロール：基本治法は健脾化湿，疏肝利胆，寛胸行気である。
　常用穴：内関，郄門，間使，神門，合谷，曲池，乳根，足三里，豊隆，通里，陽陵泉，肺兪，厥陰兪，心兪，腎兪，太白，三陰交，公孫，太衝，曲泉，中脘，鳩尾，膻中など

5．その他の療法

【耳針】
選穴：肺，大腸，三焦，飢点，渇点
操作：王不留行（種子）を貼圧し，3日に1回交換する。2カ月を1クールとする。

【中薬】
①脾胃亢盛による肥満：清通飲または防風通聖散加減
②脾虚湿盛による肥満：清消飲または防已黄耆湯加減

③真元不足による肥満：済生腎気丸加減

参考事項

---

①肥満症の治療は，針灸や中薬治療のほかに食事療法，運動療法を行うとよい。また野菜や果実を多くとり，糖分や脂肪分の多いものは少なめにしたほうがよい。
②耳穴による減肥は，操作が簡単でまた安全なので，近年は広く応用されている。

28. 消痩

　多くの急慢性疾患は体重の減少をひきおこす。また体質素因によるものや，原因不明のものもある。脾胃は後天の本であり，肌肉を主っているが，脾胃虚弱になると生化の源が不足し，肌肉が充分に栄養されなくなると消痩がおこる。また「陽は気を化し，陰は形を成す」が，陰虚火旺のために気化が有余となり形が不足して消痩となるものもある。

病因病機

【1】脾胃虚弱による消痩

　平素から脾胃虚弱であったり，または飲食不節により脾胃を損傷して，脾胃の受納機能と運化機能，輸布機能が悪くなると，気血津液や生化の源が不足し，五臓や肌肉の栄養が悪くなり消痩がおこる。

【2】陰虚火旺による消痩

　房事過多や辛い物の偏食による陰虚火旺や胃火亢盛，または平素から陰虚火旺あるいは胃火亢盛であるために陰精不足になると消痩がおこる。

1. 内科

証分類

【1】脾胃虚弱による消痩

主　　症：身体がしだいに痩せる，肌肉が弛む
随 伴 症：顔色㿠白または萎黄，息切れ，精神疲労，乏力，食少，腹脹，大便溏薄
舌 脈 象：舌質淡，舌苔薄白，脈濡緩虚弱
証候分析：①消痩，肌肉が弛む——脾胃虚弱による食欲不振のために全身の栄養状態が悪くなるとおこる。
　　　　　②腹脹，大便溏薄——脾虚のために運化機能が低下するとおこる。
　　　　　③息切れ，精神不振，乏力，舌質淡，脈弱——脾虚胃弱の象である。

【2】陰虚火旺による消痩

主　　症：消痩，肌肉は乾いている（痩せこけている）
随 伴 症：五心煩熱または微熱，目眩，耳鳴り，盗汗，不眠，多夢，口渇，小便黄
舌 脈 象：舌質紅，少苔，脈細数
証候分析：①消痩，肌肉は乾いている——陰精不足のために水虚火旺となり，火が盛んなために津液を焼灼するとおこる。
　　　　　②五心煩熱，口渇，小便黄——陰虚火旺によりおこる。
　　　　　③目眩，耳鳴り——虚火上炎によりおこる。
　　　　　④不眠，多夢——陰血不足のために心神がうまく栄養されないとおこる。
　　　　　⑤舌質紅，少苔，脈細数——陰虚火旺の象である。

治療

【1】脾胃虚弱による消痩

治　　法：健脾益気
処 方 例：足三里，中脘，脾兪，胃兪
方　　解：これらの治療穴には脾胃の機能を調節し，後天の生化の源を充足させる作用がある。
操　　作：足三里，中脘は1.5寸直刺し，脾兪，胃兪は1.5寸斜刺する。提挿捻転補法を施し，30分間置針する。または灸頭針あるいは単独に灸治療を行う。

【2】陰虚火旺による消痩

治　　法：滋陰降火

処 方 例：足三里，三陰交，腎兪，太谿，内庭，太衝
方　　解：三陰交，腎兪，太谿により腎陰を滋養し，内庭，太衝により肝胃の火を降ろす。また足三里により脾胃の機能を向上させ，肌肉を養う。
操　　作：足三里は1.5寸直刺して補法を施す。三陰交，太谿は1寸直刺して補法を施す。内庭，太衝は1寸直刺して瀉法を施す。20分間置針する。

消瘦の治法と選穴

症候	病因病機	治法	選穴
消瘦	脾胃虚弱	健脾益気	中脘，足三里，脾兪，胃兪
	陰虚火旺	滋陰降火	足三里，三陰交，腎兪，太谿，内庭，太衝

その他の療法

小児の消瘦は，小児「疳積」を参考にするとよい。
【中薬】
①脾胃虚弱による消瘦：補中益気丸または朱砂養胃虚弱丸
②陰虚火旺による消瘦：六味地黄丸または知柏地黄丸

参考事項

①針灸治療と中薬治療は併用すると，本症に対して良い効果がある。
②疾病による消瘦は，その疾病の治療を主に行う。
③規則正しいバランスのとれた食生活をとるように心がける。
④労逸に気をつけ，過労にならないように努める。

29. 上熱下寒（のぼせ，冷え）
（付：冷え症）

　上熱下寒は，患者の自覚症状を主とし，その特徴は上部の熱性の症状と下部の寒性の症状が同時に出現することにある。患者は自覚症状として，のぼせ，不眠，心悸，頭暈，頭脹感，目の乾き，項部の強ばり，口乾，口苦などが現れ，下部では腰や下肢の冷えが現れる。

　腎は全身の陰陽の根本であることから，「水火の宅」といわれている。心と腎は相対的にいうと，心は火に属して陽をなし，腎は水に属して陰をなしており，二者は「陰陽相交，水火既済」の関係にある。上熱下寒は多くの場合，心腎不交［心火が下降できず，腎水が上昇できない病態］，水火失済と関係がある。

病因病機

　先天的に腎が不足していたり，久病により腎を損傷したり，または房事過多，産後の不養生などにより腎気不足になると，陰陽水火の関係が失調して心腎不交となる。そのために陰が下にて盛んになり，陽が上に亢進すると本症がおこる。

証分類

主　　症：自覚的な腰や下肢の冷感，頭顔面部や上半身ののぼせ，ほてり
随 伴 症：顔面紅潮，頭暈，目眩，目赤，咽喉の乾き・疼痛，歯が浮いて痛む，口の乾燥，口渇はない，両足の冷え，腰のだるさ・疼痛，寒がり，小便清長，または下痢，水様の帯下
舌 脈 象：舌質軟嫩，または舌尖紅，少苔，脈細弱，微，または細無力
証候分析：①頭顔面部ののぼせ，顔面紅潮，目赤など——心腎不交，陰陽失調により陽が上部に亢進するとおこる。
　　　　　②咽喉の乾き，疼痛，歯が浮いて痛む，口は乾燥するが口渇はない——陽が亢じて津液を損傷するとおこる。上部は熱により津液を損傷するが，下部は陰寒内盛であるので口は乾燥するが口渇はない。
　　　　　③腰や下肢の冷感，腰のだるさ・疼痛——陰寒が下部にて盛んになるとおこる。

④寒がり──陽虚となり温煦機能が低下するとおこる。
⑤小便清長，または下痢──気化が失調すると小便清長となり，脾胃が温煦されないと下痢がおこる。
⑥水様の帯下──陽虚のために寒湿が下注するとおこる。
⑦舌質軟嫩，脈弱または微──陽虚陰盛の象である。

治 療

治　　法：心腎交通，引火帰原
処 方 例：大椎，長強，関元，神門，内関，百会，腎兪，三陰交，太谿
方　　解：大椎と長強は督脈に属しており，腎を強め元気を補う作用があり，腎気がしだいに充足してくると陰陽はおのずと調節される。関元，腎兪，三陰交，太谿にて補腎強腰をはかり虚火を降ろす。百会には気を上昇させる作用と，降逆潜陽の作用がある。神門，内関にて清心安神をはかる。
操　　作：大椎は上に向けて1寸斜刺し，長強はしっかり消毒し上に向けて1.5寸横刺し，前陰部に得気を誘導させる。関元，三陰交，太谿は1寸，腎兪は1.5寸，神門は0.5寸，内関は1寸直刺する。百会は後部に向けて1寸横刺する。補法にて弱刺激を与え，30分間以上置針する。長強以外は灸頭針，または単純に灸法を用いてもよい。

上熱下寒の治法と選穴

症　候	病因病機	治　法	選　穴
上熱下寒	水火失調	心腎交通	大椎，長強，関元，神門内関，百会，腎兪
		引火帰原	三陰交，太谿

古今処方例

①『霊枢』刺節真邪篇
「上寒し下熱するは先ず其の項の太陽を刺し，久しく之を留める（張景岳注云：上寒し下熱するものは，陽上にて虚して下にて実するなり，まさに先ず項の間の足太陽経大杼，天柱等の穴を刺し，久しく其の針を留めて之を補う），已に刺すときは則ち項と肩甲とを熨し，熱をして下に合せしむれば乃ち止む。此れ所謂推して之を上ぐるものなり。上熱し下寒するは，其の虚脈を視て之が経絡に陥するものは之を取り，気下りて乃ち止む。

1. 内科

此れ所謂引きて之を下るものなり。」
② 『素問』骨空論
「寒熱を灸するの法は，先ず項の大椎に灸す，年を以て壮数と為す。次に橛骨（即ち，長強を指す）を灸し，年を以て壮数と為す。」
③ 『針灸甲乙経』巻八
「寒熱懈懶，淫濼脛酸，四肢重痛，少気難言するは，至陽これを主る。」
④ 『楊敬斎針灸全書』下巻
「雑病の大寒大熱には，風池，百労，水道，大杼，風門，肺兪，膈兪，三焦兪，関衝，少衝，足臨泣，復溜。」

その他の療法

【中薬】
八味地黄丸，六味地黄丸，交泰丸などにて治療する。

参考事項

① 上熱下寒は消渇，痰飲，慢性腎炎，糖尿病，神経症，更年期症候群などの慢性疾患によく見られる。病状がある程度まで進行すると現れる。どの疾患にかかわらず，この上熱下寒の証候が現れた場合には，ここで述べた治療法を用いることができる。
② 虚弱，久病，沈寒痼疾（冷えを伴う難治性疾患）による本病証に対して，灸法は著明な効果がある。ただし急性症，熱証，実証および神経過敏症には用いてはならない。
③ 陰盛格陽による寒熱錯雑と本病症とは，鑑別する必要がある。陰盛格陽とは，体内の陰寒が非常に盛んになったために，陽気が外に隔絶されておこる真寒仮熱の証候である。

付：冷え症

冷え症は，下焦が陽虚となり，そのために寒湿が下に阻滞しておこる病症である。下肢および腰部の冷えのほかに，生殖器系統の症状を伴いやすく，女性に多く見られるという特徴がある。血液の運行，津液の輸布は，陽気の温煦機能と推動機能に依存している。下焦が陽虚となり寒湿が阻滞すると，血液の運行にも影響が現れる。

病因病機

　平素から陽虚の者が寒湿や風寒の邪を受けたり，月経期や産後に寒邪を受け，気血が凝滞して下焦の陰絡の絡脈が通じなくなったり，帯脈が温煦されなくなると冷え症がおこる。

証分類

主　　症：腰・下肢・小腹部の冷感
随伴症：少腹部痛，腰痛，月経不順，痛経，閉経，不感症
舌脈象：舌質暗または瘀点がある，舌苔白滑，脈沈弦，緊
証候分析：①腰・下肢・少腹部の冷感または疼痛——寒湿の邪が虚に乗じて下焦に侵入して阻滞するとおこる。
　　　　　②月経不順，または痛経，閉経——寒が下焦に阻滞して肝腎の機能が失調し，衝任二脈が不利になるとおこる。
　　　　　③不感症——足厥陰肝経脈は生殖器や少腹部に循行しているが，寒邪が足厥陰肝経脈に阻滞して気血瘀滞となり，絡脈をうまく栄養できないとおこる。
　　　　　④舌質暗，または瘀点がある，脈沈弦緊——寒凝血瘀の象である。

治療

治　　法：温陽通絡，和血化瘀
処方例：至陽，膈兪，八髎，腎兪，血海，気海，膻中，関元，陽陵泉
方　　解：至陽には陽気をめぐらす作用があり，膻中，気海を配穴すると全身の気を通調することができる。膈兪，血海にて和血化瘀をはかる。また関元，腎兪にて補腎強腰をはかる。八髎は局所の瘀滞を疏通させることができる。陽陵泉は少陽経に属するが，気機を疏通させ，肝気を調節する作用がある。これらの治療穴により，寒気が散じて瘀滞が改善され，腎気が充足してくると諸症状は消失する。
操　　作：至陽は1寸直刺し，膈兪は横突起に向けて1～1.5寸斜刺する。また関元，気海は下に向けて1寸斜刺する。八髎は1寸ほど直刺する。平補平瀉法を施す。または灸頭針か，単独で灸法を施す。

1. 内科

冷え症の治法と選穴

症候	治法	選穴
冷え症	温陽通絡 和血化瘀	至陽, 膈兪, 八髎, 腎兪 血海, 気海, 膻中 関元, 陽陵泉

その他の療法

【中薬】
四逆湯, 当帰芍薬散, 桃仁承気湯, 桂枝茯苓丸などにて治療する。

参考事項

①冷え症は不規則な生活, 月経期や産後の不養生などにより, 身体の虚に乗じて寒湿の邪が侵襲しておこる病症である。病変部位は下焦に限定している。その病理変化は下焦の陽気不足, 寒湿阻滞, 気血凝滞を主とする。臨床上, このような病理変化による冷え症の病証は, ここで述べた弁証施治を参考にしながら治療することができる。

②冷え症と腎陽虚とは鑑別する必要がある。腎陽虚は腎の陽気虚損が病変の本となっている。一方, 冷え症は陽気の不足に寒湿阻滞, 気血凝滞がからんだ虚実挟雑証である。

30. 不眠

不眠とは, つねに睡眠が不足することをいう。軽症のものでは, 寝つきが悪い, すぐに目がさめてなかなか寝つけないなどを訴え, 重症のものでは夜通し眠れないなどの症状を訴える。本病症は, 『内経』には「目不瞑」,「不得眠」,「不得臥」とあり, 『難経』には「不寝」とある。一時的な精神緊張や考えごと, 住居環境の影響, 異常な暑さや寒さなどによりおこる不眠は病態ではない。また発熱, 疼痛, 咳喘などによりおこる不眠は, その原因に対処するとよい。

病因病機

【1】心脾両虚による不眠

思慮過度，心労，労倦などは心脾を損傷しやすい。そのために心を損傷して陰血を損耗すると神志を主れなくなる。また脾を損傷し気血の生成が悪くなると，心をうまく栄養できなくなり，そのために心神不安となって不眠がおこる。

【2】心腎不交による不眠

房事過多，久病などにより腎陰を損傷すると，心腎相交の関係が失調して心腎不交となる。また五志過極により心火が亢進すると，同様に心腎相交の関係が失調して心腎不交となる。この心火により神明が影響をうけると不眠がおこる。

【3】痰熱による不眠

飲食不節により胃腸を損傷して食滞がおこり，これが改善しないと痰熱が生じる場合がある。痰熱により胃不和となり，この痰熱が神志に影響すると不眠がおこる。

【4】肝火による不眠

抑鬱や激怒により情志を損傷し，そのために肝の条達が悪くなると気鬱という病態を生じる。この状態が改善されないと化火しやすいという特徴がある。火には炎上性があり，これにより火が心神に影響すると不眠がおこる。

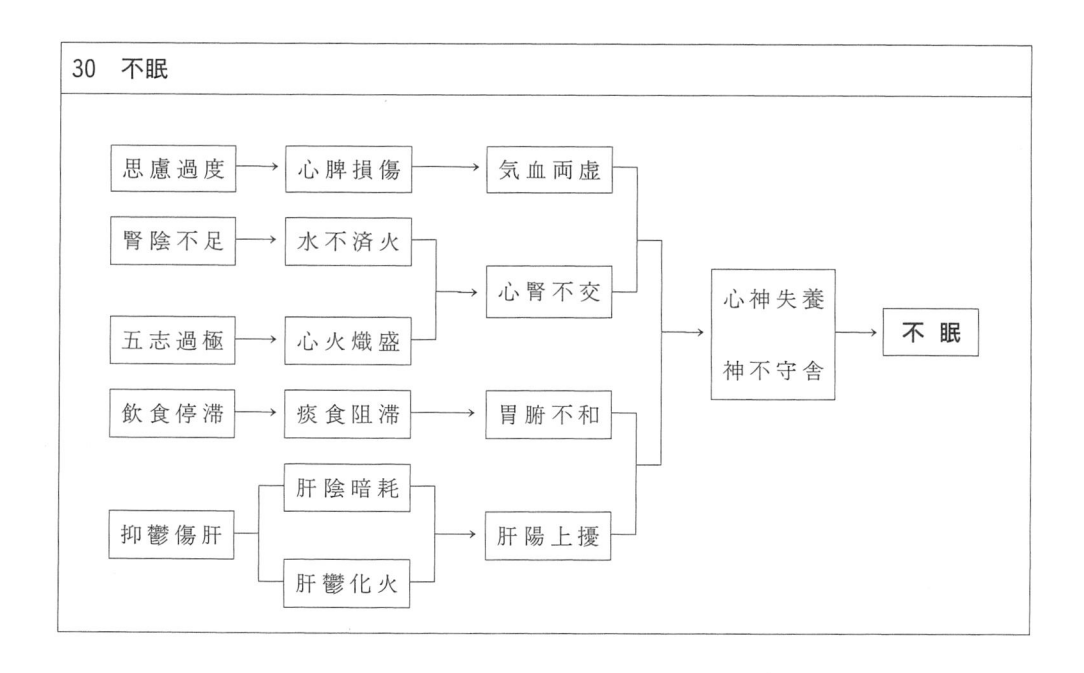

```
30  不眠

思慮過度 → 心脾損傷 → 気血両虚
腎陰不足 → 水不済火 ┐
                  ├→ 心腎不交 ┐
五志過極 → 心火熾盛 ┘          │
                              ├→ 心神失養／神不守舎 → 不眠
飲食停滞 → 痰食阻滞 → 胃腑不和 │
                              │
抑鬱傷肝 ┬ 肝陰暗耗 ┐          │
         └ 肝鬱化火 ┴→ 肝陽上擾 ┘
```

1. 内科

証分類

【1】心脾両虚による不眠

主　　症：入睡困難，多夢，目が覚めやすい

随 伴 症：心悸，健忘，自汗，顔色がさえない，精神疲労，胃脘部のつかえ，大便溏薄

舌 脈 象：舌質淡，舌苔薄白，脈細弱

証候分析：①入睡困難，多夢，目が覚めやすい，心悸，健忘——心は血を主り，脾は血を生じる。心脾両虚になり血がうまく養心できず，「神不守舎」になるとおこる。
　　　　　②自汗，精神疲労——血虚で気も不足すると衛陽不固となりおこる。
　　　　　③顔色がさえない——血虚のために顔面部をうまく栄養できないとおこる。
　　　　　④胃脘部のつかえ，大便溏薄——脾の運化機能が低下するとおこる。
　　　　　⑤舌質淡，舌苔薄白，脈細弱——心脾両虚，気血両虚の象である。

【2】心腎不交による不眠

主　　症：虚煩，不眠，または少し眠ると目が覚める

随 伴 症：五心煩熱，驚悸，盗汗，口や喉の乾き，頭暈，耳鳴り，健忘，遺精，腰膝がだるく力が入らない

舌 脈 象：舌質紅，舌苔少，脈細数

証候分析：①虚煩，不眠，または少し眠ると目が覚める——腎陰が不足し，心肝火旺となって虚熱が神に影響するとおこる。
　　　　　②五心煩熱，盗汗——陰虚火旺によりおこる。
　　　　　③驚悸——虚火が心に上擾するとおこる。
　　　　　④口や喉の乾き——虚火が上炎して津液を損傷するとおこる。
　　　　　⑤頭暈，耳鳴り，健忘——腎精が不足して髄海が空虚になるとおこる。
　　　　　⑥遺精，腰膝がだるく力が入らない——心腎不交，精関不固によりおこる。
　　　　　⑦舌質紅，脈細数——陰虚火旺の象である。

【3】痰熱による不眠

主　　症：眠りが浅い，多夢，よく目が覚める

随 伴 症：胸苦しい，胃脘部のつかえ，噯気，頭暈，目眩

舌 脈 象：舌質紅，舌苔黄膩，脈滑数

証候分析：①眠りが浅い，多夢，よく目が覚める——宿食停滞により痰熱が生じ，それが上擾するとおこる。
　　　　　②胸苦しい，胃脘部のつかえ，噯気——宿食や痰湿が胃に阻滞し，胸膈に上擾するとおこる。
　　　　　③頭暈，目眩——痰熱が清陽を蒙閉するとおこる。

　　　　　④舌質紅，舌苔黄膩，脈滑数——宿食，痰熱の象である。

【4】肝火による不眠

主　　症：入睡困難，頭痛，頭暈
随 伴 症：煩躁，怒りっぽい，目赤，耳鳴り，脇痛，口苦
舌 脈 象：舌質紅，舌苔薄黄，脈弦数
証候分析：①入睡困難，頭痛，頭暈——肝の条達が悪くなって気鬱化火し，心神に上擾しておこる。
　　　　　②煩躁，怒りっぽい——肝火旺盛によりおこる。
　　　　　③目赤，耳鳴り，口苦——肝火上炎によりおこる。
　　　　　④脇痛——足厥陰肝経脈は脇肋部に分布しており，肝経火旺になるとおこる。
　　　　　⑤舌質紅，舌苔薄黄，脈弦数——肝火上擾の象である。

治　療

【1】心脾両虚による不眠

治　　法：補気養血
処 方 例：脾兪，心兪，神門，三陰交
方　　解：脾兪，三陰交にて健脾益気養血をはかる。また心兪，神門にて養心安神をはかる。気血が充分に生成され，心血が充足すると心神も安定し正常に入睡できるようになる。
操　　作：脾兪，心兪は内斜刺で0.5～1寸刺入し，神門は0.5～0.8寸，三陰交は1寸直刺する。針にて補法を施す。または針灸を併用する。

【2】心腎不交による不眠

治　　法：滋陰降火
処 方 例：腎兪，心兪，太谿，大陵，太衝，神門
方　　解：太谿にて腎陰を補い，大陵にて心火を降火させる。さらに心兪，腎兪にて心腎の交通をはかり，太衝にて平肝潜陽，神門にて寧心安神をはかる。
操　　作：心兪，腎兪は内斜刺で0.5～0.8寸刺入し，その他の治療穴は0.5寸または1寸直刺する。太谿，神門には補法を施し，大陵，太衝には瀉法を施す。心兪，腎兪には平補平瀉法を施す。

【3】痰熱による不眠

治　　法：化痰和胃

1．内科

処 方 例：中脘，豊隆，天枢，内関
方　　解：胃の募穴である中脘に足陽明胃経の絡穴である豊隆を配穴して和胃化痰をはかる。さらに天枢により通腑をはかり，内関により寛胸利膈をはかる。
操　　作：各治療穴に1寸または1.5寸直刺し，瀉法を施す。

【4】肝火による不眠

治　　法：平肝降火
処 方 例：肝兪，胆兪，行間，足竅陰
方　　解：肝兪，胆兪にて泄火をはかり，行間により平肝をはかる。また足竅陰にて降火することにより除煩をはかる。
操　　作：肝兪，胆兪は内斜刺にて0.5～0.8寸刺入し，行間は0.5寸直刺する。足竅陰は点刺出血を施す。すべてに瀉法を施す。

不眠の治法と選穴

症　候	病因病機	治　法	選　穴
不眠	心脾両虚	補気養血	脾兪，胃兪，神門，三陰交
	心腎不交	滋陰降火	腎兪，心兪，太谿，大陵，太衝，神門
	痰　熱	化痰和胃	中脘，豊隆，天枢，内関
	肝　火	平肝降火	肝兪，胆兪，行間，足竅陰

古今処方例

① 『針灸経験方』
　「驚悸して安臥すること得ざるは，神庭，気海，陰交，大巨を取る。嗜臥せざるは，公孫を取る。心熱により寝ざるは解谿を瀉し，湧泉を補う。」

② 『針灸資生経』
　「神庭，驚悸して安らかに寝ること得ざるを治す。気衝，章門，臥すること得ざるを治す。太淵，咳嗽煩怒し，臥すること得ざるを治す。隠白，天府，陰陵泉，臥すること得ざるを治す。大椎，臥すること安らかならざるを療す。気海，陰交，大巨，驚し臥すること得ざるを主る。」

③ 『針灸甲乙経』
　「驚し眠りを得ざるは三陰交これを主る。」

④『針灸経綸』

「怔忡，健忘，不寝，内関，液門，膏肓，解谿，神門」

その他の療法

【耳針】
選穴：皮質下，交感，心，腎，内分泌，神門
操作：毎回2～3穴取穴し，軽刺激を与え，30分間置針する。毎日1回の治療とし，10回を1クールとする。

【中薬】
①心脾両虚による不眠：酸棗仁湯，帰脾湯
②心腎不交による不眠：黄連阿膠湯，交泰丸
③痰熱による不眠：黄連温胆湯，導痰湯
④肝火による不眠：竜胆瀉肝湯，清胆竹茹丸

参考事項

①針灸は不眠に対して良い効果がある。長期にわたって鎮静剤を服用しても効果がないものに対しても良い効果を収めることができる。
②不眠は長期にわたって改善されないと，精神的な圧力となったり，仕事や健康に悪影響を与える。
③本病症の治療に際しては，精神面および生活面における配慮が必要であり，また適量の運動を行うように指導するとよい。

31. 嗜睡（傾眠）

　嗜睡とは，傾眠のことである。本病症は昼夜をとわず眠りたがり，呼ぶとすぐに目を覚ますがまた眠ってしまうという特徴がある。『内経』には，「好臥」，「嗜臥」，「多臥」，「善眠」などの記載がある。嗜睡は主として陰盛陽虚によりおこる。陽は動を主っており，陰は静を主っている。したがって陰が盛んになると嗜睡となる。
　熱病や慢性病の末期に意識障害を伴う昏睡状態がおこるが，これは嗜睡ではない。

1. 内科

病因病機

【1】湿困脾陽による嗜睡

　湿地での生活，雨にうたれるなどの原因により湿邪が侵入し，そのために脾陽が抑止されて脾陽不振になると嗜睡がおこる。肥満で痰湿が内停しているもので，そのために脾陽不振になると嗜睡がおこる。

【2】脾気虚による嗜睡

　虚弱体質，病後または老化により中気不足となり，運化機能が低下して精気が充足しないと嗜睡がおこる。

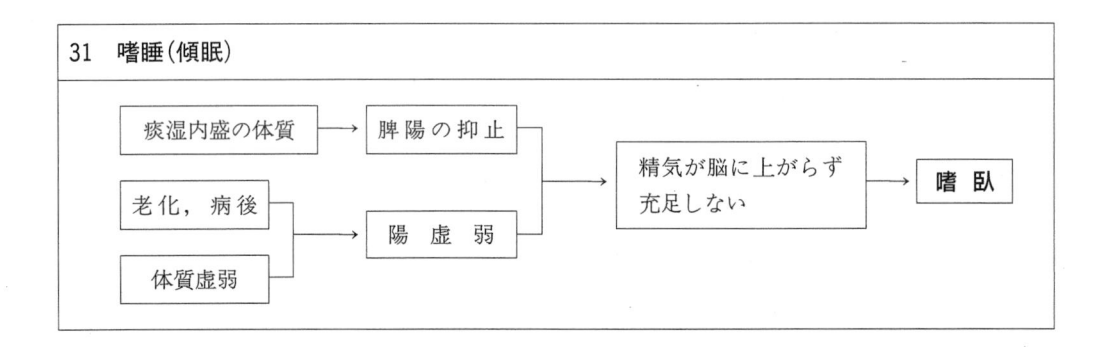

```
31　嗜睡（傾眠）

 痰湿内盛の体質 ──→ 脾陽の抑止 ┐
                              ├─→ 精気が脳に上がらず ──→ 嗜臥
 老化，病後    ┐              │    充足しない
              ├──→ 陽 虚 弱 ──┘
 体質虚弱     ┘
```

証分類

【1】湿困脾陽による嗜睡

主　　症：嗜睡
随 伴 症：胸悶，食欲不振，身体が重い，身体がだるい，痰が多い，泛悪，大便溏薄
舌 脈 象：舌質淡，舌苔白膩，脈濡緩
証候分析：①嗜睡，身体が重だるい──湿邪内盛のために脾陽が抑止され，中気が不足するとおこる。
　　　　　②胸悶，食欲不振──脾が湿により抑止されて運化が無力になるとおこる。
　　　　　③痰が多い，泛悪──痰濁が中焦に阻滞するとおこる。
　　　　　④大便溏薄──脾の運化機能が悪くなり，水湿が下注するとおこる。
　　　　　⑤舌質淡，舌苔白膩，脈濡緩──脾虚湿盛の象である。

【2】脾気虚による嗜睡

主　　症：食後の嗜睡，倦怠感

随 伴 症：精神疲労，懶言，息切れ，顔色につやがない，食少，自汗，または寒がり，四肢の冷え
舌 脈 象：舌質淡，舌苔白，脈弱
証候分析：①食後の嗜睡，倦怠感——脾気虚のために運化無力になると，食後には食したものが阻滞して脾陽がいっそう抑止されるのでおこる。
　　　　　②精神疲労，懶言，息切れ，顔色につやがない——脾は後天の本であり，気血生化の源である。脾虚のために気血が不足すると，これらの症状がおこる。
　　　　　③食少，自汗，または寒がり，四肢の冷え——脾の運化が悪くなり，または脾陽虚になるとおこる。
　　　　　④舌質淡，舌苔白，脈弱——脾気虚の象である。

治 療

【1】湿困脾陽による嗜睡

治　　法：健脾化湿
処 方 例：章門，公孫，中脘，豊隆
方　　解：脾の募穴である章門に，公孫を配穴して健脾化飲をはかり，胃の募穴である中脘に豊隆を配穴して和胃化痰をはかる。痰湿が除去され，陽気の抑止が改善されると，精神状態もしっかりし嗜睡は消失する。
操　　作：章門は肋間にそって1寸斜刺し，その他の治療穴には1〜1.5寸直刺する。針灸を併用してもよい。

【2】脾気虚による嗜睡

治　　法：温陽健脾，益気化湿
処 方 例：脾兪，関元，足三里，陰陵泉，百会
方　　解：脾兪，関元にて温陽健脾益気をはかる。足三里にて中焦の運化を向上させ，生化の源を助け，陰陵泉にて健脾化湿をはかる。さらに百会により醒神健脳をはかる。
操　　作：脾兪は内斜刺で0.5〜1寸刺入し，百会は横刺で0.5〜0.8寸刺入する。その他の治療穴は1〜1.5寸直刺する。針にて補法を施す。針灸を併用してもよい。

古今処方例

①『針灸資生経』第四・嗜臥
「顖会，百会は多睡を療す。陰蹻，膈兪は嗜臥を療す。二間，三間は多臥喜睡を療す。厲兌は多睡喜驚を療す。脾兪は四肢煩熱し，嗜臥怠惰し，四肢動かすを欲せざるを療す。

1. 内科

嗜睡の治法と選穴

症　候	病因病機	治　法	選　穴
嗜睡	湿困脾陽	健脾化湿	章門，公孫，中脘，豊隆
	脾気虚	温陽健脾 益気化湿	脾兪，関元，足三里，陰陵泉，百会

　三陽絡は嗜臥し身動かすを欲せざるを療す。五里，太谿，大鐘，照海，二間は，嗜臥を治す。厲兌，大敦は喜寝を治す。」

② 『針灸集成』
　「飲食困倦，四肢怠惰，煩熱嗜臥するは，脾兪，然谷，腎兪，解谿を取る。」

③ 『針灸大成』
　「嗜臥するは百会，天井，三間，二間，太谿，照海，厲兌，肝兪。嗜臥して言せざるは，膈兪。」

その他の療法

【耳針】
選穴：皮質下，交感，心，腎，神門，内分泌
操作：中程度の刺激を与え，20分間置針する。毎日1回の治療とする。

【中薬】
①湿困脾陽による嗜睡：胃苓湯
②脾気虚による嗜睡：帰脾湯

参考事項

①針灸は本病症に対して良い効果がある。
②適度の頭脳労働，肉体労働を行うように努め過労をさける。

32. 健忘

　健忘とは，記銘力の減退することで，すぐに忘れることをいう。『内経』では「善忘」，「喜忘」と称している。本病症は心・脾・腎と関係が密接である。健忘は不眠と同時に現れることが多く，この2つの病因，病証，治療はそれぞれ関連していることが多い。治療は主として養心，補脾，益腎がそのポイントとなる。

病因病機

【1】心脾両虚による健忘

　脾は「意」，「思」を主っている。過度の思慮などにより心脾を損傷し，そのために陰血を消耗して意念，神志がしっかりしなくなると健忘がおこる。

【2】腎精不足による健忘

　房事過多などにより腎精が不足し髄が減り，脳を充分に栄養できなくなると健忘がおこる。老化に伴い腎精が不足しても健忘がおこる。

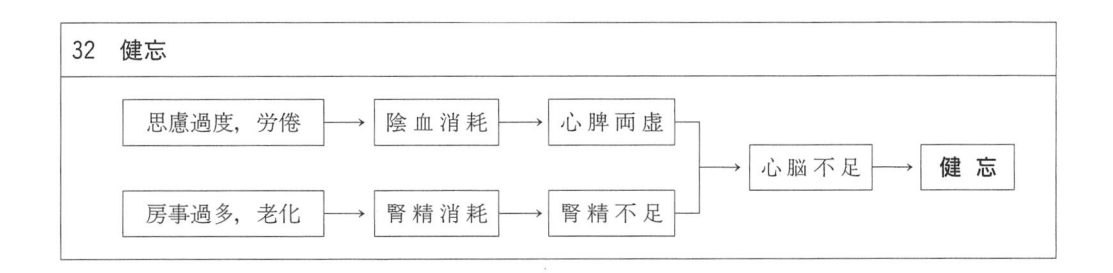

```
32　健忘

　思慮過度，労倦　→　陰血消耗　→　心脾両虚　┐
　　　　　　　　　　　　　　　　　　　　　　　├→　心脳不足　→　健忘
　房事過多，老化　→　腎精消耗　→　腎精不足　┘
```

証分類

【1】心脾両虚による健忘

主　　症：健忘，不眠
随 伴 症：精神倦怠，多夢，心悸，食欲不振，味覚がない

1. 内科

舌 脈 象：舌質淡，舌苔薄白，脈細弱
証候分析：①健忘，不眠——心は血を主り，脾は血を生じる。心脾両虚となり血が養心できず，神を内守できないと健忘，不眠がおこる。
　　　　　②精神倦怠，食欲不振，味覚がない——脾の運化機能が低下するとおこる。
　　　　　③多夢，心悸——心血不足によりおこる。
　　　　　④舌質淡，舌苔薄白，脈細弱——気血不足の象である。

【2】腎精不足による健忘

主　　症：健忘
随 伴 症：腰がだるく無力，乏力，不眠，または五心煩熱，盗汗，耳鳴り，眩暈，滑精，早泄を伴う
舌 脈 象：舌質紅，舌苔少，脈細数
証候分析：①健忘——腎は蔵精を主り，脳に通じている。腎精が不足して脳髄が空虚になると健忘がおこる。
　　　　　②腰がだるく無力——腰は腎の府である。腎精が不足するとおこる。
　　　　　③滑精，早泄——陰虚のために相火が妄動し，精関不固になるとおこる。
　　　　　④舌質紅，舌苔少，脈沈細——陰精不足，相火偏旺の象である。

治　療

【1】心脾両虚による健忘

治　　法：補益心脾
処 方 例：心兪，脾兪，足三里，三陰交，神門
方　　解：心兪，脾兪にて心脾の補益をはかる。また足三里にて運化機能の向上をはかり，精血の生化を助け，三陰交にて健脾益腎養肝をはかり，三陰の虚損を補益する。さらに神門にて寧心安神をはかる。
操　　作：心兪，脾兪は内斜刺で0.5～1寸刺入し，神門は0.5寸直刺する。足三里，三陰交は1～1.5寸直刺する。針にて補法を施す。灸を必要に応じて用いてもよい。

【2】腎精不足による健忘

治　　法：滋陰補腎
処 方 例：腎兪，太谿，心兪，関元
方　　解：腎兪にて補腎滋陰をはかり，心兪にて清心寧心をはかる。また太谿にて滋陰降火をはかる。
　　　　　関元は任脈と足三陰経との交会穴であり，これにより下焦の元気を補う。

操　　作：心兪，腎兪は内斜刺で0.5～1寸刺入し，太谿は0.5～0.8寸直刺する。関元は1～1.5寸直刺する。針にて補瀉兼施をするか，または灸を用いる。

健忘の治法と選穴

症候	病因病機	治法	選穴
健忘	心脾両虚	補益心脾	心兪，脾兪，足三里，三陰交，神門
健忘	腎精不足	滋陰補腎	腎兪，太谿，心兪，関元

古今処方例

① 『医学綱目』
　「健忘は，列欠，心兪，神門，中脘，三里を取り，少海に灸す。」
② 『針灸集錦』
　「神経衰弱，心腎不交による不眠，健忘には，百会，心兪，腎兪に針す……，あるいは神門，内関，復溜に針す。」
③ 『針灸秘験』
　「精神疲労，健忘，嗜睡には，三陰交，地機，血海，脾兪。」

その他の療法

【耳針】
選穴：皮質下，内分泌，心，腎，神門
操作：毎回2～3穴を取穴し，中程度の刺激を与え，20分間置針する。毎日1回または隔日治療とし，10回を1クールとする。

【中薬】
①心脾両虚による健忘：帰脾湯
②腎精不足による健忘：河車大造丸

参考事項

①針灸は本病症に対して一定の効果を収めることができる。気功，推拿などとともに総合治療を行うと，効果はいっそう良い。精神状態，心理状態に注意するように努め，節度ある生活を行うように指導すると治療効果を向上させることができる。

②老化に伴う健忘は生理的な衰退現象であり，治療は養生を主とする。

33. 倦怠

　倦とは疲労，疲倦のことであり，怠とは怠惰のことである。すなわち倦怠とは疲れて動きたくなくなるという自覚症状である。全身の無力感，局所のだるさ，両足の無力感，恍惚，思考力低下，眼精疲労，視力低下，立つとふらふらする，手足のふるえなど，いろいろな現れかたがある。

　歴代の文献中で単独に疲労を論じているものは少なく，多くは気虚，脾虚，腎虚，湿困，五労，七情のなかで述べている。

病因病機

　病後や産後で気血が回復していないもの，五労七傷により精気を損耗しているもの，房事過多により元気を損耗しているもの，飲食不節により脾胃虚弱となり痰湿が内蘊しているもの，心労により神気を損傷しているものは，倦怠がおこる。先天不足，腎気虚弱のもの，気虚タイプの肥満にも現れやすい。

証分類

【1】脾気虚による倦怠

主　　症：倦怠，特に四肢無力，食後のだるさ
随 伴 症：食欲不振，腹脹，大便溏薄，自汗，息切れ
舌 脈 象：舌質淡または歯痕がある，舌苔白膩，脈濡緩
証候分析：①倦怠，四肢無力——脾は運化を主り，四肢と肌肉を主っている。脾気虚のために運化機能が低下し，気血の生成が悪くなって身体をうまく栄養できないとおこる。
　　　　　②食後のだるさ——食後は脾の負担が重くなるのでおこる。
　　　　　③食欲不振，腹脹，大便溏薄——脾の運化が悪くなり，胃腸の運化が悪くなると食

欲不振がおこり，気機が阻滞すると腹脹がおこる。脾気が昇らず清濁の分別が悪くなると大便溏薄となる。
　　　　　④自汗，息切れ——気虚によりおこる。
　　　　　⑤舌質淡，歯痕がある，舌苔白膩，脈濡緩——脾虚気弱の象である。

【2】痰湿による倦怠

主　　　症：倦怠，乏力，動くと息切れがする
随 伴 症：肥満，下肢の浮腫，寒がり，顔色㿠白
舌 脈 象：舌質胖淡，脈沈細または沈滑
証候分析：①倦怠，乏力，動くと息切れがする——痰湿内盛により脾陽が抑止され，陽気不振になるとおこる。湿には重濁性がある。
　　　　　②下肢の浮腫——水湿が下注するとおこる。
　　　　　③寒がり，顔色㿠白——痰湿により陽気が抑止され，そのため温煦が悪くなるとおこる。
　　　　　④舌質胖淡，脈沈細または遅滑——痰湿が内盛し，陽気が抑止されている象である。

【3】元気不足による倦怠

主　　　症：倦怠，嗜臥，児童では発育不良，中年では早老，または久病後の精神疲労，腰膝のだるさ，無力感
随 伴 症：記憶力減退，知力減退，眼精疲労，盗汗
舌 脈 象：舌質紅で嫩，舌苔少，脈微細弱
証候分析：①倦怠，嗜臥，腰膝の酸痛や無力感——元気は腎と関係しており，身体の原動力であり，成長・発育を主っている。元気不足になると推動機能が低下して，これらの症状がおこる。
　　　　　②記憶力減退，知力減退，眼精疲労——元気不足のために脳髄が充足しないとおこる。
　　　　　③盗汗——元気が衛外を固摂できないとおこる。
　　　　　④舌質紅で嫩，舌苔少，脈微細弱——元気不足の象である。

【4】形神不振による倦怠

主　　　症：情緒低迷または抑鬱，精神疲弊，無気力，情緒変化による突然の脱力感
随 伴 症：不眠，多夢，考えすぎ，疑い深くなる，胸脇部の脹痛
舌 脈 象：舌体がわずかにふるえる，または正常，脈弦滞
証候分析：①情緒低迷または抑鬱，精神疲弊，無気力など——形と神の協調と統一は，生理活動を維持する基礎である。神志不振となり，志意が散乱すると形体も疲弊し無気力となる。
　　　　　②不眠，多夢——考えや気分が繁雑になると，神の拠り所がなくなりおこる。
　　　　　③考えすぎ，疑い深くなる，胸脇脹痛——肝気鬱結により胆の決断を主る機能が悪

1. 内科

　　　くなるとおこる。
　　　④舌体のふるえ，脈弦滞――心神失守，肝鬱気滞の象である。

治　療

治　　法：補気健脾，益腎健脾，化湿
処　方　例：関元，気海，足三里，照海，三陰交，膏肓，中脘，建里
　　　　　①眼精疲労には太陽，晴明，四白に刺針する。
　　　　　②記憶力減退には玉枕に刺針する。
　　　　　③下肢無力には風市，陰市に刺針する。
　　　　　④精神疲労には神門，百会，四神聡に刺針し，至陰に灸を施す。
　　　　　⑤精神抑鬱には上星，行間に刺針する。
　　　　　⑥肥満には血海，曲池，公孫，梁丘を加える。
方　　解：関元は任脈と足三陰経との交会穴であり，また小腸の募穴である。これに灸を施すと元気を補い，吸収機能を促進する作用がある。気海は任脈穴であり，「生気の海」といわれており，栄養・強壮の要穴とされている。この2穴は交互に用いるとよい。足三里は足陽明胃経の合穴であり，胃は後天の本である。足三里は全身の陽を強壮し，臓腑の虚損を補う作用があり，これも栄養・強壮の要穴とされている。
　　　　　　照海については，『通玄指要賦』では「照海，四肢懈惰を主る」とある。三陰交にて益陰，和血，利水をはかる。膏肓には強壮の作用があり，先天を補うことができる。また中脘，建里には健胃の作用があり，後天を補うことができる。
操　　作：上処方例から4〜5穴を選穴し，棒灸または灸を施す。あるいは4〜5穴を選穴し，1〜1.5寸直刺し補法を施すか，灸頭針を施す。

倦怠の治法と選穴

症　候	病因病機	治　法	選　穴
倦怠	脾虚気弱	健脾，益気，培元，化湿	関元，気海，中脘，足三里，膏肓，三陰交，建里，照海
	痰湿内盛		
	元気不足		
	形神不振		

古今処方例

① 『標幽賦』
　「虚損には天枢を取る」
② 『玉龍経』
　「膏肓：虚弊失精並びに上気」

その他の療法

【中薬】
①脾気虚による倦怠：補中益気湯
②痰湿による倦怠：七消丸
③元気不足による倦怠：八味腎気丸，河車大造丸
④形神不振による倦怠：逍遥丸，養血安神丸

参考事項

①針灸は本病症に対して一定の効果がある。効果は灸法のほうが針法よりもすぐれている。
②過労や怠惰にならないように注意する必要がある。
③精神的因子で倦怠になりやすいものは，情緒の安定をはかり，積極性がでるように努めるとよい。
④肥満で気虚タイプのものは，同時に食事療法を行うとよい。

34. 癲狂

　癲狂とは，精神に異常をきたす病証である。癲証は，抑鬱状態，痴呆状態を呈し，言語錯乱，泣いたり笑ったりするなどの症状を主症とする。病態としては陰に属し，「静」を特徴とする。また狂証は，狂躁状態を呈し，罵声や奇声をあげる，妄動する，怒りっぽいなどの症状を主症とし，病態としては陽に属し，「動」を特徴とする。
　この2つの病証は，症状上はっきりと区別できず，交替に出現することもあり，また相互に転化することもあるので，臨床上は一括して癲狂と称している。

1. 内科

　本病証は早くは『内経』にその記載が見られるが，『難経』においては「癲」と「狂」の異なる症状・所見について詳述されている。

　現代においては癲狂の病因病機について，陰陽失調，七情内傷，痰気上擾，気血凝滞を主な素因としている。病変部位は主として肝・胆・心・脾にある。精神分裂症，狂躁性抑鬱性精神病，更年期精神病などは，本病証の弁証施治を参考にしながら治療することができる。

病因病機

【1】陰陽失調による癲狂

　陰陽のバランスが失調して陰と陽が相互に連絡できなくなり，下で陰虚となり，上で陽亢となり，心神が影響をうけて神明が逆乱すると癲狂がおこる。これは先天の禀賦と関係がある。

【2】情志損傷による癲狂

　怒り，驚き，恐れなどは肝腎を損傷するし，喜怒の異常な変動は心陰を損傷する。肝腎の陰液が不足し，そのために木（肝）が潤されないと条達がうまくいかなくなり，抑鬱状態となる。また心陰が不足することにより心火が非常に亢進することがある。過度の思慮などにより心脾を損傷すると，心虚のために神が不安定になり，脾虚のために気血の生成が不足し神を主れなくなることがある。これらの要因は，すべて癲狂をひきおこす可能性がある。

【3】痰火上擾による癲狂

　痰気が清竅に上擾し，心神を蒙閉すると，神志が逆乱して癲狂がおこる。

【4】火盛陰傷による狂証

　狂証が長期に改善しないと，陰を損傷して虚火が生じ，このタイプの狂証がおこる。
　本病証は先天的な禀賦と密接な関係があり，この禀賦は多くの場合，遺伝性のものであり，したがって癲狂の患者は多くの場合，類似した家族歴を有する。

　臨床上はまず癲証と狂証をしっかり鑑別する必要がある。癲証は陰に属しており，狂証は陽に属している。ただし癲証が長期にわたって改善しないと，鬱による熱化がおこり，狂証に転化することがある。また狂証が長期にわたって改善しないと，火熱が発越して癲証に転化することがある。

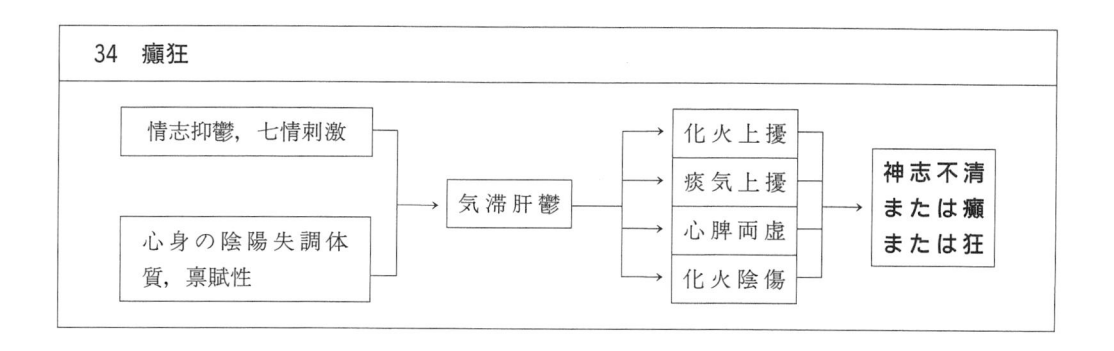

```
┌─────────────────────────────────────────────────────────────────────┐
│ 34  癲狂                                                             │
│                                          → 化火上擾                  │
│   ┌─────────────────┐                    → 痰気上擾     ┌─────────┐ │
│   │情志抑鬱, 七情刺激│─┐                                │神志不清 │ │
│   └─────────────────┘ │  ┌────────┐     → 心脾両虚     │または癲│ │
│   ┌─────────────────┐ ├→│気滞肝鬱│─┐                  │または狂│ │
│   │心身の陰陽失調体 │─┘  └────────┘  └→ 化火陰傷       └─────────┘ │
│   │質, 稟賦性       │                                                │
│   └─────────────────┘                                                │
└─────────────────────────────────────────────────────────────────────┘
```

証分類

① 癲証

【1】痰気鬱結による癲証

主　　症：抑鬱状態，ぼんやりした表情，言語錯乱
随 伴 症：独りごと，喜んだり怒ったりする，疑い深くなる，妄想，幻視，幻聴，食欲不振
舌 脈 象：舌苔膩，脈弦滑
証候分析：①抑鬱状態，ぼんやりした表情，言語錯乱──肝気鬱結により疏泄が失調して脾胃の運化機能に障害が生じると，湿が集まって痰を形成する。気鬱と痰濁が互結して清竅を蒙閉し神明に影響すると，これらの症状や随伴症がおこる。
　　　　　②食欲不振──痰濁が中焦に阻滞するとおこる。
　　　　　③舌苔膩，脈弦滑──痰気鬱結の象である。

【2】心脾両虚による癲証

主　　症：恍惚状態，表情がない，反応がにぶい，心悸，驚きやすい，よく泣き悲しむ
随 伴 症：疲労倦怠感，顔色がさえない，食欲不振
舌 脈 象：舌質淡，脈細無力
証候分析：①恍惚状態，表情がない，反応がにぶい，心悸，驚きやすい，よく泣き悲しむ──過度の思慮や癲病が長期にわたって改善しないために心脾を損傷し，心血が不足して心神をうまく栄養できないとおこる。
　　　　　②顔色がさえない──気血が顔に充足しないとおこる。
　　　　　③疲労倦怠感，食欲不振──気血両虚，脾の機能低下によりおこる。
　　　　　④舌質淡，脈細無力──心脾両虚，気血両虚の象である。

2 狂証

【1】痰火上擾による狂証

主　　症：狂躁状態，罵声や奇声をあげる，物をこわす，人を殴る
随 伴 症：怒りっぽい，いらいらする，頭痛，不眠，顔面紅潮，目赤などの前兆
　　　　　または数日にわたる不食，不眠
舌 脈 象：舌質紅絳，舌苔黄膩，脈弦大滑数
証候分類：①狂躁状態，罵声や奇声をあげる——五志過極により肝火熾盛となり，陽明痰熱を
　　　　　　煽動して痰火が盛んになり清竅を蒙閉するとおこる。
　　　　　②物をこわす，人を殴る——四肢は諸陽の本といわれており，陽が盛んになると四
　　　　　　肢も実して制約できなくなりおこる。
　　　　　③前兆の症状——平素から痰火が内結している者が，肝気鬱滞により化火したもの
　　　　　　が神に影響すると，上述した随伴症の前兆がおこる。
　　　　　④数日にわたる不食，不眠——痰熱の阻滞により胃の消穀が悪くなったり，神明を
　　　　　　治めることができなくなるとおこる。
　　　　　⑤舌質紅絳，舌苔黄膩，脈弦大滑数——痰火熾盛の象である。

【2】火盛陰傷による狂証

主　　症：長期にわたる狂証，病勢はしだいに軽減，多言，驚きやすい，顔面紅潮
随 伴 症：煩躁，食欲減退，倦怠感，動きが少ない
舌 脈 象：舌質紅，脈細数
証候分析：①多言，驚きやすい，顔面紅潮，煩躁——狂証が長期に改善しないために陰血を損
　　　　　　耗して虚火が上炎するとおこる。
　　　　　②食欲減退，倦怠感，動きが少ない——病が長期化して邪気と正気がともに衰える
　　　　　　とおこる。
　　　　　③舌質紅，脈細数——陰虚内熱の象である。

治　療

1 癲証

【1】痰気鬱結による癲証

治　　法：調気化痰，清心安神

処　方　例：神門，大陵，印堂，膻中，豊隆，三陰交
　　　　　①幻視には睛明を加える。
　　　　　②幻聴には聴宮を加える。
　　　　　③必要に応じて百会，水溝，心兪，肝兪，脾兪などを選穴する。
方　　解：大陵は手厥陰心包経の原穴であり，癲狂証を統治する「十三鬼穴」の1穴である。神門は手少陰心経の原穴であり，大陵と配穴して用いる。神門は心神を調節する要穴である。豊隆と三陰交を配穴して健脾化痰をはかる。また膻中と印堂により，調気醒神をはかる。
　　　　　※『千金要方』
　　　　　「癲狂十三穴：人中，少商，隠白，大陵，申脈，風府，頬車，承漿，労宮，上星，男は会陰を取り，女は玉門頭を取る，曲池，湧泉。」
操　　作：大陵は0.5寸，神門は0.5寸，豊隆は1.5寸直刺し，膻中は0.5寸，印堂は0.5寸横刺する。すべての治療穴に瀉法を施し，20分間置針する。

【2】心脾両虚による癲証

治　　法：健脾養心，益気安神
処　方　例：神門，大陵，足三里，三陰交，心兪，肝兪，脾兪
方　　解：神門と大陵により寧心安神をはかる。足三里，三陰交により健脾をはかり，気血の生成を促す。さらに心兪，肝兪，脾兪によりそれぞれ益心調神，疏肝解鬱，健脾をはかる。これは標本兼治の処方例である。
操　　作：神門は0.5寸，大陵は0.5寸直刺し，平補平瀉法を施す。足三里は1.5寸，三陰交は1寸直刺し，補法を施す。心兪，肝兪，脾兪は内斜刺（皮膚面と30度角前後）で1寸刺入し，平補平瀉法を施す。30分間置針する。

2 狂証

【1】痰火上擾による狂証

治　　法：平肝瀉火，清心去痰
処　方　例：労宮，水溝，巨闕，大鐘，神門，豊隆
　　　　　①熱の強い者には大椎，曲池を加える。
　　　　　②狂躁のひどい者には，太衝，支溝を加える。
　　　　　③必要に応じて大陵，内関，風府，少商，隠白などを選穴する。
方　　解：労宮，神門を瀉すことにより心火を清瀉し，心神の安定をはかる。水溝は督脈穴であり，巨闕は任脈穴であり，また心の募穴である。この2穴を瀉すことにより心火を清瀉し，和胃降濁をはかる。またこの2穴により，陰陽を協調させ，醒脳

1. 内科

定志をはかることができる。大鐘により腎水を滋養し降火をはかる。さらに豊隆により去痰降濁をはかる。これらの治療穴により神明が回復すれば，狂躁を抑えることができる。

操　　作：労宮は0.5寸直刺し瀉法を施す。水溝は上に向けて0.5～1寸斜刺し，雀啄瀉法により強刺激を与える。神門，大鐘は0.5寸，豊隆は1.5寸直刺し，巨闕は下に向けて1寸斜刺し，ともに瀉法を施す。置針はしない。

【2】火盛陰傷による狂証

治　　法：滋陰降火，安神定志
処 方 例：水溝，巨闕，神門，大陵，三陰交，太谿
方　　解：水溝，巨闕については同上。神門にて安神定志をはかり，大陵にて心火を清瀉して心火を降ろす。また太谿により腎陰を滋養し，三陰交にて肝脾腎三臓を同時に調節し，平肝健脾補腎をはかる。
操　　作：水溝，神門，大陵，巨闕は瀉法を施し，三陰交，太谿は補法を施す。15分間置針する。

癲狂の治法と選穴

症候	病因病機	治法	選穴
癲証	痰気鬱結	調気化痰，清心安神	神門，大陵，印堂，膻中，豊隆，三陰交
癲証	心脾両虚	健脾養心，益気安神	神門，大陵，足三里，三陰交，心兪，肝兪，脾兪
狂証	痰火上擾	平肝瀉火，清心去痰	労宮，水溝，巨闕，大鐘，神門，豊隆
狂証	火盛陰傷	滋陰降火，安神定志	水溝，巨闕，神門，大陵，三陰交，太谿

古今処方例

① 『普済方』
　「癲狂吐舌：飛陽，滑肉門」
② 『神応経』
　「発狂：少海，間使，神門，合谷，後谿，絲竹空。痴呆が如しは神門，少商，湧泉，心兪を取る。」
③ 『百症賦』
　「発狂奔走：上脘，神門」
④ 『針灸大成』
　「発狂：曲池，絶骨，百労，湧泉」

⑤『承淡安針灸選集』

「狂症：間使に針を3～4分入れ，2分間留捻する。また十三鬼穴に針す。　癲症：狂症に準じて間使と十三鬼穴に針刺し，心兪に3～10壮灸す。　喜怒無常：水溝に針を2分入れ，2分間留捻する。陽谿に針を3分入れ，2分間留捻する。列欠に針を2分入れ，2分間留捻する。大陵に針を3分入れ，2分間留捻する。神門に針を3分入れ，2分間留捻する。　呆痴：少商に3壮灸し，神門に3分針して3分間留捻する。湧泉に3分針し，2分間留捻する。中脘に1分針し，3～4分間留捻する。心兪に5壮灸す。　多悲泣：百会に5壮灸し，大陵に5壮灸す。水溝に2分針し，2分間留捻する。」

その他の療法

【耳針】
選穴：交感，神門，心，肝，皮質下，内分泌，胃，枕
操作：毎回2～3穴を選穴し，30分間置針する。癲証には軽刺激を与え，狂証には強刺激を与える。

【中薬】
①痰気鬱結による癲証：順気導痰湯加味
②心脾両虚による癲証：養心湯
③痰火上擾による狂証：生鉄落飲，蒙石滾痰湯
④火盛陰傷による狂証：二陰煎

参考事項

①針灸は本病証に対して良い効果を収めることができる。必要な場合には中薬，西薬治療を併用するとよい。
②本病証に対しては心理療法が重要な役割をになう。
③一般的に急性の者に対する効果は良い。ただし本病証は効果の安定をはかるためにも長期にわたる治療が必要である。
④患者によっては発作の前に不眠，情緒不安定などの前駆症状が現れるものがあり，これらに対しては適時に治療を行うと，再発を防止することができる。
⑤狂躁タイプの患者は，精神病院に入院させ，自殺または傷害を防止する必要がある。
⑥一般的に患者は治療時に暴れるので，弯針，折針事故に注意する必要がある。

1. 内科

35. 鬱証

　情志憂鬱により気機が鬱滞しておこる病証を鬱証という。鬱証には，抑鬱，情緒不安定，胸脇脹満，疼痛，または怒りっぽい，よく泣く，喉の梗塞感，不眠などの複雑な症状が現れる。気機が鬱滞しそれが長期にわたって改善しないと，病は気から血におよび，そのために多くの病変に変化する可能性がある。明代には鬱証を気鬱，血鬱，痰鬱，湿鬱，食鬱に分類している。これらは気鬱が基礎にあり，それが変化しておこるものとされている。
　神経症，ヒステリーおよび更年期抑鬱症などは，本病証の弁証施治を参考にしながら治療することができる。

病因病機

1 実証

【1】肝気鬱結による鬱証

　情志の失調により肝の条達が悪くなり，そのために肝気鬱滞となり気鬱の状態が改善されないと鬱証がおこる。また気滞血瘀となり，そのために鬱証がおこるものもある。

【2】気鬱化火による鬱証

　肝気鬱結の状態が長期にわたって改善されないと化火することがあり，それにより鬱証がおこるものもある。この場合には，特徴として肝火による症状を伴う。

【3】気滞痰鬱による鬱証

　肝鬱乗脾，または過度の思慮，労倦により脾を損傷し，脾の運化機能が悪くなって痰湿を形成し，そのために気滞痰鬱となると鬱証がおこる。

2 虚証

【1】心神失養による鬱証

憂慮などにより心気，営血を損傷すると心神失養となり，そのために心神不安になるとこのタイプの鬱証がおこる。

【2】心脾両虚による鬱証

過度の心労や思慮，久鬱により脾を損傷し，そのために気血の生成が悪くなり，心神失養になると，このタイプの鬱証がおこる。

【3】陰虚火旺による鬱証

長期にわたって気鬱の状態が改善されないために化火し，それにより陰血を損傷すると，病は肝腎に波及し，陰虚火旺による鬱証がおこる。

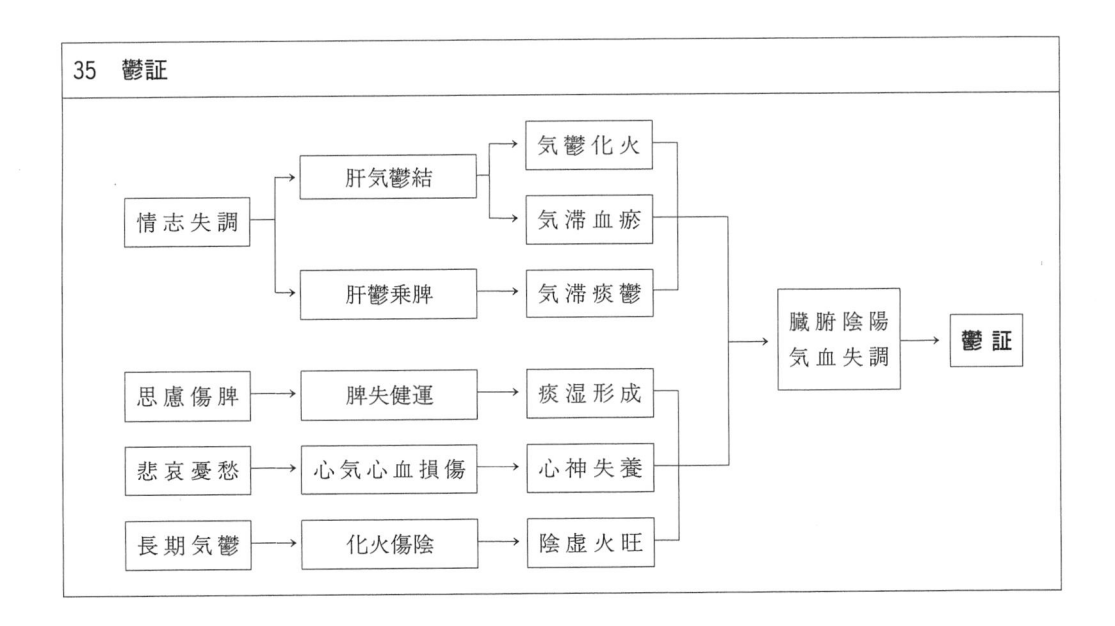

```
35 鬱証

情志失調 ─→ 肝気鬱結 ─→ 気鬱化火
         │           → 気滞血瘀
         └→ 肝鬱乗脾 ─→ 気滞痰鬱
                                    ─→ 臓腑陰陽 ─→ 鬱証
思慮傷脾 ─→ 脾失健運 ─→ 痰湿形成      気血失調
悲哀憂愁 ─→ 心気心血損傷 ─→ 心神失養
長期気鬱 ─→ 化火傷陰 ─→ 陰虚火旺
```

1. 内科

証 分 類

1 実証

【1】肝気鬱結による鬱証

主　　症：精神抑鬱，情緒不安，よく溜め息をつく
随 伴 症：胸脇脹痛，疼痛部位は一定しない，胃脘部のつかえ，食欲不振，噯気，腹脹，あるいは嘔吐，大便失調，閉経
舌 脈 象：舌苔薄膩，脈弦
証候分析：①精神抑鬱，情緒不安——情志失調により肝の条達が悪くなるとおこる。
　　　　　②胸脇脹痛，腹脹，閉経——足厥陰肝経は少腹部を循行し，胃を挟み，胸脇部に流注しているので，肝気鬱滞して気機が悪くなり，そのために肝絡失和になるとおこる。
　　　　　③胃脘部のつかえ，噯気，食欲不振，嘔吐——肝気犯胃となり，胃の和降が悪くなるとおこる。
　　　　　④腹脹，大便失調——肝気乗脾になるとおこる。
　　　　　⑤舌苔薄膩，脈弦——肝胃不和の象である。

【2】気鬱化火による鬱証

主　　症：いらいらする，怒りっぽい
随 伴 症：胸脇脹満，嘈雑，呑酸，口乾，口苦，大便秘結，または頭痛，目赤，耳鳴り
舌 脈 象：舌質紅，舌苔黄，脈弦数
証候分析：①頭痛，目赤，耳鳴り——気鬱化火になると火には炎上性があるため，火が足厥陰肝経の経脈にそって上行することによりおこる。
　　　　　②口乾，口苦，大便秘結——肝火犯胃により胃腸に熱が生じるとおこる。
　　　　　③いらいらする，怒りっぽい，舌質紅，舌苔黄，脈弦数——すべて肝火による象である。

【3】気滞痰鬱による鬱証

主　　症：喉の異物感，または梗塞感
随 伴 症：胸悶，胸部の息づまり感，または脇痛を伴う
舌 脈 象：舌苔白膩，脈弦滑
証候分析：①喉の異物感，梗塞感——肝鬱乗脾により脾の運化機能が悪くなり，そのために痰湿を形成し，それが気滞とともに胸膈の上部に痰気鬱結するとおこる。これは「梅核気」といわれている。
　　　　　②息づまり感——気がのびやかに動かないとおこる。
　　　　　③脇痛——脇部は足厥陰肝経が流注しているので，その経絡が鬱滞すると脇痛がお

こる。
④舌苔白膩, 脈弦滑——肝鬱に痰湿がからんでいる象である。

2 虚証

【1】心神失養による鬱証

主　　症：精神不振, 精神恍惚, 情緒が激動しやすい, 悲しんだり泣いたりする
随 伴 症：煩悶する, 時々あくびをする, 不眠
舌 脈 象：舌質淡, 舌苔薄白, 脈弦細
証候分析：①精神不振, 精神恍惚, 情緒が激動しやすい, 悲しんだり泣いたりする——心気を損傷し営血が不足すると心神をうまく養うことができなくなりおこる。これは『金匱要略』で述べている「臓躁」に相当する。
　　　　　②舌質淡, 舌苔薄白, 脈弦細——気鬱血虚の象である。

【2】心脾両虚による鬱証

主　　症：よくくよくよする, 臆病になる
随 伴 症：心悸, 不眠, 健忘, 頭暈, 顔色がさえない, 食欲不振
舌 脈 象：舌質淡, 脈細弱
証候分析：①心悸, 臆病になる, 不眠, 健忘——心労, 過度の思慮により心脾を損傷し, そのために心神失養になるとおこる。
　　　　　②食欲不振——脾の運化機能が低下するとおこる。
　　　　　③顔色がさえない, 頭暈, 舌質淡, 脈細弱——気血両虚の象である。

【3】陰虚火旺による鬱証

主　　症：眩暈, 心悸, 不眠, 心煩, 怒りっぽい
随 伴 症：腰や膝がだるい, 遺精, 月経不順
舌 脈 象：舌質紅, 脈弦細数
証候分析：①眩暈, 怒りっぽい——臓陰不足, 営血不足のために虚陽が上浮するとおこる。
　　　　　②心悸, 不眠, 煩躁——陰血不足のために心神失養となったり, 陰虚のために虚熱が生じ, それが心神に影響するとおこる。
　　　　　③腰のだるさ——腎陰不足によりおこる。
　　　　　④遺精, 月経不順——陰虚火旺により精室に影響し, 精関不固になると遺精がおこる。肝腎が失調し, 衝任失調となると月経不順がおこる。
　　　　　⑤舌質紅, 脈弦細数——陰虚による虚熱の象である。

治療

1 実証

【1】肝気鬱結による鬱証

治　　法：疏肝理気

処 方 例：期門，陽陵泉，支溝，足三里，足臨泣，太衝
　　　　　①食滞による腹脹を伴う者には，中脘，天枢を加える。
　　　　　②噯気が頻繁におこる者には，中脘，内関を加える。
　　　　　③胸脇脹痛（固定痛）または閉経を伴い，脈弦濇の者には，血海，帰来を加える。

方　　解：期門は肝の募穴であり，疏肝理気の作用があり，陽陵泉には疏肝解鬱，通絡止痛の作用がある。また支溝には寛胸解鬱の作用があり，足三里には疏肝理気，和胃調中の作用がある。足臨泣は八脈交会穴の1つであり，疏肝止痛，調経の作用がある。太衝は足厥陰肝経の原穴であり，疏肝理気の作用にすぐれている。

操　　作：期門は0.5～0.8寸斜刺または横刺し，瀉法を施し，置針はしない。陽陵泉は1～1.5寸直刺し，瀉法を施す。支溝は0.5～1寸直刺し，瀉法を施し，足三里は1.5～2寸直刺し，瀉法を施す。太衝は1～1.5寸直刺し，瀉法を施す。置針は10～15分間行う。

【2】気鬱化火による鬱証

治　　法：清肝瀉火，解鬱和胃

処 方 例：肝兪，巨闕，足三里，期門，太衝

方　　解：肝兪は肝の背兪穴であり，疏肝解鬱の作用がある。巨闕には胃火を清する作用と疏肝の作用がある。期門，足三里，太衝については前述の通り。

操　　作：肝兪は斜刺で0.5～0.8寸刺入し，瀉法を施す。巨闕は下に向けて0.5～1寸斜刺し，瀉法を施す。足三里，期門，太衝は前述の通り。

【3】気滞痰鬱による鬱証

治　　法：化痰，利気，解鬱

処 方 例：天突，肺兪，膻中，上脘，内関，豊隆，肝兪，太衝

方　　解：天突には理気降逆の作用がある。肺兪にて理気散結をはかる。膻中は気病を主治し，ここでは和胃降逆をはかる。豊隆には去痰，和胃，降逆の作用がある。豊隆は治痰の要穴である。内関は手厥陰心包経の絡穴であり，また八脈交会穴の1つである。内関は理気，和胃，散滞の作用にすぐれている。肝兪，太衝については前述の通り。

操　　作：天突はまず直刺で2～3分直刺し，その後，向きを変えて胸骨柄後縁から気管前

縁にそって1～1.5寸横刺する。肺兪は0.5～0.8寸斜刺し瀉法を施す。膻中は0.3～0.5寸横刺し，上脘は1～1.5寸直刺し，瀉法を施す。内関は0.5～1寸直刺し，豊隆は1～1.5寸直刺し，瀉法を施す。肝兪，太衝については前述の通り。

2 虚証

【1】心神失養による鬱証

治　　法：養心安神
処方例：通里，心兪，三陰交，内関，神門，足三里
方　　解：通里は手少陰心経の絡穴であり，心火を清する作用，心絡を通じる作用，補心寧心の作用がある。心兪に補法を施すと，心気を補う作用と寧心の作用がある。神門は手少陰心経の原穴であり，寧心安神の作用がある。また三陰交には補益心脾，養血安神の作用がある。ここでは心兪に三陰交を配穴して，心血を補い，心神の滋養をはかる。足三里にて中焦の気血を補う。また内関には定驚安神の作用がある。
操　　作：通里は0.5～0.8寸直刺し平補平瀉法を施す。心兪は斜刺で0.5～0.8寸刺入し，補法を施す。三陰交は1～1.5寸直刺し，内関は0.5～1寸直刺し，平補平瀉法を施す。

【2】心脾両虚による鬱証

治　　法：健脾養心，益気安神
処方例：神門，三陰交，足三里，脾兪，心兪，章門，太白
方　　解：神門，心兪の配穴および太白，脾兪の配穴は，兪原配穴法によるものである。これらにより健脾養心，益気安神をはかる。また脾兪，章門の配穴は，兪募配穴法によるものであり，これにより健脾をはかるが，さらに三陰交，足三里を配穴することにより，その作用を増強している。
操　　作：神門，三陰交，足三里については前述の通り。心兪，脾兪は0.5～0.8寸斜刺し，補法を施す。灸を施してもよい。章門は0.8～1寸直刺し，補法を施す。太白は0.5～0.8寸直刺し，補法を施す。灸を施してもよい。

【3】陰虚火旺による鬱証

治　　法：滋陰清熱，寧心安神
処方例：三陰交，神門，心兪，腎兪，太谿
方　　解：三陰交，腎兪，太谿にて滋陰清熱をはかる。また神門，心兪にて寧心安神をはかる。心兪と神門の配穴および腎兪と太谿の配穴は，兪原配穴法によるものである。
操　　作：三陰交，神門は平補平瀉法を施す。腎兪は0.5～1寸直刺し，平補平瀉法を施す。太谿は0.5～1寸直刺し，補法を施す。

1. 内科

鬱証の治法と選穴

症　候	病因病機	治　法	選　穴
鬱証	肝気鬱結	疏肝理気	期門，陽陵泉，支溝，足三里，足臨泣，太衝
	気鬱化火	清肝瀉火 解鬱和胃	肝兪，巨闕，足三里，期門，太衝
	気滞痰鬱	化痰利気 解　鬱	天突，肺兪，膻中，上脘，内関，豊隆，肝兪，太衝
	心神失養	養心安神	通里，心兪，三陰交，内関，神門，足三里
	心脾両虚	健脾養心 益気安神	神門，三陰交，足三里，脾兪，心兪，章門，太白
	陰虚火旺	滋陰清熱 寧心安神	三陰交，神門，心兪，腎兪，太谿

古今処方例

① 『甲乙経』
「肝脹は，肝兪これを主る」，「心澹澹として善く恐れ，心悲しむは，内関これを主る」
② 『神応経』
「喜く哭は，百会，水溝，咽中梗の如しは，間使，三間」
③ 『針灸大成』
「心痺して悲しみ恐れるは，神門，大敦，魚際」

その他の療法

【耳針】
選穴：心，皮質下，枕，脳点，肝，内分泌，神門，相応する病変部位
操作：症状にもとづき3～4穴選穴し，両耳に刺針して強刺激を与える。毎回20分間置針する。隔日治療とし，5～10回を1クールとする。

【中薬】
①肝気鬱結による鬱証：柴胡疏肝湯
②気鬱化火による鬱証：丹梔逍遥散合左金丸
③気滞痰鬱による鬱証：半夏厚朴湯
④心神失養による鬱証：甘麦大棗湯

⑤心脾両虚による鬱証：帰脾湯
⑥陰虚火旺による鬱証：滋水清肝飲

参考事項

①本病証は適切な治療と養生を行うと，多くは予後が良好である。
②本病証は精神治療が極めて重要である。
③針灸は本病証に対して単独治療でも良い効果を収めることができる。ただし必要に応じて中薬治療を併用したり，気功，太極拳を行うとよい。

36. 淋証

　頻尿，尿意急迫，排尿痛または排尿障害，残尿感などの証候を総称して淋証という。『諸病源候論』では，淋証を石淋，膏淋，労淋，気淋，血淋，寒淋，熱淋の7つに分類している。現在では淋証を一般的に気淋，石淋，血淋，膏淋，熱淋の5つに分類して「五淋」と称しているが，これは『備急千金要方』の分類によるものである。ここでは気淋，血淋，熱淋，膏淋，石淋，労淋の6つに分類して述べる。
　急慢性の尿路感染，結石，急慢性前立腺炎，乳び尿，腎盂腎炎などは，この淋証の弁証施治を参考にしながら治療することができる。

病因病機

【1】湿熱蘊結による淋証（実証の熱淋，石淋，血淋，膏淋）

　辛い物，油っこい物，甘い物を偏食したり，過度の飲酒により体内に湿熱がこもり，それが膀胱に下注したり，生殖器を不衛生にしていたために邪気が生殖器を通じて膀胱に侵入し，湿熱を形成して膀胱湿熱となると淋証がおこる。尿の性状および排尿時の異常にもとづき，次のように分類されている。
　1．熱淋——排尿時に灼熱感，刺痛を伴うもの。
　2．石淋——湿熱により砂石を形成するもの。

3．血淋──熱により血絡を損傷し，尿が出渋って痛み血尿を伴うもの。
4．膏淋──湿熱蘊結により気化不利となり，清濁を分別できず尿に脂液が混じるもの。

【2】肝鬱気滞による淋証（実証の気淋）

情志失調により肝鬱となり，それが気鬱化火して膀胱に影響し気化不利になると，尿が出渋って痛む，少腹脹痛を主症とするこのタイプの淋証がおこる。

【3】脾腎両虚による淋証（虚証の労淋，石淋，気淋，血淋，膏淋）

淋証が長期にわたって改善しないために正気を損耗したり，高齢，久病，虚弱体質，房事過多により脾腎両虚となり，そのために中気下陥となったり，下元不固になると小便淋瀝がおこることがある。このタイプの淋証も，その特徴により次のように分類されている。

1．労淋──疲れると発病するもの。
2．石淋──実証の石淋が長期にわたって改善しないために虚証の石淋に転じたもの。
3．気淋──気虚下陥による少腹部の墜脹感を伴う
4．血淋──腎陰虚により虚火が生じ，それにより血絡が損傷して尿に血が混じるもの。
5．膏淋──下元不固のために脂液を固摂できず，尿が混濁するもの。

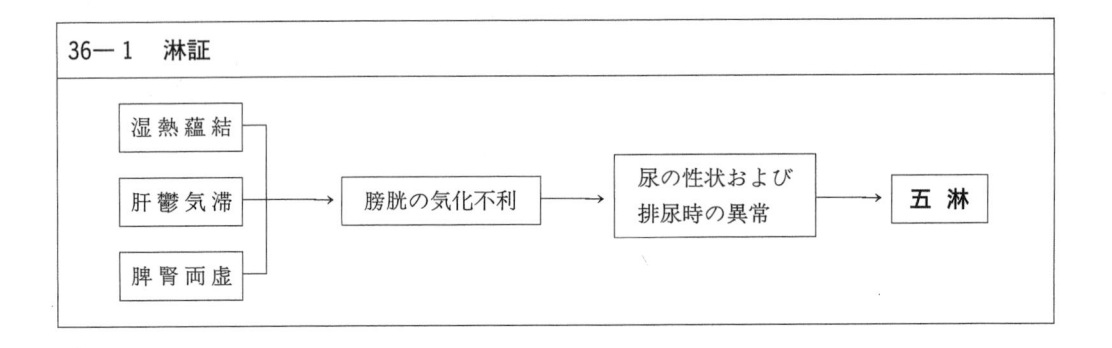

```
36-1  淋証

  湿熱蘊結 ┐
  肝鬱気滞 ├→ 膀胱の気化不利 → 尿の性状および → 五淋
  脾腎両虚 ┘                    排尿時の異常
```

証分類

【1】熱淋

主　　症：尿道の灼熱刺痛，尿意急迫，尿量は少ない，尿色は黄色で混濁
随 伴 症：少腹拘急・脹痛，腰痛（拒按），便秘，あるいは悪寒発熱，口苦，嘔悪
舌脈象：舌苔黄膩，脈濡数
証候分析：①尿道の灼熱刺痛──湿熱が膀胱に蘊結するとおこる。
　　　　　②尿意急迫，尿量は少ない，尿色は黄色で混濁，少腹拘急・脹痛──熱性には急迫

36-2 淋証

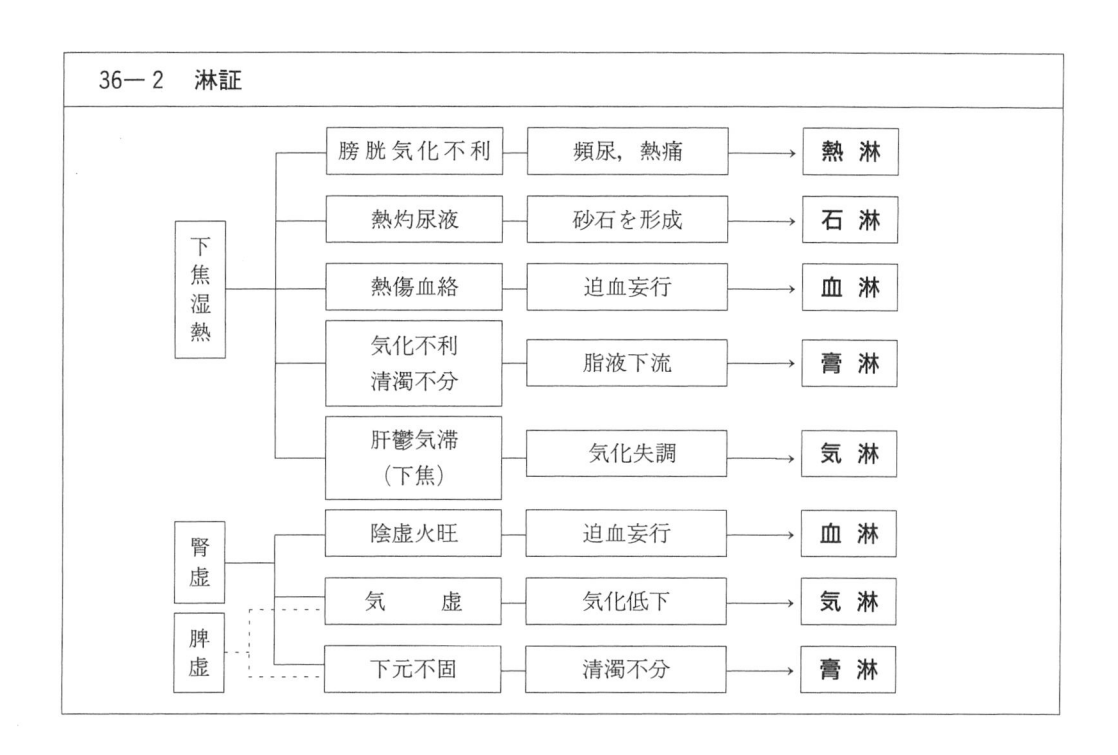

病機			証
下焦湿熱	膀胱気化不利	頻尿, 熱痛	**熱淋**
	熱灼尿液	砂石を形成	**石淋**
	熱傷血絡	迫血妄行	**血淋**
	気化不利 清濁不分	脂液下流	**膏淋**
	肝鬱気滞（下焦）	気化失調	**気淋**
腎虚	陰虚火旺	迫血妄行	**血淋**
	気虚	気化低下	**気淋**
脾虚	下元不固	清濁不分	**膏淋**

性がある。湿熱が蘊結して気化不利になるとおこる。
③便秘——胃腸の熱により津液を損傷するとおこる。
④悪寒, 発熱——外感湿熱が加わるとおこる。
⑤口苦, 嘔悪, 腰痛（拒按）——湿熱が蘊結し, 気機が阻滞するとおこる。
⑥舌苔黄膩, 脈濡数——湿熱内盛の象である。

【2】石淋

主　　症：時に尿に砂石が混じる, 排尿は渋って痛む, または突然中断する
随伴症：実証——尿道の疼痛, 少腹拘急, 腰腹部の絞痛, または血尿
　　　　虚証——顔色がさえない, 精神不振, 乏力, または腰腹部のだるい痛み, 手足心熱
舌脈象：実証——舌質紅, 舌苔薄黄, 脈数
　　　　虚証——舌質淡, 歯痕, 脈細弱, または舌質紅, 舌苔少, 脈細数
証候分析：①時に尿に砂石が混じる, 排尿は渋って痛む——湿熱が下注し液が焼灼され, 石を形成するとおこる。
　　　　②突然中断する, 尿道の疼痛, 少腹拘急, 腰腹部の絞痛——砂石が大きくて尿路を閉塞するとおこる。
　　　　③血尿——砂石が脈絡を損傷するとおこる。
　　　　④顔色がさえない, 乏力, 精神不振——血虚により顔色はさえず, 気虚により乏力

1. 内科

となる。また気血両虚により精神不振となる。
⑤腰腹部のだるい痛み，手足心熱——陰虚火旺によりおこる。
⑥舌質紅，舌苔薄黄，脈数——湿熱内蘊の象である。
⑦舌質淡，歯痕，脈細弱——舌の所見は気虚の象であり，脈は気血両虚の象である。
⑧舌質紅，舌苔少，脈細数——陰虚火旺の象である。

【3】気淋

主　　症：実証——小便が出渋る，少腹脹痛
　　　　　虚証——尿後点滴，少腹部の墜脹感
随 伴 症：実証——胸悶，胸脇苦満，急躁，怒りっぽくなる
　　　　　虚証——顔色眈白，四肢乏力，倦怠，食少
舌 脈 象：実証——舌苔薄白，脈沈弦
　　　　　虚証——舌質淡，脈虚数無力
証候分析：①小便が出渋る——情志失調により肝鬱となり，気機が鬱結して膀胱の気化が悪くなるとおこる。
　　　　　②少腹脹痛，胸悶，胸脇苦満——足厥陰肝経脈は少腹部を循って胸脇部に分布している。肝気の循行が悪くなると，これらの症状がおこる。
　　　　　③急躁，怒りっぽくなる——肝気鬱結によりおこる。
　　　　　④尿後点滴——気虚のために固摂機能が悪くなるとおこる。
　　　　　⑤少腹部の墜脹感——脾気虚となり昇提機能が無力になるとおこる。
　　　　　⑥顔色眈白，四肢乏力，倦怠——脾胃気虚のために気血の生成が悪くなるとおこる。
　　　　　⑦食少——脾気虚のために運化機能が失調するとおこる。
　　　　　⑧舌苔薄白，脈沈弦——肝鬱気滞の象である。
　　　　　⑨舌質淡，脈虚数無力——気血両虚の象である。

【4】血淋

主　　症：実証——排尿時の灼熱刺痛，出渋る，尿色は深紅色
　　　　　虚証——排尿痛は無い，または軽い，尿色は淡紅色
随 伴 症：実証——血塊が混じることがある，時に激しい排尿痛がおこる，または心煩
　　　　　虚証——腰や膝のだるさ，精神不振，乏力
舌 脈 象：実証——舌苔黄，脈滑数
　　　　　虚証——舌質淡紅，脈細数
証候分析：①排尿時の灼熱刺痛，出渋る，尿色は深紅色——湿熱が膀胱に下注し，血熱となって脈絡を損傷するとおこる。
　　　　　②尿中の血塊，激しい排尿痛——脈絡が損傷して出血し，それが瘀熱となって蘊結し，尿路に阻滞するとおこる。

③心煩――湿熱が上擾して心神に影響するとおこる。
④排尿痛は軽い，または無い，尿色は淡紅色――病が長期化し腎陰を損傷するとおこる。
⑤腰や膝のだるさ，精神不振，乏力――肝腎陰虚によりおこる。
⑥舌苔黄，脈滑数――湿熱内蘊の象である。
⑦舌質淡紅，脈細数――陰虚内熱の象である。

【5】膏淋

主　　症：米のとぎ汁のような尿の混濁
随 伴 症：実証――尿道が熱く，尿は出渋り排尿痛がある
　　　　　虚証――日増しに痩せる，眩暈，乏力，腰や膝がだるく無力
舌 脈 象：実証――舌質紅，舌苔黄膩，脈濡数
　　　　　虚証――舌質淡，舌苔膩，脈細弱無力
証候分析：①尿の混濁――湿熱が下注して膀胱の気化機能が悪くなり，清濁が混合して脂液が下流するとおこる。虚証では腎虚のために下元不固となり，脂液が下流しておこる。
　　　　　②尿道が熱く，尿は出渋り排尿痛がある――湿熱が尿路に影響するとおこる。
　　　　　③日増しに痩せる，眩暈，乏力，腰や膝がだるく無力――精微が外泄するために身体が充分に栄養されないとおこる。
　　　　　④舌質紅，舌苔黄膩，脈濡数――湿熱内蘊の象である。
　　　　　⑤舌質淡，舌苔膩，脈細弱無力――腎虚の象である。

【6】労淋

主　　症：小便淋瀝，排尿後にわずかに痛む，疲労すると発病
随 伴 症：腰や膝がだるく無力，精神疲労，乏力
舌 脈 象：舌質淡，脈虚数
証候分析：①小便淋瀝，排尿後にわずかに痛む，疲労すると発病――諸淋が長期に改善しないために脾腎を損傷して脾腎両虚となり，さらに湿濁が留恋して去らないとおこる。
　　　　　②腰や膝がだるく無力，精神疲労，乏力――腎精不足によりおこる。
　　　　　③舌質淡，脈虚数――脾腎両虚の象である。

治　療

【1】湿熱蘊結による淋証（実証の熱淋，石淋，血淋，膏淋）

治　　法：清熱利湿，通淋止痛

1. 内科

処 方 例：膀胱兪，中極，陰陵泉，行間，然谷
　　　　　①発熱には合谷，外関を加える。
　　　　　②結石には中封，委陽を加える。
　　　　　③血尿には血海，三陰交を加える。
　　　　　④小便混濁には腎兪，照海を加える。
方　　解：湿熱蘊結によるそれぞれの淋証は，その主な病位は膀胱にある。したがって兪募配穴法により膀胱兪と中極を配穴し，膀胱の気化の調節をはかる。また陰陵泉により健脾利水をはかり，小便の通利を助ける。通利がよくなれば疼痛は消失する。さらに足厥陰肝経は陰器に絡しているので，その榮穴である行間により，清熱止痛をはかる。然谷により清熱利湿をはかる。
操　　作：膀胱兪，中極，陰陵泉は，1～1.5寸直刺し瀉法を施す。行間，然谷は，0.5～1寸直刺し瀉法を施す。20分間置針する。

【2】肝鬱気滞による淋証（実証の気淋）

治　　法：疏肝解鬱，気機調節
処 方 例：膀胱兪，脾兪，足三里，陽陵泉，期門，行間，支溝
方　　解：陽陵泉，行間，期門，支溝にて疏肝解鬱をはかり，足三里，脾兪にて脾胃を守る。また膀胱兪にて膀胱の気機を調節し，通淋をはかる。
操　　作：陽陵泉は1～1.5寸直刺，行間，支溝は0.5～1寸直刺する。期門は肋間にそって0.5～1寸横刺する。これらには瀉法を施す。また足三里は1.5寸直刺し，脾兪は内斜刺で1寸刺入し平補平瀉法を施す。20分間置針する。

【3】脾腎両虚による淋証（虚証の労淋，石淋，気淋，血淋，膏淋）

治　　法：健脾利湿，益腎固渋
処 方 例：足三里，三陰交，腎兪，膀胱兪，脾兪，命門，関元
　　　　　①労淋には百会，気海を加える。
　　　　　②石淋には中封，志室を加える。
　　　　　③気淋には曲泉，期門を加える。
　　　　　④血淋には後谿，血海を加える。
　　　　　⑤膏淋には神闕，復溜，気海兪を加える。
方　　解：腎兪，関元，命門にて補腎をはかり，足三里，三陰交にて健脾利湿をはかる。また膀胱兪により膀胱の気機の調節をはかる。
操　　作：腎兪，関元は1～1.5寸直刺し，命門は0.5～1寸直刺し，補法を施す。足三里，三陰交，膀胱兪は1～1.5寸直刺し，補法を施す。灸を併用してもよい。

淋証の治法と選穴

症候	病因病機	治法	選穴
淋証	湿熱蘊結	清熱利湿，通淋止痛	膀胱兪，中極，陰陵泉，行間，然谷
	肝鬱気滞	疏肝解鬱，気機調節	膀胱兪，脾兪，足三里，陽陵泉，期門，行間，支溝
	脾腎両虚	健脾利湿，益腎固渋	足三里，三陰交，腎兪，膀胱兪，脾兪，命門，関元

古今処方例

① 『針灸資生経』
「石淋：関元あるいは気門あるいは大敦にそれぞれ灸すること三十壮。」

② 『東垣十書』
「石淋は関元，気衝，大敦を取る。血淋は気海，関元を取る。熱淋は陰陵泉，関元，気衝を取る。」

③ 『針灸大全』
「血淋は復溜，丹田を取る。石淋は，次髎を取る。小便淋血して止まらず，陰器痛むは，照海，陰谷，湧泉，三陰交を取る。」

④ 『神応経』
「気淋は，交信，湧泉，石門，陽陵泉を取り，関元，俠玉泉に灸す。胞転気淋は，関元，湧泉を取る。寒熱気淋は，陰陵泉を取る。五淋，小便火の如しは，復溜を取る。腹中満熱し，淋閉し尿を得ざるは，気衝を取る。卒淋は，外果尖に取る。淋瀝は，曲泉，然谷，陰陵泉，行間，大敦，大腸兪，湧泉を取り，気門に灸すること百壮。」

⑤ 『承淡安針灸選集』
「五淋：気海は針を5分入れ，2分間留捻する。関元は針を5分入れ，2分間留捻する。大敦は針を1分入れ，1分間留捻する。行間は10壮灸す。太谿は針を3～4分入れ，2分間留捻する。三陰交は針を4～5分入れ，1分間留捻する。陰陵泉は針を3～5分入れ，2分間留捻する。陰谷は針を3分入れ，2分間留捻する。」

その他の療法

【耳針】
選穴：膀胱，腎，交感，枕，腎上腺
操作：毎回2～4穴取穴し，中程度の刺激を与え，20～30分間置針する。疼痛が顕著な者

1. 内科

　　　　　には即効性がある。

【中薬】
①熱淋：八正散加減
②石淋：石葦散加減
③気淋：実証には沈香散加減
　　　　虚証には補中益気湯加減
④血淋：実証には小薊飲子加減
　　　　虚証には知柏地黄丸加減
⑤膏淋：実証には程氏萆薢分清飲加減
　　　　虚証には六味地黄丸加減
⑥労淋：無比山薬丸加減

参考事項

①針灸は本病証に対し，とりわけ急性期の疼痛に対して即効性がある。針灸治療は尿路中・下段の結石に対する排石効果がすぐれている。尿路上段，腎盂，腎杯部の結石に対しては，総合療法を採用したほうがよい。また膏淋，労淋で気血両虚になっている者に対しては，中薬治療を併用して補気養血をはかるとよい。

②各種の淋証は，それぞれお互いに一定の関係がある。1つは虚実の相互転化である。これは異なる淋証間に現れたり，1つの淋証についても現れる。もう1つは各淋証間における相互転化である。また2種類の淋証が同時に現れたり，虚実挟雑として現れるものもある。この相互転化を知っていると，臨床上の診断，治療に非常に役にたつ。

③節度ある規則正しい生活を送り，情緒の安定をはかる必要がある。また食生活面でも辛い物，甘い物，油っこい物の偏食には，注意を要する。

37. 遺精

　遺精とは，性交によらずに精液を漏らすことであるが，その回数が頻繁で眩暈，精神不振，不眠，腰や膝がだるいなどの症状を伴うものを病態とする。夢を見て遺精するものを「夢遺」といい，夢に関係がなくおこる遺精を「滑精」という。本病症は腎気不固によりおこるが，その原因としては，情志失調，房事過多，手淫（マスターベーション）などがある。

病因病機

【1】心腎不交による遺精

情志失調や心労により心陰を消耗して心陽が亢進し，この陰虚火旺により精室が影響を受けると遺精がおこる。また長期にわたり妄想にふけり，そのために心火が亢進して腎水を損傷すると水不済火となり，君火が亢進して相火が妄動し遺精がおこる。

【2】湿熱下注による遺精

油っこい物，味の濃い物などを偏食したり，過度の飲酒により脾胃を損傷して湿が内生し，それが下注して蘊結すると熱が生じる。この湿熱により精室が影響をうけると遺精がおこる。また湿熱が足厥陰肝経に影響し，そのために疏泄機能が失調して遺精がおこるものもある。

【3】腎虚不蔵による遺精

腎は蔵精を主っており，正常な場合には腎の陰陽は「陰平陽秘」となっており，そのため欲念が生じても泄精はしない。ただし腎が陰虚陽亢となり，そのために生じた火が精室に影響すると「夢遺」がおこる。また久病のために腎気不固となり，精気が滑脱すると「滑精」がおこる。

【4】心脾労傷による遺精

中気不足，心脾気虚であると，労倦過度のたびに気はいっそう損傷し，「気不摂精」となり遺精がおこる。また過度の思慮により脾気を損傷し，そのため「気不摂精」となると遺精がおこる。

遺精の病機のポイントは，心肝脾腎にあるが，そのなかでは腎がその「本」となっている。腎は蔵精を主っており，心肝火動，湿熱下注，腎虚による精関不固，心脾気虚による気不摂精により本病症はおこる。

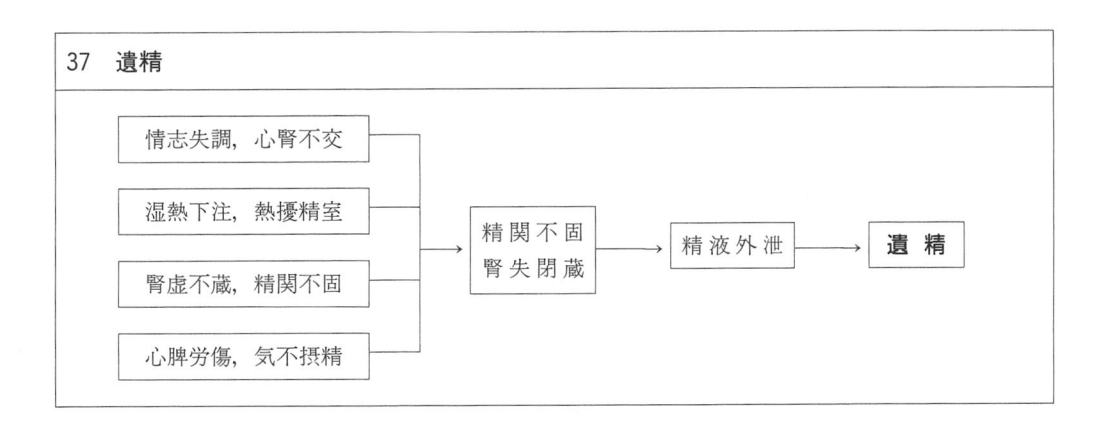

37 遺精

```
情志失調，心腎不交  ─┐
湿熱下注，熱擾精室  ─┤   精関不固      精液外泄
                      ├→  腎失閉蔵  →            →  遺精
腎虚不蔵，精関不固  ─┤
心脾労傷，気不摂精  ─┘
```

1. 内科

証分類

　夢遺には虚実の区別がある。初期は心火・肝鬱・湿熱により精気が擾動しておこるものが多い。このタイプは夢を見て遺精するという特徴がある。この状態が長期にわたって改善されないと多くは腎虚をひきおこす。また滑精は夢遺が改善されず，それが進行しておこるものが多い。先天的素因によるもの，あるいは房事過多や手淫によりおこるものもある。多くは虚証である。

【1】心腎不交による遺精

主　　症：夢遺，不眠，多夢
随 伴 症：胸部の煩熱，頭暈，目眩，精神不振，倦怠，乏力，心悸，怔忡，健忘，びくびくする，口乾，小便黄
舌 脈 象：舌質紅，脈細数
証候分析：①夢遺——陰虚火旺により精室を擾動させるとおこる。
　　　　　②不眠，多夢，胸部の煩熱，心悸，怔忡，びくびくする，健忘——君火が亢進して心陰を消耗し，営血が不足して養心（神）できないとおこる。
　　　　　③頭暈，目眩，精神不振——営血が不足し，脳に充足しないとおこる。
　　　　　④倦怠，乏力——営血が不足し，肌肉を充分に栄養できないとおこる。
　　　　　⑤口乾，小便黄——陰虚火旺により津液を損傷するとおこる。
　　　　　⑥舌質紅，脈細数——陰虚火旺の象である。

【2】湿熱下注による遺精

主　　症：頻繁に遺精，尿に精液が混じることがある
随 伴 症：心煩，不眠，口苦，胸腹部のつかえ，口舌の瘡，小便熱赤または混濁，または出渋る，大便溏薄で臭い，後重感
舌 脈 象：舌苔黄膩，脈濡数
証候分析：①頻繁に遺精，尿に精液が混じることがある——湿熱が内蘊し，精室に下注して精関が影響をうけるとおこる。
　　　　　②小便熱赤または混濁，または出渋る——湿熱が膀胱に下注するとおこる。
　　　　　③口苦，心煩，不眠，口舌の瘡——湿熱が上薫したり，心神に影響するとおこる。
　　　　　④大便溏薄で臭い，後重感——湿熱が大腸に影響し，大腸の気機が失調するとおこる。
　　　　　⑤胸腹部のつかえ——湿熱により気機の昇降が悪くなって阻滞するとおこる。
　　　　　⑥舌苔黄膩，脈濡数——湿熱内蘊の象である。

【3】腎虚不蔵による遺精

主　　症：頻繁に夢遺，または滑精

随伴症：腰や膝のだるさ，咽乾，心煩，眩暈，耳鳴り，健忘，精神不振
舌脈象：舌質紅，舌苔少，脈沈細
証候分析：①頻繁に夢遺または滑精──病が長期化して陰精が大いに虚し，陰損及陽となって下元が虚し，精関不固になるとおこる。
　　　　②腰や膝のだるさ──腰は腎府であり，膝は骨節である。腎虚になるとおこる。
　　　　③眩暈，耳鳴り──腎虚のために浮陽が清竅に上擾するとおこる。
　　　　④咽乾，心煩，健忘──真陰が大いに不足し，陰精が上部を栄養できないとおこる。
　　　　⑤舌質紅，舌苔少，脈沈細──腎精不足の象である。

【4】心脾労傷による遺精

主　　症：労倦により遺精する
随伴症：心悸，怔忡，不眠，健忘，顔色萎黄，四肢のだるさ，食欲不振，大便溏薄
舌脈象：舌質淡，舌苔薄，脈弱
証候分析：①労倦により遺精──心脾気虚であると思慮や労倦により気をいっそう損傷しておこる。
　　　　②心悸，怔忡，不眠，健忘──心脾両虚で気血が不足し，神を栄養できないとおこる。
　　　　③顔色萎黄，四肢のだるさ──脾は四肢と肌肉を主っている。気血が顔面に充実しないと顔色萎黄となり，脾気が不足すると四肢のだるさがおこる。
　　　　④食欲不振，大便溏薄──脾虚湿盛となり運化機能が低下するとおこる。
　　　　⑤舌質淡，舌苔薄，脈弱──気虚不固の象である。

治　療

【1】心腎不交による遺精

治　　法：清心安神，滋陰降火
処方例：心兪，腎兪，関元，中封，神門
方　　解：心兪と神門の配穴は兪原配穴法であり，これにより安神寧志をはかり，腎兪にて補腎滋陰をはかる。関元は元気の出入する要塞であり，補腎固精の作用をもつ要穴である。中封により肝火を降ろし止精を助ける。
操　　作：心兪は内斜刺で1寸刺入し，腎兪は1.5寸，関元は1～1.5寸直刺し，補法を施す。中封，神門は1寸直刺し，瀉法を施す。20分間置針する。

【2】湿熱下注による遺精

治　　法：清熱利湿，調中固精
処方例：脾兪，三陰交，小腸兪，膀胱兪，中極，足三里

1. 内科

    ①口苦には太衝，侠谿を加える。
    ②心煩には通里，神門を加える。
方 解：脾兪に足三里と三陰交を配穴して健脾利湿をはかる。また中極，小腸兪，膀胱兪にて小腸の清濁を分別する機能および膀胱の気化機能を調節し，湿熱の邪が小便から出るのを促す。
操 作：脾兪は内斜刺で1～1.5寸刺入し，その他の治療穴は1～1.5寸直刺し，瀉法を施す。20分間置針する。

【3】腎虚不蔵による遺精

治 法：補益腎気，精関の固摂
処 方 例：腎兪，志室，関元，三陰交，太谿
    ①眩暈には百会を加える。
    ②耳鳴りには翳風，聴会を加える。
    ③心煩には神門を加える。
方 解：腎兪，志室，関元，太谿は，すべて補腎の作用をもつ要穴である。三陰交は肝脾腎の三経に通じており，これによりこの三経の調節をはかる。また志室は精宮穴ともいわれており，夢遺，滑精に対して良い作用がある。
操 作：腎兪，志室は2寸直刺し，その他の治療穴は1寸直刺して補法を施す。灸を加えてもよい。30分間置針する。

【4】心脾労傷による遺精

治 法：補益心脾，益気摂精
処 方 例：心兪，脾兪，神門，三陰交，気海，足三里，百会
    ①食欲不振，大便溏薄には中脘，天枢を加える。
    ②心悸，怔忡には内関を加える。
方 解：心兪，脾兪にて心脾の補益をはかり，神門，三陰交にて安神，心血の補益をはかる。また気海にて益気固精をはかり，百会にて清陽の昇挙をはかる。足三里にて健胃調中をはかり，気血の生成を促す。
操 作：心兪，脾兪は内斜刺で1寸刺入し，神門は0.5寸直刺する。三陰交，気海，足三里は1.5寸直刺し，百会は前方向に1寸横刺する。補法を施し20分間置針する。灸を加えてもよい。

古今処方例

① 『針灸大成』
  「遺精白濁：腎兪，関元，三陰交。　夢遺失精：曲泉（百壮），中封，太衝，至陰，膈兪，

遺精の治法と選穴

症　候	病因病機	治　法	選　穴
遺精	心腎不交	清心安神，滋陰降火	心兪，腎兪，関元，中封，神門
	湿熱下注	清熱利湿，調中固精	脾兪，三陰交，小腸兪，膀胱兪，中極，足三里
	腎虚不蔵	補益腎気，固渋精関	腎兪，志室，関元，三陰交，太谿
	心脾労傷	補益心脾　益気摂精	心兪，脾兪，神門，三陰交，気海，足三里，百会

脾兪，三陰交，腎兪，関元，三焦兪。」

② 『医学綱目』

「遺精夢泄するは，心兪，白環兪，膏肓兪，中極，関元などの穴，あるいは針あるいは灸を施す。」

③ 『百症賦』

「三陰と気海に針するは，白濁および遺精を専ら司る。」

④ 『千金方』

「夢みて泄精するは，中封に灸すること五十壮。」

⑤ 『承淡安針灸選集』

「心兪は針を3分入れ，2分間留捻する。白環兪は針を3〜4分入れ，2分間留捻する。腎兪は針を3〜4分入れ，2分間留捻する。中極は灸すること3壮。関元は灸すること5壮。三陰交は灸すること5〜7壮。」

その他の療法

【耳針】

選穴：外生殖器，腎，睾丸，附件，子宮，神門，皮質下，内分泌

操作：毎回3〜5穴を選穴し，軽刺激を与える。毎日1回または隔日治療とする。

【中薬】

①心腎不交による遺精：知柏地黄丸加減

②湿熱下注による遺精：萆薢分清飲加減

③腎虚不蔵による遺精：金鎖固精丸，六味地黄丸加減

④心脾労傷による遺精：帰脾湯加減

1．内科

> **参考事項**

①針灸は本病症に対して良い効果がある。
②精神・心理衛生，性知識の指導を行い，房事過多，手淫などの悪い習慣を改めるように努める。

38．陽萎

　陽萎とは，陰茎の勃起不全または勃起が持続しないために性交ができない病症であり，インポテンツに相当する。遺精，滑精，早泄を伴いやすい。陰萎ともいう。本病症は房事過多，長期にわたる手淫（マスターベーション）あるいは過度の思慮などによりおこり，肝・腎・脾との関係が密接である。

病因病機

【1】命門火衰による陽萎

　房事過多や少年期の長期にわたる手淫により精気を損傷し，命門火衰になるとこのタイプの陽萎がおこる。

【2】心脾両虚による陽萎

　思慮過度，労倦，飲食不節により心脾を損傷すると，心の損傷により血が不足し，脾の損傷により気血の生成が悪くなり気血両虚の病態がおこる。陰茎は「宗筋の会」といわれており，陽明は「宗筋の長」といわれている。気虚により宗筋無力となり，血虚により宗筋がうまく栄養されないと宗筋は弛緩して陽萎がおこる。

【3】湿熱による陽萎

　油っこい物や甘い物を偏食したり，過度の飲酒により湿熱が生じ，それが前陰に下注して宗筋が弛緩すると陽萎がおこる。

【4】七情内傷による陽萎

恐怖，憂鬱，怒りによって気血が失調し，そのために気血が前陰に充足しなくなるとこのタイプの陽萎がおこる。

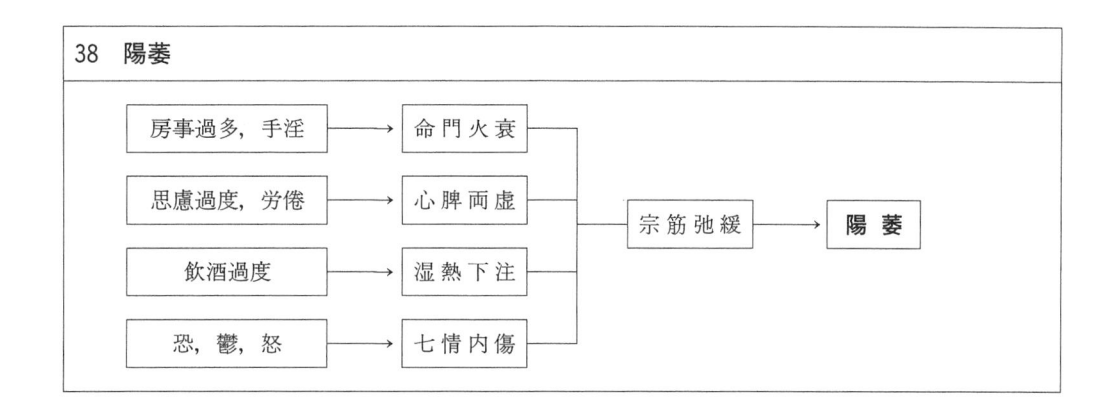

38　陽萎

```
房事過多, 手淫   →  命門火衰 ┐
思慮過度, 労倦   →  心脾両虚 ├→ 宗筋弛緩 → 陽 萎
飲酒過度         →  湿熱下注 │
恐, 鬱, 怒       →  七情内傷 ┘
```

証 分 類

【1】命門火衰による陽萎

主　　症：陽萎，陰部の冷え
随 伴 症：腰や膝がだるい，寒がり，四肢の冷え，顔面晄白，頭暈，耳鳴り，精神不振
舌 脈 象：舌質淡，舌苔白，脈沈細
証候分析：①陽萎——精気を損傷し，命門火衰となり気血が不足するとおこる。
　　　　　②顔色晄白——気血不足のために顔面をうまく栄養できないとおこる。
　　　　　③精神不振，腰や膝がだるい，寒がり，四肢の冷え——腎陽が不足すると精神不振
　　　　　　や腰膝がだるくなり，温煦機能が低下すると冷えの症状がおこる。
　　　　　④頭暈，耳鳴り——陰精が不足すると髄海が空虚になりおこる。
　　　　　⑤舌質淡，舌苔白，脈沈細——命門火衰の象である。

【2】心脾両虚による陽萎

主　　症：陽萎，疲労倦怠感
随 伴 症：顔色がさえない，不眠，心悸，食欲不振，四肢無力
舌 脈 象：舌質淡，舌苔白，脈沈細弱
証候分析：①陽萎——気虚により宗筋無力となり，血虚により宗筋がうまく栄養されないと，
　　　　　　宗筋が弛緩しておこる。
　　　　　②疲労倦怠感，顔色がさえない，食欲不振，四肢無力——脾気虚によりおこる。

③不眠，心悸──心血虚により神が栄養されないとおこる。
④舌質淡，舌苔白，脈沈細弱──気血両虚の象である。

【3】湿熱による陽萎

主　　症：陽萎，陰嚢が湿ってにおいや腫れ・痛みがある
随 伴 症：下肢の重だるさ，小便黄
舌 脈 象：舌苔黄膩，脈濡数
証候分析：①陽萎──湿熱が前陰に下注して宗筋が弛緩するとおこる。
　　　　　②陰嚢が湿ってにおいや腫れ・痛みがある──湿熱が陰嚢に阻滞するとおこる。
　　　　　③下肢の重だるさ──湿気が阻滞するとおこる。
　　　　　④小便黄，舌苔黄膩，脈濡数──湿熱の象である。

【4】七情内傷による陽萎

主　　症：陽萎，性交時にイライラしたり不安のため勃起しない
随 伴 症：おどおどする，恐れる，不眠，胸脇苦満
舌 脈 象：舌質淡紅，脈弦細
証候分析：①陽萎，性交時にイライラしたり不安のため勃起しない──肝は血を蔵し筋を主っており，陰器に連絡している。肝鬱となり気血が前陰に充足しないとおこる。
　　　　　②おどおどする，恐れる──肝鬱となり肝が疏泄不及になるとおこる。
　　　　　③胸脇苦満──肝の条達が悪くなるとおこる。
　　　　　④舌質淡紅，脈弦細──肝鬱血虚の象である。

治　療

【1】命門火衰による陽萎

治　　法：温補下元
処 方 例：関元，命門，腎兪，太谿，三陰交
方　　解：関元は任脈と足三陰経との交会穴であり，「元気出入の要塞」といわれており，温腎壮陽，元気を補益する作用がある。命門には腎陽を温補する作用がある。また腎兪，太谿には補腎壮陽の作用がある。三陰交には補腎養肝の作用がある。この配穴により温陽補腎をはかり下元を強壮すると陽萎は回復する。
操　　作：関元，命門は1寸直刺し補法を施す。関元は得気が前陰部に伝わるように手技を施す。この2穴には灸を加えてもよい。腎兪は1.5寸，太谿は0.5寸直刺し補法を施す。三陰交は1.2〜1.5寸直刺し平補平瀉法を施す。30分〜50分間置針する。

【2】心脾両虚による陽萎

治　　法：補益心脾

処 方 例：中極，命門，脾兪，足三里，神門

方　　解：中極は任脈と足三陰経との交会穴であり，命門は督脈穴である。この2穴を配穴して下元を補う。脾兪と足三里により健脾をはかり，後天を補うことにより先天の精を養う。また神門に三陰交を配穴して心脾を調節する。気血が旺盛になると，陽萎は回復する。

操　　作：中極は1.5～2寸直刺し，命門は1寸直刺して平補平瀉法を施す。中極は得気が前陰部に伝わるように手技を施す。脾兪は1寸直刺し，足三里は1.5寸直刺し補法を施す。神門は0.5～0.8寸直刺し，三陰交は1.2～1.5寸直刺して平補平瀉法を施す。30分間置針する。

【3】湿熱による陽萎

治　　法：清熱利湿

処 方 例：中極，腎兪，足三里，三陰交，膀胱兪，豊隆

方　　解：中極に腎兪を配穴して益腎をはかり気化を助ける。足三里，三陰交により健脾をはかり湿邪の除去をはかる。また膀胱兪，豊隆により下焦の湿熱の清利をはかる。これにより湿熱が除去されれば陽萎は回復する。

操　　作：中極は1.5～2寸直刺し，腎兪は1～1.5寸直刺し補法を施す。中極は得気が前陰部に伝わるように手技を施す。足三里は1.5寸直刺し，三陰交は1.2～1.5寸直刺し平補平瀉法を施す。また膀胱兪は1.2～1.5寸直刺し，豊隆は1～1.2寸直刺して平補平瀉法を施す。30分間置針する。

【4】七情内傷による陽萎

治　　法：疏肝益腎，寧心

処 方 例：中極，志室，肝兪，太衝，陽陵泉，心兪，神門

方　　解：中極に志室を配穴して益腎強志をはかる。肝の背兪穴である肝兪，足厥陰肝経の原穴である太衝，足少陽胆経の合穴である陽陵泉を配穴して疏肝解鬱，気血の調節をはかる。また心兪に神門を配穴して補助的に寧心安神をはかる。気血が調和し，心神が安定し，志が壮健になると陽萎は回復する。

操　　作：中極は1.5～2寸直刺し，志室は1.2～1.5寸直刺し補法を施す。中極は得気が前陰部に伝わるように手技を施す。肝兪，太衝，陽陵泉には平補平瀉法を施し，心兪，神門には補法を施す。20～30分間置針する。

1. 内科

陽萎の治法と選穴

症候	病因病機	治法	選穴
陽萎	命門火衰	温補下元	関元，命門，腎兪，太谿，三陰交
	心脾両虚	補益心脾	中極，命門，脾兪，足三里，神門
	湿熱下注	清熱利湿	中極，腎兪，足三里，三陰交，膀胱兪，豊隆
	七情内傷	疏肝益腎，寧心	中極，志室，肝兪，太衝，陽陵泉，心兪，神門

古今処方例

① 『黄帝明堂経』
　「曲泉，丈夫癩疝，閉癃陰痿を主る，陰谷，男子女蠱，陰痿不用を主る。」
② 『類経図翼』
　「陽起きざるは，命門，腎兪，気海，然谷に灸す。」
③ 『神応経』
　「陰痿丸蹇：　陰谷，陰交，然谷，中封，大敦」

その他の療法

【耳針】
選穴：精宮，外生殖器，睾丸，内分泌，皮質下，神門
操作：毎回2～3穴を取穴し，中程度の刺激を与え15分間置針する。毎日1回または隔日
　　　治療とする。

【中薬】
①命門火衰による陽萎：右帰丸
②心脾両虚による陽萎：帰脾湯，大補元煎
③湿熱下注による陽萎：柴胡勝湿湯，竜胆瀉肝湯
④七情内傷による陽萎：定志丸

参考事項

①針灸は機能性の陽萎に対しては，すぐれた効果がある。
②必要な衛生知識を教え，手淫をやめさせるように指導する必要がある。また心理的な要
　因によるものに対しては，暗示療法を併用するとよい。

③食生活に注意し，十分に栄養を補給し，本病証からの回復に努めるように指導するとよい。また虚弱なものは，高蛋白食品をとるように指導する。湿がからんでいるものは，油っこい食品，甘い食品に注意し，また禁酒をすすめる必要がある。

39. 疝気

疝気とは，睾丸，陰嚢が腫脹して痛む病である。『素問』長刺篇では，「病，少腹にありて，疼痛して大小便を得ざるは，病名疝という。」と述べている。歴代，本病に対しては多くの分類法があるが，ここでは寒疝，熱疝，狐疝について述べる。

腸重積症，副睾丸炎，鼠径ヘルニアなどは，本病の弁証施治を参考にしながら治療することができる。

病因病機

【1】寒疝

湿地の影響や，風雨などにより寒湿の邪が任脈および足厥陰肝経にそって少腹部，睾丸，陰嚢などに凝滞し，そのために気血が阻滞すると寒疝がおこる。

【2】熱疝

寒湿の邪が蘊結して熱化したり，肝脾二経の湿熱が下注すると，睾丸の腫脹・疼痛・熱感，陰嚢水腫などを主症とする熱疝がおこる。

【3】狐疝

力みすぎ，過労により脈絡を損傷し気虚下陥になると狐疝がおこる。

39 疝気

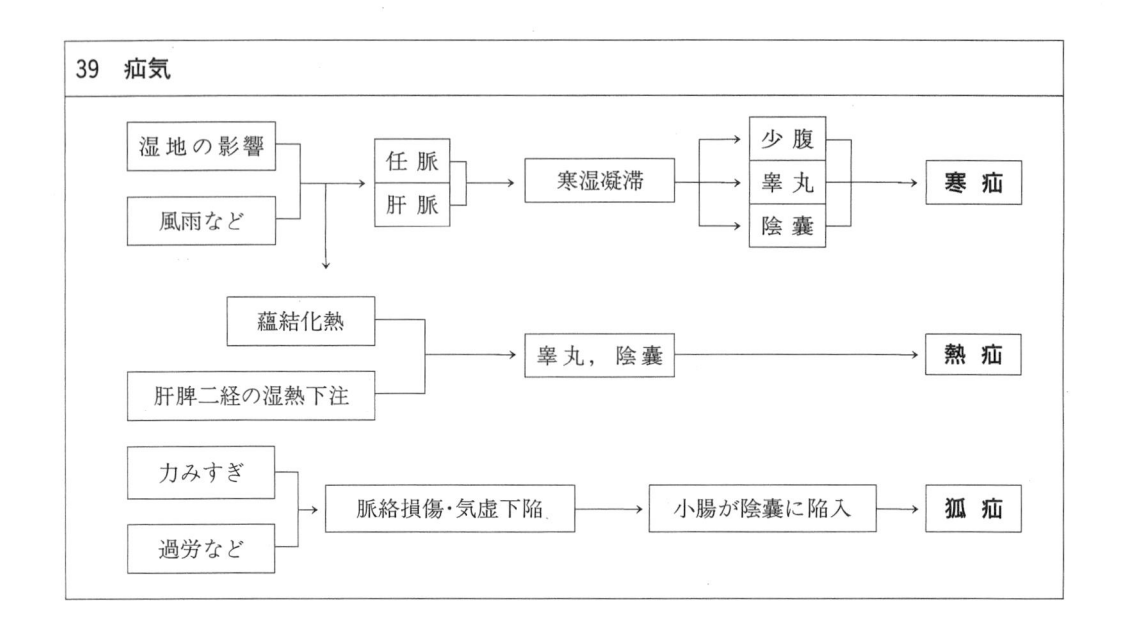

```
湿地の影響 ┐
         ├→ 任脈 → 寒湿凝滞 → ┬ 少腹  ┐
風雨など ┘   肝脈            ├ 睾丸  ├→ 寒疝
                            └ 陰嚢  ┘

蘊結化熱      ┐
             ├→ 睾丸，陰嚢 →  熱疝
肝脾二経の湿熱下注 ┘

力みすぎ ┐
        ├→ 脈絡損傷・気虚下陥 → 小腸が陰嚢に陥入 → 狐疝
過労など ┘
```

証分類

【1】寒疝

主　　症：睾丸の強い疼痛，下腹部に放散，寒冷により疼痛は増強

随 伴 症：陰茎や陰嚢が冷たく縮む，寒がり，四肢欠温，顔面蒼白

舌 脈 象：舌質淡，舌苔白，脈弦緊または沈伏

証候分析：①睾丸の強い疼痛，下腹部に放散──寒湿が侵襲すると，寒には収引性があるので筋脈が拘急するとおこる。
　　　　　②陰茎や陰嚢が冷たく縮む──寒湿が陰器に客し，陽気が抑止されるとおこる。
　　　　　③寒がり，四肢欠温，顔色蒼白──寒は陰邪であり，最も陽気を損傷しやすく，陽気が弱るとおこる。
　　　　　④舌質淡，舌苔白，脈弦緊または沈伏──寒湿凝滞の象である。

【2】熱疝

主　　症：睾丸の腫脹と疼痛，陰嚢の腫脹・発赤・熱感，患部拒按

随 伴 症：発熱，頭痛，四肢のだるさ，口が粘る，小便短赤，便秘
　　　　　陰嚢水腫により「偏墜」（睾丸が脹痛し下垂すること）がおこることが多い

舌 脈 象：舌苔腐厚，黄膩，脈弦数

証候分析：①睾丸の腫脹と疼痛，陰嚢の腫脹・発赤・熱感，患部拒按──湿熱が蘊結して下に集まり，気血が鬱滞するとおこる。
　　　　　②悪寒，発熱，頭痛，四肢のだるさ，口が粘る──湿熱が蒸騰して三焦にひろがる

とおこる。
③小便短赤——湿熱が膀胱に蘊結するとおこる。
④舌苔腐厚，黄膩，脈弦数——湿熱蘊結の象である。

【3】狐疝

主　　症：少腹部と陰囊の下垂するような疼痛，睾丸に放散，立つと下垂，横臥すると腹中に入る
随 伴 症：精神不振，乏力
舌 脈 象：舌質淡，脈沈細
証候分析：①少腹部と陰囊の下垂するような疼痛，睾丸に放散——気虚下陥により昇挙が無力になるとおこる。
　　　　　②立つと下垂，横臥すると腹中に入る——気虚下陥のために筋脈が弛緩し，固摂が悪くなると，体位の変化により症状は変化する。
　　　　　③精神不振，乏力——脾気虚によりおこる。
　　　　　④舌質淡，脈沈細——気虚の象である。

治　療

【1】寒疝

治　　法：温化寒湿，疏通経気
処 方 例：気海，三陰交，大敦
　　　　　寒がり，四肢の冷えには神闕，足三里に灸を施す。
方　　解：疝気は多くは任脈，足厥陰肝経，足太陰脾経の病変である。任脈の病には「外結七疝」があり，足厥陰肝経脈は陰器，少腹部を走行しており，足太陰経筋は陰器に集まっている。本処方例では気海により任脈の気血を通利して寒湿の温化，理気止痛をはかる。さらに足厥陰肝経の井木穴である大敦に三陰交を配穴し，これに灸を施して温経散寒，止痛をはかる。大敦は疝気治療の要穴である。
操　　作：気海は1寸直刺し瀉法を施す。三陰交は1.5寸直刺し瀉法を施し，さらに灸を加える。大敦には灸を施す。

【2】熱疝

治　　法：清熱化湿，消腫散結
処 方 例：中極，気衝，陰陵泉，三陰交，大敦
　　　　　①陰囊の腫脹・熱感には蠡溝を加える。
　　　　　②悪寒，発熱には合谷，外関を加える。

方　　解：疝気治療の要穴である大敦に陰陵泉，三陰交を配穴して脾経湿熱の清泄をはかる。さらに膀胱の募穴である中極に気衝を配穴して膀胱を調節し，下焦の湿熱を清利する。気衝はまた衝脈と関係が密接であり，気機の調節，消腫散結の作用がある。
操　　作：大敦には灸を施す。その他の治療穴は1寸直刺し瀉法を施す。20分間置針する。

【3】狐疝

治　　法：補気昇陥止痛
処方例：関元，帰来，足三里，照海，大敦，三角灸
方　　解：このタイプの疝気は中気下陥，元気不足のためにおこる。足陽明経筋は陰器に集まり，足少陰，厥陰経筋は陰器に結している。したがって足陽明胃経穴の帰来，足三里により中気の補益，宗筋の温煦をはかり，昇陥止痛を助ける。また関元により元気の補益をはかることにより，昇陥を助ける。さらに照海，大敦により腎気の補益，筋脈の温養，止痛をはかる。三角灸は経外奇穴であり，疝気治療の経験穴である。これに頻繁に灸を施すと，治療効果を安定させる作用と再発防止の作用がある。
操　　作：三角灸には頻繁に灸を施す。その他の治療穴には，1寸直刺し補法を施し，20分間置針する。

疝気の治法と選穴

症　候	病因病機	治　法	選　穴	
疝気	寒　湿	温化寒湿，疏通経気	大敦	気海，三陰交
	湿　熱	清熱化湿，消腫散結		中極，気衝，陰陵泉，三陰交
	中気不足	補気昇陥止痛		関元，帰来，足三里，照海，三角灸

古今処方例

①『神応経』
「寒疝腹痛：陰市，太谿，肝兪を取る。」
②『針灸大成』
「小腸気，一切冷気，臍に連なり腹結痛し，小便遺尿するは，大敦に灸すること三壮。」
③『医学綱目』
「諸疝大法は，大敦，行間，太衝，中封，蠡溝，関元，水道に取る。」

その他の治療

【耳針】
選穴：外生殖器，神門，交感，小腸，腎，肝
操作：毎回2～3穴を選穴し，強刺激を与え，10～20分間置針する。隔日治療を行う。
【中薬】
①寒疝：呉茱萸湯加減
②熱疝：竜胆瀉肝湯加減
③狐疝：導気湯加減

参考事項

①針灸は寒疝，熱疝に対しては良い効果がある。また初期の狐疝に対しては一定の効果がある。
②寒疝は室温に注意し，陰寒の邪の侵襲を避けるとよい。熱疝は安静を保ち，腫脹の拡散を防止する必要がある。狐疝は力まないように注意し，平素から便秘や喘息に対しては適時適切に治療を行う必要がある。

40. 頭痛

頭痛は臨床上よく見られる自覚症状であり，多くの急性，慢性疾患に現れる。ここでは内科雑病の範囲に限定して述べる。本病症はその病因病機の違いにより，いろいろな名称がある。『素問』風論篇には，「脳風」，「首風」の名称があり，外風，風寒の気が頭（脳）に侵襲して頭痛がおこるとしている。また『丹溪心法・頭痛』では，頭痛は痰厥，気滞と関係があるとしている。このように外因，内因により頭痛はおこり，その病状は複雑である。施治にあたっては標本主次をしっかり鑑別し，その主因をさがし，全体的な病機をとらえながら治療を行う必要がある。

1. 内科

病因病機

1 外感性頭痛

　生活の不注意などにより風，寒，湿，熱の外邪が身体・頭部に侵入し，そのために頭部の経絡が阻滞して頭部の気血の流れが悪くなったり，清陽の気が抑止されたりすると頭痛がおこる。この中では風邪が主体となっている。

2 内傷性頭痛

　「脳は髄の海」といわれているが，これは主として肝腎に蔵されている精血と脾胃の運化による水穀の精微により栄養されている。したがって内傷性頭痛は，肝脾腎三臓と密接な関係がある。

【1】肝陽の亢進による頭痛

　情志の失調により肝鬱となり，そのために肝火が生じて清竅に上擾すると頭痛がおこる。また肝火により肝陰を損傷し，さらにそのために腎水不足を誘発して肝腎陰虚となり，肝陽が上亢して清竅に上擾すると頭痛がおこる。

【2】痰濁による頭痛

　飲食不節などにより脾の運化機能が悪くなり，そのために痰湿が内生して清竅に上蒙し，清陽が抑止されると頭痛がおこる。

【3】血瘀による頭痛

　外傷により頭部に瘀血が生じ，頭部の脈絡の気血の流れが悪くなると頭痛がおこる。また久病により病が絡に入り，そのために脈絡の気血の流れが悪くなると頭痛がおこる。

【4】気血両虚による頭痛

　労倦，飲食不節などにより脾胃虚弱となり，そのために気血の生成が悪くなったり，病後や産後のために気血両虚となったり，出血により気血を損傷し，そのために頭部をうまく栄養できなくなると頭痛がおこる。

【5】腎虚による頭痛

　腎精不足のために脳髄が空虚になると頭痛がおこる。また陰損及陽により腎陽虚となり，そのために清陽がうまく頭部に到達しないと頭痛がおこる。

40 頭痛

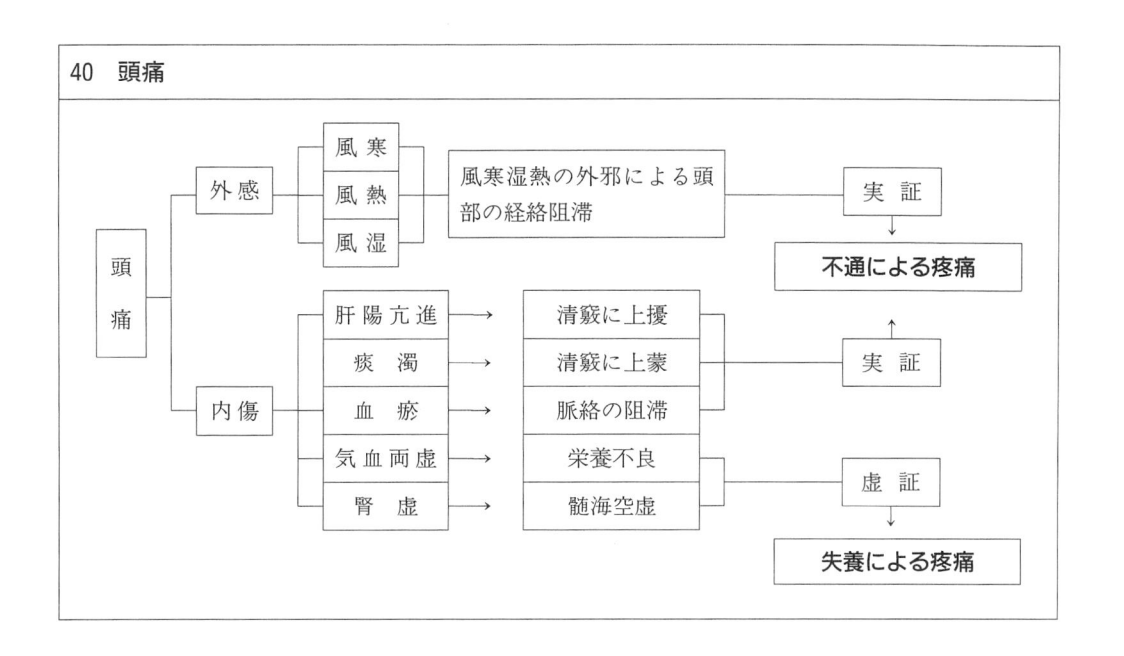

```
                ┌ 風 寒 ┐
        ┌ 外感 ┼ 風 熱 ┼→ 風寒湿熱の外邪による頭    → 実 証
        │      └ 風 湿 ┘   部の経絡阻滞                ↓
        │                                          不通による疼痛
  頭痛 ─┤
        │        肝陽亢進 → 清竅に上擾 ┐
        │        痰  濁  → 清竅に上蒙 │
        └ 内傷 ┤ 血  瘀  → 脈絡の阻滞 ┼→ 実 証
                 気血両虚 → 栄養不良  ┐
                 腎  虚  → 髄海空虚  ┴→ 虚 証
                                              ↓
                                        失養による疼痛
```

証 分 類

1 外感性頭痛

【1】 風寒による頭痛

主　　　症：頭痛，項背部に放散，風にあたると増強

随 伴 症：悪風，発熱，口渇はない

舌 脈 象：舌苔薄白，脈浮緊

証候分析：①頭痛──頭は諸陽の会であり，外邪が侵入して循経により上擾し，清陽を抑止すると頭痛がおこる。

②項背部に放散──太陽は一身の表を主っており，その経脈は頭頂に上り項背部を循っているのでおこる。

③風寒にあたると増強──風寒により頭痛がおきているので，風にあたると増強する。

④口渇はない──寒は陰邪であり，内に熱象がないので口は渇かない。

⑤悪寒，発熱──風寒が肌表に外束して衛陽が抑止され，宣達しないとおこる。

⑥舌苔薄白，脈浮緊──風寒が表にある象である。

【2】 風熱による頭痛

主　　　症：頭痛，脹った感じがする，または割れそうに痛む

随 伴 症：発熱，または悪風，顔面紅潮，目赤，口渇欲飲（口渇し飲みたがる），便秘，小便黄

舌 脈 象：舌質紅，舌苔黄，脈浮数
証候分析：①頭痛，頭脹，または割れそうに痛む——熱は陽邪であり，炎上性があり，風を伴って上擾して頭部の絡脈を阻滞させるとおこる。
　　　　　②発熱，または悪風——風熱の邪が衛分を犯すとおこる。
　　　　　③顔面紅潮，目赤——熱邪が頭顔面部に上擾するとおこる。
　　　　　④口渇欲飲，便秘，小便黄——熱邪が津液を損傷するとおこる。
　　　　　⑤舌質紅，舌苔黄，脈浮数——風熱の邪が盛んな象である。

【3】風湿による頭痛

主　　　症：しめつけられるように（布などで巻きつけられるように）頭が重く痛む
随 伴 症：身体がだるい，四肢が重だるい，胸悶，食欲不振，小便不利，大便溏薄
舌 脈 象：舌苔白膩，脈濡
証候分析：①しめつけられるように（布などで巻きつけられるように）頭が重く痛む——外感風湿の邪が清竅を蒙閉し，清陽の気が昇らないとおこる。
　　　　　②身体がだるい，四肢が重だるい，胸悶，食欲不振——湿は陰邪であり，粘滞性と重濁性がある。また脾は運化を主り，四肢を主っている。脾が湿により抑止されるとおこる。
　　　　　③小便不利，大便溏薄——湿邪が内蘊して清濁の分別ができないとおこる。
　　　　　④舌苔白膩，脈濡——湿邪偏盛の象である。

2 内傷性頭痛

【1】肝陽の亢進による頭痛

主　　　症：頭痛，眩暈，緊張すると頭痛は増強
随 伴 症：心煩，易怒，不眠，脇痛，顔面紅潮，口苦
舌 脈 象：舌質紅，舌苔薄黄，脈弦有力
証候分析：①頭痛，眩暈——情志の失調により肝の条達が悪くなり，肝陽が亢進して循経により清竅に上擾するとおこる。
　　　　　②心煩，易怒，不眠——肝火が盛んになり心神に影響するとおこる。
　　　　　③脇痛——足厥陰肝経は脇肋部に分布しており，肝陽が亢進するとおこる。
　　　　　④顔面紅潮，口苦——肝胆の火が上衝するとおこる。
　　　　　⑤舌質紅，舌苔薄黄，脈弦有力——肝陽亢進の象である。

【2】痰濁による頭痛

主　　　症：頭痛，頭がぼんやりする

随 伴 症：胸苦しい，胃脘部のつかえ，悪心，痰涎を嘔吐
舌 脈 象：舌苔白膩，脈滑または弦滑
証候分析：①頭痛，頭がぼんやりする——脾の運化機能が悪くなり，痰濁が内生して清竅に影響すると頭痛がおこる。清陽が頭部に昇らないと頭がぼんやりする。
　　　　②胸苦しい，胃脘部のつかえ——痰濁が胸膈部に阻滞するとおこる。
　　　　③悪心，痰涎を嘔吐——痰濁が上逆するとおこる。
　　　　④舌苔白膩，脈滑または弦滑——痰濁内停の象である。

【3】血瘀による頭痛

主　　　症：慢性で固定性の刺すような頭痛
随 伴 症：頭部外傷の既往歴をもつ，または久病歴をもつ
舌 脈 象：舌質紫暗，脈細濇
証候分析：①慢性で固定性の刺すような頭痛——瘀血が内停し頭部の脈絡が阻滞するとおこる。
　　　　②舌質紫暗，脈細濇——瘀血内停の象である。

【4】気血両虚による頭痛

主　　　症：頭痛（隠痛），眩暈，疲れると増強
随 伴 症：身体がだるい，乏力，心悸，顔面晄白
舌 脈 象：舌質淡，舌苔薄白，脈細弱
証候分析：①頭痛，眩暈——営血が不足し脳をうまく栄養できないとおこる。
　　　　②身体がだるい，乏力，顔色晄白，疲れると症状が増強——気血両虚によりおこる。
　　　　③心悸——血虚のために心をうまく栄養できないとおこる。
　　　　④舌質淡，舌苔薄白，脈細弱——気血両虚の象である。

【5】腎虚による頭痛

主　　　症：頭が空虚な感じで痛む，眩暈
随 伴 症：腰痛，膝がだるい，精神疲労，乏力，遺精，帯下，耳鳴り，不眠，多夢
舌 脈 象：舌質紅，舌苔少，脈細無力
証候分析：①頭痛（空痛），眩暈，耳鳴り——腎精不足のために脳髄が空虚になるとおこる。
　　　　②腰痛，膝がだるい，精神疲労，乏力——腎精不足によりおこる。
　　　　③遺精，帯下——腎虚により精関不固になると遺精がおこり，帯脈が弱くなると帯下がおこる。
　　　　④不眠，多夢——腎陰不足となり虚陽が上越するとおこる。
　　　　⑤舌質紅，舌苔少，脈細無力——腎陰不足の象である。

1. 内科

治療

1 外感性頭痛

治　　法：疏散外邪，通絡止痛。局部取穴と循経取穴を主とする。
処 方 例：風池，太陽を主とする。頭痛の部位と性質により次のように分経，弁証配穴を行う。
　　　　　[頭痛の部位]
　　　　　①頭頂部痛——百会，通天，行間，阿是穴
　　　　　②前頭部痛——上星，頭維，合谷，阿是穴
　　　　　③後頭部痛——後頂，天柱，崑崙，阿是穴
　　　　　④側頭部痛——率谷，曲鬢，俠谿，阿是穴
　　　　　[頭痛の性質]
　　　　　①風寒性——風府，列欠，外関
　　　　　②風熱性——合谷，陥谷，大椎
　　　　　③風湿性——豊隆，陰陵泉
方　　解：風池，太陽により外邪の除去をはかる。頭痛の部位にもとづき，その部位と関係のある経脈より誘導穴を取穴し，さらに局所穴を配穴することにより，経絡の気の疏通をはかる。これには「通じれば則ち痛まず」の意味がある。また頭痛の性質にもとづき選穴し，それぞれ必要に応じて去風，散寒，清熱，去湿をはかる。
操　　作：風池は針尖を対側の眼球に向けて1.5寸斜刺する。太陽は0.5寸直刺するか，頭痛の部位にもとづいて刺入方向を決定し，45度角で斜刺する。その他の治療穴には通常の刺入を行う。瀉法を施し，10〜20分間置針する。大椎には雀啄法を施すとよい。

2 内傷性頭痛

【1】肝陽の亢進による頭痛

治　　法：平肝降逆，熄風潜陽
処 方 例：懸顱，頷厭，太衝，太谿，百会
　　　　　①顔面紅潮と顔面部のほてり——内庭を加える。
　　　　　②心煩の強い者——内関を加える。
　　　　　③目赤を伴う者——関衝を加え点刺出血を施す。
方　　解：肝陽上亢の場合は，少陽風熱が循経により上擾することが多く，したがって局所

取穴として懸顱，頷厭を取穴し，局部の経気の疏通をはかるとよい。この2穴には，さらに清熱，熄風，鎮痛の作用もある。太衝は足厥陰肝経の原穴であり，肝陽上亢による頭痛，眩暈に対しては著明な効果がある。太衝から湧泉に透針すると効果はいっそうよい。太谿は足少陰腎経の原穴であり，腎陰を補い肝陽を潜陽させる作用がある。百会は人体で最も高い部位に位置しており，これにより気機を調節して頭痛を止める。

操　　作：各治療穴に通常の刺入を行い，太谿には補法を施し，その他の治療穴には瀉法を施し，20分間置針する。

【2】痰濁による頭痛

治　　法：化痰降濁，通絡止痛

処 方 例：足三里，豊隆，陰陵泉，中脘，百会

方　　解：痰濁の生成は脾胃の運化機能の失調と関係がある。足三里，陰陵泉により脾胃の機能を改善し，化痰をはかる。豊隆は足陽明胃経の絡穴であり，足太陰脾経にも通じており，これは化痰の要穴とされている。さらに胃の募穴である中脘を配穴する。この処方には化痰降濁による通絡止痛の効果がある。

操　　作：百会は横刺で1寸刺入し，その他の治療穴は1～1.5寸直刺し，20分間置針する。

【3】血瘀による頭痛

治　　法：活血化瘀，行気止痛

処 方 例：阿是穴，合谷，三陰交

方　　解：このタイプの頭痛は，外傷や久病により絡脈に瘀血が阻滞しておこるものが多い。したがって頭痛部位の阿是穴により通絡止痛をはかるとよい。さらに合谷により行気止痛をはかり，三陰交により活血化瘀をはかるとよい。

操　　作：阿是穴は梅花針で叩打し，局部の皮膚を充血させるか，または少量出血させる。あるいは三稜針で痛む部位を点刺出血させる。合谷は補法を施し，三陰交は瀉法を施す。

【4】気血両虚による頭痛

治　　法：益気養血，和絡止痛

処 方 例：足三里，陰陵泉，三陰交，中脘，脾兪，血海，上星

方　　解：胃の下合穴である足三里，胃の募穴である中脘，足太陰脾経穴である三陰交，陰陵泉，血海に，さらに脾兪を配穴することにより益気養血をはかる。上星を局部取穴とし，和絡止痛をはかる。

操　　作：上星は1寸横刺し，その他の治療穴は1～1.5寸直刺し補法を施し，20分間置針する。

1. 内科

【5】腎虚による頭痛

治　　法：滋陰補腎，育陰止痛

処方例：太谿，関元，腎兪，太陽，百会

方　　解：太谿は足少陰腎経の原穴であり，関元は元気の出入する要塞であり，腎兪と同じように補腎塡精の要穴である。この3穴により本治を施す。また太陽，百会により頭部局所の経気の疏通をはかるが，これには「通じれば則ち痛まず」の意がある。

操　　作：各治療穴に通常の刺入を行い，補法を施して20分間置針する。

　　　　　内傷頭痛については審因論治のほかに，さらに頭痛の部位にもとづいた循経論治を行うとよい。外感頭痛の分経論治で選穴する治療穴を参考にし，さらに疼痛部位の局所穴を配穴するとよい。

外感性頭痛の治法と選穴

症　候	病因病機	治　法	選　穴	
外感性頭痛	風寒	疏散外邪 通絡止痛	風府，列欠，外関	頭頂部痛：百会，通天，行間 前頭部痛：上星，頭維，合谷 後頭部痛：後頂，天柱，崑崙 側頭部痛：卒谷，曲鬢，侠谿
	風熱		合谷，陥谷，大椎	
	風湿		豊隆，陰陵泉	

内傷性頭痛の治法と選穴

症　候	病因病機	治　法	選　穴
内傷性頭痛	肝陽亢進	平肝降逆 熄風潜陽	懸顱，頷厭，太衝 太谿，百会
	痰濁	化痰降濁 通絡止痛	足三里，豊隆，陰陵泉 中脘，百会
	血瘀	活血化瘀 行気止痛	阿是穴，合谷，三陰交
	気血両虚	益気養血 和絡止痛	足三里，陰陵泉，三陰交 中脘，脾兪，血海，上星
	腎虚	滋陰補腎 育陰止痛	太谿，関元，腎兪 太陽，百会

古今処方例

① 『普済方』
「風頭眩頭痛： 天牖，風門，崑崙，関元，関衝」

② 『針灸大全』
「腎虚頭痛，頭重く挙がらずは，外関，腎兪，百会，太谿，列欠。頭頂痛は，外関，上星，百会，脳空，湧泉，合谷。」

③ 『針灸聚英』
「頭痛し脈浮なるは，腕骨，京骨に刺し，脈長なるは，合谷，衝陽を取り，脈弦なるは，陽池，風府，風池に取る。風寒頭痛は，豊隆を刺す。」

④ 『医学綱目』
「偏正頭痛は，絲竹空，風池，合谷，中脘，解谿，足三里を取る。正頭痛は，百会，上星，神庭，太陽，合谷を取る。眉稜骨痛は，攢竹，合谷，神庭，頭維，解谿を取る。痰厥頭痛は，豊隆を取る。酔後の頭痛は，印堂，攢竹，足三里，風門，膻中を取る。」

⑤ 『承淡安針灸選集』
「脳頂痛は，上星に針を2分入れ，1分間留捻し，さらに灸を2壮施す。風池に針を2分入れ，2分間留捻する。脳空に灸を3壮施す。百会に針を1分入れ，1分間留捻し，さらに灸を3壮施す。天柱に針を2分入れ，2分間留捻し，さらに灸を3壮施す。少海に針を3～4分入れ，2分間留捻する。正頭痛は，上星，神庭にそれぞれ針を2分入れ，1分間留捻し，さらに灸を1～2壮施す。前頂に針を2分入れ，1分間留捻する。百会に針を1分入れ，1分間留捻し，さらに灸を2壮施す。合谷，豊隆にそれぞれ針を4～5分入れ，2分間留捻する。崑崙，俠谿にそれぞれ針を3～4分入れ，2分間留捻する。頭項強急して脊折れるが如しは，風府に針を2分入れ，2分間留捻する。承漿に針を2分入れ，2分間留捻する。偏頭痛は，頭維に針を2分入れ，1分間留捻する。絲竹空，攢竹にそれぞれ針を4分入れ，2分間留捻する。風池に針を4分入れ，2分間留捻する。前頂に1分刺入し，上星に1分刺入する。俠谿，液門にそれぞれ針を3～4分入れ，2分間留捻する。」

その他の療法

【耳針】
選穴：枕，額，皮質下，神門
操作：毎日一側または両側を取り，強刺激を与え，20～30分間置針する。5分間に1回捻転を施す。

【中薬】
①風寒による頭痛：川芎茶調飲

1. 内科

②風熱による頭痛：芎芷石膏湯
③風湿による頭痛：羌活勝湿湯
④肝陽亢進による頭痛：天麻鈎藤飲
⑤痰濁による頭痛：半夏白朮天麻湯
⑥瘀血による頭痛：通竅活血湯
⑦気血両虚による頭痛：八珍湯，帰脾湯
⑧腎虚による頭痛：大補元煎（腎陰虚証），右帰丸（腎陽虚証）

参考事項

①針灸は頭痛に対してすぐれた効果がある。とりわけ血管性頭痛に対しては，即効性がある。
②頭痛の原因は多いが，治療前にその原因を明確にする必要がある。器質性病変による頭痛は，総合的に治療を行うとよい。
③六淫，七情による損傷を避け，また刺激性のある食べ物は少なくしたほうがよい。
④高血圧の患者には，強刺激を避けたほうがよい。通電を行う場合は注意を要する。

41. 眩暈

　目がかすんで目の前が暗くなるのを「眩」といい，ぐるぐる物がまわって見えたり，物が揺れ動いて見えるものを「暈」という。この2つはよく同時におこるので，「眩暈」と称している。軽症のものは発作時間が短く，平臥して目を閉じれば止まる。重症のものは周囲が回転して立っていることができず，悪心，嘔吐し倒れることもある。目がかすんで頭暈がおこるものを「目眩」といい，激しい頭暈があり目の前が暗くなるものを「眩冒」という。
　その原因について『内経』には，「諸風掉眩，みな肝に属す」，「上気不足」，「髄海不足」などの記載がある。また眩暈について歴代の代表的な医家である劉河間は風火との関係を，朱丹溪は痰との関係を，張景岳は虚との関係を重視している。
　本病症は高血圧，動脈硬化，貧血，神経症，頚椎病，メニエール病などに現れる。

病因病機

【1】肝陽亢進による眩暈

　肝の生理的特徴は「動」と「昇」である。情志の失調により肝を損傷し，肝陰が不足して肝陽が亢進すると眩暈がおこる。また房事過多などにより腎陰が不足し，そのために腎陰が肝陰を滋養できなくなると，しだいに肝陰が不足し，そのために肝陽が亢進すると眩暈がおこる。

【2】痰濁による眩暈

　飲食不節や労倦などにより脾胃を損傷すると，運化機能が低下して痰湿が生じる。この痰湿が中焦に阻滞しているために清陽が昇らず，また濁陰が降りないと眩暈がおこる。

【3】気血両虚による眩暈

　脾胃虚弱のために気血の生成が悪くなると，気虚のために清陽が頭部にうまく到達できなくなり，血虚のために脳をうまく栄養できなくなると眩暈がおこる。また慢性疾患のために気血を消耗している者，吐血，下血，崩漏などにより出血過多になっている者にも眩暈がおこる。

【4】腎精不足による眩暈

　腎に蔵されている精は髄を生じ，脳はその「髄の海」といわれている。先天的に腎精が不足している者，老化や房事過多などにより腎精が不足している者は，『内経』でいう「髄海不足」となり，そのために眩暈がおこる。

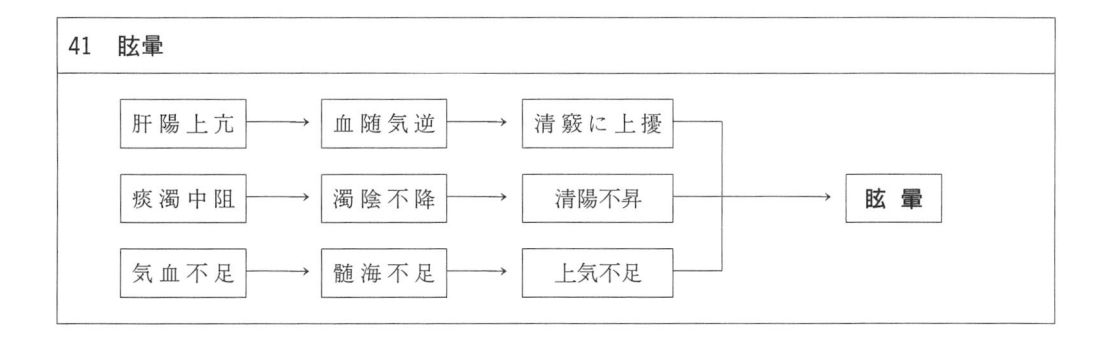

```
41 眩暈

  肝陽上亢 → 血随気逆 → 清竅に上擾 ┐
  痰濁中阻 → 濁陰不降 → 清陽不昇　 ├→ 眩暈
  気血不足 → 髄海不足 → 上気不足　 ┘
```

証分類

【1】肝陽亢進による眩暈

主　　症：眩暈，耳鳴り，脹ったような頭痛，怒ると症状が増強

随 伴 症：いらいらする，怒りっぽい，不眠，多夢，口苦，顔面紅潮または五心煩熱，盗汗，腰や膝がだるく力が入らない，遺精を伴う
舌 脈 象：舌質紅，舌苔黄，脈弦または舌質紅，舌苔少か無苔，脈弦細数
証候分析：①眩暈，耳鳴り，頭痛——肝陽が亢進し頭部に上擾するとおこる。怒って肝陰をいっそう損傷すると，肝陽はいっそう亢進するので，症状は増強する。
　　　　②いらいらする，怒りっぽい，顔面紅潮——肝陽が亢進して上衝するとおこる。
　　　　③不眠，多夢——肝陽が亢進し心神に影響するとおこる。
　　　　④口苦——肝陽が亢進し胆汁が溢れるとおこる。
　　　　⑤腰や膝がだるく力が入らない——陰精不足，肝腎不足によりおこる。
　　　　⑥遺精——陽亢により精関不固になるとおこる。
　　　　⑦舌質紅，舌苔黄，脈弦，または舌質紅，舌苔少か無苔，脈弦細数——陰虚陽亢の象である。

【2】痰濁による眩暈

主　　　症：回転性の眩暈，頭が重くぼんやりしている
随 伴 症：胸悶，悪心，食欲不振，四肢や体が重だるい，嗜睡
舌 脈 象：舌苔厚膩，脈濡滑
証候分析：①回転性の眩暈，頭が重くぼんやりしている——痰濁が清陽を蒙閉するとおこる。
　　　　②胸悶，悪心——痰濁が中焦に阻滞して気機不利になるとおこる。
　　　　③食欲不振，四肢や体が重だるい——脾の運化機能が悪くなるとおこる。
　　　　④嗜睡——痰濁が中焦に阻滞して陽気の動きが悪くなるとおこる。
　　　　⑤舌苔厚膩，脈濡滑——痰濁内蘊の象である。

【3】気血両虚による眩暈

主　　　症：ときどき眩暈がおこる，横になると軽減，心身の疲労により誘発
随 伴 症：顔面蒼白，唇・爪甲に色つやがない，息切れ，懶言，心悸，不眠，食欲不振，疲労感
舌 脈 象：舌質淡，脈細無力
証候分析：①眩暈——脾虚のために気血不足になると，脳がうまく栄養されずおこる。
　　　　②顔面眈白，唇・爪甲に色つやがない——心は血を主り，その華は(顔)面にある。血虚のために血が充足しないとおこる。
　　　　③心悸，不眠——血虚のために養心できないとおこる。
　　　　④息切れ，懶言，疲労感，食欲不振——気虚によりおこる。
　　　　⑤舌質淡，脈細無力——気血不足の象である。

【4】腎精不足による眩暈

主　　症：眩暈，耳鳴り

随 伴 症：精神不振，健忘，腰や膝がだるい，遺精

舌 脈 象：舌質淡紅，脈沈細または細弱

証候分析：①眩暈，精神不振，健忘——精髄が不足し，脳に充足しないとおこる。

　　　　　②耳鳴り，腰や膝がだるい——腎は耳に開竅しており，腰は腎府であるため，腎虚になるとこれらの症状がおこる。

　　　　　③遺精——腎虚のために精関不固になるとおこる。

　　　　　④舌質淡紅，脈沈細または細弱——腎虚の象である。

治　療

【1】肝陽亢進による眩暈

治　　法：滋水涵木，平肝潜陽

処 方 例：風池，俠谿，太衝，肝兪，腎兪，太谿

方　　解：本証は腎陰不足による肝陽上亢である。したがって風池，俠谿により上亢している肝陽を清瀉し，太衝により平肝潜陽をはかり，その「標」を治す。また肝兪，腎兪，太谿により肝腎の陰を補い，その「本」を治す。

操　　作：風池，俠谿，太衝は0.5～1寸直刺し瀉法を施す。肝兪，腎兪は0.5～1寸直刺し，太谿は0.5寸前後直刺し補法を施す。15分間置鍼する。

【2】痰濁による眩暈

治　　法：健脾化痰

処 方 例：中脘，内関，豊隆，陰陵泉，頭維

方　　解：脾は生痰の源といわれている。中脘，内関により健脾和胃，降逆去痰をはかる。陰陵泉は足太陰脾経の合穴であり，健脾化湿の作用がある。豊隆は治痰の要穴をされている。頭維により陽明の痰熱を清熱する。また頭維は局所取穴としても頭目をすっきりさせる作用があり，眩暈を主治する。

操　　作：中脘，豊隆，陰陵泉は1.5寸直刺し，内関は1寸直刺する。頭維は横刺で1寸刺入する。すべてに瀉法を施し，20分間置鍼する。

【3】気血両虚による眩暈

治　　法：培補脾胃，補血益気

処 方 例：百会，足三里，気海，三陰交，脾兪

方　　解：本証は気血不足により発病しており，したがって治療のポイントは脾胃にある。

脾兪，足三里により生化の源を滋養し，水穀の運化，気血の生成を促す。三陰交には肝・脾・腎三臓を調補する作用がある。百会は「諸陽の会」といわれており，陽気を昇挙させる作用がある。陽気がうまく昇挙すると血も上昇する。気海により下元の補益をはかる。気血が充足し精血が回復すると，眩暈は消失する。

操　　作：百会は前方向に1寸横刺する。足三里，気海は1.5寸直刺し，脾兪は0.5～0.8寸直刺する。三陰交は1寸直刺する。すべてに補法を加える。灸を施してもよい。20分間置鍼する。

【4】腎精不足による眩暈

治　　法：補腎填精
処方例：百会，腎兪，太谿，関元，絶骨
方　　解：本証は腎精不足のために脳海が空虚となりおこるものである。したがって腎の背兪穴である腎兪に足少陰腎経の原穴である太谿を配穴して腎精の補益をはかる。これは兪原配穴法である。さらに任脈と足三陰経との交会穴である関元を配穴して腎精を補い，髄会である絶骨を配穴して精髄を補う。百会により精髄を頭部に昇提し，髄海を充足させる。

操　　作：百会は前方向に1寸横刺する。腎兪，太谿，絶骨は0.5～0.8寸直刺する。関元は1.2～1.5寸直刺する。すべてに補法を施し，20分間置鍼する。

眩暈の治法と選穴

症　候	病因病機	治　法	選　穴
眩　暈	肝陽上亢	滋水涵木，平肝潜陽	風池，侠谿，太衝，肝兪，腎兪，太谿
	痰濁中阻	健脾化痰	中脘，内関，豊隆，陰陵泉，頭維
	気血両虚	補益脾胃，補血益気	百会，足三里，気海，三陰交，脾兪
	腎精不足	補腎填精	百会，腎兪，太谿，関元，絶骨

古今処方例

① 『鍼灸甲乙経』
「風眩よく嘔し，煩満するは，神庭これを主る。風眩頷痛を引くは，上星これを主る。風眩目瞑し，悪風寒し，面赤腫するは，前頂これを主る。風眩目眩し，顖上痛むは，後頂これを主る。頭眩目痛し，頭半寒するは，玉枕これを主る。」

② 『神応経』

「頭旋：目窓, 絡却, 百会, 申脈, 至陰」

③『鍼灸聚英』

「頭眩, 痰気を挾み, 虚火その痰を動じるは, 上星, 風池, 天柱に鍼す。」

④『鍼灸大全』

「痰厥頭暈および頭目昏沈するは, 外関, 大敦, 肝兪, 百会」

⑤『玉龍経』

「旋暈し嘔吐するものは, 風府に鍼す。頭眩し善く嘔し煩満するものは, 神庭, 承光を取る。頭旋し耳鳴りするは, 絡却に取る。頭暈し面赤し, 言を欲せざるは, 攢竹, 三里, 合谷, 風池を瀉す。」

その他の療法

【耳鍼】

選穴：腎, 神門, 枕, 内耳, 皮質下

操作：毎回2～3穴を取穴し, 中程度の刺激を与えて20～30分間置鍼し, 数回捻鍼を施す。毎日1回の治療とし, 5～7日を1クールとする。

【中薬】

①肝陽亢進による眩暈：天麻鈎藤飲または大定風珠

②痰濁による眩暈：半夏白朮天麻湯

③気血両虚による眩暈：帰脾湯

④腎精不足による眩暈：左帰丸

※中気下陥による眩暈：補中益気湯

参考事項

①鍼灸は眩暈に対してすぐれた効果を収めることができる。しかし器質性病変によりおこる眩暈にたいしては, 現代医学併用により治療を行うほうがよい。

②平素から充分に休息をとるように努める。また痰濁によるものは, 小食とし, または油っこい食べ物はさけるようにさせたほうがよい。

1. 内科

42. 中風

　中風は,「卒中」ともいう。本病は急に発病し,変化も早く,その特徴が風邪の「善く行り数々変じる」という特性に類似していることから「中風」の名がある。本病は多くの場合,頭暈,四肢のしびれ,疲労感,急躁などの前駆症状が現れる。また発病時には,突然の昏倒,意識障害,半身不随がおこる。軽症のものでは唯一,口眼歪斜（顔面神経麻痺）が主症として現れる。

　臨床上は,病位および病状の程度にもとづいて,中経絡と中臓腑に分類され,中風の弁証と治療が行われている。

　脳溢血,脳血栓,脳梗塞,脳血管痙攣などの疾患およびその後遺症は,本病の弁証施治を参考にしながら治療することができる。

病因病機

　本病の病因については,歴代多くの医家が異なる説を述べているが,現在では臨床にもとづき,主として風,火,痰と密接な関係があるとしており,病変は心,肝・脾・腎などの臓腑におよぶとしている。

　本病の形成は,主として陰陽失調にあり,したがって臓腑経絡の虚にその根本がある。患者は平素から気血両虚,臓腑の陰陽失調があり,それに情志失調,または飲食不節,房事労倦,外邪の侵襲などの誘因が加わることにより,本病は発病する。これらの誘因が加わると,気血の運行に障害がおこり,肌膚や筋脈が濡養されなくなる。または下部が陰虚であるために,肝陽が非常に亢進して内風を生じ,気逆により血も上衝し,さらに痰や火がからんで経絡に影響して清竅を蒙閉すると,「上盛下虚」の病態を形成する。これは陰陽が互いに連絡できなくなるという重篤な証候である。

【1】正気不足による中風

　老化に伴い肝腎陰虚になると,肝陽は亢進しやすくなる。また過度の思慮により気血両虚となり,真気が不足し,さらに過労などの誘因が加わると,下部にて陰が虚し,肝陽が非常に亢進して内風が生じ,そのために気血が上逆して元神を蒙閉すると,本病がおこる。

【2】飲食不節による中風

　飲食不節により中気が虚したり,「形盛気弱」体質で中気が虚していると, 痰湿を形成しやすい。この痰が鬱して熱化し, それが経絡に阻滞して清竅を蒙閉すると, 本病がおこる。また肝陽が旺盛な素因をもつために, 肝気が脾に横逆し, 脾の運化が失調して痰濁を形成したり, 肝火が旺盛なために痰を形成すると, 肝風に痰火がからんで経絡に影響し, 清竅が蒙閉して本病がおこる。

【3】情志失調による中風

　五志過極により心火が非常に亢進することがある。また陰虚のために「水不涵木」となり, さらに情志失調が加わり肝陽が亢進すると, 心火の亢進を誘発するものもある。これらにより風火が盛んになり, 気血が上逆すると本病がおこる。

【4】気虚邪中による中風

　気血が不足して脈絡が空虚となり, 風邪がこの虚に乗じて経絡に影響し, そのために気血が阻滞して肌肉や筋脈が濡養されないと口眼歪斜がおこる。また「形盛気弱」体質で痰湿が平素から盛んな者が, 外風の影響により痰湿が経絡に阻滞すると, 口眼歪斜がおこる。

　以上のように中風の病機は複雑であるが, これらは虚（陰虚, 気虚）, 火（肝火, 心火）, 風（肝風, 外風）, 痰（風痰, 痰湿）, 気（気逆）, 血（血瘀）の6つにまとめることができる。そのなかでは肝腎陰虚がその根本である。ただしこの6つは一定の条件下で, 多くは相互に影響し, 相互に原因となり本病は発病する。

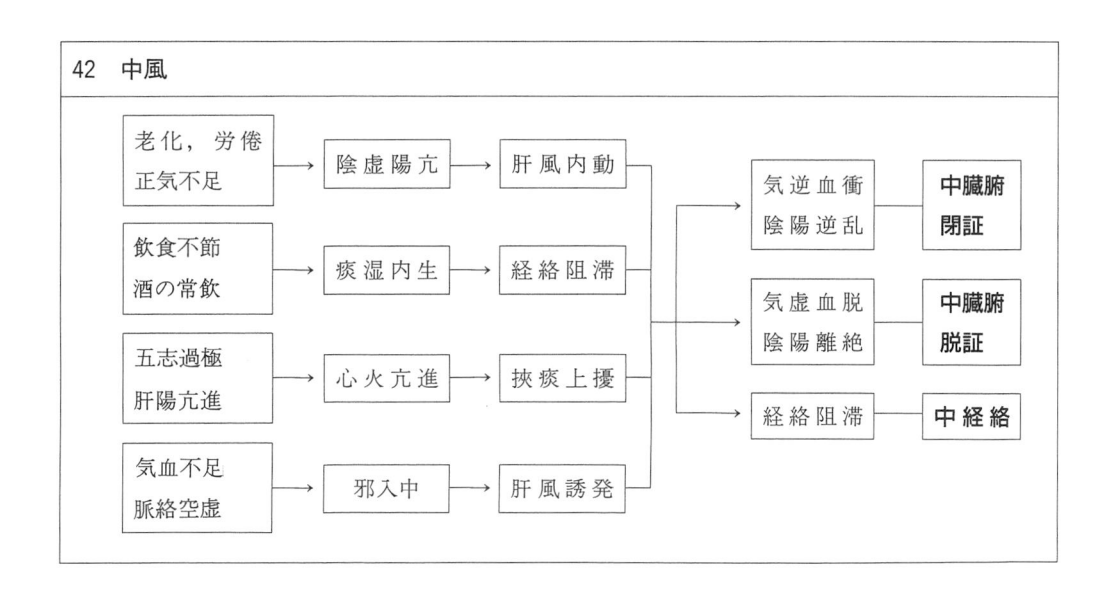

```
42  中風

老化, 労倦     →  陰虚陽亢  →  肝風内動  ┐
正気不足                                  │
                                          ├→ 気逆血衝    中臓腑
飲食不節     →  痰湿内生  →  経絡阻滞  │   陰陽逆乱    閉証
酒の常飲                                  │
                                          ├→ 気虚血脱    中臓腑
五志過極     →  心火亢進  →  挟痰上擾  │   陰陽離絶    脱証
肝陽亢進                                  │
                                          └→ 経絡阻滞    中経絡
気血不足     →  邪入中    →  肝風誘発
脈絡空虚
```

証分類

　本病は病状の程度や緩急，病位の深さの違いがある。軽症のものでは口眼歪斜，言語不利，または半身不随が現れ，病位は血脈，経絡に限定している。また重症のものでは突然の昏倒，意識障害が現れ，病は関係ある臓腑に波及している。したがって臨床上は中風を中経絡と中臓腑に分類している。前者は一般的に神志の変化はなく軽症であり，後者は神志の障害があり重症である。

1 中経絡

主　　症：肌膚不仁，手足麻木，または突然の口眼歪斜，言語不利，または半身不随
随 伴 症：あるいは頭痛，眩暈，筋脈がピクピク動く，顔面紅潮，目赤，口渴，咽乾，煩躁などを伴う
舌 脈 象：舌苔薄白，脈弦滑
証候分析：①半身不随，肌膚不仁，手足麻木，口眼歪斜，言語不利——正気不足，脈絡空虚に乗じて風邪が経絡を阻滞させると，気血の運行が悪くなり，これらの症状がおこる。または中臓腑であったものが，治療により臓腑の機能がしだいに回復しているのに，風痰がまだ経絡を阻滞させていると同じような症状が現れる。
　　　　　②頭痛，眩暈，筋脈がピクピク動く——肝陽が上亢して風陽が上擾するとおこる。
　　　　　③顔面紅潮，目赤，口渴，咽乾，煩躁など——心肝火旺によりおこる。
　　　　　④舌苔薄白，脈弦滑——風中経絡の象である。

2 中臓腑

【1】閉証

主　　症：突然の昏倒，意識障害
随 伴 症：顔面紅潮，粗い呼吸，手は握りしめている，牙関緊急，喉の痰鳴，二便がでない
　　　　舌脈象：舌質紅，舌苔黄膩，脈弦滑数
証候分析：①突然の昏倒，意識障害——肝陽が非常に亢進して風動し，痰や火がからんで気血が上逆し清竅を蒙閉するとおこる。
　　　　　②顔面紅潮，粗い呼吸，手は握りしめている，牙関緊急，喉の痰鳴，二便がでない——痰熱が鬱して阻滞し，風火が内閉するとおこる。風痰が盛んであれば，喉に痰鳴がおこる。
　　　　　③舌質紅，舌苔黄膩，脈弦滑数——内風痰火の象である。

【2】脱証

主　　　症：突然の昏倒，意識障害
随 伴 症：目を閉じて口が開いている，いびき，呼吸衰弱，手はだらんと開いている，汗が多い，四肢不温，二便がもれる
舌 脈 象：脈細弱，または微欲絶，または浮大無根
証候分析：①突然の昏倒，意識障害，目を閉じて口が開いている，いびき，手はだらんと開いている，遺尿——元気衰弱となり陰陽が離決しそうになるとおこる。
　　　　　②呼吸衰弱，汗が多い，四肢不温，二便がもれる，脈微欲絶——正気虚弱で陽気が亡脱しそうになるとおこる。
　　　　　③四肢厥冷，両頬部の紅潮が現れる者があるが，これは下部が陰竭して孤陽が上越した暴脱の象であり，極めて重篤な状態である。
　　　　　④脈細弱，または微欲絶，または浮大無根——陽気が衰微しておこる欲脱の象である。

治療

1 中経絡

【1】半身不随

治　　　法：疏通経絡，調和気血
処 方 例：上肢：肩髃，曲池，手三里，外関，合谷
　　　　　下肢：環跳，陽陵泉，足三里，解谿，崑崙
方　　　解：陽は「動」を主っている。運動障害は，病が陽にあるということである。したがって手足三陽経の経穴を主に取穴する。陽明経は多気多血の経であり，陽明経の気血の流れがよくなれば，正気の回復，機能の回復を助けることができる。本処方例は主として経絡の疏通，気血の調和をはかる目的で構成されている。
操　　　作：初病は患側に単刺し，久病は両側に刺灸を施す。一般的には0.5寸～1寸直刺し，初病には瀉法，久病には補法を施す。環跳は2～2.5寸直刺する。20分間置針する。

【2】口眼歪斜

治　　　法：疏通経絡，調和気血
処 方 例：地倉，頬車，合谷，内庭，太衝
方　　　解：手足陽明経脈と足厥陰肝経脈は，頭顔面部に走行している。局部取穴として地倉，頬車にて局部の経気の調節を行う。また誘導取穴として合谷，内庭，太衝により本経の経気を調節する。

1. 内科

操　　作：初病は患側に単刺し，久病は両側に刺針する。地倉と頬車は透針し，その他の治療穴は0.5〜1寸直刺し，20分間置針する。初病には瀉法，久病には補法を施す。

2 中臓腑

【1】閉証

治　　法：啓閉開竅，清心去痰
処方例：水溝，十二井穴，太衝，豊隆，労宮
方　　解：本病証は肝陽が非常に亢進し，そのために気血が上逆しておこる。十二井穴に点刺出血を施し，さらに水溝を瀉して啓閉泄熱，醒脳開竅をはかる。また太衝にて肝経の逆気を降ろし，平肝息風をはかる。豊隆は足陽明胃経の絡穴であり，これにより脾胃の気機を調節し，痰濁の除去をはかる。労宮は手厥陰心包経の滎穴であり，これを瀉して清心泄熱をはかる。
操　　作：水溝は上に向けて0.5寸斜刺し，十二井穴は点刺出血を施す。太衝，労宮は0.5寸直刺し，豊隆は1寸直刺して瀉法を施す。置針はしない。

【2】脱証

治　　法：回陽固脱
処方例：関元，神闕
方　　解：関元は任脈と足三陰経との交会穴であり，三焦の元気が集まる処である。また命門（真陽）とも連絡している。元気が外脱するものには，陰を取って陽を救うとよい。関元に灸を施し，回陽益気をはかる。また神闕は任脈穴であり，生命の根蔕であり，これに灸を施して回陽固脱をはかる。
操　　作：灸を施す。壮数を多くする。また神闕は隔塩灸とする。

古今処方例

① 『玉龍経』
　「中風半身不遂，先に病の無い手足に針す，補すは宜しく瀉すは宜しからず。次にその病ある手足に針す，瀉すは宜しく補すは宜しからず。合谷，手三里，曲池，肩井，環跳，血海，陰陵泉，陽陵泉，足三里，絶骨，崑崙。」

② 『類経図翼』
　「中風瘖啞：灸すること天突，霊道，陰谷，復溜，豊隆，然谷」

③ 『針灸摘英集』
　「中風口噤し，牙関して開かずは，水溝，頬車に刺す。」

中風の治法と選穴

症候		病因病機	治法	選穴
中風	中経絡	半身不随	疏通経絡 調和気血	上肢：肩髃，曲池，手三里，外関，合谷 下肢：環跳，陽陵泉，足三里，解谿，崑崙
		口眼歪斜		地倉，頬車，合谷，内庭，太衝
	中臓腑	閉証	啓閉開竅 清心去痰	水溝，十二井穴，太衝，豊隆，労宮
		脱証	回陽固脱	関元，神闕

④『済生方』

「中風痰涌き，六脈沈伏，昏して人を知らず，声は鋸を牽くが如しは，関元，丹田之に多く灸するが宜し。」

⑤『証治準縄』

「卒中暴脱し，もし口開き手撒じ，遺尿するは，虚極まりて陽暴脱するなり。臍下大艾これに灸す。」

⑥『針灸大成』

「およそ初めて中風にて跌倒し，卒暴昏沈し，痰涎壅滞して，不省人事，牙関緊閉するは，少商，商陽，中衝，関衝，少衝，少沢に刺す。中風筋急して行くを能わず，内果筋急するは，灸すること内果の上に四十壮，外果筋急するは，灸すること外果の上に三十壮。歩行するに力なく疼むは，針灸すること崑崙。」

その他の療法

【耳針】

選穴：腎上腺，神門，腎，脾，心，肝，眼，胆，脳点，耳尖，癱瘓相応する部位，降圧溝。

操作：毎回3～5穴を両側に取穴し，中程度の刺激を与える。閉証は耳尖を瀉血する。
　　　後遺症は隔日治療とし，10回を1クールとし，5日休んで次の1クールを行う。
　　　治療の多少は，病状に応じて決定する。

【中薬】

1．中経絡：大秦芃湯加減

①肝腎陰虚，風陽上擾：鎮肝熄風湯加減

②口眼歪斜：牽正散

1. 内科

2．中臓腑：
①閉証：局方至宝丹，または安宮牛黄丸，蘇合香丸
②脱証：参附湯加減

参考事項

---

①中風初期で病状が重篤なものは，動かさないで救急措置を施し，病状の悪化を防止する必要がある。
②老化による気虚，または肝陽偏亢により頭暈，四肢の麻木，ろれつがまわらない，舌強などの症状が現れる者は，中風の前兆の可能性がある。規則正しい起居，情緒の安定をはかり，淡白な飲食をとるようにし，中風を予防する必要がある。
③針灸は本病に対して良い効果がある。発作時には中，西医学により総合的な救急措置を施し，意識の回復，病勢の安定後に針灸を主とした治療を行うとよい。

43. 痺証

　痺とは，つまって通じないことである。外邪が人体に侵襲して経絡を阻滞させ，そのために気血の運行が悪くなると，肌肉，筋骨，関節に疼痛，麻木，重だるさなどがおこる。関節の腫脹，変形，屈伸不利がおこり，そのために肢体の運動機能に影響するものもある。これらを総称して痺証という。
　『内経』では，その病因にもとづき「行痺」，「痛痺」，「着痺」に分類しており，また病位にもとづき五体痺（皮，肉，筋，骨，脈痺），臓腑痺（五臓痺，六腑痺）に分類している。本病証は，各種関節炎，痛風，結合組織炎，神経根炎，坐骨神経痛などを包括している。

病因病機

1 風寒湿による痺証

　湿っぽい住居環境，または汗をかいた後に風にあたったり，水にぬれた後に寒冷刺激をう

けたりして，風寒湿の邪が人体に侵襲して経絡や関節に阻滞し，気血の流れが阻滞するとこのタイプの痺証がおこる。風，寒，湿の邪のうち，どの邪が強いかにより，次のように分類されている。

1. 行痺（風痺）——風邪偏盛
2. 痛痺（寒痺）——寒邪偏盛
3. 着痺（湿痺）——湿邪偏盛

2 風湿熱による痺証

これは熱痺といわれている。風熱の邪に湿邪がからんで人体に侵襲し，経絡や関節に阻滞し，そのために気血の流れが阻滞すると，このタイプの痺証がおこる。また陽盛素因があり熱が体内にこもりやすいもの，陰虚素因があり外邪を感受すると熱化しやすいものが痺証を患うと，このタイプの痺証がおこる。あるいは風寒湿の邪が長期にわたって改善されず，それが鬱して熱化すると，このタイプの痺証がおこる。

皮膚や肌肉におこるものは，痺証の病位は浅く程度は軽い。一方，筋脈や骨節におこるものは，痺証の病位は深く程度は重い。また痺証が長期にわたって改善せず正気が疲弊すると，風寒湿熱の邪が臓腑に伝わり，臓腑痺の証候が出現することがある。そのなかでは心痺がよく見られる。

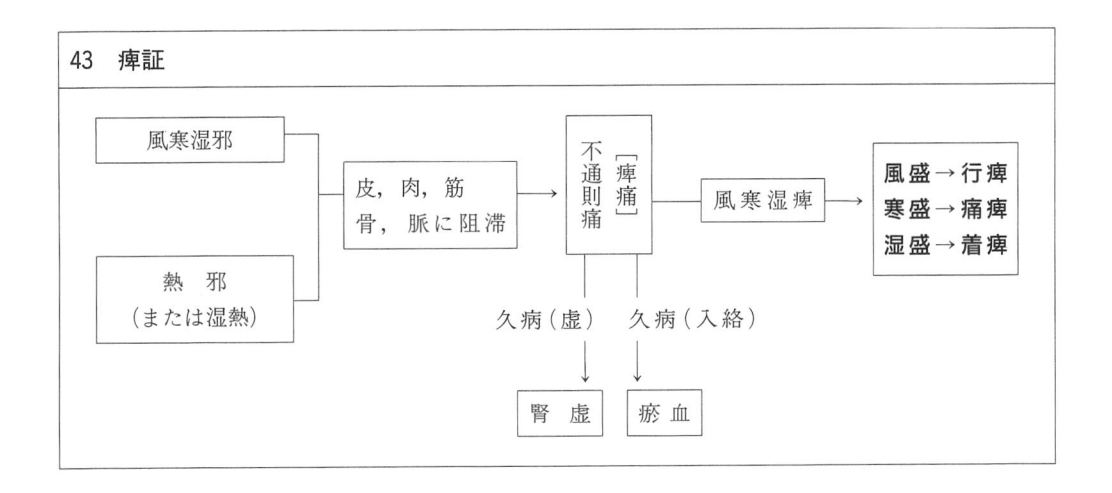

43 痺証

風寒湿邪 ─┐
          ├→ 皮, 肉, 筋, 骨, 脈に阻滞 → 不通則痛 [痺痛] → 風寒湿痺 → 風盛→行痺／寒盛→痛痺／湿盛→着痺
熱 邪 ─┘
（または湿熱）

久病（虚）→ 腎虚
久病（入絡）→ 瘀血

証 分 類

痺証の弁証にあたっては，まず風寒湿痺と熱痺との鑑別をおこなう必要がある。熱痺の特

徴は，関節部の腫脹，発熱，発赤，疼痛である。また風寒湿痺では，風邪が強いものを行痺，寒邪が強いものを痛痺，湿邪が強いものを着痺という。

【1】行痺

主　　　症：四肢の関節部の遊走性の疼痛，関節の屈伸不利
随 伴 症：悪寒，発熱を伴うことがある
舌 脈 象：舌苔薄白，脈浮
証候分析：①関節部の疼痛，遊走性の疼痛，関節の屈伸不利——関節部の疼痛は，風寒湿痺に共通する症状である。これは風寒湿邪が経絡に留滞し，気血の流れが悪くなるとおこる。また行痺は風邪を主としており，風邪には「善く行り数々変じる」という特性があるので，遊走性の疼痛がおこる。
　　　　　②悪寒，発熱——外邪の侵襲により営衛不和になるとおこる。
　　　　　③舌苔薄白，脈浮——外邪侵襲による象である。

【2】痛痺

主　　　症：肌肉，関節部が冷えて痛む，疼痛は固定性，寒冷により増強，温めると軽減，関節の屈伸不利，局所の皮膚は赤くなく熱くない
随 伴 症：寒がり，四肢の冷え
舌 脈 象：舌苔薄白，脈弦緊
証候分析：①患部が冷えて痛む，疼痛は固定性，寒冷刺激により変化——寒邪は陰邪であり，凝滞性がある。寒邪が経絡を阻滞させて気血が凝滞すると固定性の疼痛がおこる。冷やすと凝滞がひどくなるので疼痛は増強し，温めると気血の流れが改善するので疼痛は軽減する。
　　　　　②局所の皮膚は赤くなく熱くない——寒は陰邪であるためである。
　　　　　③舌苔薄白，脈弦緊——寒痛の象である。

【3】着痺

主　　　症：関節部の重だるさ，固定痛，雨天に痛みが増強する
随 伴 症：手足の重だるさ，患肢に軽度の浮腫，麻木感（しびれ感）を伴うことがある
舌 脈 象：舌苔白膩，脈濡
証候分析：①関節部の重だるさ，疼痛，固定性，軽度の浮腫，麻木感——湿邪には重濁性と粘滞性があるのでおこる。
　　　　　②雨天に増強——雨天は湿気が多くなり，気血の運行がいっそう悪くなるのでおこる。
　　　　　③舌苔白膩，脈濡——湿邪偏盛の象である。

【4】熱痺

主　　症：四肢の関節部の疼痛，局所の発赤・腫脹・熱感，冷やすと軽減，痛くて触れない，運動制限
随 伴 症：咽頭痛，発熱，口渇，多汗，煩躁，小便短赤
舌 脈 象：舌苔黄膩，脈滑数
証候分析：①関節部の疼痛，局所の発赤・腫脹・熱感——熱邪が経絡を阻滞させ，気血が鬱滞して通じなくなるとおこる。
　　　　　②発熱，多汗——熱邪の侵襲によりおこる。
　　　　　③咽頭痛，口渇，小便短赤，煩躁——熱が盛んになり津液を損傷するとおこる。
　　　　　④舌苔黄膩，脈滑数——熱盛の象である。

治　療

1　風寒湿痺

ここではそれぞれの痺証の本治法について述べる。なお病変部位に対する循経配穴，局所配穴は，後ほど述べる別表を参照。

【1】行痺

治　　法：去風通絡，散寒去湿
処 方 例：風池，膈兪，血海，太衝
方　　解：風池にて解表疏風をはかる。血会である膈兪に血海を配穴して活血行血をはかる。これには「血行れば風おのずと滅す」の意味がある。太衝にて理気をはかり活血を助ける。この処方例には，行気活血，疏風去邪の作用がある。
操　　作：風池は対側の風池に向けてそれぞれ1～1.5寸刺入し，瀉法を1分間施す。膈兪は内斜刺で1～1.5寸刺入し，瀉法を1分間施す。血海は1～1.5寸直刺し，瀉法を1分間施す。太衝は0.5～1寸直刺し，1分間瀉法を施す。さらに循経，局所配穴を行い，標本兼治を施す。

【2】痛痺

治　　法：温経散寒，去風去湿
処 方 例：腎兪，関元
方　　解：寒痺の発症は，陽気虚がそのベースにある。したがって腎兪，関元にて温陽散寒をはかり，さらに循経，局所配穴を行い標本兼治を施す。
操　　作：腎兪は1～1.5寸直刺し，平補平瀉法を施す。関元は1～1.5寸直刺し，さらに灸

【3】着痺

治　　法：去湿通絡，去風散寒

処方例：陰陵泉，足三里

方　　解：陰陵泉，足三里は，それぞれ足太陰脾経，足陽明胃経穴である。脾胃の運化機能が改善すれば，水湿はうまく処理され湿は除去される。したがってこの2穴により脾胃の運化を助け利湿をはかる。

操　　作：陰陵泉，足三里はそれぞれ1.5〜2寸直刺し，補法を1分間施す。さらに循経，局所配穴を行い標本兼治を施す。

2 風湿熱痺

治　　法：清熱利湿，去風活血

処方例：大椎，曲池，合谷

方　　解：大椎にて清熱散風をはかり，また陽気を通じさせ，気血をめぐらせる。曲池，合谷は多気多血の陽明経穴である。大椎，曲池，合谷の3穴を配穴して用いると，清熱，行血，消腫の作用にすぐれている。また解表発汗，去風の作用にもすぐれている。

操　　作：大椎は点刺で3〜4点，その後に吸角を施す。曲池，合谷は1〜1.5寸直刺し，瀉法を1分間施す。さらに循経，局所配穴を行い標本兼治を施す。

循経，局所配穴：循経，局所配穴により，主として経脈の疏通，行気活血，去邪をはかる。

　①下顎部：下関，翳風，合谷
　②頸椎部：風池，完骨，天柱
　③肩部：肩髎，肩髃，臑兪
　④肘部：曲池，小海，肘髎，手三里
　⑤腕部：外関，陽池，腕骨，陽谿
　⑥脊背部：身柱，腰陽関，水溝，腎兪
　⑦大腿部：環跳，居髎，懸鐘
　⑧股関節部：秩辺，承扶，陰陵泉
　⑨膝関節部：鶴頂，犢鼻，膝眼，曲泉，委中
　⑩足関節部：解谿，商丘，丘墟，崑崙，太谿，申脈，照海
　⑪中足指節関節：解谿，公孫，太衝，足臨泣，八風

痺証の治法と選穴

症候	病因病機	治　法	選　穴
痺証	行　痺	去風通絡，散寒去湿	風池，膈兪，血海，太衝
	痛　痺	温経散寒，去風去湿	腎兪，関元
	着　痺	去湿通絡，去風散寒	陰陵泉，足三里
	熱　痺	清熱利湿，去風活血	大椎，曲池，合谷

古今処方例

① 『針灸資生経』
「歴節風により足趾屈伸及ばず，頭目眩して，逆気するは，飛陽を取る。」

② 『神応経』
「風痺：陽輔，陽関，委中，天井，尺沢，少海を取る。」

③ 『針灸大成』
「四肢痛風，公孫，曲池，風市，外関，陽陵泉，三陰交，手三里を取る。」

④ 『針灸聚英』
「痛風，百会，環跳に針す。」

⑤ 『針灸経綸』
「冷痺は，陽陵泉に灸す。上，中，下三部の痺痛は，足三里に灸す。足痺は，陽陵泉を取り，足痺不仁は，腰兪，懸鐘に灸す。」

⑥ 『中国針灸処方学』
「①捜風宣痺方：曲池，陽陵泉，腰陽関，環跳。　②清熱蠲痺方：大椎，曲池，風市，崑崙。」

その他の療法

【耳針】
選穴：腎，脾，肝，神門，交感，局部
操作：1分間捻転し，30分間置針する。置針中は10分ごとに捻転する。または埋針し，3日に1回交換する。

【中薬】
①行痺：防風湯加減
②痛痺：烏頭湯加減

③着痺：薏苡仁湯加減または蠲痺湯
④熱痺：白虎加桂枝湯加減

参考事項

①針灸は本病証に対して良い効果を収めることができる。ただし経過が長く，再発しやすいもの，とりわけ関節が変形しているものや，臓腑に伝わり心痺をおこしているものは，回復が難しく，予後は悪い。
②身体の鍛練や住居環境に注意し，また気温の変化に注意し，外邪の侵襲を防止する必要がある。

44. 痿証

　痿証とは，四肢の筋肉が無力で弛緩し，ひどいものでは筋肉の萎縮がみられ，運動障害を呈する病証をいう。この運動麻痺について古典では「四肢不用」，「四肢不挙」，「痿躄」などの記載がある。「痿」は四肢に力がなく運動障害が生じることをいい，「躄」は下肢が軟弱で力がないことをいう。肺胃の熱，肝腎陰虚，脾胃虚弱，湿熱などの原因があり，「虚」や「熱」によるものが多く見られる。本病証は多発性神経炎，小児麻痺後遺症，急性脊髄炎，重症筋無力症，ヒステリー性麻痺，周期性麻痺などによく見られる。

病因病機

【1】肺熱による痿証

　温邪（熱毒）を感受して肺や津液を損傷し，皮毛や筋脈をうまく栄養できなくなると運動麻痺がおこる。

【2】湿熱による痿証

　湿邪を感受してそれが長期にわたって除去されず，熱化すると湿熱となる。この湿熱が筋脈に影響し，気血の運行が悪くなり，筋脈・肌肉が弛緩すると運動麻痺がおこる。また辛い

ものや甘いものの偏食により脾胃に熱がこもり，そのために津液を損傷して筋脈をうまく栄養できなくなっておこるものもある。

【3】脾胃虚弱による痿証

後天の本である脾胃が種々の原因により虚弱となり，そのために筋脈・肌肉がうまく栄養されないと，しだいに運動麻痺がおこる。

【4】肝腎陰虚による痿証

老齢，慢性疾患，房事過多などにより肝腎陰虚となり，精血が不足して筋骨・経脈をうまく栄養できなくなると，しだいに運動麻痺がおこる。

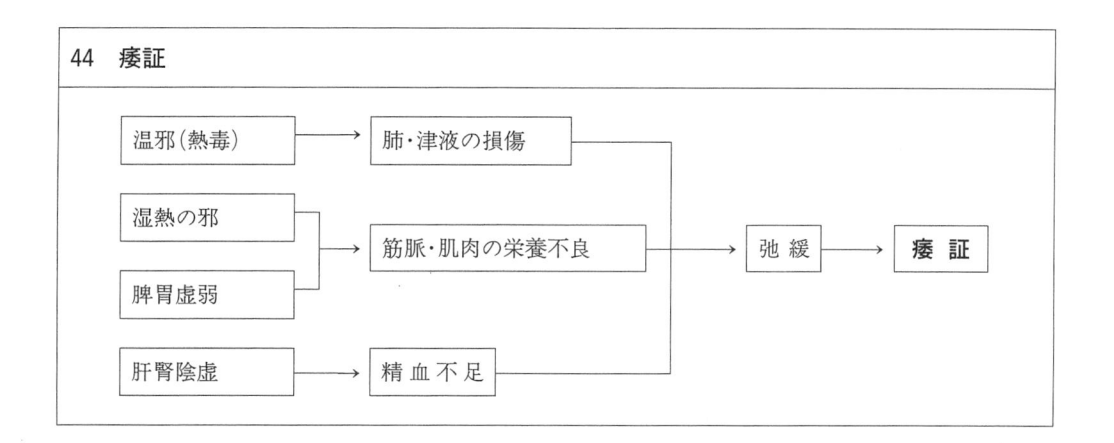

```
44 痿証

  温邪(熱毒) ──→ 肺・津液の損傷 ─┐
  湿熱の邪  ┐                    │
           ├→ 筋脈・肌肉の栄養不良 ─┼→ 弛緩 → 痿 証
  脾胃虚弱  ┘                    │
  肝腎陰虚 ──→ 精血不足 ──────────┘
```

証 分 類

【1】肺熱による痿証

主　　症：四肢の筋力低下，または筋肉の萎縮
随 伴 症：発熱，咳嗽，心煩，口渇，小便短赤
舌 脈 象：舌質紅，舌苔黄，脈細数または滑数
証候分析：①四肢の筋力低下，または筋肉の萎縮──熱により津液を損傷し，筋脈を栄養できないとおこる。
　　　　　②発熱，咳嗽──温邪犯肺によりおこる。
　　　　　③心煩，口渇，小便短赤──肺熱により津液を損傷するとおこる。
　　　　　④舌質紅，舌苔黄，脈細数または滑数──熱邪により津液を損傷した象である。脈滑数は熱盛の象である。

【2】湿熱による痿証

主　　症：下肢の筋力低下，または運動麻痺
随伴症：胸腹部のつかえ，頭部や四肢の重だるさ，患肢の熱感，小便短赤，排尿痛
舌脈象：舌質紅，舌苔黄膩，脈濡数または滑数
証候分析：①下肢の筋力低下，または運動麻痺──湿熱が筋脈に影響して気血の運行が悪くなり，筋脈・肌肉が弛緩するとおこる。
　　　　　②胸腹部のつかえ──湿が中焦に阻滞して気機が悪くなるとおこる。
　　　　　③頭部や四肢の重だるさ，患肢の熱感──湿熱の阻滞によりおこる。
　　　　　④小便短赤，排尿痛──湿熱下注によりおこる。
　　　　　⑤舌質紅，舌苔黄膩，脈濡数または滑数──湿熱の象である。

【3】脾胃虚弱による痿証

主　　症：四肢軟弱，しだいに運動麻痺，または筋肉の萎縮
随伴症：食欲不振，疲労倦怠感，大便溏薄，顔がむくんでつやがない
舌脈象：舌質淡，舌苔薄白，脈細弱
証候分析：①四肢軟弱，しだいに運動麻痺，筋肉萎縮──脾胃虚弱のために気血の生化が悪くなり，筋脈・肌肉を栄養できないとおこる。
　　　　　②食欲不振，疲労倦怠感，大便溏薄──脾の運化機能が低下するとおこる。
　　　　　③顔のむくみ──脾虚のために水湿の運化が悪くなるとおこる。
　　　　　④舌質淡，舌苔薄白，脈細弱──脾胃虚弱の象である。

【4】肝腎陰虚による痿証

主　　症：下肢の筋力低下，しだいに運動麻痺，または筋肉の萎縮
随伴症：腰や膝がだるく力が入らない，眩暈，耳鳴り，遺精，月経不順
舌脈象：舌質紅，少苔，脈細数
証候分析：①下肢の筋力低下，運動麻痺，筋肉萎縮──肝腎両虚のために精血が不足し，筋骨を栄養できないとおこる。
　　　　　②腰や膝がだるく力が入らない，眩暈，耳鳴り──精血不足によりおこる。
　　　　　③遺精，月経不順──腎虚のために蔵精できないと遺精がおこり，肝腎両虚のために衝任失調になると月経不順がおこる。
　　　　　④舌質紅，少苔，脈細数──陰虚内熱の象である。

治　療

治　　法：疏通経絡，筋骨の濡養，同時に原因に対処する

処 方 例：上肢：肩髃，曲池，手三里，陽谿，合谷など
　　　　　下肢：髀関，伏兎，梁丘，足三里，解谿など
　　　　　肺熱：尺沢，肺兪を加える。
　　　　　湿熱：陰陵泉，脾兪を加える。
　　　　　脾胃虚弱：脾兪，胃兪，太白を加える。
　　　　　肝腎陰虚：肝兪，腎兪，懸鐘，陽陵泉を加える。
方　　解：『素問』痿論篇にある「痿を治すは，独り陽明を取る」という治療原則により肩髃，曲池，手三里，陽谿，合谷，髀関，伏兎，梁丘，足三里，解谿などを取り，経絡の疏通をはかり，筋骨の濡養を改善する。またその原因にもとづき配穴を行う。肺熱には肺兪と尺沢を配穴して，清熱生津をはかる。また湿熱には陰陵泉と脾兪を配穴して，清熱利湿をはかる。脾胃虚弱には脾兪，胃兪，太白を配穴して健脾益気をはかる。また肝腎陰虚には肝兪，腎兪を配穴して肝腎の精気を補い，さらに髄会である懸鐘と筋会である陽陵泉を配穴して筋骨の改善をはかる。
操　　作：肺兪は0.5～1寸直刺し，その他は1～1.5寸直刺し，瀉法を施す。脾胃虚弱と肝腎両虚によるものには，補法を施す。痿証は置針をやや長くするとよい。一般的には30分間置針する。

痿証の治法と選穴

症候	病因病機	治法	選穴	
痿証	肺熱	疏通経絡 筋骨の濡養	肩髃，曲池，合谷，陽谿，髀関，梁丘，足三里，解谿など	尺沢，肺兪
	湿熱			陰陵泉，脾兪
	脾胃虚弱			脾兪，胃兪，太白
	肝腎陰虚			肝兪，腎兪，懸鐘，陽陵泉

古今処方例

① 『針灸大全』
　「手足麻痺するは，足臨泣，太衝，曲池，大陵，合谷，三里，中渚を取る」
② 『神応経』
　「足麻痺：環跳，陰陵（泉），陽陵（泉），陽輔，太谿，至陰を取る」

1. 内科

その他の療法

【耳針】
選穴：肺，胃，大腸，肝，腎，脾，神門，相応部位
操作：毎回3～5穴を取穴し，強刺激を与え，10分間置針する。隔日治療とし，10回を1クールとする。

【中薬】
①肺熱による痿証：清燥救肺湯加減
②湿熱による痿証：加味二妙散加減
③脾胃虚弱による痿証：参苓白朮散加減
④肝腎陰虚による痿証：虎潜丸加減

参考事項

①痿証の治療は弁証を基礎とし，さらに現代医学的にしっかり診断する必要がある。
②本病証は長期にわたる治療が必要である。針灸は痿証のある疾患に対して一定の効果がある。
③必要に応じて，推拿，理学療法を併用し，さらに機能訓練を行うと効果を向上させることができる。

45. 落枕

　落枕とは，「失頸」，「失枕」，「頸部傷筋」ともいい，頸項部の強痛，だるい痛み，運動不利を主症とする病症である。睡眠中の不適切な姿勢，または頸項部への風寒の邪の侵襲などの原因により，局部の経脈が阻滞したり，損傷することによりおこることが多い。
　頸部の筋の労損，頸項部の結合組織炎，頸部捻挫などは，本病症の弁証施治を参考にしながら治療することができる。

病因病機

　本病症は睡眠中の不適切な姿勢や，風寒の邪が頸部の経絡に侵襲することにより，局部が気血不和，経絡阻滞となり，筋脈が拘攣することによりおこる。

証分類

主　　症：一側の頸部の強直，だるい痛み，運動障害
随 伴 症：一側の項背部の牽引痛，疼痛は患側の肩部，上腕部に放散，頸部の圧痛点，または頭痛，悪寒などを伴う
舌 脈 象：舌苔薄白，脈浮緊または弦緊
証候分析：①患部の強直，だるい痛み，運動障害など──睡眠中の不適切な姿勢や，風寒の邪が頸部の経絡に侵襲することにより，局部が気血不和，経絡阻滞となり，筋脈が拘攣するとおこる。
　　　　　②頭痛，発熱──風寒の邪を感受するとおこる。
　　　　　③舌苔薄白，脈浮緊または弦緊──風寒の象である。また脈弦緊は疼痛の象である。

治療

治　　法：疏風散寒，通経活絡
処 方 例：落枕，後谿，懸鐘，阿是穴，風池，大椎，天柱，肩外兪，肩井
　　　　　①前後屈困難には崑崙，列欠を加える。
　　　　　②回旋困難には支正を加える。
方　　解：落枕穴は落枕治療の経験穴である。後谿は，手太陽小腸経穴であり，また八脈交会穴の1つであり，督脈に通じている。懸鐘は足少陽胆経穴であり，髄会穴であり，落枕治療の経験穴でもある。この2穴を配穴して経絡の疏通，気血の調節，舒筋止痛をはかる。
　　　　　風池は去風の作用にすぐれている。大椎により解表と経気の調節をはかる。天柱，肩外兪，肩井は局所取穴である。崑崙，列欠により頸項部の舒筋をはかる。支正により手太陽小腸経気の疏通をはかる。
操　　作：落枕穴は針尖を上に向けて0.5寸斜刺し，軽く捻転を行い，針響を上腕に放散させる。後谿は1寸刺入し，針響を指の尖端に放散させる。懸鐘は針尖を上に向けて1寸斜刺し，針響を膝に放散させる。刺針操作時には，患者に頸部の運動をさせる。毎回2～3穴を選穴し，瀉法を施して10～20分間置針する。なお置針中に2

1. 内科

～3回，行針を行う。さらに1～2つの圧痛点（阿是穴）に刺針する。

落枕の治法と選穴

症候	治法	選穴
落枕	疏風散寒，通経活絡	落枕，後谿，懸鐘，阿是穴 風池，大椎，天柱，肩外兪，肩井

古今処方例

① 『千金方』
「少沢，前谷，後谿，陽谷，完骨，崑崙，小海，攅竹は，項強ばり急痛して，顧らざるを主る。」

② 『針灸資生経』
「京骨，大杼は頸項強ばり，俯仰あたわずを治す。魄戸，肩井は，頸項顧らざるを治す。天牖，後谿は頸項顧らざるを治す。天柱は頸項筋急し顧らざるを治す。天井は頸項および肩背痛を療す。」

③ 『針灸大全』
「頸項拘急して肩背痛を引くは，後谿，承漿，百会，肩井，中渚を取る。」

④ 『医学綱目』
「項強ばるは承漿，風府，後谿を取る。」

その他の療法

【1】耳針

選穴：頸，頸椎，神門

操作：強刺激を与え，2～3分間頸項部をゆっくり運動させ，30～60分間置針する。
毎日1回の治療とし，疼痛緩解後も1～2回治療を行う。

【2】中薬

① 外傷による落枕：復元活血湯
② 風寒による落枕：蠲痺湯
③ 久病：六味地黄丸

参考事項

①針灸は落枕に対してすぐれた効果がある。按摩療法と併用すると効果はさらによい。
②睡眠時の枕の高さに注意し，また風寒の邪をうけないように注意する必要がある。
③平素から頸部筋肉のトレーニングを行うとよい。

46. 肘痛

　肘痛は肘関節部の疼痛を主症とする病症であり，痺証の範囲に入る。肘労ともいう。外感の風寒湿邪の侵襲，労損，または外傷などにより，肘の局部の経絡が損傷すると肘痛がおこる。上腕骨外上顆炎，肘関節部の捻挫や打撲傷などによる軟部組織損傷などは，本病症の弁証施治を参考にしながら治療することができる。

病因病機

【1】風寒湿による肘痛

　湿気の多い居住地に住んだり，または雨に濡れたり，睡眠中に冷えたりして風寒湿の邪が虚に乗じて肘関節部の経絡に侵襲し，気血の運行が阻滞すると肘痛がおこる。

【2】労損による肘痛

　テニスや木工などにより長期にわたって肘に負担がかかると，しだいに肘部の経筋，絡脈を労損し，気血の運行も悪くなり肘痛がおこるようになる。

【3】気滞血瘀による肘痛

　肘局所の捻挫や打撲により経絡を損傷して気血の運行が阻滞すると肘痛がおこる。

1．内科

```
46  肘痛
```

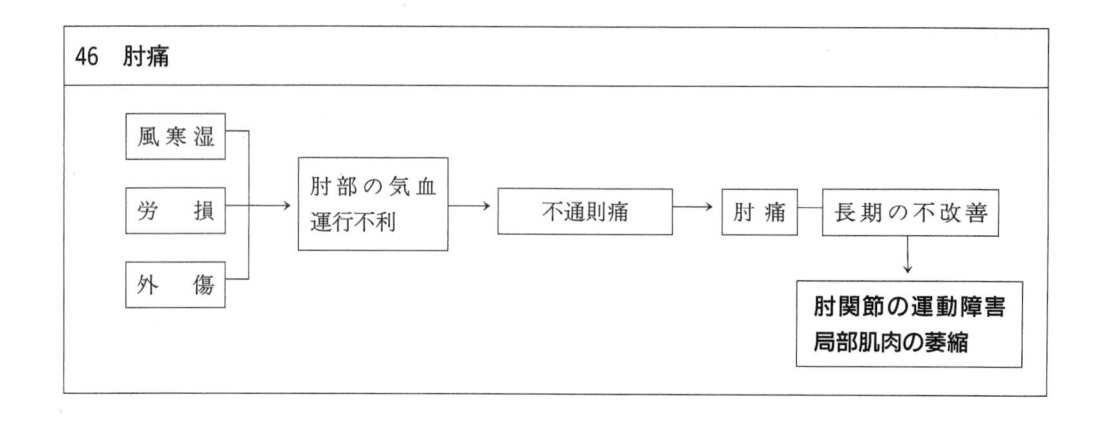

| 風寒湿 |
| 労　損 | → 肘部の気血運行不利 → 不通則痛 → 肘痛 → 長期の不改善 → 肘関節の運動障害　局部肌肉の萎縮 |
| 外　傷 |

証分類

【1】風寒湿による肘痛

主　　症：肘部のだるい痛み，重だるさ，雨天に症状は増悪
随 伴 症：温めると軽減，麻木感や屈伸不利などを伴うものもある
舌 脈 象：舌質淡紅，舌苔薄白または膩，脈弦緊または濡緩
証候分析：①肘部のだるい痛み，重だるさ——寒邪には収引性があり，湿邪には重濁性がある。風寒湿の邪が身体の虚に乗じて侵襲し，肘部の筋脈に阻滞して気血の運行が悪くなるとおこる。
　　　　　②雨天に症状は増悪——雨天になると体内の風湿の邪を増長させるのでおこる。
　　　　　③温めると軽減——寒湿の邪は陰邪である。陽熱の刺激によりその勢いは軽減するので，温めると疼痛は軽減する。
　　　　　④肘部の麻木感——寒湿の阻滞により陽気が阻滞して肘部を温養できないとおこる。
　　　　　⑤屈伸不利——陽気がうまく通じなくなり，筋をうまく栄養できないとおこる。
　　　　　⑥舌質淡紅，舌苔薄白または膩，脈弦緊または濡緩——風寒湿の邪が停滞している象である。

【2】労損による肘痛

主　　症：肘外側の疼痛や無力感，肘を屈曲して物をもつと疼痛は増強
随 伴 症：肘外側に圧痛点がある，肘伸展制限，運動痛
舌 脈 象：舌質淡紅または暗紅，舌苔薄白，脈弦細
証候分析：①肘外側の疼痛や無力感，肘伸展制限——反復動作などにより肘部の筋に過剰な負担がかかると，肘部の筋を損傷し，気血を消耗しておこる。
　　　　　②一定の運動により疼痛は増強——一定の運動により筋の負担が増し，損傷がひどくなると，疼痛は増強する。

③圧痛点──損傷部位に気血が瘀滞すると現れる。

【3】気滞血瘀による肘痛

主　　症：捻挫や打撲歴がある，局部の腫脹と疼痛
随 伴 症：局部の充血または出血，圧痛，運動制限
舌 脈 象：舌質暗紅，脈弦濇
証候分析：①局部の腫脹と疼痛，充血または出血，圧痛点，運動制限──捻挫や打撲などにより局部の経絡や筋脈を損傷し，気血が阻滞するとおこる。
　　　　　②舌質暗紅，脈弦濇──気滞血瘀の象である。

治　療

【1】風寒湿による肘痛

治　　法：舒筋活絡，散風，去寒，去湿
処 方 例：①曲池，外関，尺沢，手三里
　　　　　②合谷，天井，小海，曲池
方　　解：曲池，尺沢，手三里，天井，小海は局所取穴である。これらにより局所の経絡気血の疏通と風寒湿邪の除去をはかる。また合谷，外関を配穴して陽明経と少陽経の気血の調節をはかる。
操　　作：①と②の処方を交互に用いる。それぞれ0.5～1寸直刺し，平補平瀉法を施し，10～20分間置針する。灸法を加えてもよい。ただし局部に熱感のある者は，邪気が熱化しているので灸は用いず，曲池，合谷は針にて瀉法を施す。

【2】労損による肘痛

治　　法：行気活血，舒筋通絡
処 方 例：阿是穴，曲池，肘髎，陽陵泉
方　　解：曲池，肘髎，阿是穴により行気通絡をはかる。これは局所取穴である。また筋会陽陵泉により舒筋活血をはかる。
操　　作：それぞれ0.5～1寸直刺し，平補平瀉法を施し，10～20分間置針する。阿是穴には囲刺法または対側取穴法［左病には右を取り，右病には左を取る法］を用いるとよい。

古今処方例

①『甲乙経』
　「肘痛は，尺沢これを主る。肩肘中痛み，屈伸しがたく，手重く挙げがたく，腕急する

1. 内科

肘痛の治法と選穴

症候	病因病機	治法	選穴
肘痛	風寒湿の侵襲 労損 外傷（気滞血瘀）	通経行気活血	曲池, 手三里, 天井, 小海, 阿是穴

は, 曲池これを主る。肩肘節酸重し, 臂痛して屈伸しがたき者は, 肘髎これを主る。——肘中濯濯とし, 臂内廉痛み, 頭に及びがたき者は, 外関これを主る。肘痛み肩に引きて屈伸しがたく, 寒熱に振え, 頸項肩背痛み, 臂痿痺して不仁なるは, 天井これを主る。」

②『資生経』
「衝陽, 曲池は肘中痛を治し, 手三里は手臂肘弯して伸びざるを治す。天髎は肩肘痛を治し, 竅陰, 手三里は手臂肘弯して伸びざるを治す。」

③『針灸大成』
「肘労: 天井, 曲池, 間使, 陽谿, 中渚, 太淵, 腕骨, 列欠, 液門」

④上海『針灸学』
「上腕骨外側上顆炎: 圧痛点, 合谷, 手三里」

その他の療法

【耳針】
選穴：敏感点, 皮質下（脳）, 神門, 腎上腺, 肘
操作：毎日または隔日治療とし, 10～15回を1クールとする。

【中薬】
状況にもとづき次の中薬を用いる。
①外用：消腫化瘀散, 騰洗薬, 傷湿止痛膏など
②内服：舒筋丸, 蠲痺湯など

参考事項

①針灸は肘痛に対して良い効果がある。さらに按摩を施すといっそう良い。
②外傷による肘痛は, 骨折や脱臼がない場合に針灸治療を行う。

まとめ

本病症の病因としては外感, 労損, 外傷などがある。初期は局部の気血の運行不利が主で

あるが，長期化すると筋脈の栄養不良により運動障害や筋萎縮が現れる。治療は局所穴により通経，行気，活血をはかるとよい。

47. 腰痛

　腰痛は「腰脊痛」ともいい，腰部の疼痛を主症とする病症である。腰部の一側におこるものと両側におこるものがある。腰は「腎は府」といわれており，足少陰腎経の経脈の循行は，「脊を貫き腎に属している」ので，本病症と腎とは密接な関係がある。本病症には急性のものと慢性のものがある。外邪や外傷による急性腰痛は実証のものが多く，経過が長く反復しておこる慢性腰痛は腎虚によるものが多い。

　腰痛は現代医学の腰部の軟部組織損傷，腰椎椎間板ヘルニア，脊髄疾患や内臓病変などに見られる。

病因病機

　腰は腎の精気が注いでいる処であり，腎と膀胱とは互いに表裏の関係にある。また腰は足太陽膀胱経が走行しており，任・督・衝・帯の諸脈が分布している処でもある。内傷性の腰痛は腎虚労損のものが多く，外感性の腰痛は風寒湿の邪によるものが多い。また捻挫などの外傷により経脈の循行が悪くなりおこるものもある。

【1】寒湿による腰痛

　湿気の多い所に居住したり，雨にぬれたり，汗をかいた後に風にあたったりすると，寒湿の邪を感受しやすい。寒邪には凝滞性や収引性があり，湿邪には粘滞性がある。この寒湿の邪が経絡に影響し，腰部の経絡の気が阻滞すると腰痛がおこる。

【2】腎虚による腰痛

　房事過多や久病により身体が弱ったり，老化により腎虚になり腎精が不足すると，経脈を濡養できなくなり腰痛がおこる。

1. 内科

【3】瘀血による腰痛

捻挫や打撲などの外傷により，腰部の経絡を損傷して瘀血が凝滞すると腰痛がおこる。

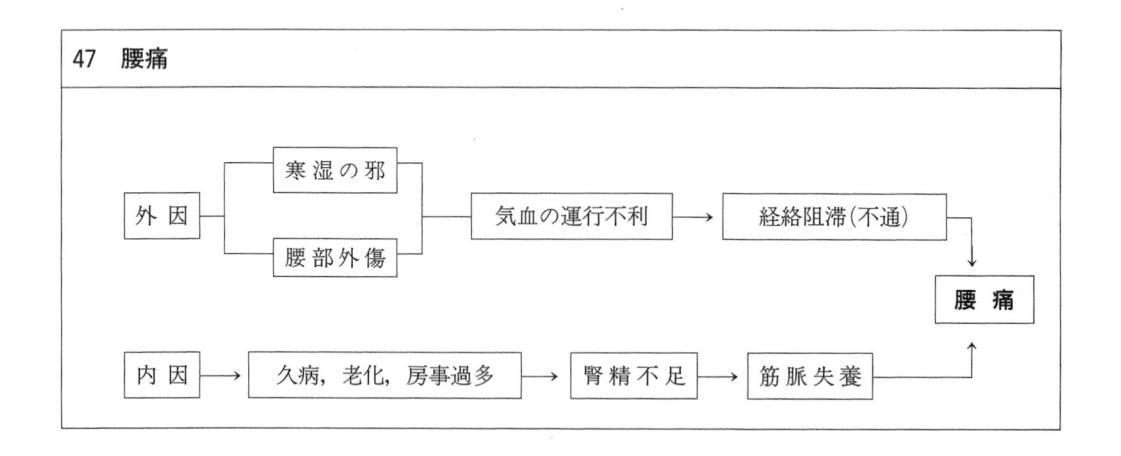

```
47  腰痛

外因 ─┬─ 寒湿の邪 ─┐
      │            ├→ 気血の運行不利 → 経絡阻滞（不通）─┐
      └─ 腰部外傷 ─┘                                      │
                                                          ├→ 腰 痛
内因 → 久病，老化，房事過多 → 腎精不足 → 筋脈失養 ───────┘
```

証 分 類

【1】寒湿による腰痛

主　　症：腰部の重だるさ・冷え・疼痛，雨天や寒い時に増悪
随 伴 症：腰部しびれ感，運動不利，しだいに増悪，または時々増悪，温めると軽減
舌 脈 象：舌苔白膩，脈沈遅緊
証候分析：①腰の重だるさ・冷え・疼痛，雨天や寒い時に増悪──寒湿の邪が腰部に侵襲して経絡に留滞すると，気血の流れが悪くなる。寒には収引性があり，湿には重濁性があるのでおこる。
　　　　　②温めると軽減──温熱により経絡気血は一時的に流れが改善するからである。
　　　　　③舌苔白膩，脈沈遅緊──寒湿内停の象である。

【2】腎虚による腰痛

主　　症：腰部の無力感・だるさ・疼痛，足の無力感，疲労すると増悪
随 伴 症：腰部の鈍痛は経過が長い，喜按
　　　　　陽虚──精神疲労，腰部の冷え，滑精，小便清
　　　　　陰虚──虚煩，不眠，小便黄，手足心熱，口や咽頭の乾き
舌 脈 象：陽虚──舌質淡，舌苔薄白，脈細無力
　　　　　陰虚──舌質紅，少苔，脈弦細数で無力
証候分析：①腰部の無力感・だるさ・疼痛，足の無力感──腎精が不足し骨髄が充足しないと

おこる。

②疲労すると症状は増悪——腎は「作強の官」といわれている。腎虚により耐久力が低下するので，疲れると症状は増悪する。

③腰部の鈍痛は経過が長い，喜按——これは腎虚腰痛の特徴である。

④精神疲労，腰部の冷え，滑精，小便清，舌質淡，舌苔薄白，脈細無力——腎陽虚により温煦機能が低下した陽虚有寒の象である。

⑤虚煩，不眠，小便黄，手足心熱，口や咽頭の乾き，舌質紅，少苔，脈弦細数で無力——腎陰虚のために津液が不足し，虚火が上炎した陰虚火旺の象である。

【3】血瘀による腰痛

主　　症：腰部の刺痛，固定性の疼痛，拒按

随 伴 症：腰痛は昼間は軽く夜間に増強，局所の筋肉の緊張，著明な圧痛点，牽引痛，挫傷の場合は局部に血腫が見られるものがある

舌 脈 象：舌質紫暗または瘀斑がある，脈沈濇

証候分析：①腰部の刺痛，固定性の疼痛，拒按——瘀血が経脈に阻滞して気血の流れが悪くなるとおこる。

②腰痛は夜間に増強——寝ると気血の流れは緩慢になるので，症状は増強する。

③局所の筋肉の緊張，著明な圧痛点，牽引痛——瘀血が肌腠に停滞するとおこる。

④局部の血腫，舌質紫暗，または瘀斑がある，脈沈濇——瘀血内停の象である。

治　療

【1】寒湿による腰痛

治　　法：去湿散寒，温通経絡

処 方 例：主穴——腎兪，委中，腰陽関，阿是穴

予備穴——環跳，陽陵泉，崑崙，腰眼，次髎，大腸兪，夾脊穴

方　　解：腎兪にて腎気を調節する。灸を加えると腰部の寒湿を除去する作用がある。委中は循経取穴であり，足太陽膀胱経の経気を通調して風寒を散じる。委中はまた腰痛治療の要穴でもある。腰陽関は腰部に位置しており，督脈穴である。腰陽関により経気を宣通させる。腰痛治療の主穴である。その他の予備穴は，これらから数穴を選穴すると通経活絡，去湿散寒の作用を増強することができる。

操　　作：それぞれ0.5～1寸直刺し，瀉法を施し，20分間置針する。同時に灸または灸頭針を施すとよい。

1. 内科

【2】腎虚による腰痛

治　　法：補益腎精，通絡止痛

処方例：主穴──腎兪，委中，次髎

　　　　　　　腎陰虚には志室，太谿を加える。
　　　　　　　腎陽虚には命門，腰眼を加える。

　　　　　予備穴──腰陽関，飛陽，膈兪

方　　解：腎兪，委中にて腎気の補益，通経活絡をはかる。次髎にて行血通絡と足太陽膀胱経の経気の調節をはかる。太谿は足少陰腎経の原穴であり，志室を配穴して腎精の補益をはかる。また命門，腰眼にて腎陽の補益，腎精の補益をはかる。

操　　作：それぞれ0.5～1寸直刺し，補法を施し，20分間置針する。同時に灸法を用いてもよい。ただし腎陰虚で虚熱のあるものには，灸法は適さない。

【3】血瘀による腰痛

治　　法：活血化瘀，通絡止痛

処方例：主穴──腎兪，委中，阿是穴，人中（または養老）

　　　　　予備穴──支溝，腰陽関，陽陵泉，次髎，夾脊穴

方　　解：腎兪にて益腎通絡をはかり，委中に瀉血して活血化瘀をはかる。人中にて督脈の経気を通じ腰痛を治す。養老は手太陽小腸経の郄穴であり，急性の腰痛に効果がある。支溝，陽陵泉にて行気散瘀をはかる。腰陽関にて督脈の経気を通じる。これはまた局所取穴でもある。次髎にて足太陽膀胱経の経気を調節する。

操　　作：それぞれ0.5～1寸直刺し，瀉法を施す。

腰痛の治法と選穴

症候	病因病機	治法	選穴	
腰痛	寒湿 血瘀	実：行気活血， 舒筋通絡	腎兪，委中	腰陽関，阿是穴
	腎虚	虚：補益腎精， 通絡止痛		陰虚：太谿，志室 陽虚：命門，腰眼

古今処方例

① 『医学綱目』
　「腰閃挫気痛：尺沢，委中，人中，陽陵泉，束骨，崑崙，下髎」

② 『類経図翼』

「腰挫閃して疼むは，脊中，腎兪三壮（七壮），命門，中膂兪，腰兪ともに七壮」
③『針灸大成』
「挫閃腰痛：尺沢，委中，人中，崑崙，束骨，支溝，陽陵泉」
④『針灸大成』
「腎虚腰痛：腎兪，委中，太谿，白環兪。腰脊強痛：　人中，委中」
⑤『千金方』
「神道，脊中，腰兪，長強，大杼，膈兪，水分，脾兪，小腸兪，膀胱兪は，腰脊急強を主る。次髎，胞肓，承筋は，腰脊痛み，悪寒するを主る。志室，京門は，腰痛み脊急するを主る。」
⑥『針灸聚英』
「腰痛み，血下に滞るもの：委中（瀉血），腎兪，崑崙すべてに灸す」

その他の療法

【耳針】
選穴：腰仙椎区，腰痛点，神門，皮質下，腎上腺
操作：捻針した後に15〜20分間置針する。毎日1回とし，有効時には埋針を1〜7日行ってもよい。

【中薬】
①寒湿による腰痛：朮附湯，滲湿湯
②腎虚による腰痛：腎陰虚──六味丸，腎陽虚──腎気丸

参考事項

①住居に防湿措置を施したり，疲れすぎないように注意するとよい。また朝晩1回ずつ両手で腰部を揉按すると，腰痛を軽減させたり，発作を防止することができる。
②針灸は非器質性病変による腰痛に，著明な効果がある。腰椎椎間板ヘルニアなどに対しては，一時的に症状を緩解させる程度であり，その他の療法を併用する必要がある。
③脊椎結核，腫瘤などによる腰痛は，針灸の治療範囲に入らない。

2. 婦人科

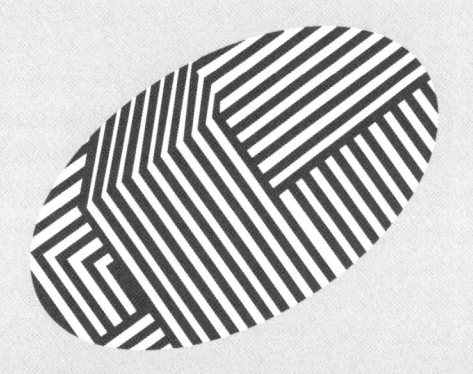

48. 月経不調

　一般に，婦人生理（月経）の周期に異常がみられるものを総称して「月経不調」という。臨床上では，月経周期が早まる月経先期を「経早」，遅れる月経後期を「経遅」，早くなったり遅くなったり前後不定期なものを「経乱」とよんで区別している。

　月経不調では周期の異常以外にも，経量，経色，経質に変化が見られるので，弁証する場合には全体の症状を総合分析して，虚実寒熱を明確にすることが要求される。月経不調の治則は，調経に重点を置きこれを本治としている。これ以外に，月経病とその他の疾病との区別を明確にしなければならず，先にあった疾病が原因して月経不調が出現している場合は，まず先にあった疾病を治療すれば月経も自然と調和する。反対に月経不調が原因して新たな疾病が出現している場合は，月経を調節すると新たに出現した疾病もおのずと改善する。

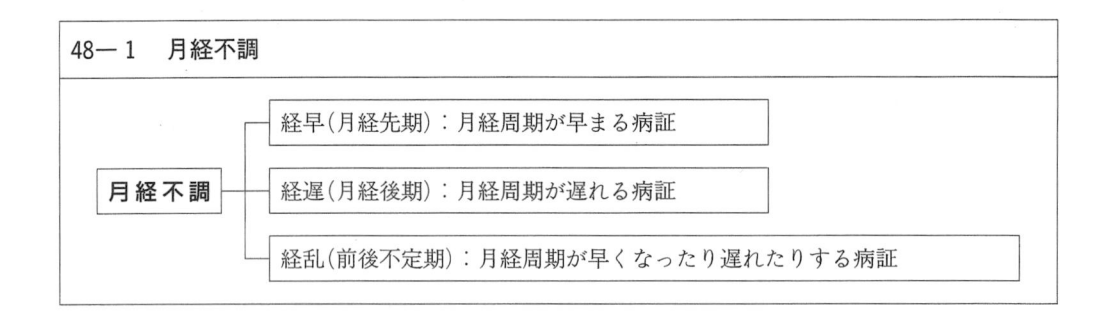

48—1　月経不調

月経不調
├─ 経早（月経先期）：月経周期が早まる病証
├─ 経遅（月経後期）：月経周期が遅れる病証
└─ 経乱（前後不定期）：月経周期が早くなったり遅れたりする病証

経早

病因病機

【1】実熱による経早（実熱証）

　平素から体質が陽盛の人が辛辣なものを嗜食すると，陽が亢進して熱が生まれやすい。この熱が胞宮（女子胞，子宮）に内蘊して血熱が妄行すると，月経先期がおこる。

【2】肝鬱化熱による経早（肝鬱化熱証）

情志の抑鬱が激しいと肝鬱化火となる。このために胞宮に火熱が内蘊すると，月経先期がおこる。

【3】陰虚血熱による経早（陰虚血熱証）

慢性疾患の後期で陰血が損傷すると陰虚内熱となる。これが衝任脈に影響して衝任不固となると，月経先期がおこる。

【4】気虚による経早（気虚証）

平素から体質が虚弱な人は，飲食不節や労倦過度によって脾気を損傷しやすい。このために統血作用が影響を受け衝任不固になると月経先期がおこる。

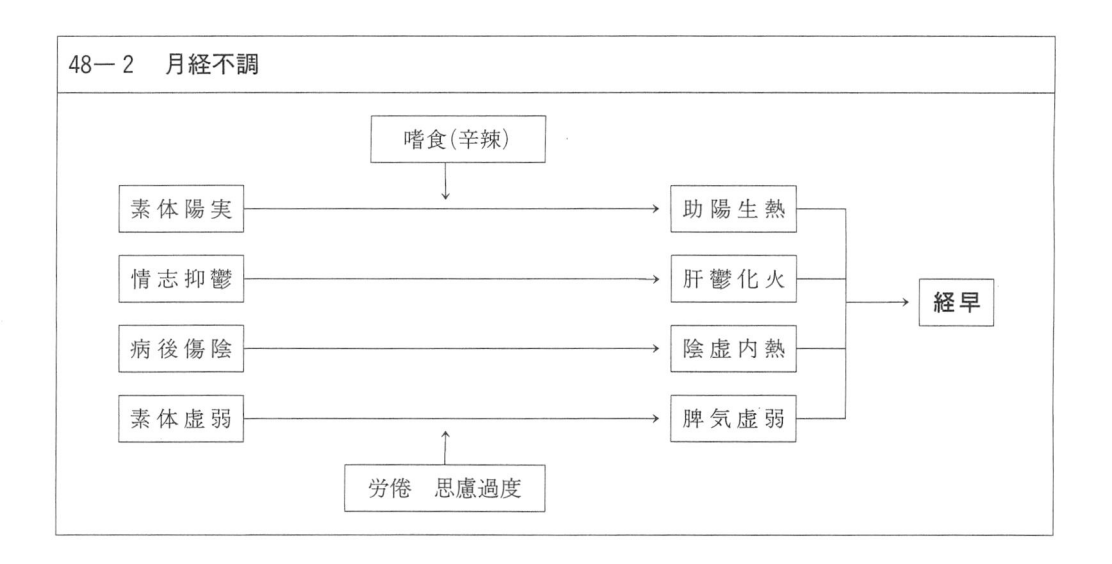

```
48—2  月経不調

                    嗜食(辛辣)
                        ↓
  素体陽実 ─────────────→ 助陽生熱 ┐
  情志抑鬱 ─────────────→ 肝鬱化火 ┤
                                    ├→ 経早
  病後傷陰 ─────────────→ 陰虚内熱 ┤
  素体虚弱 ─────────────→ 脾気虚弱 ┘
                        ↑
                    労倦 思慮過度
```

証 分 類

【1】実熱による経早

主　　症：月経の周期が7日以上早まる，ひどい場合は1カ月に2回月経が来潮する
随 伴 症：経量が多い，経色は鮮紅または紫紅，経質は粘稠，心煩，口渇，小便短黄，大便乾結
舌 脈 象：舌苔薄黄，脈滑数有力
証候分析：①月経先期，経量が多い——熱邪が内蘊して衝任脈を擾乱し，経血を妄行させるとおこる。
　　　　　②経色は鮮紅または紫紅——熱邪が血を焼灼するとおこる。

③経質は粘稠，小便短黄，大便乾結──熱邪が津液を消耗するとおこる。
　　④心煩──熱邪が心神を擾乱するとおこる。
　　⑤舌苔薄黄，脈滑数有力──血熱内盛の象である。

【2】肝鬱化熱による経早

主　　症：月経の周期が7日以上早まる，ひどい場合は1カ月に2回月経が来潮する
随伴症：経量は多い場合も少ない場合もある，経色は紅あるいは紫，経質は粘稠で血塊が混入することがある，乳房や胸脇・小腹部の脹痛，煩躁，易怒，口苦
舌脈象：舌質紅，舌苔黄，脈弦数
証候分析：①月経先期──肝鬱化熱により発生した熱が衝任脈に伏し，経血を妄行させるとおこる。
　　②経色は紅あるいは紫，経質は粘稠──熱邪が血を焼灼するとおこる。
　　③経量は多かったり少なかったりする──肝鬱気滞により疏泄が失調するとおこる。
　　④経血に血塊が混入する──気滞により血が凝滞するとおこる。
　　⑤乳房や胸脇・小腹部の脹痛──気滞が肝経の疏通を障害するとおこる。
　　⑥煩躁，易怒──肝火が上炎し心神を擾乱するとおこる。
　　⑦口苦，脈弦数──肝鬱化火の象である。
　　⑧舌質紅，舌苔黄──裏に鬱熱があるとおこる。

【3】陰虚血熱による経早

主　　症：月経の周期が7日以上早まる，ひどい場合は1カ月に2回月経が来潮する
随伴症：経量は少ない，経色は紅，経質は粘稠，頬部の紅潮，心煩，不眠，手足のほてり，口や咽頭の乾き，または潮熱，盗汗
舌脈象：舌質紅，舌苔少または薄黄乾，脈細数
証候分析：①月経先期──陰虚により生じた虚熱が衝任脈を擾乱し，経血を妄行させるとおこる。
　　②経量は少ない，経色は紅，経質は粘稠，口や咽頭の乾き──陰液が不足し虚熱によって煮つまるとおこる。
　　③不眠，心煩──虚熱が心神を擾乱するとおこる。
　　④手足のほてり，潮熱，盗汗──虚熱が内生するとおこる。
　　⑤舌質紅，舌苔少，脈細数──陰虚内熱の象である。

【4】気虚による経早

主　　症：月経の周期が7日以上早まる，ひどい場合は1カ月に2回月経が来潮する
随伴症：経量は多い，経色は淡，経質は清稀，精神疲倦，息切れ，心悸，小腹部の空虚感と下垂感
舌脈象：舌質淡，舌苔薄潤，脈虚大無力

証候分析：①月経先期，経量は多い——脾気が不足して統血機能が失調するとおこる。
②経色は淡，経質は清稀——気虚によって温煦機能が減退するとおこる。
③精神疲倦，小腹部の空虚感と下垂感——脾気虚により昇挙機能が減退するとおこる。
④舌質淡，脈無力，心悸，息切れ——気虚により推動機能が減退し血行無力になるとおこる。

治　療

治　　法：清熱調経を本とする。
　　　　　①実熱による経早には，血分の清熱をはかる。
　　　　　②肝鬱化熱による経早には，疏肝解鬱をはかる。
　　　　　③陰虚血熱による経早には，滋陰清熱をはかる。
　　　　　④気虚による経早には，益気摂血をはかる。
処 方 例：関元，血海
　　　　　①実熱による経早には，太衝，曲池を加える。
　　　　　②肝鬱化熱による経早には，行間，地機を加える。
　　　　　③陰虚血熱による経早には，三陰交，然谷を加える。
　　　　　④気虚による経早には，足三里，脾兪を加える。
方　　解：関元は任脈に属し足の三陰経の交会穴であり，衝任脈を調理する要穴である。関元に血海を配穴して調血をはかると，衝任を調和して月経周期を調節することができる。実熱による経早には，太衝，曲池を配穴して血分の清熱をはかり，肝鬱化熱による経早には，行間，地機を配穴して，疏肝解鬱，血熱の清瀉をはかるとよい。陰虚血熱による経早には，三陰交，然谷を配穴して益陰清熱をはかり，気虚による経早には，足三里，脾兪を配穴して益気摂血をはかるとよい。
操　　作：諸穴に直刺で0.5寸～1寸刺入し，実証には瀉法，虚証には補法を施す。置針は10～20分間行う。

古今処方例

①『甲乙経』
「月事（月経）不利，行間これを主る。」
②『甲乙経』
「月事不利，臨泣これを主る。」
③『甲乙経』
「女子の胞中痛み，月水（月経）時を以て休止せざるは，天枢これを主る。

④『針灸大成』

「月脈（月経）不調：気海，中極，帯脈（灸一壮），腎兪，三陰交。」

⑤『類経図翼』

「血結し月事不調：気海，中極，照海（月事不行）。」

その他の療法

【耳針】

選穴：子宮，内分泌，卵巣，肝，脾，腎

操作：毎回2～3穴を選択して中程度の刺激をあたえる。置針は15～20分間行う。隔日に1回治療するか，あるいは埋没針でもよい。

【中薬】

①実熱による経早：清経湯
②肝鬱化熱による経早：丹梔逍遥散（加味逍遥散）
③陰虚血熱による経早：清経湯　去熟地黄，黄柏　加生地黄，元参，麦門冬，阿膠
④気虚による経早：帰脾湯

経遅

病因病機

【1】寒凝による経遅（実寒証）

月経期や産後で，胞宮が開いたまま固摂が失調しているときに，風寒の病邪を受けたり生ものや冷たいものを好んで飲食すると，寒邪が衝任脈を犯すことがある。これによって衝任脈の血が凝滞し経の運行が阻止されると，月経後期がおこる。

【2】陽虚による経遅（虚寒証）

平素から体質が虚弱で陽気が不足していたり，久病や房事過度によって腎陽を損傷して陽気が臓腑を温煦できないと，臓腑機能が減退して血の生化に影響する。血の生化が不足すると衝任脈が充足されないため，胞宮の血は月経期になっても充足することができず，月経後期がおこる。

【3】気鬱による経遅

平素から情志が抑鬱して肝気の疏泄が悪く、長期におよんで気滞血瘀になると、胞宮や衝任脈の血液運行もスムーズさを失って月経後期がおこる。

【4】血虚による経遅

病後の失調や出産過多によって営血虚損となったり、飲食不節や労倦による脾胃両虚のため生化の源が不足して気衰血少になると月経後期がおこる。

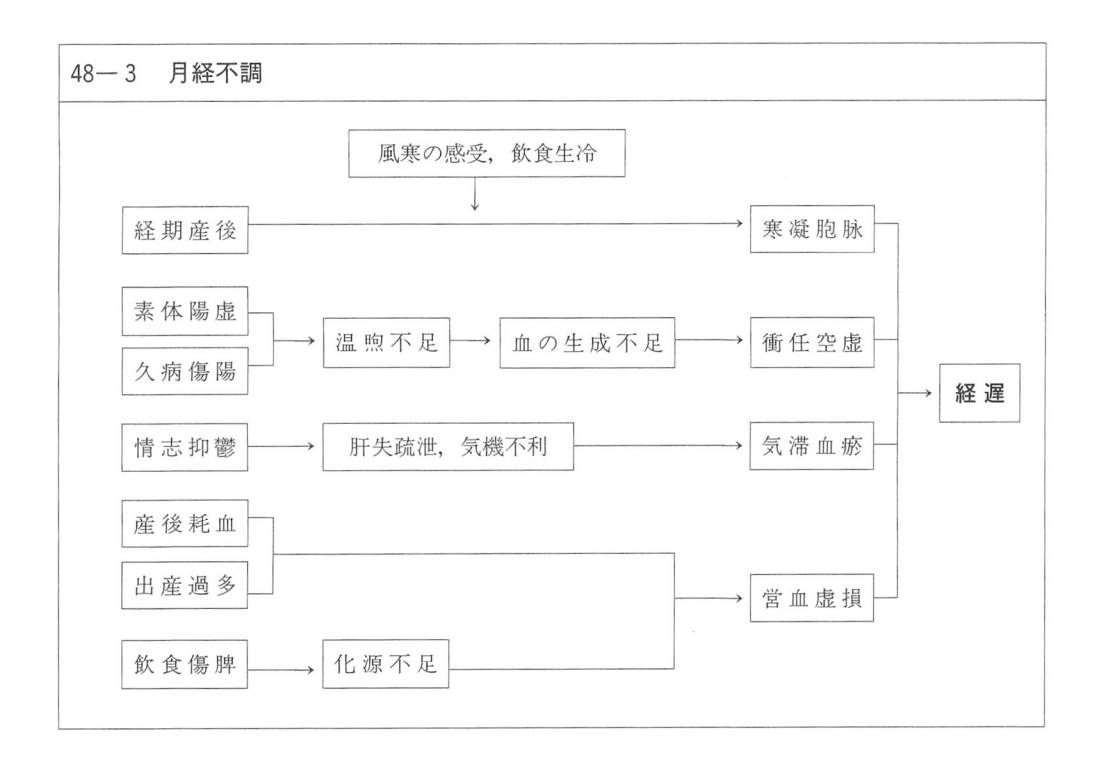

```
48—3　月経不調

                    ┌─風寒の感受，飲食生冷─┐
                    │                        ↓
    経期産後 ──────────────────────→ 寒凝胞脉 ┐
                                              │
    素体陽虚 ┐                                │
            ├→ 温煦不足 → 血の生成不足 → 衝任空虚 ┤
    久病傷陽 ┘                                │
                                              ├→ 経遅
    情志抑鬱 → 肝失疏泄，気機不利 → 気滞血瘀 ┤
                                              │
    産後耗血 ┐                                │
            ├───────────────────→ 営血虚損 ┘
    出産過多 ┘                                ↑
                                              │
    飲食傷脾 → 化源不足 ────────────────┘
```

証 分 類

【1】寒凝による経遅

主　　症：月経の周期が7日以上遅れる、ひどい場合は40〜50日に1回しか月経が来潮しない

随伴症：経量は少ない、経色は暗紅、経質正常あるいは血塊が混入することがある、小腹部の絞痛・拒按、痛みは温めると軽減する、顔色青白、四肢の冷え、寒がり

舌脈象：舌質正常、舌苔薄白、脈遅緊

証候分析：①経遅、経量は少ない——寒邪が衝任脈の血行を凝滞させ、月経期になっても血海が血で充足しないとおこる。

2．婦人科

②経色は暗紅，血塊混入，小腹部の絞痛・拒按，痛みは温めると軽減する——寒邪が胞宮に影響し，気血を凝滞させるとおこる。
③顔色青白，四肢の冷え，寒がり，舌苔薄白，脈遅緊——陽気が寒邪に抑止され，温煦機能が発揮できないとおこる。

【2】陽虚による経遅

主　　症：月経の周期が7日以上遅れる，ひどい場合は40～50日に1回しか月経が来潮しない
随 伴 症：経量は少ない，経色は淡，経質は清稀，小腹部の隠痛，喜暖喜按，頭暈，息切れ，腰のだるさ，顔色㿠白，身体の冷え，四肢の冷え，小便清長，大便溏泄
舌 脈 象：舌質淡，舌苔薄白，脈遅無力
証候分析：①経遅，経量は少ない，経色は淡，経質は清稀——陽気が不足して臓腑を温養できず，臓腑の血を生化したり運行したりする機能を減退させて，血海の充足が遅れるとおこる。
②小腹部の隠痛，喜暖喜按——陽気が不足して胞脈を温養できず，血が阻滞するとおこる。
③頭暈，息切れ，腰のだるさ，身体の冷え，四肢の冷え，小便清長，大便溏泄——陽気が不足して全身の臓腑器官が温煦されないとおこる。
④顔色㿠白，舌質淡，脈遅無力——陽気の推動機能が減退して，血の運行力が低下したり，気血が頭顔面部に上昇しないとおこる。

【3】気鬱による経遅

主　　症：月経の周期が7日以上遅れる，ひどい場合は40～50日に1回しか月経が来潮しない
随 伴 症：経量は少ない，経色は正常，経質は正常，小腹部の脹痛，精神抑鬱，胸脇部が痞満して不快感があり噯気をすると軽減する
舌 脈 象：舌質正常，舌苔正常あるいは薄黄，脈弦
証候分析：①経遅，経量は少ない——疏泄の失調により気機の運行が悪くなり，衝任脈の気血が阻滞するとおこる。
②経色は正常，経質は正常——一般に寒熱の異常がなければ経色，経質は正常であるが，気鬱化火となっていれば，経色は紅，経質は粘稠となる。
③精神抑鬱，胸脇部の痞満，噯気をすると軽減する——肝気が鬱結し，疏泄が失調するとおこる。
④小腹部の脹痛——疏泄の失調により胞宮に気血が阻滞するとおこる。
⑤舌質正常，舌苔正常，脈弦——肝気鬱結の象である。ただし気鬱化火となっていれば，舌質紅，舌苔薄黄，脈弦数となる。

【4】血虚による経遅

主　　症：月経の周期が7日以上遅れる，ひどい場合は40〜50日に1回しか月経が来潮しない

随 伴 症：経量は少ない，経色は淡，経質は清稀，小腹部の隠痛，顔色萎黄，皮膚の乾燥，目がかすむ，心悸

舌脈象：舌質淡，舌苔少，脈虚細，

証候分析：①経遅，経量は少ない，経色は淡，経質は清稀——営血が不足して衝任脈が充足せず，月経期になっても血海が充足しないとおこる。

②小腹部の隠痛——血虚で胞脈が栄養されないと虚性の疼痛がおこる。

③顔色萎黄，皮膚の乾燥，目がかすむ，心悸——営血が不足して，心や頭顔面部などをうまく栄養できないとおこる。

④舌質淡，脈虚細——血虚の象である。

治 療

治　　法：温経和血を本とする。
　　　　　①寒凝による経遅には，胞脈の温通をはかる。
　　　　　②陽虚による経遅には，温腎壮陽をはかる。
　　　　　③気鬱による経遅には，疏肝解鬱，理気行血をはかる。
　　　　　④血虚による経遅には，益血補衝をはかる。

処方例：気海，気穴，三陰交を主穴とする。
　　　　　①寒凝による経遅には，帰来，天枢を加える。
　　　　　②陽虚による経遅には，命門，太谿を加える。
　　　　　③気鬱による経遅には，蠡溝を加える。
　　　　　④血虚による経遅には，足三里，脾兪，膈兪を加える。

方　　解：気海に足少陰腎経と衝脈の交会穴である気穴を配穴し，衝任脈の調和をはかり，三陰交を用いて益腎調血，衝任の補養をはかる。月経は腎気が旺盛になることによって，はじめて規定の時期に来潮するようになるため，主穴も腎を旺盛にすることを目標に選穴される。

寒凝による経遅には，足陽明胃経の経穴である天枢，帰来に灸を施し，寒邪により凝滞している胞脈を温通し活血通絡をはかる。

陽虚による経遅には，命門，太谿を配穴して温腎壮陽をはかる。

気鬱による経遅には，蠡溝を配穴して疏肝解鬱，理気行血をはかる。

また血虚による経遅には，足三里，脾兪，膈兪を配穴して気血生化の源である脾胃を調補し，血の生成を促す。

操　　作：直刺で0.5〜1寸刺入する。陽虚，血虚には補法を施し，その他の実証には瀉法を

施す。また温法を併用してもよく，とくに虚寒のものには灸や灸頭針を多く用いる。

古今処方例

（経早の項を参照）

その他の治療

【耳針】（経早の項を参照）
【中薬】
①寒凝による経遅：温経湯
②陽虚による経遅：大営煎
③気鬱による経遅：七和香附丸
④血虚による経遅：人参養営湯

経乱

経乱は肝鬱と腎虚に起因するものが多い。

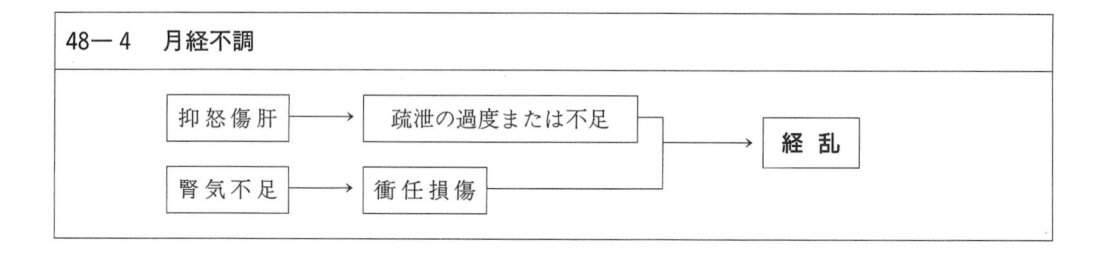

```
48—4    月経不調

  抑怒傷肝  →  疏泄の過度または不足  ┐
                                    ├→  経 乱
  腎気不足  →  衝任損傷              ┘
```

病因病機

【1】肝鬱による経乱

　肝は血を蔵し疏泄を主る作用によって血の排泄量や運行を調節しているため，抑鬱や激怒により肝が傷害されると月経不調がおこることがある。一般に，肝気の疏泄が過度になると

月経先期となりやすく，疏泄が及ばないと月経後期となりやすい。疏泄が一定せず過度になったり及ばなかったりすると月経前後不定期となりやすい。

【2】腎虚による経乱

腎は封蔵を主り生育を可能にしている。先天的に腎気が不足していたり，房事や出産が過度であったりすると，腎は封蔵作用を失って衝，任脈が損傷し，血海の流出貯蓄が失調して月経周期の錯乱がおこる。

証 分 類

【1】肝鬱による経乱

主　　症：月経が予定どおりに来潮せず早くなったり遅くなったりする
随 伴 症：経量は多かったり少なかったりする，経色は正常，経質は正常，月経がスムーズに来潮しない，月経前は乳房や小腹部が脹痛し激しいと両脇部まで達し，月経が来潮すれば痛みは軽減する，胸悶して不快である，よく溜め息をつく，気分は抑鬱して不愉快になる
舌脈象：舌苔正常，脈弦
証候分析：①経乱，経量は多かったり少なかったりする──気機が錯乱して疏泄が過度になったり減退することによりおこる。
　　　　　②月経がスムーズに来潮しない──気機が阻滞し，月経の運行が失調するとおこる。
　　　　　③月経前は乳房や小腹部が脹痛し激しいと両脇部まで達する──肝が条達を失い足厥陰肝経脈の運行が悪くなるとおこる。
　　　　　④胸悶して不快である，よく溜め息をつく，気分は抑鬱して不愉快になる──肝が条達を失い情志が抑鬱するとおこる。
　　　　　⑤舌苔正常，脈弦──気鬱の象である。ただし肝鬱化火となっていれば，舌質紅，舌苔薄黄，脈弦数となる。

【2】腎虚による経乱

主　　症：月経が予定どおりに来潮せず早くなったり遅くなったりする
随 伴 症：経量は少ない，経色は淡，経質は清稀，顔色暗黒，頭暈，耳鳴り，腰のだるさ，夜間多尿，大便溏薄
舌脈象：舌質淡，舌苔薄，脈沈弱
証候分析：①経乱──封蔵作用が失調し，衝任脈が損傷し，血海の流出貯蓄が失調するとおこる。
　　　　　②経量は少ない，経色は淡，経質は清稀──腎気が虚損して精血が不足するとおこる。
　　　　　③顔色暗黒──水臓である腎が虚衰し，水寒が内盛するとおこる。

④頭暈，耳鳴り，腰のだるさ──腎が虚衰し骨，髄，脳を滋養できないとおこる。
⑤夜間多尿，大便溏薄──腎が虚衰し二便を主れないとおこる。
⑥舌質淡，脈沈弱──虚証の象である。

治療

治　　法：調補肝腎
　　　　　肝鬱による経乱には，疏肝解鬱法を加える。
処 方 例：関元，三陰交
　　　　　①肝鬱による経乱には，太衝，肝兪，期門を加える。
　　　　　②腎虚による経乱には，腎兪，太谿，水泉を加える。
方　　解：月経は，衝任脈が経血を調和することによって，定期的に来潮するので，関元と三陰交を配穴して調肝補腎，衝任の調理をはかる。
　　　　　肝鬱による経乱には，太衝，肝兪，期門を配穴して疏肝解鬱をはかる。
　　　　　腎虚による経乱には，腎兪，太谿，水泉を配穴して腎気を調補し封蔵を促す。
　　　　　腎の封蔵がしっかりすると，血海（子宮）に血が充足し，月経周期は正常となる。
操　　作：直刺で 0.5～1 寸刺入する。衝任脈や胞宮の機能を調節する目的で平補平瀉法を施す。置針は10～20分間行う。

古今処方例

（経早の項を参照）

その他の治療

【耳針】（経早の項を参照）
【中薬】
①肝鬱による経乱：逍遥散
②腎虚による経乱：固陰煎

まとめ

　月経不調には，経早，経遅，経乱がある。
　病機は比較的複雑で，寒，熱，瘀，虚などによりおこる。
　治療は衝任脈の調節が大原則となり，関元，気海，血海，三陰交が主穴として取穴され，このほかに随伴証に応じて配穴を施す。

月経不調の治法と選穴

症　候	病因病機		治　法		選　穴
月経不調	経早	実　熱	清熱調経を本とする	血分の清熱	関元,血海	太衝,曲池
		肝鬱化熱		疏肝解鬱		行間,地機
		陰虚血熱		滋陰清熱		三陰交,然谷
		気　虚		益気摂血		足三里,脾兪
	経遅	寒　凝	温経和血を本とする	温通胞脈	気海,気穴,三陰交	帰来,天枢
		陽　虚		温腎壮陽		命門,太谿
		気　鬱		疏肝理気解鬱		蠡溝
		血　虚		益血補衝		足三里,脾兪,膈兪
	経乱	肝　鬱	疏肝解鬱		関元,三陰交	太衝,肝兪,期門
		腎　虚	調補肝腎			腎兪,太谿,水泉

49. 閉経

　発育が正常な女子は，一般に14才前後になると月経が始まるが，18才を過ぎても初潮が来潮しなかったり，あるいは今まで月経があったにもかかわらず連続して3ヵ月以上月経が中断している場合，これを「閉経」という。

　妊娠期や授乳期のあるいは絶経以後の月経の停止は，正常な生理現象であるため本病の範疇には属さない。（日本では更年期以後の月経の停止を閉経というが，中医学ではこれを絶経といい，病的な月経の停止を閉経という。）

　本病の主な病理機序は虚実に大別される。虚証の多くは，陰血が不足して血海（胞宮）が充足しないため，月経となるべき血も不足して閉経となる。実証の多くは，実邪が脈道を阻滞させ通行を悪くしているため，経血が下行できずに閉経となる。

病因病機

閉経治療の原則は虚実にもとづいて次のように大別される。虚証に対しては，補血を主とし，また生化の源である脾胃の機能を向上させて血の生成を促進し，血の不足がひどい場合には肝腎の滋養も行う。実証に対しては，活血化瘀を主とし，気の運行調節を補助的に行う。

1 血枯による閉経（虚証）

虚証の閉経をひきおこす病因には，次のものがある。先天不足で腎気が未成熟な場合，早婚で出産過度のため精血が消耗した場合，飲食労倦によって脾胃が障害され生化の源が不足したり，思慮過度による心神の損傷が脾におよんで心脾両虚となった場合，大病や久病で気血が損傷した場合などである。これらの原因により精血が不足し，衝任脈の滋養が悪くなると，閉経がおこる。

2 血滞による閉経（実証）

実証の閉経をひきおこす原因には次のものがある。肝気が鬱結して気機の疎通が悪くなり血が渋滞する場合，冷たい物の飲食や寒邪の感受で胞宮に邪気が影響して血脈が凝滞する場合，脾の運化が失調して痰湿が内盛し衝任脈が阻滞した場合などである。これらの原因により衝任脈が通じなくなり，胞宮を閉塞させると閉経がおこる。

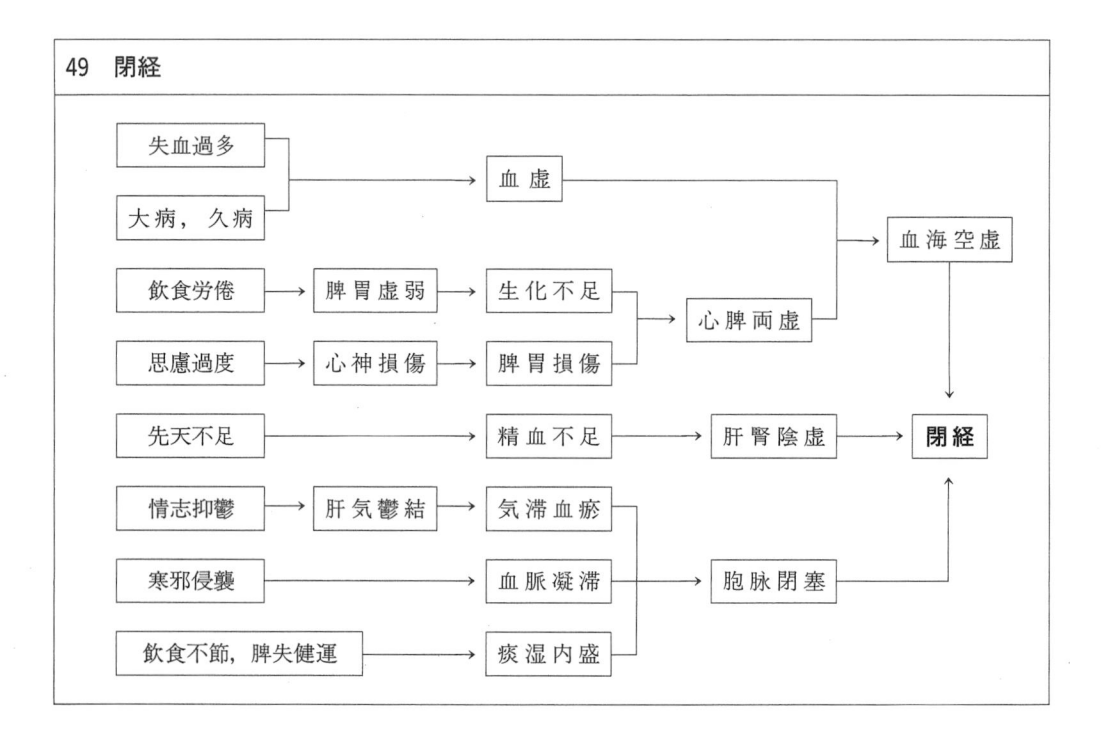

49 閉経

```
失血過多 ┐
         ├→ 血虚 ─────────────┐
大病，久病 ┘                    ↓
                              血海空虚
飲食労倦 → 脾胃虚弱 → 生化不足 ┐        ┐
                               ├→ 心脾両虚
思慮過度 → 心神損傷 → 脾胃損傷 ┘        │
                                         ├→ 閉経
先天不足 ──────────→ 精血不足 → 肝腎陰虚 ┘

情志抑鬱 → 肝気鬱結 → 気滞血瘀 ┐
                                ├→ 胞脉閉塞 ─→ 閉経
寒邪侵襲 ──────────→ 血脈凝滞 ┘

飲食不節, 脾失健運 → 痰湿内盛
```

証 分 類

1 血枯による閉経（虚証）

血枯による閉経は，随伴症状・舌脈象の違いにより，さらに血虚，心脾両虚，肝腎不足に分類される。

【1】血虚による閉経（血虚証）

主　　症：月経が始まる年齢を過ぎても初潮がないか，またははじめに経遅や経量の減少がおこり，しだいに閉経する
随 伴 症：顔色蒼白，頭暈，目がかすむ，不眠，心悸，皮膚の乾燥
舌 脈 象：舌質淡，脈細
証候分析：①閉経——血虚のため衝任脈を栄養できず，血海が空虚となっておこる。
　　　　　②顔色蒼白，頭暈，目がかすむ，舌質淡——血虚のため頭部や目を滋養できなかったり，顔面部の血が不足するとおこる。
　　　　　③不眠，心悸——血虚のため心と神を栄養できないとおこる。
　　　　　④皮膚の乾燥——血虚のため血燥となり皮膚を潤せないとおこる。
　　　　　⑤脈細——血虚のため血が脈に充足しないとおこる。

【2】心脾両虚による閉経

主　　症：はじめに経遅や経量の減少がおこり，しだいに閉経する
随 伴 症：顔色萎黄，心悸，精神疲労，息切れ，懶言，倦怠，乏力，四肢の無力感，食欲不振，大便溏薄
舌 脈 象：舌質淡，脈細弱
証候分析：①閉経——心脾を損傷して化源不足による血虚気弱がおこり，衝任脈が栄養されないとおこる。
　　　　　②顔色萎黄——気血が不足して顔面が栄養されないとおこる。
　　　　　③心悸，精神疲労——心血が不足して心神を滋養できないとおこる。
　　　　　④息切れ，懶言，倦怠，乏力，四肢の無力感——中気が不足するとおこる。
　　　　　⑤食欲不振，大便溏薄——脾気が不足し運化機能が減退するとおこる。
　　　　　⑥舌質淡，脈細弱——気血がともに不足すると現れる。

【3】肝腎陰虚による閉経

主　　症：月経が始まる年齢を過ぎても初潮がないか，またははじめに経遅や経量の減少がおこり，しだいに閉経する
随 伴 症：頭暈，耳鳴り，腰や膝のだるさ，口や咽頭の乾き，不眠，五心煩熱，頬部の紅潮，

潮熱,盗汗
舌 脈 象:舌質紅,脈細数
証候分析:①閉経——肝腎の虚損により精血が不足し,衝任脈を滋養できないとおこる。
②頭暈,耳鳴り——虚火が頭目に上擾するとおこる。
③口や咽頭の乾き——陰液が口や咽頭を潤せないとおこる。
④不眠——虚火が心神に上擾するとおこる。
⑤五心煩熱,頬部の紅潮,潮熱,盗汗——虚火が内生するとおこる。
⑥舌質紅,脈細数——陰虚内熱の象である。

2 血滞による閉経(実証)

血滞による閉経は,随伴症状・舌脈象の違いにより,さらに気滞血瘀,寒凝血滞,痰湿阻滞に分類される。

【1】気滞血瘀による閉経

主　　症:数ヵ月間にわたり閉経する,精神的な要因で月経が来潮したり閉経しやすい
随 伴 症:精神抑鬱,煩躁,怒りっぽい,胸脇脹満,小腹部の脹痛・拒按
舌 脈 象:舌質紫暗,または瘀点がある,脈沈弦
証候分析:①閉経——気機が阻滞して血行不能となり,衝任脈が不通になるとおこる。
②精神抑鬱,煩躁,怒りっぽい,胸脇脹満,小腹部の脹痛——肝気が鬱結し気機が阻滞するとおこる。
③小腹拒按,舌質紫暗または瘀点がある,脈沈弦——瘀滞の象である。

【2】寒凝血滞による閉経

主　　症:数ヵ月にわたり閉経する
随 伴 症:身体の冷え,四肢の冷え,小腹部の冷痛,温暖を喜ぶ
舌 脈 象:舌苔白,脈沈遅
証候分析:①閉経,小腹部が冷痛し,温暖を喜ぶ——寒邪が血脈を凝滞させ衝任脈が不通になるとおこる。
②身体の冷え,四肢の冷え——寒邪が陽気を損傷するとおこる。
③舌苔白,脈沈遅——寒証の象である。

【3】痰湿阻滞による閉経

主　　症:数ヵ月にわたり閉経する
随 伴 症:肥満,胸脇満悶,精神疲労,倦怠,帯下は白色で多量
舌 脈 象:舌苔膩,脈滑

証候分析：①閉経——衝任脈に痰湿が阻滞し気血運行が通じなくなるとおこる。
　　　　　②肥満——気虚多湿の象である。
　　　　　③胸脇満悶，精神疲労，倦怠——痰湿困脾によりおこる。
　　　　　④帯下は白色で多量——内盛した湿濁が下注するとおこる。
　　　　　⑤舌苔膩，脈滑——痰湿内阻の象である。

治療

1 虚証

治　　法：養血調経を主とし，以下の治法を組み合わせる。
　　　　　①血虚による閉経には，益精補血を施す。
　　　　　②心脾両虚による閉経には，補気養血を施す。
　　　　　③肝腎陰虚による閉経には，養陰清熱を施す。
処 方 例：肝兪，脾兪，膈兪，腎兪，関元，足三里，三陰交
　　　　　①血虚や肝腎陰虚により腰や膝がだるい場合には，命門，腰眼，陰谷を配穴する。
　　　　　②肝腎陰虚による潮熱，盗汗がある場合には，膏肓，然谷を配穴する。
　　　　　③脾胃虚弱による食欲不振，大便溏薄がある場合には，天枢，陰陵泉を配穴する。
方　　解：肝兪により肝の蔵血を促し，脾兪により脾の統血を促す。これに血会である膈兪を配穴して，補血調血をはかる。
　　　　　脾胃虚弱には，脾兪に足三里，三陰交を配穴し，健脾補胃を促して生化の源を調和させる。
　　　　　肝腎陰虚には，腎兪と関元により腎気の補益をはかる。腎は先天の本であるため，腎気を旺盛にすれば精血もおのずと充足する。
　　　　　女子は血がその本をなしているため，血が枯燥している病証では，これを補養することが必要となる。本配穴によって生化の源や先天の本を補益し，衝任脈の流れを調和させ，血海が充足すれば，月経はおのずと正常になる。
操　　作：背部兪穴は内側に向け斜刺で1寸刺入し，その他の経穴は直刺で1～1.5寸刺入する。刺入後は補法を施し，20分間置針する。
　　　　　脾気や腎気の不足している者には，刺針後に施灸してもよい。ただし虚熱の強い者には灸を使用してはならない。

2 実証

治　　法：活血調気通経を主とし，以下の治法を組み合わせる。

2．婦人科

    ①気滞血瘀による閉経には，舒肝理気，活血化瘀を施す。
    ②寒凝血滞による閉経には，温経散寒を施す。
    ③痰湿阻滞による閉経には，健脾化痰を施す。
処 方 例：中極，地機，合谷，三陰交，太衝，豊隆
    ①気滞血瘀により小腹部が脹満する場合には，気海，四満を配穴し，胸脇が脹痛する場合には，期門，支溝を配穴する。
    ②寒凝血滞により小腹部の冷痛がひどい場合には，関元，中極に施灸する。
    ③痰湿阻滞により多量の白色帯下がある場合には，次髎を配穴する。
方　　解：中極を用いて衝任脈を調節して経血の疏通を促し，足太陰脾経の郄穴で血中の気穴（血分の中でも気分に近い部分に作用する経穴）とされる地機を用いて，行血去瘀をはかる。三陰交に手陽明大腸経の原穴であり行気の作用にすぐれている合谷を配穴して，行気調血，健脾利水，理気化痰をはかる。
    気滞がひどい場合には，太衝により舒肝理気を促し，痰湿が多い場合には，豊隆により健脾化痰を促す。
    血滞による閉経に対しては，「通」や「行」という方法で滞りを改善することが治療の目的となるが，以上の配穴により調気行血，衝任調達をはかると，閉経を通じることができる。
操　　作：直刺で1～1.5寸刺入し瀉法を施す。置針は20～30分間行う。

閉経の治法と選穴

症候	病因病機		治法		選穴
閉経	虚証	血虚	養血調経	益精補血	肝兪	関元，足三里，三陰交
		心脾両虚		補気養血	脾兪	足三里，三陰交，天枢，陰陵泉
		肝腎陰虚		養陰清熱	膈兪	腎兪，関元，膏肓，然谷
	実証	気滞血瘀	活血調気通経	舒肝理気	中極 地機 合谷 三陰交	太衝，気海，四満，期門，支溝
		寒凝血滞		温経散寒		関元，中極
		痰湿阻滞		健脾化痰		豊隆，次髎

古今処方例

①『甲乙経』
 「女子の血通ぜざるは，会陰これを主る。」

②『甲乙経』
　「女子月水下らざるは, 照海これを主る。」
③『針灸集成』
　「月経不通：合谷, 三陰交, 血海, 気衝これを主る。」

その他の療法

【耳針】
選穴：子宮, 内分泌, 皮質下, 卵巣, 肝, 腎, 三焦, 胃, 脾
操作：毎回3～4穴選択して中程度の刺激を与える。隔日に1回治療し, 1クールを10回とする。

【中薬】
①血虚による閉経：四物湯
②心脾両虚による閉経：人参養営湯, 八珍湯
③肝腎陰虚による閉経：滋腎補衝丸, 加減一貫煎
④気滞血瘀による閉経：血府逐瘀湯
⑤寒凝血滞による閉経：温経湯
⑥痰湿阻滞による閉経：蒼附導痰丸, 加減香砂六君子湯

参考事項

①注意事項
　閉経の原因は多種多様であり, 貧血や結核, 腎炎, 心臓病などもすべて原因となりうる。したがって病証を決定する場合には充分な検査が必要とされ, とくに妊娠初期との鑑別に注意しなければならない。
②閉経に対する針灸治療の効果
　針灸の閉経に対する治療効果は比較的良好である。一般に治療を3ヵ月続けても効果がみられない場合は, 他の治療法に切り替えることが望ましい。

50. 崩漏

　婦人の月経期間外の陰道内出血や，月経後に出血が続くものを，「崩漏」あるいは「崩漏下」という。

　一般に，崩漏は急激に大量の出血がおこるものを「崩」といい，だらだらと少量の出血が続くものを「漏」という。これは相互に転化することがある。たとえば，崩が長びいて気血を消耗すれば漏に病証が移行するし，漏も出血量がしだいに増えて崩に移行することがある。

　本病の病理機序は，多くが衝任脈の損傷による固摂機能の失調である。衝任脈の損傷の原因には血熱，気鬱，血瘀，気虚，陽虚，陰虚などがあげられるが，この中では血熱および気虚が多くみられる。

病因病機

1 虚証

【1】気虚による崩漏

　平素から脾気不足であったり，あるいは飲食や労倦によって脾気を損傷すると，中気不足による統摂機能の失調がおこる。これによって衝任脈の固摂ができなくなると崩漏がおこる。

【2】陽虚による崩漏

　腎は天癸の源で衝任脈の本とされている。先天の不足や更年期および房事過度などは，腎陽を虚衰させる。これによって腎の封蔵機能が低下し，衝任脈の固摂ができなくなると崩漏がおこる。

【3】陰虚による崩漏

　平素から体質が陰虚であったり，失血や慢性病，房事過度などの原因は，腎陰の不足をおこす。陰虚によって内熱が発生し，虚火が妄動して精血を固守できなくなると崩漏がおこる。

2 実証

【1】血熱による崩漏

平素から陽盛な体質であったり，辛辣な食物の過剰摂取や外感熱邪の侵入を受けると，実火が内生する。この実火が衝任脈を障害して血を妄行させると崩漏がおこる。

【2】湿熱による崩漏

肥甘厚味な食物の過剰摂取や外感湿熱の侵入は湿熱を内生させる。この湿熱が下焦に内蘊し，胞宮の血絡が損傷すると崩漏がおこる。

【3】鬱熱による崩漏

平素から抑鬱傾向の婦人が七情の傷害を受けると，肝気の鬱結がひどくなり熱化する。この肝の鬱熱が強くなって蔵血機能が失調すると崩漏がおこる。

【4】血瘀による崩漏

月経期や産後の悪露が尽きないときに，寒や熱を感受したり気鬱が長期間に及ぶと，血瘀を形成して衝任脈が阻滞する。衝任脈が阻滞して胞宮の循環が悪くなると，胞宮に集結した血液は経脈にもどれず胞宮に蓄積する。血液の蓄積が過剰になると，急激にあふれ出て崩漏がおこる。

証分類

1 虚証

【1】気虚による崩漏

主　　症：月経不順となり突然崩がおこる，またはだらだら出血して止まらない
随伴症：経色は淡紅色，経質は清稀，顔色㿠白，倦怠，息切れ，懶言，食欲不振
舌脈象：舌質淡，舌苔薄白，脈細弱
証候分析：①崩漏──中気が不足して統摂できないとおこる。
　　　　　②経色は淡紅色，経質は清稀──脾気の不足により気血が生化できないとおこる。
　　　　　③顔色㿠白──脾気の昇清が無力となり，顔面に気血が運ばれないとおこる。
　　　　　④倦怠，食欲不振──脾気が不足し運化機能が減退するとおこる。
　　　　　⑤息切れ，懶言，舌質淡，舌苔薄白，脈細弱──気虚の象である。

2．婦人科

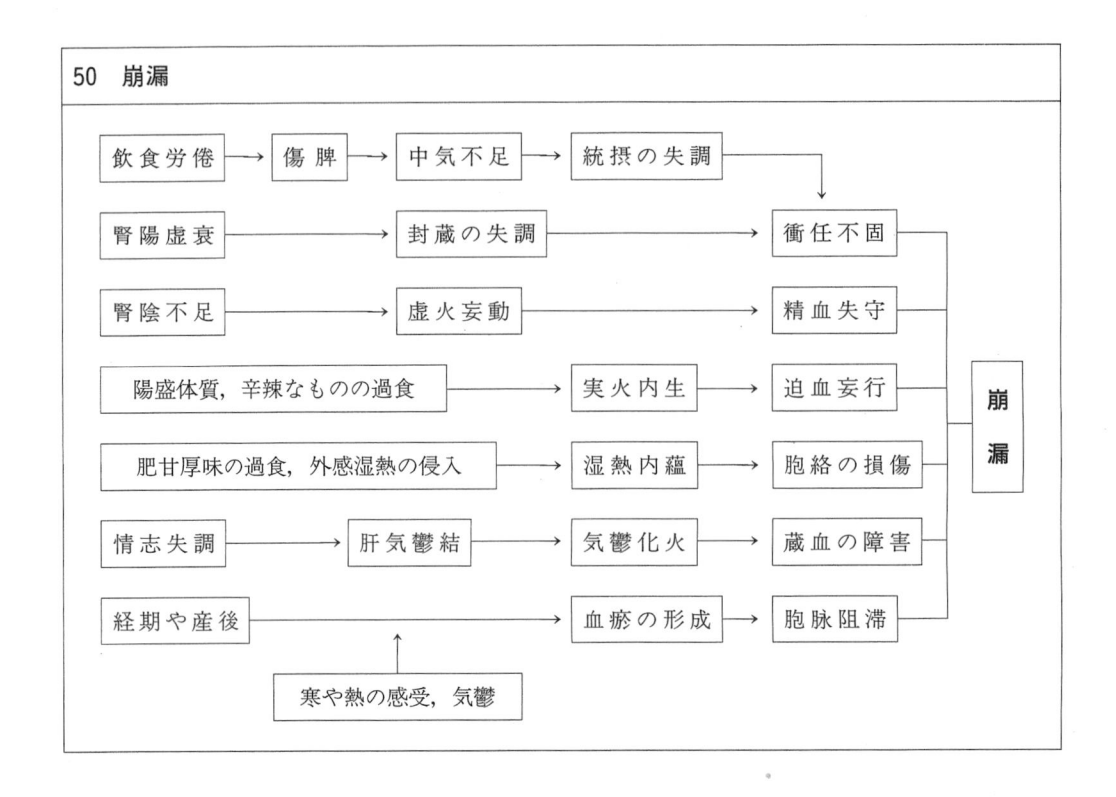

```
50  崩漏

飲食労倦 → 傷脾 → 中気不足 → 統摂の失調 ─┐
                                          │
腎陽虚衰 ───────→ 封蔵の失調 ─────→ 衝任不固 ┤
                                          │
腎陰不足 ───────→ 虚火妄動 ─────→ 精血失守 ┤
                                          │
陽盛体質，辛辣なものの過食 → 実火内生 → 迫血妄行 ├ 崩漏
                                          │
肥甘厚味の過食，外感湿熱の侵入 → 湿熱内蘊 → 胞絡の損傷 ┤
                                          │
情志失調 → 肝気鬱結 → 気鬱化火 → 蔵血の障害 ┤
                                          │
経期や産後 ─────────→ 血瘀の形成 → 胞脉阻滞 ┘
      ↑
寒や熱の感受，気鬱
```

【2】陽虚による崩漏

主　　症：月経が来潮するとなかなか止まらない，出血量は大量，またはだらだらと続く
随 伴 症：経色は淡紅色，経質は清稀，小腹部の冷痛，四肢不温，寒がり，大便溏薄
舌 脈 象：舌質淡，舌苔白，脈沈細
証候分析：①崩漏――腎陽不足により封臓機能が減退して衝任脈を約束できないとおこる。
　　　　　②経色は淡紅色，経質は清稀――陽気が不足し経血を温煦できないとおこる。
　　　　　③小腹部の冷痛，四肢不温，寒がり――温煦機能が減退し陰寒が内生するとおこる。
　　　　　④大便溏薄――脾陽を損傷し運化が失調するとおこる。
　　　　　⑤舌質淡，舌苔白，脈沈細――腎陽虚の象である。

【3】陰虚による崩漏

主　　症：少量の出血がだらだら続いて止まらない，または虚熱が強いと大量出血する
随 伴 症：経色は鮮紅色，経質はやや粘調，頭暈，耳鳴り，五心煩熱，不眠，盗汗，腰や膝
　　　　　のだるさ
舌 脈 象：舌質紅，舌苔少，脈細数
証候分析：①崩漏，経色は鮮紅色――虚火が内生して血分におよび，血を妄動させるとおこる。
　　　　　②頭暈，耳鳴，不眠――虚火が上炎し頭目に影響するとおこる。

　　　　　③五心煩熱，盗汗——陰虚内熱の象である。
　　　　　④腰や膝のだるさ——腎陰が不足して腰や膝を滋養できないとおこる。
　　　　　⑥舌質紅，舌苔少，脈細数——陰虚の象である。

2 実証

【1】血熱による崩漏

主　　症：通常の月経期間ではない時期に急激に出血がおこる
随 伴 症：経色は深紅色，経質は粘調，臭味が強い，口渇して水分を欲する，心煩，怒りっ
　　　　　ぽい，小便黄，大便乾結
舌 脈 象：舌質紅，舌苔黄，脈滑数
証候分析：①崩漏——実火が内生して血分におよび，血を妄動させるとおこる。
　　　　　②経色は深紅色，経質は粘調，臭味が強い——実火が津血を損傷するとおこる。
　　　　　③心煩，怒りっぽい——熱邪が心肝に影響するとおこる。
　　　　　④口渇して水分を欲する，小便黄，大便乾結，舌質紅，舌苔黄，脈滑数——実熱内
　　　　　　盛の象である。

【2】湿熱による崩漏

主　　症：月経期間外の急激な出血，またはだらだらと出血していて突然大量に出血する
随 伴 症：経色は暗紅色，臭味が強い，出血にともなって米のとぎ汁あるいは黄緑色の膿様
　　　　　の帯下が出る，陰部の瘙痒と疼痛
舌 脈 象：舌苔黄膩，脈濡数
証候分析：①崩漏——湿熱が下注し衝任脈に影響するとおこる。
　　　　　②経色は暗紅色，臭味が強い，出血にともなって米のとぎ汁あるいは黄緑色の膿
　　　　　　様の帯下が出る，陰部の瘙痒と疼痛——湿熱が下注し任・帯の2脈を損傷し，陰
　　　　　　部を犯すとおこる。
　　　　　③舌苔黄膩，脈濡数——湿熱内盛の象である。

【3】鬱熱による崩漏

主　　症：精神的刺激などにより誘発されて出血することが多い
随 伴 症：経色は紅色あるいは暗紅色，経質は血塊が混入することもある，乳房や胸脇部の
　　　　　脹痛，心煩，怒りっぽい，よく溜め息をつく
舌 脈 象：舌質紅，舌苔黄，脈弦数
証候分析：①崩漏，精神的刺激により誘発されて出血する——肝鬱化火により血熱が妄行する
　　　　　　とおこる。

②経色は紅あるいは暗紅色，経質は血塊が混入する——血熱では紅色の出血がおこるが，気滞血瘀や火熱による血の灼傷があると，経色は暗紅色となり血塊が混入する。
③乳房や胸脇部の脹痛，よくため息をつく——肝気が鬱滞するとおこる。
④心煩，怒りっぽい，脈弦数——気鬱化火によりおこる。
⑤舌質紅，舌苔黄——実熱の象である。

【4】血瘀による崩漏

主　　症：月経が停止している期間がしばらく続いた後に突然大量出血する，または出血後継続して漏状態となる

随 伴 症：経色は紫暗色，経質は粘稠で血塊がある，小腹部は拒按で痛み出血後は軽減する

舌 脈 象：舌質紫暗，舌苔薄白，脈濇

証候分析：①崩漏——衝任脈が阻滞し，胞宮内の血が経脈にもどれずにあふれ出るとおこる。
　　　　　②経色は紫暗色，経質は粘稠，血塊が混入，小腹部は拒按で痛み出血後は軽減する——胞脈に血が阻滞するとおこる。
　　　　　③舌質紫暗，脈濇——血瘀の象である。

治　療

1 虚証

治　　法：補益脾腎，固摂経血を目的とするが，各々の病証に応じて主要な治法が異なる。
　　　　　①気虚による崩漏：補益中気
　　　　　②陽虚による崩漏：温補腎陽
　　　　　③陰虚による崩漏：補益腎陰

処 方 例：関元，三陰交，腎兪，交信
　　　　　①気虚による崩漏には，気海，脾兪，膏肓，足三里を配穴する。
　　　　　②陽虚による崩漏には，気海，命門，復溜を配穴する。
　　　　　③陰虚による崩漏には，然谷，陰谷を配穴する。

方　　解：関元と三陰交を配穴して，腎の封蔵，脾の統血，肝の蔵血を促し，これにより衝任脈を補養し，さらに腎兪と交信を配穴して，腎の固摂力の増強をはかる。気虚による崩漏には，気海，脾兪，膏肓，足三里を配穴し，中気を補益して統血作用の増強をはかる。

陽虚による崩漏には，気海，命門，復溜に灸法を施し，先天の本を培って経血の固摂をはかる。

陰虚による崩漏には，然谷，陰谷を配穴して滋陰清熱を促し，経血の妄行を抑制する。

操　　作：直刺で1～1.5寸刺入し，補法を施す。置針は20分間行う。関元，気海，命門は灸法を用いてもよい。ただし虚熱がひどい陰虚には灸法は禁忌である。

2 実証

治　　法：衝任脈の調理を目的とするが，各々の病証に応じて主要な治法が異なる。
　　　　　①血熱による崩漏：清熱涼血
　　　　　②湿熱による崩漏：清熱利湿
　　　　　③鬱熱による崩漏：疏肝理気
　　　　　④血瘀による崩漏：調血化瘀

処方例：気海，三陰交，隠白
　　　　①血熱による崩漏には，血海，水泉を配穴する。
　　　　②湿熱による崩漏には，中極，陰陵泉を配穴する。
　　　　③鬱熱による崩漏には，太衝，支溝，大敦を配穴する。
　　　　④血瘀による崩漏には，地機，気衝，衝門を配穴する。

方　　解：局部の気海と遠隔部の三陰交との配穴により，衝任脈を調理して経血の運行をはかり，さらに崩漏の経験穴である隠白を配穴して作用を増強する。
　　　　　血熱による崩漏には，血海，水泉を配穴して血分の熱の清泄をはかる。
　　　　　湿熱による崩漏には，中極，陰陵泉を配穴して下焦の湿熱の清利をはかる。
　　　　　鬱熱による崩漏には，太衝，支溝を配穴して疏肝理気をはかり，大敦を配穴して肝の蔵血作用を促す。
　　　　　血瘀による崩漏には，地機，気衝，衝門を配穴して調経去瘀をはかる。

操　　作：隠白，大敦は斜刺で0.5寸，その他の経穴は直刺で1寸刺入し，瀉法を施す。置針は20分間行う。隠白，大敦は灸を用いてもよい。

古今処方例

①『針灸甲乙経』
　「婦人漏血し，腹脹満して息を得ず，小便黄なるは，陰谷これを主る。」
②『針灸資生経』
　「交信，陰谷，太衝，三陰交，女子漏血して止まらざるを治す。」

2. 婦人科

崩漏の治法と選穴

症候	病因病機		治法		選穴	
崩漏	虚証	気虚	補益脾腎固摂経血	補益中気	関元三陰交腎兪交信	気海, 脾兪, 膏肓, 足三里
		陽虚		温補腎陽		気海, 命門, 復溜
		陰虚		補益腎陰		然谷, 陰谷
	実証	血熱	調理衝任	清熱涼血	気海三陰交隠白	血海, 水泉
		湿熱		清熱利湿		中極, 陰陵泉
		鬱熱		疏肝理気		太衝, 支溝, 大敦
		血瘀		調血化瘀		地機, 気衝, 衝門

その他の療法

【耳針】
選穴：子宮, 卵巣, 内分泌, 肝, 腎, 神門
操作：毎回3～4穴選択して中程度の刺激を与える。置針は30～60分間行う。
　　　　毎日あるいは隔日に1回治療するか, あるいは埋没針でもよい。

【中薬】
①気虚による崩漏：固本止崩湯
②陽虚による崩漏：補腎固衝丸, 右帰丸
③陰虚による崩漏：補腎調経湯, 左帰丸
④血熱による崩漏：清熱固経湯
⑤湿熱による崩漏：三妙紅藤湯
⑥鬱熱による崩漏：滋水清肝飲
⑦血瘀による崩漏：血府逐瘀湯

参考事項

①崩漏に対する針灸治療の効果
　崩漏に対する針灸治療の効果はとてもよく, とくにだらだらと持続する漏証にはよい結果が得られている。

②生活指導

崩漏の患者には食事療法にも配慮を促し，なま物や冷たい物の飲食を避けるように指導するほか，労働が過度にならないよう注意させる必要がある。

③注意事項

更年期の婦女で再三反復して出血するような場合は，腫瘍などの検査を行う必要がある。

51. 痛経

婦女の月経期あるいはその前後に周期的におこる小腹部および腰部の疼痛を「痛経」あるいは「経行腹痛」という。ひどい場合は耐えきれないほど痛み，顔面蒼白，頭顔面部から冷汗が流れる，手足厥冷，悪心，嘔吐などの症状を伴うこともある。ただし，肝腎の陰血不足もなく，一般の生理状態にある人におこる小腹部や腰部の軽度の脹痛は，よく見られる現象であり本病症には該当しない。

本病症の主な発生機序は，気血の運行がスムーズでないことにある。経水は血が化したものであり気に随行して流れるため，気血が満ちて順調であれば，経水は阻滞せずにスムーズに運行し，疼痛はおのずと消失する。しかし寒湿凝滞，肝気鬱滞により経水の運行が渋滞したり，または肝腎虚損により精血の充足が不十分になると疼痛がおこる。

したがって本病症の治療の原則は，発病の機序にもとづいて気血を通調することが主となる。

病因病機

【1】寒湿による痛経（寒湿凝滞）

月経期に雨に濡れたり水泳したり生冷の物を飲食したり，あるいは湿気の多い所に長期間住んでいるなどの原因により，寒湿が下焦を傷害して胞宮に侵入すると，経血が寒湿により凝滞し，運行が悪くなって痛経がおこる。

【2】肝鬱による痛経（肝鬱気滞）

情志が穏やかさを欠き気機が不利になると，気は血の運行をスムーズにさせられず，血は気に随行して運行することができなくなる。これが衝任脈を不利にして経血が胞中に阻滞す

2．婦人科

ると痛経がおこる。

【3】肝腎虚損による痛経

　先天的に虚弱で肝腎が虚衰していたり，房事過多によって肝腎虚損になると，衝任脈の精血が不足するため，月経後で血海が空虚となり胞脈の滋養がいっそう悪くなると，小腹部に虚性の疼痛がおこる。

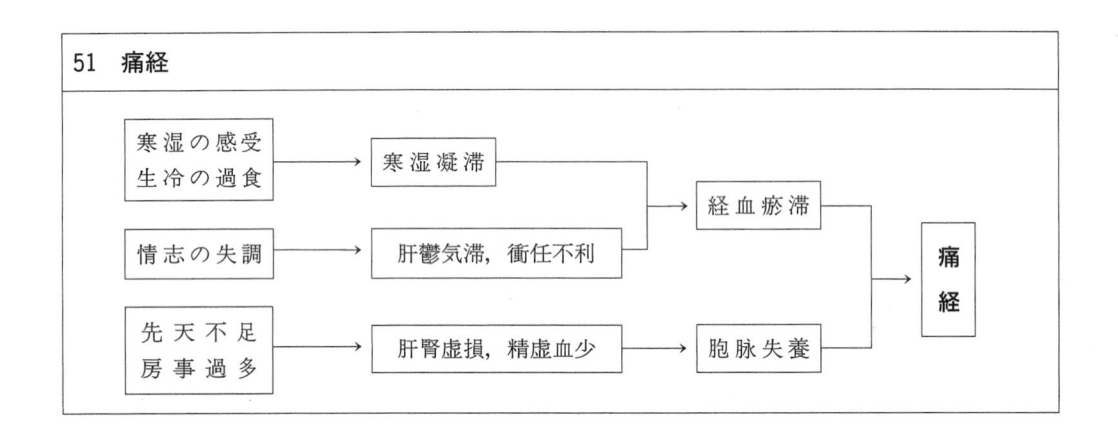

```
51　痛経

寒湿の感受         ┌─→ 寒湿凝滞 ──┐
生冷の過食         │               ├─→ 経血瘀滞 ─┐
情志の失調  ─────→ 肝鬱気滞，衝任不利 ┘              ├─→ 痛経
先天不足           ┌─→ 肝腎虚損，精虚血少 ─→ 胞脈失養 ┘
房事過多
```

証分類

【1】寒湿による痛経

主　　症：月経前，月経中の小腹部の冷痛，拒按，激しいと痛みが腰背部にまで達する，暖めると痛みは軽減
随 伴 症：経量は少ない，経色は暗紫色，血塊が混在する
舌 脈 象：舌苔薄白，脈沈緊
証候分析：①小腹部の冷痛，拒按，暖めると軽減，激しいと痛みが腰背部にまで達する──寒湿が胞脈を犯し，寒邪の収引性や凝滞性および湿邪の粘滞性により，気血が阻滞するとおこる。
　　　　　②経量は少ない，経色は暗紫色，血塊が混在する──寒邪が胞脈を収引，凝滞させ，寒凝血瘀となるとおこる。
　　　　　③脈沈緊──裏寒の象である。

【2】肝鬱による痛経

主　　症：月経前，月経中の小腹部の脹痛，痛みより脹りのほうが強い，拒按
随 伴 症：月経がスムーズに来潮しない，経量は少ない，血塊が混在する，胸脇部や乳房の脹痛

舌 脈 象：舌質暗または瘀斑がある，舌苔薄白，脈沈弦
証候分析：①小腹部の脹痛，拒按——疏泄の失調により衝任脈の気血が鬱滞するとおこる。
②月経がスムーズに来潮しない，経量は少ない，血塊が混在する，舌質暗または瘀斑がある——気滞血瘀となり経血が瘀滞するとおこる。
③胸脇部や乳房の脹痛——疏泄が失調し肝経経気の運行が悪くなるとおこる。
④舌苔薄白，脈沈弦——脈沈は裏証の象であり，舌苔薄白，脈弦は肝鬱はあるが化火していない象である。

【3】肝腎虚損による痛経

主　　症：月経中，月経後の小腹部の隠痛，喜按
随 伴 症：経色は淡色，経質は清稀，腰背部のだるさ・痛み，頭暈，耳鳴り，顔色蒼白，精神倦怠
舌 脈 象：舌質淡，脈沈細
証候分析：①小腹部の隠痛，喜按——肝腎が虚損し衝任脈が滋養されないとおこる。
②経色は淡色，経質は清稀——精血が不足し胞脈が滋養されないとおこる。
③腰背部のだるさ・痛み——腰は腎の府であるため，腎虚で精血が不足し，腰背部を養えないとおこる。
④頭暈，耳鳴り，顔色蒼白，精神倦怠——精血が清竅を栄養できないとおこる。
⑤舌質淡，脈沈細——精血不足の象である。

治療

【1】寒湿による痛経

治　　法：散寒利湿，通経止痛
処 方 例：中極，水道，地機
　　　　　①激痛には次髎，帰来を加える。
　　　　　②腰部冷痛には命門，腎兪を加える。
方　　解：中極は任脈に属し胞宮に通じるため，これに施灸して衝任脈を調理し胞脈の温通をはかる。水道は足陽明胃経に属するが，衝脈は陽明よりあふれた気血で充足されるため，中極に水道を配穴して温経止痛の効を増強する。
　　　　　疼痛が激しい場合は，次髎，帰来を加えて通経止痛を促し，腹部の冷痛が腰部まで達する場合はさらに命門，腎兪を加えて温腎散寒を促す。
操　　作：直刺で1〜1.5寸刺入し，提挿瀉法を施す。またこれに施灸してもよい。置針は20分間行う。

2. 婦人科

【2】肝鬱による痛経

治　　法：疏肝解鬱，理気調経

処方例：気海，太衝，三陰交

方　　解：気海は任脈の経穴で胞宮に通じており，理気活血，衝任を調理する作用があるので，これに三陰交を配穴して調気行血を促し痛経の止痛をはかる。さらに，足厥陰肝経の原穴である太衝を用いて舒肝解鬱，気血の調理をはかる。

操　　作：気海は直刺で1〜1.5寸，太衝と三陰交は直刺で1寸刺入し，提挿捻転瀉法あるいは平瀉平補法を施す。

【3】肝腎虚損による痛経

治　　法：補益肝腎，調補衝任

処方例：肝兪，腎兪，関元，足三里，照海

方　　解：肝兪，腎兪，照海により肝腎を補益し衝任脈の調理をはかる。関元により精血と肝腎の補益，衝任の調補をはかり，足三里により脾胃と気血の補益をはかる。足三里を配穴するのは，これにより気血が充足し胞脈が滋養されると衝任脈がおのずと調和するからである。

操　　作：肝兪，腎兪は脊柱に向けて斜刺で1.5寸，関元，足三里は直刺で1.5寸，照海は直刺で1寸刺入し，提挿捻転補法を施すか，あるいは温灸を施す。

痛経の治法と選穴

症　候	病因病機	治　法	選　穴
痛経	寒湿	温寒利湿，通経止痛	中極，水道，地機
	肝鬱	疏肝解鬱，理気調経	気海，太衝，三陰交
	肝腎虚損	補益肝腎，調補衝任	肝兪，腎兪，関元，足三里，照海

古今処方例

① 『甲乙経』
「小腹脹満し，痛み陰中（子宮）に引き，月水（月経）至れば腰背痛み，胞中瘕，子門（子宮外口）に寒ありて，髋髀に引くは，水道これを主る。」

② 『針灸大成』
「女人経水まさに行り，頭暈し，少腹痛むもの：照海，陰交，内庭，合谷。」

③ 『神灸経綸』

「経行りて頭暈し，少腹痛むもの：内庭。」
④『中国針灸学』
「痛経：関元，中極，大巨，水道，血海，三陰交。」

その他の療法

【耳針】
選穴：子宮，内分泌，交感，腎
操作：毎回2～3穴を取穴し中程度の刺激をあたえる。置針は15～20分間で埋没針を用いてもよい。

【中薬】
①寒湿による痛経：温経湯
②肝鬱による痛経：七制香附湯
③肝腎虚損による経痛：調肝湯

参考事項

①生活指導
　月経期には過度の精神刺激や労働を避け，身体を冷やしたり生冷の物を過食しないように注意させる。
②現代医学への応用
　過度の子宮前後屈，子宮頸管狭窄，子宮内膜症，子宮内膜増殖症，異所性子宮内膜症などが原因となる痛経も，本節の弁証施治を参照して治療することができる。

52. 帯下病

　帯下とは，婦人の陰道内より流出する粘稠性の液体をいう。一般に帯下の量が増え，色，質，臭気に変化が生じ，あるいは全身症状を伴うものを帯下病という。帯下の多くは任脈が不固となり帯脈の制約が失調することによっておこるが，脾虚で運化が失調して内湿が下注したり，腎虚で任帯脈の制約が失調して陰液が流出するとおこる。また月経後や産後で胞脈が空虚になった時期に，湿濁が侵入して任帯の二脈を損傷しておこるものもある。

本病の治療は健脾，補腎，昇陽，去湿を原則として，湿毒が強いものには解毒，清熱燥湿の方法を用いる。

現代医学の膣炎，子宮頸管炎，子宮内膜炎などの疾病は，よく帯下がおこるが，本節の弁証施治を参照して治療することができる。

病因病機

【1】脾虚による帯下（脾陽虚証）

なま物や冷たい物の過食などにより，脾陽が不足して水湿の運行が低下すると内湿が生じる。湿の性質は重濁であるため，寒湿が下焦に下注すると帯下がおこる。

【2】腎虚による帯下（腎陽虚証）

先天の不足や久病，過労，房事過多などにより腎気が不足すると下元虚損となる。このために封蔵機能が失調し任脈不固，帯脈失約になると，陰液が下注して帯下がおこる。

【3】湿毒による帯下

月経期や産後で胞脈が空虚な期間に不衛生であったり，あるいは房事が不衛生であったりすると，湿毒が生殖器や胞宮を襲い，湿濁下注による帯下がおこる。

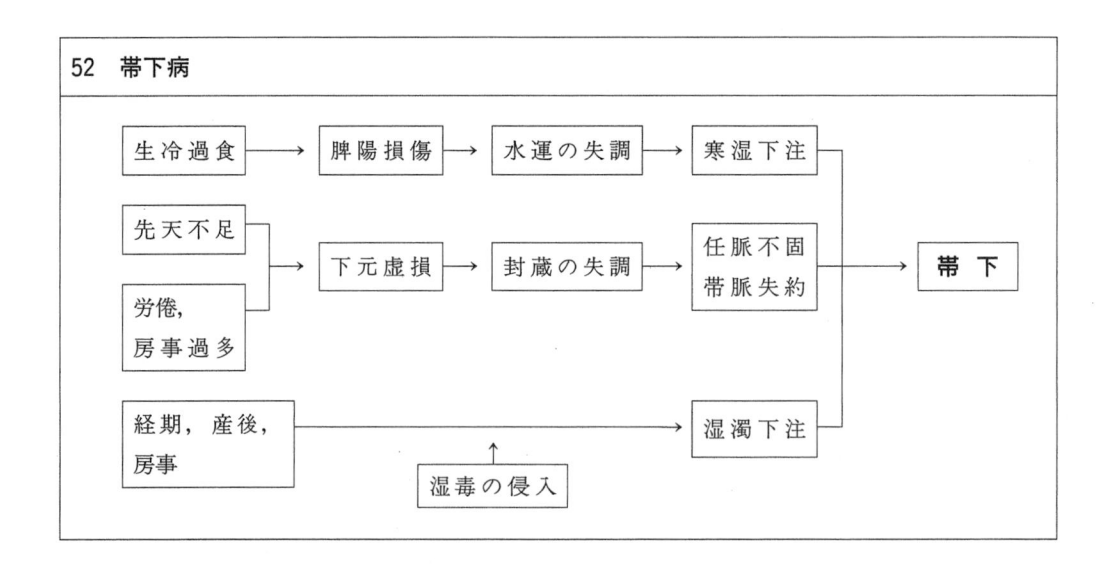

52 帯下病

```
生冷過食 → 脾陽損傷 → 水運の失調 → 寒湿下注 ┐
                                              │
先天不足 ┐                      任脈不固      │
         ├→ 下元虚損 → 封蔵の失調 → 帯脈失約  ├→ 帯下
労倦,    │                                    │
房事過多 ┘                                    │
                                              │
経期, 産後, 房事 ──────────────→ 湿濁下注 ────┘
                   ↑
                湿毒の侵入
```

証 分 類

【1】脾虚による帯下

主　　症：帯下は多量，白色，無臭で涕や唾様である，だらだらと続く

随 伴 症：顔色㿠白または萎黄，食欲不振，大便溏薄，四肢の冷え，精神倦怠，時に下肢に浮腫が出現する

舌 脈 象：舌質淡，時に舌は胖大となり舌辺に歯痕が現れる，脈緩弱

証候分析：①帯下は多量，白色，無臭で涕や唾様である，下肢の浮腫——脾の運化機能の減退により生じた湿濁が下注するとおこる。

　　　　　②食欲不振，大便溏薄——脾気虚により運化機能が減退するとおこる。

　　　　　③四肢の冷え——脾陽が不足して四肢を温養できないとおこる。

　　　　　④顔色萎黄，舌胖，舌辺の歯痕，脈緩弱——脾虚湿盛の象である。

　　　　　⑤顔色㿠白，精神倦怠，舌質淡——脾気が不足して気血が上昇しないとおこる。

【2】腎虚による帯下

主　　症：帯下は清冷で多量，だらだらと続く

随 伴 症：顔色は黒ずんで暗い，小腹部の冷え，腰部のだるさ・疼痛，小便は清長で頻数，特に夜間に頻数，大便溏薄

舌 脈 象：舌質淡，舌苔白滑，脈沈遅

証候分析：①帯下は清冷で多量にでる，小便は清長で頻数，とくに夜間に頻数——腎陽が不足して封蔵が失調したり，虚寒が内生するとおこる。

　　　　　②腰部のだるさ・疼痛——腎虚で腰部を温養できないとおこる。

　　　　　③小腹部の冷え，顔色は黒ずんで暗い，脈沈遅——陽虚内寒の象である。

　　　　　④大便溏薄——腎陽が脾陽を温煦できず，運化機能が減退するとおこる。

　　　　　⑤舌質淡，舌苔白滑——腎の気化が失調し水気が内停するとおこる。

【3】湿毒による帯下

主　　症：帯下は米のとぎ汁様または黄緑色の膿状，血液が混在することもある，量は多く臭味が強い

随 伴 症：陰部の瘙痒感，小便短赤，または小腹部の疼痛や口苦，咽頭の乾き

舌 脈 象：舌質紅，舌苔黄，脈滑数

証候分析：①帯下は米のとぎ汁様または黄緑色の膿状，血液の混在，量は多く臭味が強い——湿熱の毒邪が熾盛となり胞宮や衝任脈を損傷するとおこる。

　　　　　②陰部の瘙痒感，小便短赤——湿熱が下注し前陰を灼傷するとおこる。

　　　　　③小腹部の疼痛——邪毒が胞脈に鬱積し，気血を阻滞させるとおこる。

　　　　　④口苦，咽頭の乾き——熱毒が津液を損傷するとおこる。

⑤舌質紅，舌苔黄，脈滑数——湿熱内盛の象である。

治療

【1】脾虚による帯下

治　　法：健脾益気，昇陽去湿
処方例：気海，関元，足三里，帯脈
方　　解：気海は一身の気を主るので，これにより気機を調理して理気化湿をはかり，関元により温陽補気をはかり健脾を促す。足三里により中気を補益し昇陽去湿をはかり，帯脈穴により帯脈の経気を固摂する。また帯脈穴は本病治療の要穴とされている。
操　　作：直刺で1.5寸刺入し，提挿捻転補法を施す。または施灸してもよい。

【2】腎虚による帯下

治　　法：温補腎陽，固摂任帯
処方例：命門，腎兪，関元，帯脈，次髎
方　　解：関元は元気の居す処であり，これに命門，腎兪を配穴して腎陽の温補をはかり，帯脈穴により任脈，帯脈の経気を固摂する。次髎は生殖器の近位にあり，臨床上月経や帯下の疾患の常用穴とされている。
操　　作：腎兪，命門は直刺で1～1.5寸，関元，帯脈，次髎は直刺で1.5寸刺入する。各経穴とも提挿捻転補法を施すが，灸を併用してもよい。

【3】湿毒による帯下

治　　法：清熱，解毒，利湿
処方例：中極，陰陵泉，行間，帯脈，次髎
方　　解：中極と行間を配穴して下焦の湿熱の清泄をはかり，これに帯脈を加えて任帯脈の制約を強化する。陰陵泉は利湿の作用にすぐれており，次髎は帯下治療の常用穴であるため，これらを配穴する。
操　　作：中極は直刺で1寸，帯脈，次髎は直刺で1.5寸，陰陵泉は直刺で1.5～2寸刺入し，各経穴とも提挿捻転瀉法を施す。

古今処方例

①『針灸大成』
　「赤白帯下：帯脈，関元，気海，三陰交，白環兪，間使（三十壮）」
②『中華針灸学』

「白帯：帯脈，中極，腎兪，肝兪，脾兪，三陰交（いずれも灸3～5壮）」

帯下病の治法と選穴

症　候	病因病機	治　法	選　穴
帯　下	脾　虚	健脾益気，昇陽去湿	気海，関元，足三里，帯脈
	腎　虚	温補腎陽，固摂任帯	命門，腎兪，関元，帯脈，次髎
	湿　毒	清熱，解毒，利湿	中極，陰陵泉，行間，帯脈，次髎

その他の療法

【耳針】
選穴：子宮，膀胱，肝，脾，腎，内分泌，神門，三焦
操作：毎回2～3穴選択し中程度の刺激を与える。置針は15～30分間行う。毎日または隔日に1回治療し，10回を1クールとする。

【灸法】（虚証の帯下に用いる）
選穴：命門，神門
操作：命門には知熱灸で5～10壮施灸し，神門は棒灸で10分間温める。毎日1～2回行う。

【中薬】
①脾虚による帯下：完帯湯
②腎虚による帯下：金鎖固精丸
③湿毒による帯下：易黄湯加減

参考事項

①治療時の注意事項
　帯下に対する針灸治療は一定の効果が認められるが，的確な診断をもとに原因を明確にしてから治療を行う必要がある。とくに40歳以上の婦人で帯下が赤黄色の場合は，必ず腫瘍の有無を確認したうえで針灸治療を行わなければならない。

②生活指導
　日常の房事を節度あるものにさせ，月経期の衛生に注意を払わせる。

53. 妊娠悪阻

　妊娠2、3ヵ月前後にみられる悪心、嘔吐、心中がたえず煩悶する、食物の臭いを嗅いだだけで気持ちが悪くなる、または食べるとすぐに吐き出すなどの症状を「妊娠悪阻」という。本病症は妊娠初期におこる症状のうち最もよくみられるものである。
　妊娠悪阻の主な病理機序は胃気不降である。これには平素から胃気が虚弱であり、妊娠後に衝脈の上逆にともない胃の和降が失調しておこるもの、鬱怒により肝を傷害し肝気犯胃となっておこるもの、脾虚のため痰湿が上泛しておこるものがある。
　本病症の治療は和胃降逆を基本原則とし、これに胃気上逆をおこす原因の違いにより健胃和中、疏肝調気、化痰利湿などの治法を用いる。

病因病機

【1】脾胃虚弱による妊娠悪阻

　一般に受胎によって月経が停止し経血が排泄しなくなると、衝脈の気は比較的旺盛になる。また衝脈は陽明経に隷属しており、その気の上逆は胃を犯すことがある。胃気は和降することにより正常な機能を発揮するが、平素より脾胃が虚弱で昇降が失調ぎみの人が受胎すると、衝脈にともなって胃気が上逆し嘔悪がおこる。

【2】肝胃不和による妊娠悪阻

　平素から胃気が虚弱で肝気が旺盛ぎみな人が妊娠すると、胎児の栄養のために血が胞宮に結集することにより肝血不足となり、そのために相対的に肝気が旺盛になる。このとき抑鬱や怒りによって肝が傷害されると、肝の疏泄が失調して衝脈の気を挟んで上逆し、これが胃気を犯すと嘔悪がおこる。

【3】痰湿による妊娠悪阻（痰湿内阻）

　脾陽不足で運化が失調し、痰湿が内生して中焦に阻滞している人が、受胎によって経血が閉じ衝脈が失調すると、衝脈の気が痰湿を挟んで上逆し嘔悪がおこる。

証分類

【1】脾胃虚弱による妊娠悪阻

主　　症：妊娠後2～3ヵ月に出現，悪心，嘔吐，食物の臭いを嗅いだだけで気持ちが悪くなる，または食べるとすぐ吐く，または清稀な涎を嘔吐する

随伴症：精神倦怠，嗜睡，息切れ，懶言，大便溏薄

舌脈象：舌質淡，舌苔白，脈緩滑無力

症候分析：①悪心嘔吐，食物の臭いを嗅いだだけで気持ちが悪くなる，または食べるとすぐ吐く——妊娠により衝脈の気が旺盛になり，脾胃虚弱に乗じて胃を犯すと，胃気が和降できず上逆しておこる。
　　　　　②精神倦怠，嗜睡——脾気が不足して気血を昇清できないとおこる。
　　　　　③息切れ，懶言——中気が不足するとおこる。
　　　　　④大便溏薄，脈滑——脾気虚で運化機能が減退するとおこる。
　　　　　⑤舌質淡，舌苔白，脈緩無力——脾気虚弱の象である。

【2】肝胃不和による妊娠悪阻

主　　症：妊娠初期に出現，苦水または酸水を嘔吐する，油っこい食物を嫌う，または食物の臭いを嗅いだだけで気持ちが悪くなる

随伴症：口苦，脇肋部の脹痛，噯気，よく溜め息をつく，精神抑鬱，または頭脹感，頭痛

舌脈象：舌質暗紅，舌苔微黄，脈弦滑

症候分析：①苦水または酸水を嘔吐する，油っこい食物を嫌う，または食物の臭いを嗅いだだけで気持ちが悪くなる——肝の鬱熱が衝脈の気を挟んで上逆し，これが胃気を犯すとおこる。
　　　　　②脇肋部の脹痛，噯気，よく溜め息をつく，精神抑鬱——肝気が鬱滞するとおこる。
　　　　　③口苦，頭脹感，頭痛——肝火が上衝するとおこる。
　　　　　④舌質暗紅，舌苔微黄，脈弦滑——肝火内盛の象である。

【3】痰湿による妊娠悪阻

主　　症：妊娠初期に出現，痰涎を嘔吐する

随伴症：胸悶，食欲不振，口が甘く粘つく，または味がわからない，または大便溏薄，浮腫

舌脈象：舌質淡，舌苔白膩，脈滑

証候分析：①痰涎を嘔吐する——衝脈の気が痰湿を挟んで上逆するとおこる。
　　　　　②胸悶，食欲不振——痰飲が中焦に阻滞して水穀の腐熟や運化が悪くなるとおこる。
　　　　　③口が甘く粘つく，味がわからない——痰飲が上犯して口にあふれると口が粘つき，運化が悪くなり中気が昇らないと味がわからなくなる。
　　　　　④大便溏薄，浮腫——運化機能が減退して水湿が内停するとおこる。

2．婦人科

⑤舌質淡──気血虚弱の象である。
⑥舌苔白膩，脈滑──痰湿内停の象である。

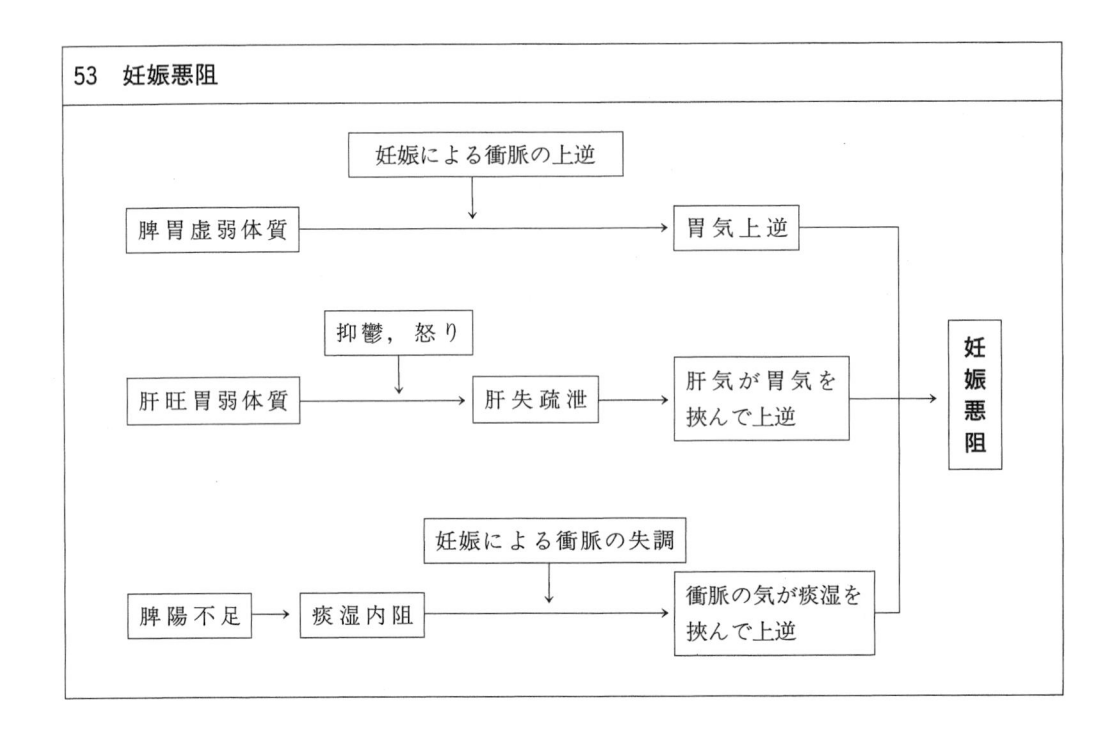

53　妊娠悪阻

```
脾胃虚弱体質 ──────────┐
          妊娠による衝脈の上逆
                    ↓
                  胃気上逆 ──────┐
                                  │
抑鬱，怒り                        │
   ↓                              │
肝旺胃弱体質 → 肝失疏泄 → 肝気が胃気を → 妊娠悪阻
                          挟んで上逆     │
                                        │
          妊娠による衝脈の失調          │
                    ↓                    │
脾陽不足 → 痰湿内阻 → 衝脈の気が痰湿を ──┘
                      挟んで上逆
```

治療

【1】脾胃虚弱による妊娠悪阻

治　　法：健胃和中，調気降逆

処方例：足三里，上脘，中脘，公孫
　　　　①嘔吐がひどい者には内関を加える。
　　　　②腹部脹満がひどい者には下脘を加える。

方　　解：中脘は胃の募穴，足三里は足陽明胃経の下合穴であり，上脘は足陽明胃経と任脈の交会穴であるため，これらの3穴を相互に配穴して和胃降逆をはかる。さらに足太陰脾経と衝脈の交会穴である公孫を配穴すると，健脾和胃に加えて衝脈の上逆を下降させることができる。

操　　作：腹部の経穴と足三里は直刺で1.5寸，内関，公孫は直刺で1寸刺入し，補法を施す。灸を施してもよい。

【2】肝胃不和による妊娠悪阻

治　　法：清肝和胃，降逆止嘔

処方例：内関，太衝，中脘，足三里
　　　　①苦水を嘔吐する者には陽陵泉を加える。
　　　　②脇肋部の脹痛には膻中，日月を加える。
　　　　③頭脹感，頭暈には百会，印堂を加える。

方　　解：内関，太衝の配穴により肝熱の清瀉，和中理気をはかり，さらに中脘，足三里を配穴して和胃，降逆，止嘔の作用を増強する。

操　　作：内関，太衝は直刺で1寸刺入して瀉法を施し，中脘，足三里は1.5寸刺入し平瀉平補法を施す。

【3】痰湿による妊娠悪阻

治　　法：健脾化痰，降逆和胃

処方例：陰陵泉，豊隆，足三里，中脘

方　　解：陰陵泉は足太陰脾経の合穴で湿痰を清化し，三焦を通調する作用があり，豊隆は化痰の要穴である。これに中脘，足三里を配穴して健脾化痰，降逆和胃をはかる。

妊娠悪阻の治法と選穴

症　候	病因病機	治　法	選　穴
妊娠悪阻	脾胃虚弱	健胃和中，調気降逆	足三里，上脘，中脘，公孫
	肝胃不和	清肝和胃，降逆止嘔	内関，太衝，中脘，足三里
	痰　湿	健脾化痰，降逆和胃	陰陵泉，豊隆，足三里，中脘

操　　作：直刺で1.5寸刺入する。豊隆に瀉法を施し，その他の経穴に平瀉平補法を施す。

古今処方例

①『中国針灸学』
　「妊娠嘔吐：風池，肝兪，大腸兪，次髎，膻中，不容，中注，天枢，胆兪，小腸兪，中脘，中庭，承満，帯脈」

②『中国針灸処方学』
　「妊娠悪阻：中脘，内関，公孫。」

その他の療法

【耳針】
選穴：胃，脾，肝，三焦，神門
操作：1日1回，毎回2～3穴を選穴し，中程度の刺激を与える。10回を1クールとして治療を行う。埋没針を用いてもよい。

【梅花針（皮膚針）】
選穴：梁丘，足三里，内関，中脘，太衝，挟脊（胸椎5～9，腰椎1～仙椎4）
操作：1日1回，中程度の刺激を与え，5～10回を1クールとして治療する。

【中薬】
①脾胃虚弱による妊娠悪阻：香砂六君子湯
②肝胃不和による妊娠悪阻：蘇葉黄連湯
③痰湿による妊娠悪阻：温胆湯

参考事項

①注意事項
　妊娠初期で胞胎が固定していない患者には，取穴数が多過ぎたり，手法が過剰刺激になって胎気に影響しないように注意する。
　嘔吐がひどくて脱水症状や妊娠中毒になっていたり，または発熱，心拍数増加，黄疸などの症状が出現している場合は，現代医学と総合して救急措置を施こす。

②生活指導
　患者を安静にし，充分に休息をとるように注意を促す。
　食事は生冷な物や油っこい物の取りすぎに注意させる。
　食事回数を増やし，一回の飲食は少量ずつにし，胃気の調養に心がけさせる。

54. 胎位不正

　胎位不正とは，妊娠30周後に現われる子宮体内の位置の異常をいう。胎位の異常には臀位（骨盤位），横位，反屈位があり，古典には倒産，横産，偏産などの記載がある。この中では臀位が最も多い。胎位不正は難産の主な原因となっている。
　胎位不正は経産婦や腹壁が弛緩している妊婦によくみられるが，多くの場合は自覚症状がなく，産婦人科の検査によって診断される。
　本病証の多くは妊産婦の腹壁弛緩が原因となるが，さらに気血両虚や気機鬱滞，血瘀湿停などの素因が関係する。主な治療は至陰穴への艾灸であるが，気血両虚の患者には気血の補益，気機鬱滞の患者には調気，瘀血湿停の患者には行血滲湿をそれぞれはかり標本兼治する。

病因病機

【1】気血両虚による胎位不正

　平素より体質の虚弱な婦人が，妊娠すると気血が消耗する。気虚によって胎児の動きが無力化し，血不足によって胎児が渋滞すると，胞胎の動きが悪くなり胎位不正がおこる。

【2】気機鬱滞による胎位不正

　情緒が抑鬱し肝脾気結となったり，寒涼を感受して気機が凝滞したり，または胎児が大き過ぎて気機を壅滞させると，どの場合も胞胎の動きに影響して，胎位不正がおこる。

【3】血滞湿停による胎位不正

　妊娠後期に血が胞胎中に集まって運行を壅滞すると，胞胎はしだいに増大して気機不利となり水湿が内停する。この血と水湿の停滞が，胎児の動きに影響すると，胎位不正がおこる。

証分類

【1】気血両虚による胎位不正

主　　症：胎位不正
随伴症：顔色萎黄，四肢無力，倦怠，懶言，心悸，息切れ

54 胎位不正

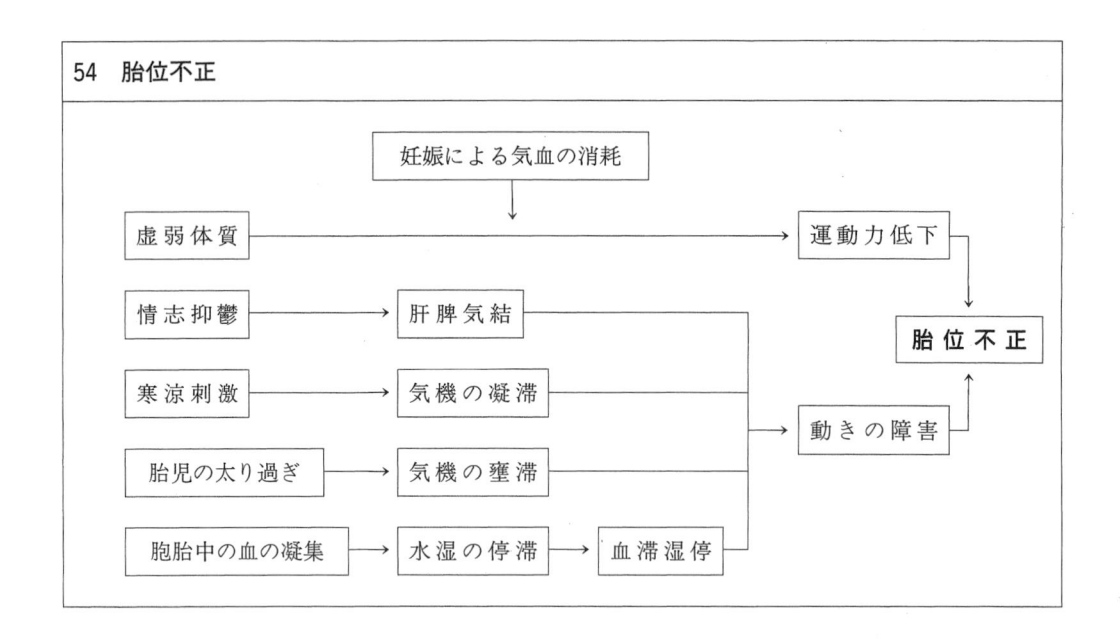

```
                    妊娠による気血の消耗
                            ↓
  虚弱体質  ─────────────────────→  運動力低下 ┐
                                              │
  情志抑鬱  →  肝脾気結 ┐                      ↓
                        │                   胎位不正
  寒涼刺激  →  気機の凝滞 ┤                      ↑
                        ├→  動きの障害 ───────┘
  胎児の太り過ぎ → 気機の壅滞 ┘

  胞胎中の血の凝集 → 水湿の停滞 → 血滞湿停
```

舌 脈 象：舌質淡, 舌苔白, 脈沈滑無力
証候分析：①胎位不正──気血が不足し運動力が減退しておこる。
　　　　　②顔色萎黄, 四肢無力, 倦怠──脾気不足により四肢や顔面に気血が運ばれないと
　　　　　　おこる。
　　　　　③心悸, 息切れ, 舌質淡, 舌苔白, 脈沈無力──気血不足によりおこる。
　　　　　④脈滑──妊娠の脈象である。

【2】気機鬱滞による胎位不正

主　　症：胎位不正
随 伴 症：胸悶, 腹脹, 精神が抑鬱して不愉快, よく溜め息をつく
舌 脈 象：舌質正常, 脈弦滑
証候分析：①胎位不正──気機の阻滞により胎児の動きが障害されるとおこる。
　　　　　②胸悶, 腹脹, 精神が抑鬱して不愉快, よく溜め息をつく, 脈弦──肝気が鬱結す
　　　　　　るとおこる。
　　　　　③脈滑──妊娠の脈象である。

【3】血滞湿停による胎位不正

主　　症：胎位不正
随 伴 症：腹脹して痛む, または小便の量が少ない, 下肢浮腫
舌 脈 象：舌質暗または淡, 舌苔薄または潤, 脈沈弦または滑

証候分析：①胎位不正──血と水湿が胞脈に停滞し，胎児の動きが障害されるとおこる。
　　　　　②腹脹して痛む──気滞血瘀によりおこる。
　　　　　③小便の量が少ない，下肢浮腫，舌苔潤──気機の不利により気化が失調し，水湿が停滞するとおこる。
　　　　　④舌質暗──血瘀によりおこる。
　　　　　⑤脈沈弦──痰飲が内結するとおこる。

治　療

治　　法：益腎調血，気機調節
　　　　　さらに気血両虚には益気補血，気機鬱滞には疏肝調気，血滞湿停には行血滲湿を兼施する。
処方例：至陰
　　　　　①気血両虚には関元，足三里を配穴する。
　　　　　②気機鬱滞には気海，内関，太衝を配穴する。
　　　　　③血滞湿停には三陰交，陰陵泉を配穴する。
方　　解：至陰は足太陽膀胱経の井穴である。腎と膀胱は相互に表裏関係にあるため，至陰に施灸すると益腎調気の作用が生じ胎位を矯正できる。
操　　作：患者をベッドに仰臥位にするか，背もたれのある椅子に腰掛けさせ，両側の至陰を棒灸で15〜20分間温める。毎日1〜2回治療し，胎位が矯正できたら止める。

胎位不正の治療と配穴

症　候	病因病機	治　法		選　穴
胎位不正	気血両虚	益腎調血 気機調節	益気補血	関元，足三里
	気機鬱滞		疏肝調気	至陰	気海，内関，太衝
	血滞湿停		行血滲湿	三陰交，陰陵泉

古今処方例

①『針灸大成』
　「横生死胎：太衝，合谷，三陰交。横生手先出：右足小指尖（灸三壮して立産する，艾柱は小麦大の如く）。」

その他の療法

【中薬】
①気血両虚による胎位不正：八珍湯
②気機鬱滞による胎位不正：保産無憂方，紫蘇飲
③血滞湿停による胎位不正：当帰芍薬散

参考事項

　胎位不正の原因は非常に多く，細かい検査が必要である。例えば骨盤狭窄，子宮奇形，腫瘤，または胎児自体の要因によるものなどは，それぞれに応じた措置を取らなければならない。

55. 子癇

　本病は妊娠6～7ヵ月または分娩時に，突然四肢の痙攣，牙関緊閉，両目直視がおこり，ひどいと全身の痙攣，角弓反張，人事不省がおこる病症である。しばらくすると覚醒し，癲癇に似ていることから，「妊娠癇証」または「子癇」という。痙攣時間が長かったり反復的に発作がおこると，母体や胎児の生命に危険が生じる。

　子癇の多くは，子腫，子煩，子暈などが発展しておこると考えられている。これは多くの場合，発病前に頭痛，眩暈，目のかすみ，全身倦怠，腹部脹満，下肢や面目の浮腫などの症状が出現するからである。また高血圧，浮腫，蛋白尿などの臨床所見があれば，これを子癇前症という。したがって妊娠後期にこれらの症状がおこる場合は，子癇発生の可能性を考えて適切な予防を行う必要がある。

　本病は，肝腎陰虚による肝風内動，または脾虚肝鬱で痰阻気滞が生じ，風火痰熱が入り交じることによりおきる。治療は育陰潜陽，平肝熄風を基本原則にして，痰涎が多ければ去痰降逆を補助的にはかる。

　現代医学の妊娠後期の中毒症状も本病の範疇にはいるので，本節を参照して針灸治療を行うことができる。

病因病機

【1】肝風内動による子癇

　平素から肝腎陰虚の婦人が妊娠後に胎児の栄養でさらに陰液を消耗し，肝の滋養が不足して肝風内動となるとおこる。

【2】風火痰熱による子癇

　脾虚肝鬱で痰阻気滞の婦人が，胎児が大きくなるにつれて痰気鬱滞がひどくなり化熱すると，風火痰熱が入り交じって本証がおこる。

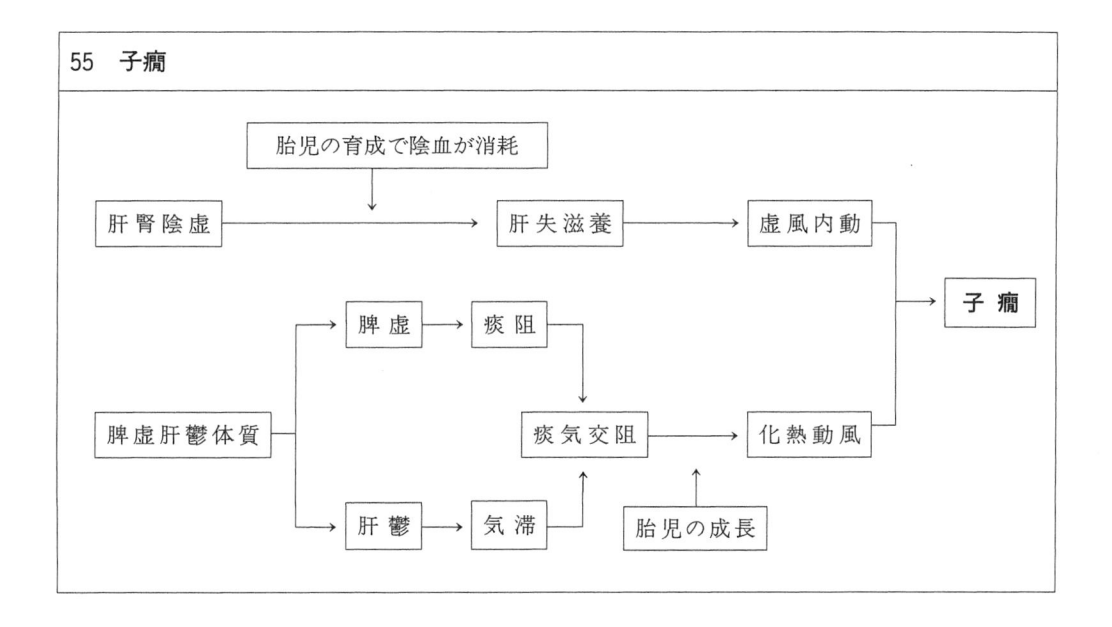

```
55　子癇
```

　　　　　　　　　　　　胎児の育成で陰血が消耗
　　　　　　　　　　　　　　　↓
　肝腎陰虚　───→　肝失滋養　───→　虚風内動　─┐
　　　　　　　　　　　　　　　　　　　　　　　　　├─→　子癇
　　　　　　　　┌→　脾虚　→　痰阻　┐　　　　　　│
　脾虚肝鬱体質 ─┤　　　　　　　　　　├→　痰気交阻　→　化熱動風 ─┘
　　　　　　　　└→　肝鬱　→　気滞　┘　　　　↑
　　　　　　　　　　　　　　　　　　　　　胎児の成長

証分類

【1】肝風内動による子癇

主　　症：妊娠後期に突然四肢が痙攣し人事不省となる，両目直視，牙関緊急，角弓反張
随伴症：顔面紅潮，心悸，心煩，口や咽頭の乾き，常に頭暈や目眩を感じる
舌脈象：舌質紅，舌苔薄黄，脈弦滑数
証候分析：①突然四肢が痙攣し人事不省となる，両目直視，牙関緊急，角弓反張──肝の陰血が不足して筋脈を滋養できなかったり，肝陽を抑制できないと風気が内動しておこる。

②顔面紅潮，心悸，心煩，口や咽頭の乾き——心肝火旺により，火熱が炎上するとおこる。
③常に頭暈や目眩を感じる——肝腎の陰血が不足して頭目を滋養できないとおこる。
④舌質紅，舌苔薄黄，脈弦滑数——心肝火旺の象である。

【2】風火痰熱による子癇

主　　症：妊娠後期または分娩時に突然人事不省となる
随伴症：頭暈，頭痛，胸悶，煩熱，鼻息が粗く喉に痰鳴がある，白沫を吐く，顔面および下肢の浮腫
舌脈象：舌質紅，舌苔黄膩，脈弦滑または滑数
証候分析：①妊娠後期または分娩時に突然人事不省となる，頭暈，頭痛——痰火が清竅に影響するとおこる。
②胸悶，煩熱——痰熱が互結して心胸に影響するとおこる。
③鼻息が粗く喉に痰鳴がある，白沫を吐く，顔面や下肢の浮腫——脾気が不足して水液を健運できないとおこる。
④舌質紅，舌苔黄膩，脈弦滑または滑数——痰熱内盛の象である。

治療

【1】肝風内動による子癇

治　　法：育陰潜陽，平肝熄風
処方例：水溝，内関，風池，太衝，三陰交，太谿
方　　解：水溝により救急的に開竅醒神をはかり，これに内関を配穴して理気鎮静安神をはかる。風池には平肝，熄風，潜陽の作用があり，太衝は足厥陰肝経の原穴であるので，この配穴により足厥陰肝経の風火を清瀉し，肝陽の亢進を抑制する。さらに三陰交と太谿により育陰養血を促す。処方全体では標本の同治をはかっている。
操　　作：水溝は上方に向け斜刺で0.5寸，風池は鼻に向け斜刺で1寸，その他の経穴は直刺で1寸刺入する。

【2】風火痰熱による子癇

治　　法：清熱，去痰，開竅
処方例：水溝，内関，風池，太衝，三陰交，豊隆，上脘，天突
方　　解：豊隆，上脘，天突により去痰降逆をはかる。その他は上記を参照。
操　　作：上記を参照

子癇の治法と選穴

症候	病因病機	治法	選穴	
子癇	肝風内動	育陰潜陽，平肝熄風	水溝，内関 風池，太衝 三陰交	太谿
	風火痰熱	清熱，去痰，開竅		豊隆，上脘，天突

古今処方例

① 『医学入門』
「妊孕し……百節瘈瘲昏憒するもの：絶骨，太谿。」
② 『中国針灸処方学』
「子癇：百会，印堂，人中，内関，風池，行間，太衝，太谿，三陰交。」

その他の治療

【電気針】
選穴：合谷，曲池，三陰交，太衝
操作：刺針後，得気を得てから通電し，局部にしびれ感をあたえ肌肉が躍動するように調節する。置針は1〜2時間行う。

【中薬】
①昏迷時：熄風開竅薬を経鼻で投与する。
　　　　　安宮牛黄丸，痙攣がひどい者には羚羊角粉を加味する。
　　　　　痰阻気道の者には蘇合香丸を与える。
②覚醒後：羚角鈎藤湯を投与して平肝潜陽，清火去痰をはかる。

参考事項

本病への針灸治療は，痙攣時に救急治療として用いられることもしばしばある。しかし妊娠浮腫や妊娠高血圧より発展して発病することも多いので，現代医学と総合して治療に当たることが必要である。

… 2. 婦人科

56. 滞産

　妊婦が分娩に際し，産程に要する時間が24時間をこえるものを滞産または難産という。産程とは胎児と胞衣（胎盤）が，母体から自然に娩出する過程をいう。
　滞産は，一般的には子宮収縮異常（産力異常という），胎児の頭と骨盤の大きさの不適合，または胎位不正などの状況下でおこるが，本節で主に問題とするのは，産力異常によるものであり，これには現代医学でいう微弱陣痛も含まれる。
　滞産の発生原因の多くは，気血両虚による産力不足にあるが，気滞による血流の阻滞が原因となることもあるので，治療にあたっては養血補気と行血調気を区別して行う必要がある。

病因病機

【1】気血両虚による滞産

　平素から体質が虚弱で正気が不足していたり，分娩時に早期から力みすぎて気力を消耗したり，あるいは羊水が分娩早期に破水して漿液や血液が枯燥したりすると，気血虚弱となり産力不足による滞産がおこる。

【2】気滞血瘀による滞産

　分娩の恐怖で過度に緊張して気血が瘀滞したり，妊娠期間中の過度の安逸で気血の運行が悪くなっていたり，あるいは分娩時に寒邪を感受して，寒により血が凝滞し気機不利になると滞産がおこる。

証分類

【1】気血両虚による滞産

主　　症：微弱陣痛，堕脹感はひどくない，出産が長引いて娩出しない
随伴症：出血が多く色は淡，顔色蒼白，心悸，息切れ，精神疲労，倦怠
舌脈象：舌質淡，脈大にして虚，または沈細弱
証候分析：①微弱陣痛，堕脹感はひどくない，出産が長引いて娩出しない——気血不足により出力不足になるとおこる。

56 滞産

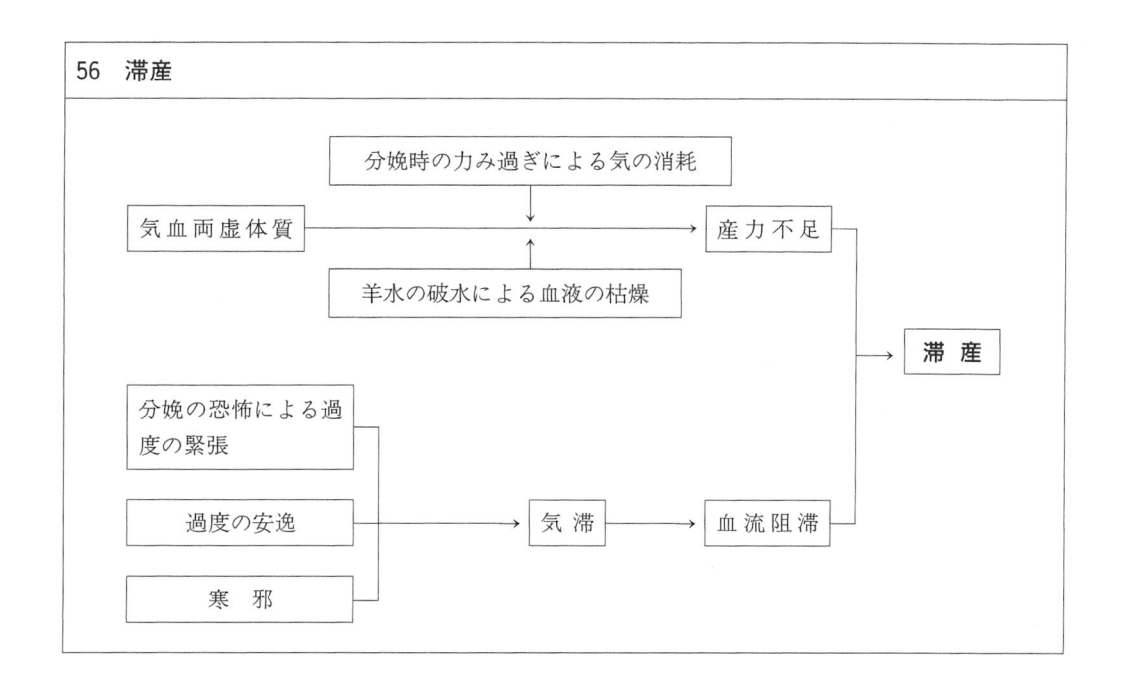

```
                  分娩時の力み過ぎによる気の消耗
                            ↓
  気血両虚体質  ──────────→  産力不足
                            ↑
                  羊水の破水による血液の枯燥         ──→ 滞産

  分娩の恐怖による過
  度の緊張
                                                  ↗
  過度の安逸     ──→  気 滞  ──→  血流阻滞

  寒 邪
```

②出血が多く色は淡――気虚により統血が無力になるとおこる。
③息切れ，倦怠――気虚の基本証候である。
④心悸，精神疲労――気血が不足して心神を滋養，推動できないとおこる。
⑤顔色蒼白，舌質淡，脈大にして虚，または沈細弱――気血両虚の象である。

【2】気滞血瘀による滞産

主　　症：腰腹部の激痛，出産が長引いて娩出しない
随 伴 症：出血は少量で色は暗紫色，顔色暗紫，精神緊張，胸脘脹悶，時に嘔悪
舌 脈 象：舌質暗紅，脈沈実，または脈拍が均一でない
証候分析：①出産が長引いて娩出しない――気滞血瘀により気機の運行が悪くなるとおこる。
　　　　　②腰腹部の激痛，出血は少量で色は暗紫色――気滞血瘀によって衝任脈が不通になるとおこる。
　　　　　③顔色暗紫，舌質暗紅，脈拍が均一でない――血瘀の象である。
　　　　　④精神緊張，胸脘脹悶――気滞により気機が阻滞するとおこる。
　　　　　⑤嘔悪――胎児が下降せず気機が逆乱し，胃の和降が失調するとおこる。
　　　　　⑥脈沈実――裏実証の現れである。

2. 婦人科

治療

【1】気血両虚による滞産

治　　法：気血の補益，益気催産
処 方 例：足三里，三陰交，復溜，至陰
方　　解：足陽明胃経の合穴で健脾養胃の要穴である足三里と，健脾益陰の作用をもつ三陰交を配穴して脾胃の強壮，気血の生化をはかり，これに益腎の作用をもつ復溜を配穴して産力を補助する。至陰は催産の経験穴である。
操　　作：足三里，三陰交は直刺で1～1.5寸，復溜は直刺で1寸刺入する。補法を施し，置針は行わない。至陰には灸を施す。

【2】気滞血瘀による滞産

治　　法：理気行血，調気催産
処 方 例：合谷，三陰交，独陰（第二趾裏面，第二関節横紋の中央）
方　　解：気機の調節にすぐれている合谷と，調血の要穴である三陰交を配穴して理気行血をはかり，さらに催産の経験穴である独陰を配穴する。
操　　作：合谷，三陰交は直刺で1～1.5寸，独陰は直刺で0.5寸刺入し，瀉法または平瀉平補法を施す。

滞産の治法と選穴

症候	病因病機	治　法	選　穴
滞産	気血両虚	補益気血，益気催産	足三里，三陰交，復溜，至陰
	気滞血瘀	理気行血，調気催産	合谷，三陰交，独陰

古今処方例

① 『針灸大成』
　「難産：合谷（補），三陰交（瀉），太衝。」
② 『中国針灸処方学』
　「催産引産方：合谷，三陰交，至陰，独陰。」

その他の療法

【耳針】
選穴：子宮，皮質下，内分泌，腎，膀胱
操作：毫針で中程度の刺激を与え，3～5分毎に1回捻転を施す。
【中薬】
①気血両虚による滞産：蔡松丁難産方
②気滞血瘀による滞産：催生飲

参考事項

生活指導
　妊婦には精神的な安定を保って緊張を与えないようにし，食事は少量ずつ回数を多くして摂取させ，労逸も適度にさせることにより精力の充実を保持させ，分娩に有利な状態を作るようにさせる。

57. 胞衣不下

　胞衣とは胎盤のことである。出産時に胎児が娩出した後，比較的長時間（1時間以上）胎盤が娩出されないものを，「胞衣不下」または「息胞」という。
　胞衣不下の主な発病機序は，気血の運行が悪く，胞宮の活動力が減弱して胞衣の排出が促進できなくなることにある。気血の運行が悪くなる原因には，気虚によるものと血瘀によるものがあるが，気虚では推動力の無力化が原因となり，血瘀では胞宮や衝任脈の阻滞が原因となる。
　胞衣不下の治療は，補気養血と温経散瘀の治療原則にもとづいて施されるが，状況によっては中西結合による総合治療を行うことが必要である。

病因病機

【1】気虚による胞衣不下

平素から体質が虚弱で元気不足の妊婦や，産程がながびき長時間力んでいたために気血を消耗した妊婦は，胞衣の排出力が無力となり胞衣不下がおこる。

【2】血瘀による胞衣不下

出産時の療養が不適切で，過度に緊張したり，または寒邪を感受し，気血が凝滞して胞中に敗血が瘀滞すると，胞衣の排出に影響して胞衣不下がおこる。

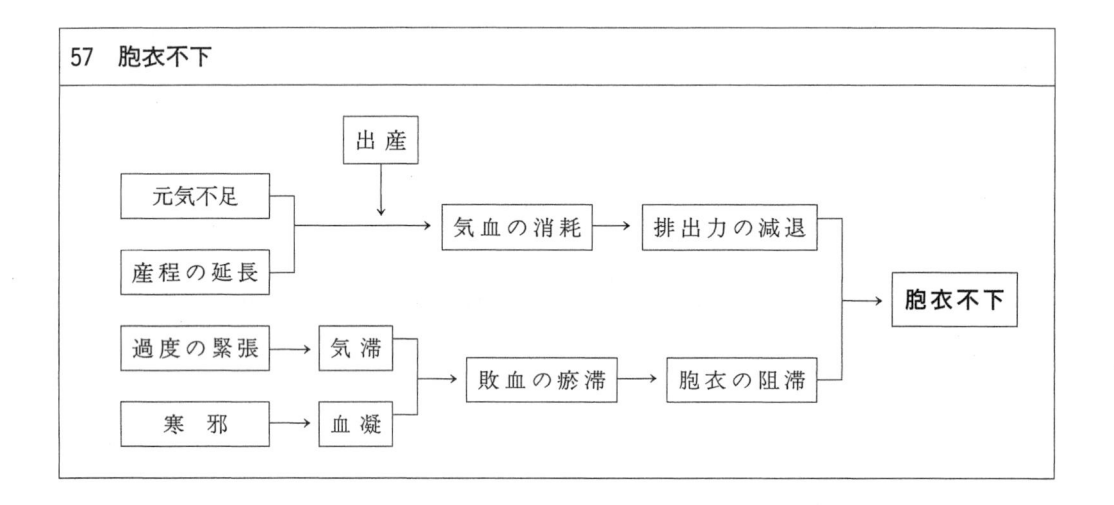

57　胞衣不下

元気不足 ┐
　　　　├→ 気血の消耗 → 排出力の減退 ┐
産程の延長 ┘　　↑　　　　　　　　　　　├→ **胞衣不下**
　　　　　　　出産　　　　　　　　　　　│
過度の緊張 → 気滞 ┐　　　　　　　　　　│
　　　　　　　　　├→ 敗血の瘀滞 → 胞衣の阻滞 ┘
寒　邪　　 → 血凝 ┘

証分類

【1】気虚による胞衣不下

主　　症：産後胞衣が排出しない，少腹部が軽度に脹るが按じても痛まない，腫塊はあっても硬くない

随伴症：陰道からの出血は多量で色は淡，顔色㿠白，頭暈，心悸，息切れ，精神疲労

舌脈象：舌質淡，舌苔薄白，脈虚弱

証候分析：①胞衣不下——気虚により排出力が減退するとおこる。
　　　　　②少腹部は軽度に脹るが痛まない，腫塊はあっても硬くない——気虚により推動力が減退するとおこる。
　　　　　③出血は多量——気虚のために統血力が減退するとおこる。

④出血の色は淡，顔色㿠白，頭暈，心悸，息切れ，精神疲労，舌質淡，脈虚弱——気血両虚の象である。

【2】血瘀による胞衣不下

主　　症：産後胞衣が排出しない，小腹部は冷痛し拒按，按じると硬い腫塊を触れる
随 伴 症：悪露は少量で暗紫色，顔色暗紫
舌 脈 象：舌質暗紅，脈沈弦または沈渋
証候分析：①胞衣不下——瘀血により気機が阻滞するとおこる。
　　　　　②小腹部の冷痛——寒凝血瘀によりおこる。
　　　　　③小腹拒按，硬い腫塊を触れる，悪露は少量で暗紫色——瘀血が胞脈に阻滞するとおこる。
　　　　　④顔色暗紫，舌質暗紅，脈沈弦または沈渋——血瘀の象である。

治療

【1】気虚による胞衣不下

治　　法：補気，養血，下胞
処 方 例：関元，三陰交，独陰
方　　解：関元は元気が居する処であり，胞宮に通じる任脈に属しており，元気を補益する作用がある。これに益陰調血の作用がある三陰交を配穴して益気養血をはかる。独陰は催産，下胞の経験穴であり，これにより下胞を促す。
操　　作：関元，三陰交は直刺で1〜1.5寸刺入し，補法を施すと同時に，関元は灸法を併用する。独陰は直刺で0.5寸刺入し，瀉法を施す。

【2】血瘀による胞衣不下

治　　法：行気活血，温経散瘀
処 方 例：合谷，三陰交，中極，気海，独陰，肩井
方　　解：調気行気の作用がある合谷と，調血行血の作用がある三陰交を配穴して行気活血をはかり，さらに下焦の気機の調理にすぐれている中極と気海を配穴して，行気活血を促す。また肩井と独陰により下胞を促す。肩井は妊婦には禁穴とされるほど下降の性質が強い経穴である。
操　　作：合谷は直刺で1〜1.5寸刺入し，補法を施す。三陰交，肩井は1寸，中極，気海は1〜1.5寸，独陰は0.5寸，それぞれ直刺で刺入し，瀉法を施す。気海は灸法を施してもよい。

2．婦人科

胞衣不下の治法と選穴

症　候	病因病機	治　法	選　穴
胞衣不下	気　虚	補気，養血，下胞	関元，三陰交，独陰
	血　瘀	行気活血，温経散瘀	合谷，三陰交，中極，気海，独陰，肩井

古今処方例

① 『針灸大成』
　「胞衣不下：中極，肩井。」
② 『中国針灸処方学』
　「縮宮催衣方：肩井，中極，崑崙，合谷，三陰交，独陰。」

その他の療法

【電気針】
選穴：合谷，三陰交
操作：刺針して得気を得た後，30分間通電する。
【中薬】
①気虚による胞衣不下：加参生化湯
②血瘀による胞衣不下：古竭散合失笑散

参考事項

①針灸の本病に対する有効性
　本病症は種々の程度の陰道出血を伴うが，比較的短時間で出血量が少ないものには針灸治療は有効である。
②注意事項
　大量出血しているものは，出血性昏睡をおこしやすいので，現代医学の救急治療が必要である。また陰道からの出血が少量でも，子宮内に血液が貯溜している場合もあるので，病状をしっかりと観察したうえで治療に当たる必要がある。危急の事態には現代医学を併用して救急措置をとらなければならない。

58. 悪露不下

　胎児娩出後，子宮内に遺留している血液や濁液を「悪露」という。悪露は産後自然に体外へ排泄されるが，2～3週間たっても悪露が停留して排泄されなかったり，または排泄量が非常に少なかったりするものを，「悪露不下」という。
　悪露は血が化したものであるため，肝鬱気滞によって血行が阻滞されたり，または寒邪を感受して寒凝血滞になり，排泄されないと悪露不下がおこる。
　本病症の治療原則は，理気，温経，活血が主となる。

病因病機

【1】気滞血瘀による悪露不下

　出産時に心配や緊張したり，産後に情志が不安定であったりすると，肝気が鬱結して気機不利となり，血行が阻滞して悪露不下がおこる。

【2】寒凝血瘀による悪露不下

　出産時や産後に寒邪を感受したり，または清冷なものを飲食して内寒が生じ，そのために悪露が凝滞すると悪露不下がおこる。

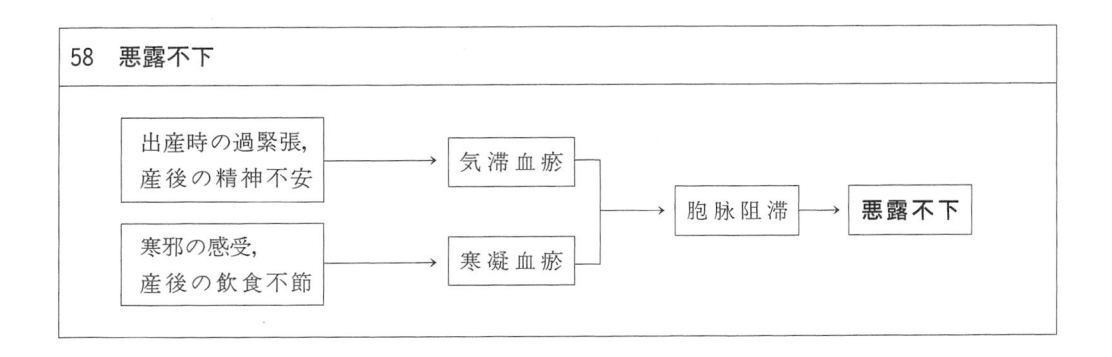

58　悪露不下
出産時の過緊張，産後の精神不安 → 気滞血瘀 ↘ 　　　　　　　　　　　　　　　　　　　　　　胞脈阻滞 → **悪露不下** 寒邪の感受，産後の飲食不節 → 寒凝血瘀 ↗

証分類

【1】気滞血瘀による悪露不下

主　　症：産後の悪露不下，または悪露の流出が非常に少ない
随伴症：小腹部の脹満疼痛，胸肋部の脹痛
舌脈象：舌質暗紅，舌苔薄白，脈弦
証候分析：①悪露不下または悪露の流出が非常に少ない──気血が胞宮に瘀滞しておこる。
　　　　　②小腹部の脹満，胸肋部の脹痛──肝鬱気滞により経脈の疏通が不利になるとおこる。
　　　　　③小腹部の疼痛──気滞血瘀により気血が阻滞するとおこる。
　　　　　④舌質暗紅──血瘀の象である。
　　　　　⑤脈弦──肝気鬱結または疼痛の象である。

【2】寒凝血瘀による悪露不下

主　　症：産後の悪露不下，または悪露の流出が非常に少ない
随伴症：小腹部の冷痛，拒按，寒がり，四肢の冷え
舌脈象：舌質紫暗または瘀斑，脈細濇または沈遅
証候分析：①悪露不下または悪露の流出が非常に少ない──寒邪の収引と凝滞の性質により悪露が瘀滞するとおこる。
　　　　　②小腹部の冷痛，拒按──寒邪により気血が瘀滞するとおこる。
　　　　　③寒がり，四肢の冷え，脈沈遅──寒証の象である。
　　　　　④舌質紫暗または瘀斑，脈濇──血瘀の象である。

治療

【1】気滞血瘀による悪露不下

治　　法：理気解鬱，気血調和
処方例：太衝，気海，中極，三陰交
方　　解：太衝は足厥陰肝経の原穴であり舒肝行気の作用があり，気海は下焦の気機を調和するので，二穴を配穴して理気作用の増強をはかる。また中極と三陰交を配穴して活血行瘀をはかる。
操　　作：太衝は0.5寸，気海と中極は1～1.5寸，三陰交は1.5寸直刺して，瀉法を施す。また中極，気海は施灸してもよい。

【2】寒凝血瘀による悪露不下

治　　法：温胞散寒，活血化瘀

処 方 例：関元，気衝，地機，三陰交
方　　解：関元に施灸して温陽散寒をはかり，足陽明胃経と衝脈の交会穴である気衝により衝任の調理をはかる。血中の気滞を行気する地機を三陰交に配穴して，活血作用の増強をはかる。
操　　作：関元は1.5寸，気衝は0.5〜1寸直刺し，針灸を併用する。三陰交は1寸，地機は1.5寸直刺し，瀉法を施す。

悪露不下の治法と選穴

症　候	病因病機	治　法	選　穴
悪露不下	気滞血瘀	理気解鬱，気血調和	太衝，気海，中極，三陰交
	寒凝血瘀	温胞散寒，活血化瘀	関元，気衝，地機，三陰交

古今処方例

① 『針灸大成』
　「産後に血塊りて痛むもの：気海，三陰交」
② 『中国針灸処方学』
　「行気活血逐瘀方：気海，中極，三陰交」

その他の療法

【耳針】
選穴：子宮，肝，腎上腺，神門
操作：毎日1回，強刺激を与え30分間置針する。
【中薬】
①気滞血瘀による悪露不下：香艾芎帰飲
②寒凝血瘀による悪露不下：少腹逐瘀湯

参考事項

　悪露は循環の悪い濁性の血液であるため，体内に蓄積すると以下のような種々の疾病の原因となるので，悪露不下の治療は経産婦の健康維持に重要な意義をもつ。
①胞中の血の阻滞は腹痛をおこし，長期に及ぶと癥瘕や臟脹の原因となる。

2. 婦人科

②血瘀が気機を不利にして脈絡を阻滞させると，身体痛をひきおこす。
③悪露が営衛を不通にして陰陽を失調させると，発熱をひきおこす。
④瘀血阻滞が湿を停滞させると，浮腫の原因となる。
⑤血阻気逆して，これが頭部に影響すると頭痛がおこり，神明を逆乱させると血暈，心痛がおこる。胃や肺に上攻すると嘔吐や喘逆がおこる。

59. 悪露不絶

　産後に悪露の流出が20日以上続き，だらだらと絶えないものを，「悪露不絶」または「悪露不尽」という。
　悪露不絶の主な病因病機には次の3つがある。第1は，気虚による固摂機能の低下であり，第2は，邪熱による血熱妄行であり，そして第3は，瘀血の阻滞による悪露の運行障害である。したがって治療も病因病機に応じて，補気摂血，養陰涼血，活血去瘀が主となる。

病因病機

【1】気虚による悪露不絶

　体質が平素から虚弱で正気不足な婦人が，出産で気血を消耗し正気がますます虚弱になったり，または産後の早い時期から仕事を始めたために，労倦により脾気を損傷して気虚下陥になると，衝任不固となり摂血ができず悪露不絶となる。

【2】血熱妄行による悪露不絶

　平素から陰虚体質の婦人が，出産による失血により陰液がいっそう欠乏すると，虚熱が内生する。また産後に辛くて熱い物を飲食し過ぎたり，情志の抑鬱により肝鬱化火になると，実熱が内生する。これらの熱が，衝任脈に影響して血を下行させると，悪露不絶がおこる。

【3】胞脈瘀阻による悪露不絶

　産後に寒邪を感受すると，寒には凝滞の性質があり，血脈が阻滞して瘀血を形成する。また七情が鬱結して，気滞により気機が阻滞しても，瘀血を形成する。このようにして形成さ

れた瘀血が胞脈を阻滞すると，悪露の排泄はスムーズでなくなり，また血は経脈にも帰れないため，悪露不絶がおこる。

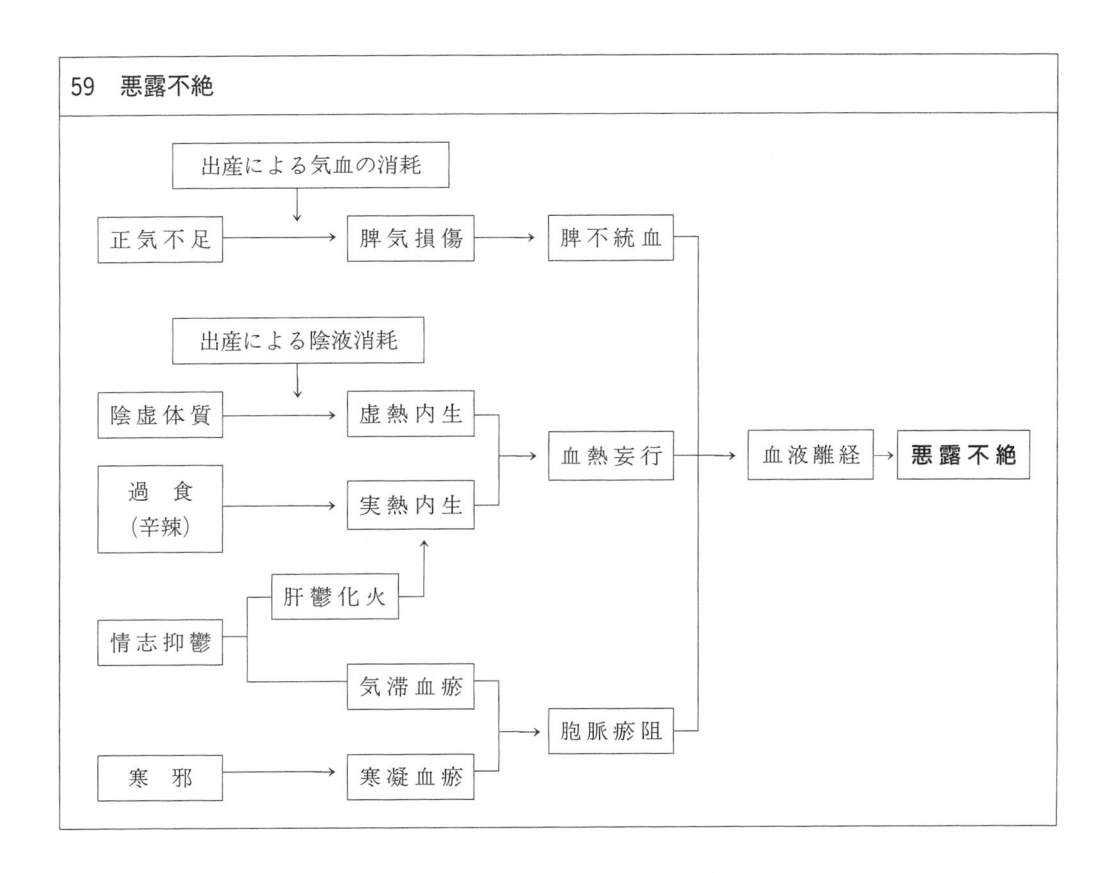

```
59 悪露不絶

          出産による気血の消耗
                ↓
  正気不足 → 脾気損傷 → 脾不統血 ┐
                              │
          出産による陰液消耗    │
                ↓             │
  陰虚体質 → 虚熱内生 ┐         │
                    ├→ 血熱妄行 ┼→ 血液離経 → 悪露不絶
  過食      実熱内生 ┘         │
  (辛辣) →      ↑              │
              肝鬱化火          │
                ↑              │
  情志抑鬱 ┤                    │
          └→ 気滞血瘀 ┐         │
                      ├→ 胞脈瘀阻┘
  寒邪 → 寒凝血瘀 ────┘
```

証 分 類

【1】気虚による悪露不絶

主　　症：悪露がだらだらと絶えず，いつまでも止まらない
　　　　　悪露は多量，淡紅色，稀薄，無臭
随 伴 症：小腹部が無力で下垂感がある，顔色㿠白，精神倦怠，息切れ，懶言，声が小さい，自汗
舌 脈 象：舌質淡，脈緩弱
証候分析：①悪露がだらだらと絶えず，いつまでも止まらない──気虚により衝任不固となり
　　　　　　血を統摂できないとおこる。
　　　　　②悪露は多量，淡紅色，稀薄──気血不足によりおこる。
　　　　　③小腹部が無力で下垂感がある──中気が下陥するとおこる。

④精神倦怠，息切れ，懶言，声が小さい――気虚により全身機能が減退しておこる。
⑤自汗――衛気の不足により肌表を固摂できないとおこる。
⑥舌質淡，顔色㿠白――気虚のため顔面や舌にうまく血が運ばれないとおこる。
⑦脈緩弱――気虚のため血行無力になるとおこる。

【2】血熱妄行による悪露不絶

主　　症：悪露が一定期間を過ぎても止まらない
　　　　　悪露は比較的多量，紫紅色，粘稠，臭味がある
随 伴 症：顔色紅潮，口乾，舌の乾燥，または便秘，小便赤，口唇に瘡が生じる
舌 脈 象：舌質紅，脈細数
証候分析：①悪露不絶，悪露は比較的多量，紫紅色――実熱が衝任脈に影響して血を妄行させるとおこる。
　　　　　②悪露は粘稠で臭味がある――血中の熱毒が陰液に作用するとおこる。
　　　　　③顔色紅潮，口唇に瘡が生じる――熱邪が炎上するとおこる。
　　　　　④口乾，舌の乾燥，便秘，小便赤，脈細――熱邪が津液を損傷するとおこる。
　　　　　⑤舌質紅，脈数――熱証の象である。

【3】胞脈瘀阻による悪露不絶

主　　症：悪露が一定期間を過ぎてもだらだらと出渋ってすっきりしない
　　　　　悪露は少量，紫暗色で血塊を伴う
随 伴 症：小腹部疼痛，拒按，または塊を触れる
舌 脈 象：舌質紫暗色，または瘀斑がある，脈沈弦または濇
証候分析：①少量の悪露が一定期間を過ぎてもだらだらと出渋ってすっきりしない――瘀血が胞脈に阻滞し，悪露の排泄や血の経脈への帰還を障害するとおこる
　　　　　②小腹部疼痛，拒按，または塊を触れる，悪露は紫暗色で血塊を伴う――胞脈に瘀血が停滞して気機の運行が悪くなるとおこる。
　　　　　③舌質紫暗色，または瘀斑がある，脈濇――血瘀の象である。
　　　　　④脈沈弦――裏証で肝気鬱結または疼痛により現れる。

治　療

【1】気虚による悪露不絶

治　　法：補気摂血
処 方 例：関元，足三里，三陰交
方　　解：関元により，先天の気を補い衝任脈の調和をはかる。足三里は補脾益気の要穴で

あり，三陰交は脾経を調和させる要穴であるため，これを配穴して中州の補益，健脾統血をはかる。

操　　作：直刺で1～1.5寸刺入し，補法を施す。置針は20分間行う。温針（灸頭針）を用いてもよい。

【2】血熱妄行による悪露不絶

治　　法：育陰清熱

処方例：気海，中極，血海，中都，陰谷

方　　解：気海，中極を瀉して下焦の熱を清する。血海により血中の熱を清し，中都により疏肝清熱をはかり，陰谷により育陰清熱をはかる。諸穴を配穴して育陰清熱すれば，血熱の妄行は止まり止血できる。

操　　作：直刺で1～1.5寸刺入し，陰谷は補法，それ以外の経穴は瀉法を施す。置針は20分間行う。過度の温法は禁忌である。

【3】胞脈瘀阻による悪露不絶

治　　法：理気，温経，活血

処方例：中極，石門，地機，三陰交

方　　解：中極，石門により衝任脈の調理，活血行瘀をはかり，これに血中の気滞を行気する地機と三陰交を配穴して，活血の作用を増強する。

操　　作：中極，石門は灸を施すか，または直刺で1～1.5寸刺入して温針法を施す。地機，三陰交は直刺で1～1.5寸刺入して，提挿捻転瀉法を施す。

悪露不絶の治法と選穴

症　候	病因病機	治　法	選　穴
悪露不絶	気　虚	補気摂血	関元，足三里，三陰交
	血熱妄行	育陰清熱	気海，中極，血海，中都，陰谷
	胞脈瘀阻	理気，温経，活血	中極，石門，地機，三陰交

古今処方例

① 『針灸資生経』
「気海，中都は悪露止まらざるを治す。」

② 『針灸聚英』

2．婦人科

「産後悪露止まらざるもの，および諸淋注ぐは，気海に灸す。」

その他の療法

【耳針】
選穴：子宮，神門，交感，内分泌，脾，肝，腎，皮質下
操作：毎回2～3穴選択し，毎日1回，中程度の刺激を与える，置針は15～20分間行う。埋没針でもよい。

【中薬】
①気虚による悪露不絶：補中益気湯
②血熱妄行による悪露不絶：保陰煎
③瘀阻胞脈による悪露不絶：生化湯

参考事項

①悪露不絶に対する針灸治療の効果
　悪露不絶に対する針灸治療では，全般にある程度の効果が期待できる。特に血寒による胞脈瘀阻に対する針と灸を併用した治療では，比較的良い効果を得ている。
②生活指導
　産後は，精神の安定に注意し，冷たい飲食物の過剰摂取や労働，房事の過度をさけるようにする。

60. 産後血暈

　分娩後の婦人に頭暈，眩暈が突発し，起坐できなくなったり吐き気がしたり，ひどい場合は昏厥して人事不省となる病症を「産後血暈」という。
　本病症は，平素から気血不足の婦人が，出産による出血過多で気随血脱をおこしたり，または出産時に寒邪を感受し，寒による凝滞により血瘀気逆するとおこる。したがって回陽救逆，補益気血，または温経散寒，行血化瘀が，本病症の治療原則となる。

病因病機

【1】血虚気脱による産後血暈

平素から気血が不足している婦人が，出産時や産後の出血過多により，営陰が下降して気随血脱となり，心神や清竅が養われなくなると昏厥がおこる。

【2】寒凝血瘀による産後血暈

出産時や産後に寒邪を感受し，胞脈が凝滞して悪露不下になると，血瘀気逆となって突き上げ，心神や清竅に影響すると本病症がおこる。

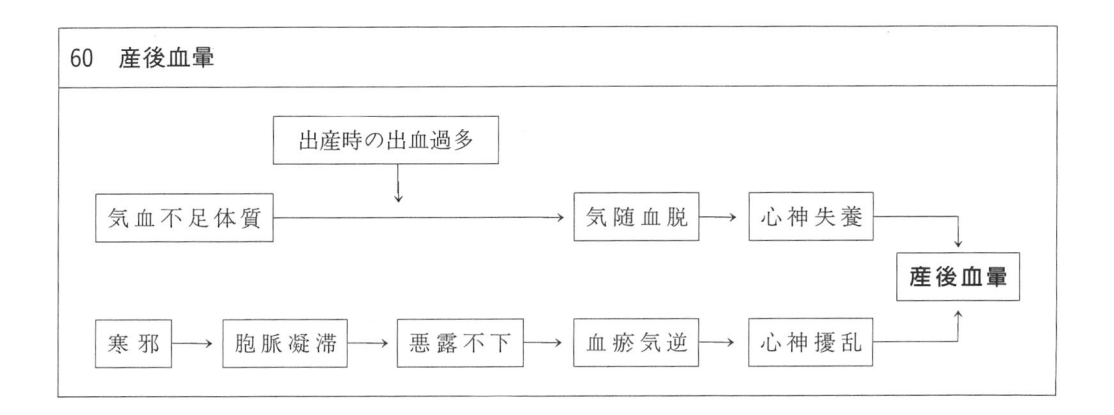

```
60　産後血暈

                    出産時の出血過多
                          ↓
  気血不足体質 ────────→ 気随血脱 → 心神失養 ┐
                                              ├→ 産後血暈
  寒邪 → 胞脈凝滞 → 悪露不下 → 血瘀気逆 → 心神擾乱 ┘
```

証分類

【1】血虚気脱による産後血暈

主　　症：産後の出血過多で突然眩暈がおこり，ひどい場合は人事不省となる
随伴症：顔色蒼白，ひどい場合は四肢厥逆，冷汗が出る
舌脈象：舌質淡，六脈微細または浮大にして虚
証候分析：①突然眩暈がおこる，人事不省──出血に伴い気が外脱して（気随血脱），心神や清竅を養えなくなるとおこる。
　　　　　②顔色蒼白，四肢厥逆，冷汗が出る──陽気が外脱して温煦不足になるとおこる。
　　　　　③舌質淡，六脈微細または浮大にして虚──気血不足の象である。

【2】寒凝血瘀による産後血暈

主　　症：産後に悪露が排泄しなかったり，または排泄量が非常に少ないと，突然昏厥し人

2. 婦人科

　　　　　事不省となる
随伴症：小腹部の疼痛，拒按，心下急満，気喘，呼吸頻数，両手を硬く握り締める，牙関緊急，顔色紫暗
舌脈象：口唇や舌質は紫暗，脈濇または沈弦
証候分析：①突然昏厥し人事不省となる——気血凝滞により悪露不下となり，気機が逆乱して清竅や心神を影響するとおこる。
　　　　　②小腹部の疼痛，拒按，心下急満——血瘀によって経脈が阻滞するとおこる。
　　　　　③気喘，呼吸頻数——気機の逆乱により肺気が上逆するとおこる。
　　　　　④両手を硬く握り締める，牙関緊急——寒実閉証の象である。
　　　　　⑤顔色紫暗——寒証または血瘀により現れる。
　　　　　⑥口唇や舌質は紫暗，脈濇——血瘀の象である。
　　　　　⑦脈沈弦——寒証または痛証により現れる。

治療

【1】血虚気脱による産後血暈

治　法：回陽救逆，益気養血
処方例：関元，気海，足三里，三陰交
方　解：関元，気海は元気の根源であり，一身の陰を主る任脈上の要穴であるため，これに施灸し陰中求陽により回陽救逆をはかる。足三里，三陰交により健脾益胃をはかり益気養血を促す。
操　作：関元と気海は1.5寸，足三里は1.5〜2寸，三陰交は1寸，それぞれ直刺し，補法を施すか，または針と灸を併用する。灸法だけ単独で用いてもよい。

【2】寒凝血瘀による産後血暈

治　法：温経散寒，活血去瘀
処方例：中極，陰交，三陰交，公孫，支溝
方　解：任脈上の経穴で胞宮の近位部にある中極と陰交に施灸して温経散寒をはかる。衝脈と交会している公孫に三陰交を配穴して瀉法を施し，導血下行，平衝降逆をはかる。以上の経穴に三焦の気機を疏通する支溝を配穴すると，瘀滞を改善し，営衛を疏通し，筋脈を滋養することができる。
操　作：中極，陰交は灸法を施す。三陰交，公孫，支溝は直刺で1寸刺入し，瀉法を施す。

産後血暈の治法と選穴

症候	病因病機	治法	選穴
産後血暈	血虚気脱	回陽救逆, 益気養血	関元, 気海, 足三里, 三陰交
	寒凝血瘀	温経散寒, 活血去瘀	中極, 陰交, 三陰交, 公孫, 支溝

古今処方例

① 『針灸大成』
　「産後血暈して人を識らざるもの：支溝, 三里, 三陰交」
② 『中国針灸処方学』
　「補気益血, 回陽定暈方：人中, 百会, 内関, 三陰交, 足三里, 気海」

その他の療法

【耳針】
選穴：神門, 交感, 肝, 子宮
操作：強刺激で間歇的に運針し, 1～2時間置針する。
【中薬】
①血虚気脱による産後血暈：独参湯, 参附湯
②寒凝血瘀による産後血暈：生化湯

参考事項

　本病症の多くは, 産後の大量出血によりおこるが, 処理が不適切であると生命の危険にかかわるので, 充分な注意が必要である。したがって, 救急処置によりショックを防止するとともに, 現代医学による原因究明も行なって, 迅速に止血をはかる必要がある。

61. 産後腹痛

　分娩後におこる小腹部の疼痛を，「産後腹痛」または「児枕痛」という。本病症は，悪露不下または産褥感染などによく出現する。
　本病症は，血虚で胞脈が滋養できなかったり，寒邪の侵襲を受けたり，気滞血瘀により胞脈瘀阻となったりすることによりおこる。したがってその治療原則は気血の補益，温経散寒，行気化瘀が主となる。

病因病機

【1】血虚による産後腹痛

　出産時や出産後，出血が過度で衝任脈が空虚となって胞脈を滋養できなかったり，気随血脱により血少気衰となり運行力が低下して血行が停滞すると，血虚による腹痛がおこる。

【2】寒凝による産後腹痛

　出産により胞脈が空虚になっているところに寒邪が侵入して気血が凝滞し，これが胞脈に阻滞すると腹痛がおこる。

【3】血瘀による産後腹痛

　産後に悪露の排泄が不十分であったり，または七情が鬱結して気機が阻滞し，血行不利となると血瘀が形成されて腹痛がおこる。

証分類

【1】血虚による産後腹痛

主　　症：小腹部の隠痛，腹部は力がなく喜按
随伴症：悪露は少量で淡色，頭暈，耳鳴り，顔色晄白，心悸，息切れ，大便燥結
舌脈象：舌質淡，舌苔薄白，脈細数
証候分析：①小腹部の隠痛，腹部は力がなく喜按——血虚により胞脈を滋養できなかったり，血少気衰により運行力が低下し血行が停滞するとおこる。

61 産後腹痛

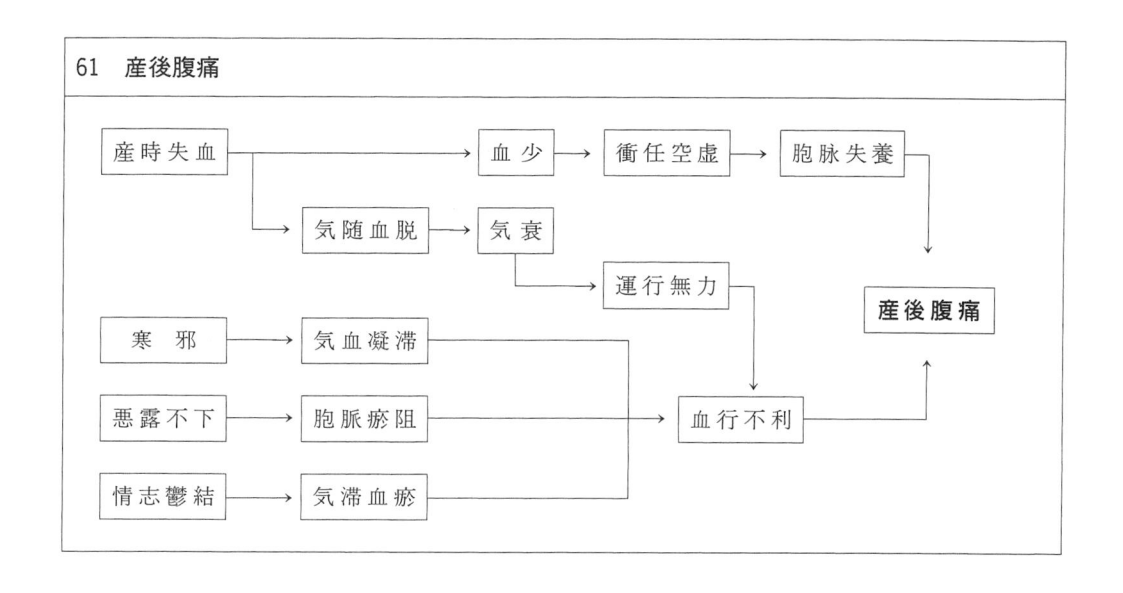

```
産時失血 ─┬─→ 血少 → 衝任空虚 → 胞脉失養 ─┐
         └→ 気随血脱 → 気衰                  │
                        └→ 運行無力 ─┐       │
                                      │       ↓
寒 邪 → 気血凝滞 ──────────────┐     │   産後腹痛
悪露不下 → 胞脉瘀阻 ──────────┼→ 血行不利 ↑
情志鬱結 → 気滞血瘀 ──────────┘
```

　②悪露は少量で淡色──血虚で胞脉が空虚になるとおこる。
　③頭暈，耳鳴り，顔色㿠白，舌質淡──気血が不足して頭顔面部を栄養できないとおこる。
　④心悸，息切れ──気血が不足して心を栄養できないとおこる。
　⑤大便燥結──津血が不足して腸道を潤せないとおこる。
　⑥脈細数──陰血が不足すると脈細となり，虚熱が生じると脈細数となる。

【2】寒凝による産後腹痛

主　　症：小腹部の冷痛，拒按，寒がり
随 伴 症：顔色青白，四肢不温，疼痛が激しいと悪心する
舌 脈 象：舌質暗淡，舌苔白滑，脈沈緊
証候分析：①小腹部の冷痛，拒按，寒がり──寒邪が気血を凝滞して胞脉を阻滞させるとおこる。
　　　　　②顔色青白，四肢不温──寒凝血瘀により陽気が閉塞して外に達しないとおこる。
　　　　　③疼痛が激しいと悪心する──胞脉が阻滞して衝気が上逆するとおこる。
　　　　　④舌質暗淡──血瘀の象である。
　　　　　⑤舌苔白滑，脈沈緊──寒湿内盛の象である。

【3】血瘀による産後腹痛

主　　症：小腹部の刺痛，気滞血瘀によるものは脹痛し痛みが胸肋部に達する，拒按，または塊を触れる
随 伴 症：悪露は排泄がスムーズでなく少量，紫暗色で血塊を伴う

舌 脈 象：舌質紫暗色，または瘀斑がある，舌苔白または微黄，脈沈弦または濇
証候分析：①小腹部の刺痛，拒按，または塊を触れる——胞脈の瘀滞によりおこる。
　　　　　②悪露は排泄がスムーズでなく少量，紫暗色で血塊を伴う——気血が瘀滞して胞脈の疏通が悪くなるとおこる。
　　　　　③舌質紫暗色または瘀斑，脈濇——血瘀の象である。
　　　　　④舌苔白または微黄——舌苔微黄は肝鬱化火の象であり，熱化していなければ舌苔白となる。
　　　　　⑤脈沈弦——肝鬱または疼痛の象である。

治療

【1】血虚による産後腹痛

治　　法：補血益気，調理衝任
処方例：関元，気海，膈兪，足三里，三陰交
方　　解：関元，気海に血会である膈兪を配穴して，気血の補益，衝任の調理をはかり，足三里，三陰交により生化の源である脾胃を調補する。
操　　作：関元，気海，足三里，三陰交は直刺で1～1.5寸刺入し，膈兪には内斜刺で0.5～1寸刺入し，それぞれ補法を施す。関元，気海，足三里は灸法を用いてもよい。

【2】寒凝による産後腹痛

治　　法：助陽散寒，温通胞脈
処方例：関元，気海，腎兪，三陰交
方　　解：関元，腎兪に灸を施して助陽散寒をはかり，気海，三陰交に瀉法を施して調気活血を促す。これらの配穴により胞脈の温通効果を増強する。
操　　作：気海，三陰交は直刺で1～1.5寸刺入し，瀉法を施す。関元，腎兪は灸を施す。

【3】血瘀による産後腹痛

治　　法：行気化瘀，通絡止痛
処方例：中極，帰来，膈兪，血海，太衝
方　　解：胞宮の近位部にある中極，帰来により胞脈の行気化瘀をはかり，太衝により疏肝理気をはかる。また膈兪，血海により活血通絡をはかる。
操　　作：太衝は1寸，中極，帰来，血海は1～1.5寸直刺し，膈兪は内斜刺で0.5～1寸刺入し，それぞれ瀉法を施す。中極，膈兪は灸法を用いてもよい。

産後腹痛の治法と選穴

症候	病因病機	治法	選穴
産後腹痛	気虚	補血益気，調理衝任	関元，気海，膈兪，足三里，三陰交
	寒凝	助陽散寒，温通胞脈	関元，気海，腎兪，三陰交
	血瘀	行気化瘀，通絡止痛	中極，帰来，膈兪，血海，太衝

古今処方例

① 『針灸集成』
「産後に腹痛するは，気海に百壮。」
② 『針灸臨床経験輯要』
「産後の宮縮痛：中極，三陰交。疼痛のはげしいものは，強刺激の抑制手法を用いる。置針は1～2時間以上に延長してよい。」

その他の療法

【耳針】
選穴：子宮，肝，腎，神門，内分泌，腎上腺
操作：毎回2～3穴を選穴し，毎日1回，中程度の刺激を与える，置針は15～20分間行う。埋没針でもよい。

【中薬】
①気虚による産後腹痛：腸寧湯
②寒凝による産後腹痛：当帰建中湯
③血瘀による産後腹痛：生化湯

参考事項

①生活指導
　産後腹痛の患者には，生活面での注意が必要であり，身体を冷やさないように注意させ，冷たい飲食物の過剰摂取や精神の過剰刺激を回避させる。
②注意事項
　本病症に産褥感染を併発している患者には，病状に応じて消炎，退熱などの方法を適宜に用い，総合的に治療しなければならない。

62. 乳少

　産後,乳汁分泌が非常に少なかったり全く分泌しないものを,「乳少」または「缺乳」という。
　産後に気血が不足した婦人に出現するだけでなく,授乳期にも出現することがある。その病理機序の多くは,身体虚弱による気血の生化不足であるか,または肝気鬱結による乳汁の阻滞にある。したがって本病症の治療原則は,虚証では補血益気,実証では疏肝解鬱が主となる。

病因病機

【1】気血両虚による乳少

　乳汁は血が化生したものであり,気によって運行される。したがって平素から気血生化の源である脾胃が虚していたり,分娩時や産後の出血過多で気随血脱となり気血が不足すると,乳汁の生成に影響し乳少がおこる。

【2】肝鬱気滞による乳少

　産後に情志が抑鬱して条達が悪くなると,気機が滞って経脈の運行不利がおこる。そのために乳汁の分泌が阻害されると,乳少がおこる。

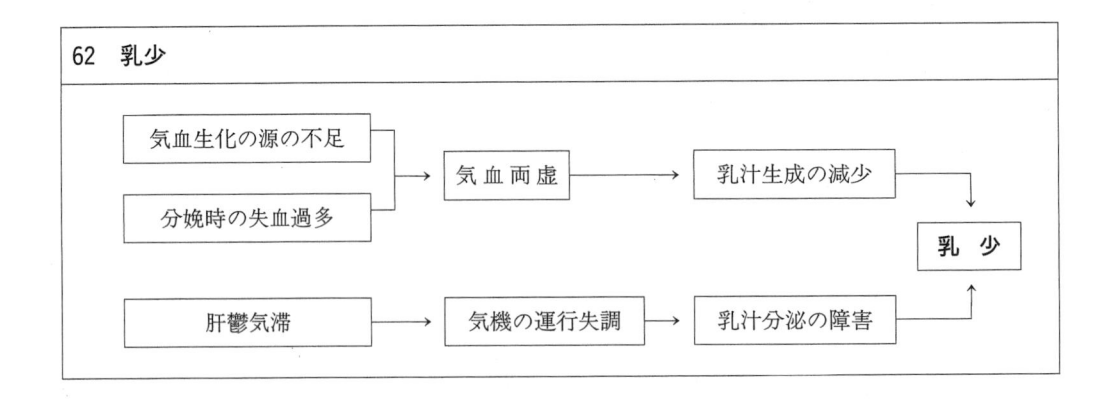

```
62 乳少

 気血生化の源の不足 ┐
                    ├→ 気血両虚 → 乳汁生成の減少 ┐
 分娩時の失血過多   ┘                              ├→ 乳少
                                                    │
 肝鬱気滞 → 気機の運行失調 → 乳汁分泌の障害 ──────┘
```

証分類

【1】気血両虚による乳少

主　　症：産後に乳汁が分泌しない，または分泌量が非常に少ない
随 伴 症：顔色蒼白，皮膚の乾燥，食欲減退，大便溏薄，乳房の脹痛感はない
舌 脈 象：舌質淡，無苔，脈虚細
証候分析：①乳汁が分泌しない，または分泌量が非常に少ない——気血両虚により乳汁の生成が不足するとおこる。
　　　　　②皮膚の乾燥——血虚のために肌膚を潤せないとおこる。
　　　　　③顔色蒼白,舌質淡,無苔——気血が不足して顔面部をうまく栄養できないとおこる。
　　　　　④食欲減退，大便溏薄——脾胃虚弱により運化機能が減退するとおこる。
　　　　　⑤脈虚細——気血両虚の象である。

【2】肝鬱気滞による乳少

主　　症：産後に乳汁が分泌せず，乳房は脹満して痛む
随 伴 症：身体発熱，精神抑鬱，胸脇部の不快感，胃脘部の脹満，食欲減退
舌 脈 象：舌苔薄黄，脈弦
証候分析：①乳汁が分泌せず，乳房は脹満して痛む——肝気が鬱滞して気機の運行が失調するとおこる。
　　　　　②身体発熱，舌苔薄黄——気鬱化火によりおこる。
　　　　　③胸脇部の不快感，脈弦——肝気鬱結によりおこる。
　　　　　④胃脘部の脹満，食欲減退——肝気が横逆し脾胃を損傷するとおこる。

治療

【1】気血両虚による乳少

治　　法：益気，補血，通乳
処 方 例：膻中，乳根，脾兪，足三里
　　　　　①食少，大便溏薄には中脘，天枢を加える。
　　　　　②失血過多には肝兪，膈兪を加える。
方　　解：脾兪，足三里で健脾益胃をはかり益気補血を促す。乳房は足陽明胃経の循行上にあるので，乳根により陽明の経気を疏通して通乳をはかり，さらに気会である膻中により調気し，催乳を促す。
　　　　　食少，大便溏薄には中脘，天枢を配穴して補気健脾を強化し，失血過多には肝兪，膈兪を配穴して補血を促す。

2. 婦人科

操　　作：膻中は下方または患側の乳頭に向けて，平刺で1寸刺入し，乳根は乳頭へ向けて，斜刺で1寸刺入する。また脾兪と足三里は直刺で1〜1.5寸刺入する。補法を施し，10〜20分間置針する。

【2】肝鬱気滞による乳少

治　　法：疏肝解鬱，通乳
処方例：膻中，乳根，少沢，内関，太衝
　　　　①胸脇部の脹痛には期門を加える。
　　　　②胃脘部の脹満には中脘，足三里を加える。
方　　解：膻中，乳根により調気通絡をはかり催乳を促し，内関，太衝により疏肝解鬱，寛胸理気をはかる。少沢は経験的に通乳効果の高い経穴である。諸穴を配穴すると理気通乳の効果が期待できる。
　　　　胸脇部の脹痛には期門を配穴して，胸脇部の理気通絡を促し，胃脘部の脹満には中脘，足三里を配穴して，脾胃の昇降を調和する。
操　　作：膻中，乳根の刺法は【1】と同様である。少沢は斜刺で0.2寸刺入し，少量の出血をさせてもかまわない。内関，太衝は直刺で1寸刺入し，瀉法を施す。20分間置針する。

乳少の治法と選穴

症　候	病因病機	治　法	選　穴
乳少	気血両虚	益気補血通乳	膻中，乳根，脾兪，足三里
	肝鬱気滞	疏肝解鬱通乳	膻中，乳根，少沢，内関，太衝

古今処方例

①『針灸甲乙経』
「乳難は，太衝および復溜これを主る。」
②『千金翼方』
「婦人の無乳の法，初めに針すること両手の小指外側爪甲の近くに深さ1分，両手の腋門に深さ3分，両手の天井に深さ6分」
③『針灸大成』
「婦人の無乳，少沢，合谷，膻中」

その他の療法

【耳針】
選穴：胸区，内分泌，肝，腎
操作：毫針で中程度の刺激を与える。1日1回治療し，10分間置針する。
【中薬】
①気血両虚による乳少：通乳丹
②寒凝血瘀による乳少：下乳湧泉散

参考事項

①注意事項
　乳少に対する針治療の効果は良好であり，一般に3～5回の治療で効果が現れるが，治療をより確実なものにするためには，隔日に1回，2週間を1クールとして治療するとよい。
②生活指導
　気血虚弱の患者には栄養の補給に注意させ，魚のスープや豚足（豚の蹄）などの乳汁分泌を促す食物を摂取させる。肝鬱気滞の患者には，精神的なリラックスをはかることにより，治療効果の向上に努める。

63. 陰痒

　婦女の陰道内または外陰部に瘙痒がおこり，ひどい場合は痛みと痒みが同時におこったり，または黄色い液体が流出する病症を，「陰痒」または「陰内瘙痒」という。
　本病症は，肝経の鬱熱が湿を伴って下注したり，不衛生による病原菌の感染，または肝腎不足のため精血が不足して生風化燥することが原因となっておこる。したがって本病症の治療原則は，清熱利湿または滋陰養血が主となる。

病因病機

【1】肝経湿熱による陰痒

　油ものや甘いものを過食し脾虚湿盛となっている人が，情志の抑鬱を受けて肝鬱化火となり，湿熱が下焦に注いで蘊結すると本病証がおこる。また衛生に不注意で病原菌に感染し，陰道内で細菌が繁殖すると瘙痒がおこる。

【2】肝腎陰虚による陰痒

　肝腎虚損により精血が不足したり，または慢性疾患により陰血が不足すると，陰戸（女性器）は潤いを失い，化燥生風による瘙痒がおこる。

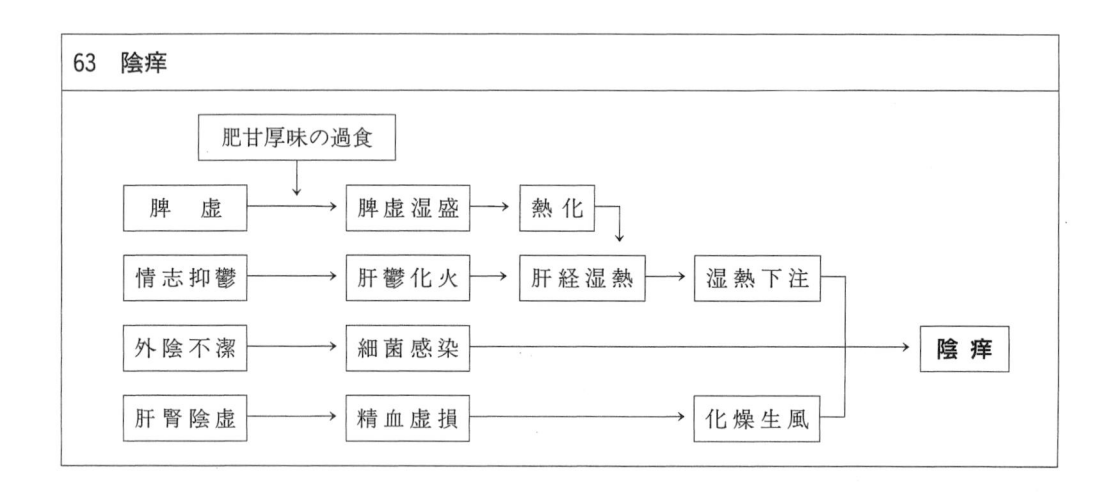

```
63 陰痒

                 肥甘厚味の過食
                      ↓
  脾　虚  →  脾虚湿盛  →  熱化
                              ↓
  情志抑鬱 → 肝鬱化火  →  肝経湿熱  →  湿熱下注
                                              ┐
  外陰不潔 → 細菌感染  ─────────────→    陰痒
                                              ┘
  肝腎陰虚 → 精血虚損  ─────→  化燥生風
```

証分類

【1】肝経湿熱による陰痒

主　　訴：外陰部の瘙痒，または瘙痒と疼痛
随 伴 症：帯下の量は多く，色は白色または黄色で臭気がある，心煩，不眠，胸悶，口が苦く粘る，尿黄
舌脈象：舌苔黄膩，脈弦数
症候分析：①外陰部の瘙痒，または瘙痒と疼痛——湿熱が下焦に下注し蘊結するとおこる。
　　　　　②帯下の量は多く，色は白色または黄色で臭気がある——下焦に下注した湿熱が衝帯脈を損傷するとおこる。
　　　　　③心煩，不眠——熱が心経におよぶとおこる。

④口が苦く粘る，胸悶——湿熱が中焦に阻滞するとおこる。
　　　⑤舌苔黄膩，脈弦数——肝経湿熱の象である。

【2】肝腎陰虚による陰痒

主　　症：陰部は乾燥し灼熱感があり瘙痒する
随 伴 症：帯下は少量で色は黄色，五心煩熱，時々発熱して汗が出る，頭暈，目眩，耳鳴り，腰や膝のだるさ，口乾
舌脈象：舌質紅，舌苔少，脈細数無力
症候分析：①陰部は乾燥し灼熱感があり瘙痒する——精血不足により血虚生風となり化燥するとおこる。
　　　②帯下は少量で色は黄色——腎虚により帯脈の約束機能が失調し，さらに陰虚内熱があるとおこる。
　　　③五心煩熱，時々発熱して汗が出る，口乾——陰虚により虚火が生じるとおこる。
　　　④頭暈，目眩，耳鳴り——精血が不足し清竅を栄養できないとおこる。
　　　⑤腰や膝のだるさ——腎虚のため骨髄が栄養されないとおこる。
　　　⑥舌質紅，舌苔少，脈細数無力——陰虚内熱の象である。

治　療

【1】肝経湿熱による陰痒

治　　法：疏肝清熱，利湿止痒
処 方 例：蠡溝，曲泉，陰廉，曲骨
　　　　　湿濁が強い場合は陰陵泉，豊隆を加える。
方　　解：蠡溝により疏肝清熱をはかり陰廉と合穴である曲泉により清熱，去湿，止帯をはかる。蠡溝は経験的に陰痒治療の特効穴とされている。さらに局部の曲骨に瀉法を施し，陰部の止痒を助ける。
　　　　　湿濁が強い場合は，陰陵泉により健脾去湿をはかり豊隆により陽明経の燥湿をはかる。
操　　作：蠡溝は針尖を上方に向け斜刺で2寸刺入して瀉法を施し，針感を大腿内側に放散させる。曲泉は直刺し，陰廉は直刺またはやや内側上方に向けて斜刺し瀉法を施す。曲骨は直刺し，平瀉平補法を施す。
　　　　　置針は20〜30分間とする。

【2】肝腎陰虚による陰痒

治　　法：滋陰清熱，養血止痒

2．婦人科

処 方 例：蠡溝，中極，血海，三陰交
方　　解：蠡溝により疏肝清熱をはかり，任脈に属し膀胱の募穴である中極により，下焦の湿熱を清利する。これに血海，三陰交を配穴して清熱滋陰養血をはかり止痒を促す。
操　　作：蠡溝の操作は【1】に同じ。中極は針尖を下方に向けて斜刺で2～3寸刺入し瀉法を施す。血海，三陰交は直刺で1～1.5寸刺入し，補法を施す。置針は20～30分間とする。

陰痒の治法と選穴

症候	病因病機	治法	選穴
陰痒	肝経湿熱	疏肝清熱，利湿止痒	蠡溝，曲泉，陰廉，曲骨
	肝腎陰虚	滋陰清熱，養血止痒	蠡溝，中極，血海，三陰交

古今処方例

① 『針灸甲乙経』
「女子の少腹寒に苦しみ，陰の痒み痛みに及び，経閉じて通ぜざるは，中極これを主る。」
② 『神灸経綸』
「陰挺痒痛：少府，曲泉」

その他の療法

【耳針】
選穴：神門，脾，肝，卵巣，外生殖器
操作：毎回2～3穴選穴し，毎日1回，強刺激を与える。置針は15～30分間おこなう。埋没針でもよい。

【中薬】
①肝経湿熱による陰痒：萆薢滲湿湯，竜胆瀉肝湯
②肝腎陰虚による陰痒：知柏地黄湯
また蛇床子の煮汁で洗浄してもよい。

参考事項

①生活指導

患者には衛生面に注意させ，感染を予防する。また油っこい物や甘い物，辛くて熱い物の過剰摂取，または情志の過剰刺激を回避させ，湿熱が発生しないようにする。

②注意事項

感染症の患者には，病状に応じて消炎，退熱などの方法を適宜用いて，総合的に治療しなければならない。

64. 不孕

　結婚して3年以上たつ婦女で，男性の生殖機能が正常であり，避妊もしていないのに妊娠しなかったり，または一度妊娠した経験はあるが，それ以後数年間妊娠しないものを，「不孕」という。古典では妊娠経験の有無によって区別しており，妊娠経験のないものを「全不産」(『千金要方』)または「無子」(『脈経』)といい，妊娠経験のあるものを「断緒」(『千金要方』)という。

　本病の主な病理機序は，先天的な染色体異常などを除くと，多くは腎気不足または衝任脈の気血不足である。これは次のような受胎の生理機序にもとづいている。腎気が旺盛となり真陰が充足し，任脈が通じ衝脈が旺盛になると正常に月経が来潮する。このような場合，男子の精と結合すると受胎できるとしている。したがって腎虚や血虚で衝任脈を滋養できないと，腎精を統摂して受胎することができなくなる。また胞脈が寒凝したり，痰瘀が衝任脈を阻滞させても，受胎不能となる。

　本病の治療原則は，虚証に対しては温腎補肝，益気養血により衝任を補養し，実証に対しては化痰除湿，疏肝解鬱により気血の調節をはかる。

病因病機

【1】腎虚による不孕

　多くは先天的に虚弱で腎気が不足していたり，または房事不節により精血を消耗し，腎陽

を損傷して温煦作用が失調すると，衝任脈の経気が衰退して胞脈は栄養されず，腎精を統摂して妊娠することができなくなる。

【2】血虚による不孕

体質が虚弱で陰血が不足していたり，脾胃が虚弱で気血を生化できなかったり，または血や津液を消耗すると，衝任脈が空虚となり，腎精を統摂して妊娠することができなくなる。

【3】胞寒による不孕

月経期間中は胞宮が開いており，この時期に房事を行うと気血を損傷して風寒を受けやすくなり，風寒は容易に胞中に侵入する。また真陽不足で命門の火が衰弱していると水陰を気化できず，胞中に寒湿が下注する。以上のように外寒，内寒を問わず，寒邪が胞宮を凝滞させると不妊となる。

【4】痰瘀互結による不孕

肥満体質の人または油物や味の濃い食べ物を好む人は，痰湿が内生して気機の運行が悪くなりやすい。また情志が抑鬱して肝気鬱結となり，疏泄が失調すると気血不和になる。このような人は痰湿と血瘀が相互に阻滞して，胞宮を閉塞すると受胎不能となる。

証分類

【1】腎虚による不孕

主　　症：結婚後妊娠しない
随 伴 症：月経不順（経遅），経量は少ない，経色は淡暗，精神疲労，腰や膝のだるさ，頭暈，耳鳴り
舌脈象：舌苔白，脈沈
証候分析：①経遅，経量は少ない，経色は淡暗——精血が不足し血海が充足せず，腎気が衝任脈を温煦できないとおこる。
②精神疲労，頭暈，耳鳴り——精血が不足して脳髄を養えないとおこる。
③腰や膝のだるさ——腎虚で腰府を養えないとおこる。
④舌苔白，脈沈——腎気不足の象である。

【2】血虚による不孕

主　　症：結婚後妊娠しない
随 伴 症：月経後期，経量は少ない，経色は淡，顔色萎黄，身体衰弱，精神疲労，倦怠，頭暈，目眩

64 不孕

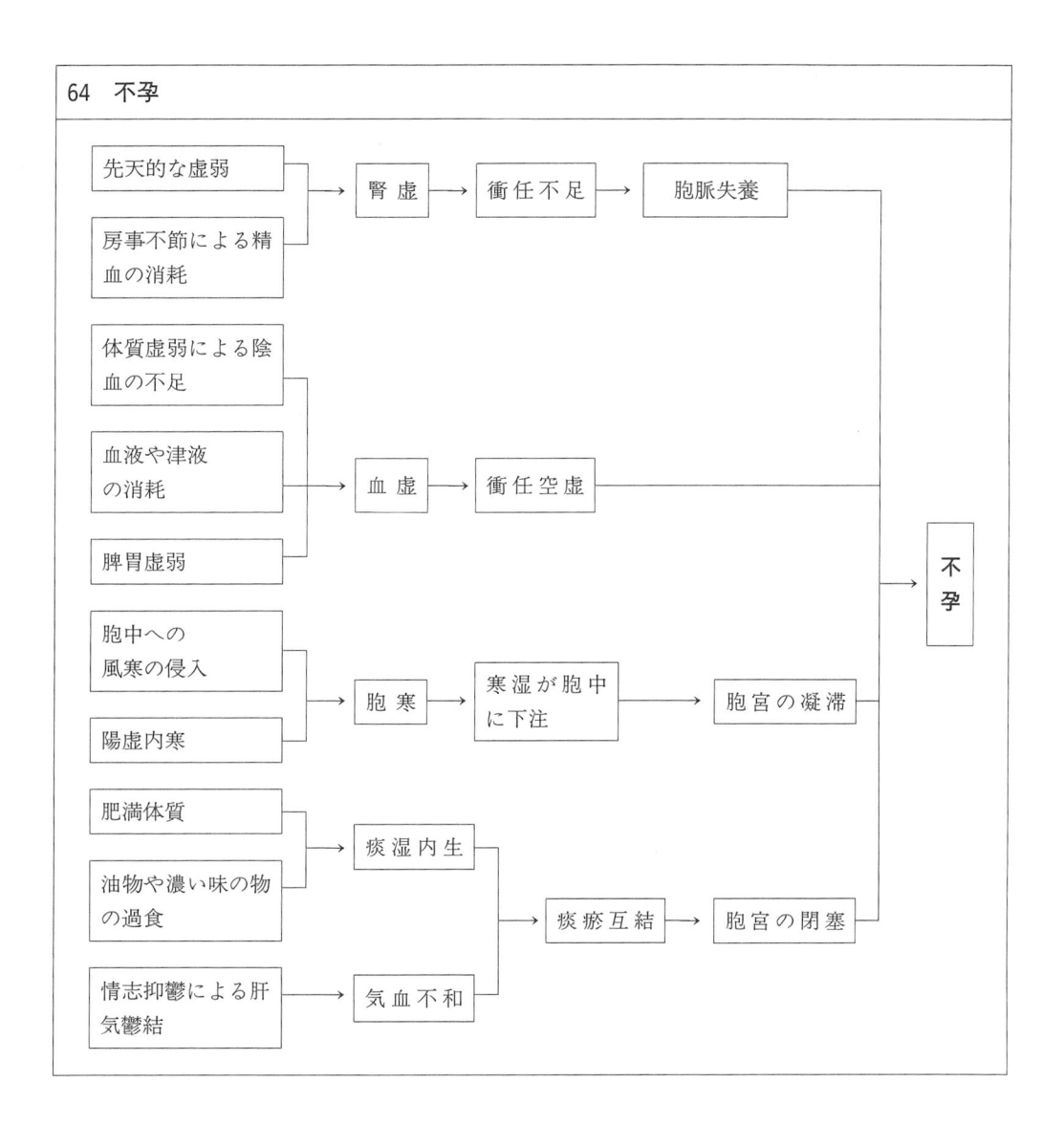

```
先天的な虚弱 ┐
        ├→ 腎虚 → 衝任不足 → 胞脈失養 ┐
房事不節による精          │
血の消耗   ┘          │
                      │
体質虚弱による陰 ┐        │
血の不足    │        │
        │        │
血液や津液   ├→ 血虚 → 衝任空虚 ────────┤
の消耗     │                  │
        │                  ├→ 不孕
脾胃虚弱    ┘                  │
                      │
胞中への    ┐                  │
風寒の侵入   ├→ 胞寒 → 寒湿が胞中 → 胞宮の凝滞 ┤
        │      に下注        │
陽虚内寒    ┘                  │
                      │
肥満体質    ┐                  │
        ├→ 痰湿内生 ┐          │
油物や濃い味の物│      ├→ 痰瘀互結 → 胞宮の閉塞┘
の過食     ┘      │
              │
情志抑鬱による肝 → 気血不和 ┘
気鬱結
```

舌脈象：舌質淡，舌苔薄，脈細

症候分析：①月経後期，経量は少ない，経色は淡——血虚で経血が不足するとおこる。

②顔色萎黄，身体衰弱，精神疲労，倦怠——脾胃が虚弱で気血を生化できないとおこる。

③頭暈，目眩——血が不足し頭目を滋養できないとおこる。

④舌質淡，舌苔薄，脈細——血虚の象である。

【3】胞寒による不妊

主　　訴：結婚後妊娠しない，または出産経験があっても第2子を妊娠しない

随 伴 症：月経後期，経質は稀薄，経色は暗紫色，小腹部の冷痛，寒がり，四肢の冷え，または腰や膝のだるさ，小便清長

舌 脈 象：舌質淡，舌苔薄，脈沈遅

症候分析：①月経後期，経質は稀薄，経色は暗紫色，小腹部の冷痛——外寒または陽虚内寒により，胞宮が凝滞するとおこる。

②寒がり，四肢の冷え，腰や膝のだるさ，小便清長，脈沈遅——腎陽虚弱により温煦が不足するとおこる。

③舌質淡，舌苔薄——寒の象である。

【4】痰瘀互結による不妊

主　　症：結婚後妊娠しない，または出産経験があっても第2子を妊娠しない

随 伴 症：月経後期（肝気鬱結では前後不定期の場合もある），月経が滞りスムーズに来潮しない，経質は粘稠で血塊が混じる，帯下は白色で量が多く粘稠，胸脇部の脹満感，煩躁，怒りっぽい，または肥満，頭暈，心悸，腹痛拒按

舌 脈 象：舌質暗紫色または瘀斑がある，舌苔白膩，脈滑または濇

症候分析：①月経後期，月経が滞りスムーズに来潮しない，経質は粘稠で血塊が混じる，腹痛拒按——血瘀内阻によりおこる。

②胸脇部の脹満感，煩躁，怒りっぽい——肝気が鬱結し，さらに化火するとおこる。

③帯下は白色で量が多く粘稠，肥満，頭暈，心悸，舌苔白膩，脈滑——痰濁内阻によりおこる。

④舌質暗紫色または瘀斑，脈濇——血瘀の象である。

治　療

【1】腎虚による不妊

治　　法：補益腎気，調理衝任

処 方 例：腎兪，気穴，然谷

方　　解：腎兪，気穴，然谷を配穴して腎気の補益をはかり，精血を充足させて衝任を調理する。

操　　作：腎兪は直刺で1.5寸，気穴と然谷は直刺で1寸刺入して補法を施し，30分間置針する。陽虚の場合は灸頭針や灸法を併用してもよい。

【2】血虚による不妊

治　　法：補益精血，調理衝任

処 方 例：関元，気戸，子宮，三陰交，足三里
　　　　　①血虚発熱には血海を加える。
　　　　　②頭暈，心悸には百会，神門を加える。

方　　解：任脈と足の三陰経の交会穴である関元により精血の補益をはかり，三陰交と足三里により気血生化の源を調節する。気戸と子宮は経験により得られた不妊治療の要穴である。また血虚発熱がみられるものには血海を配穴して清熱涼血をはかり，頭暈，心悸がみられるものには百会，神門を配穴して補血養心をはかる。

操　　作：諸穴に直刺で1～1.5寸刺入して補法を施し，30分間置針する。

【3】胞寒による不妊

治　　法：暖宮散寒

処 方 例：陰交，曲骨，命門，気海
　　　　　①月経後期には天枢，帰来を加える。
　　　　　②腰や膝のだるさには腎兪，腰眼を加える。

方　　解：局部の任脈穴である陰交，曲骨に命門を配穴して暖宮散寒をはかり，さらに気海に施灸し，壮陽をはかって暖宮散寒を強化する。また月経後期には天枢，帰来を配穴して，胞脈の調気をはかり，腰や膝のだるさには腎兪，腰眼を配穴して壮陽温腎，壮筋壮骨をはかる。

操　　作：諸穴に直刺で1～1.5寸刺入して補法を施し，30分間置針する。灸法や温針を施してもよい。

【4】痰瘀互結による不妊

治　　法：化痰行瘀

処 方 例：中極，気衝，四満，三陰交，豊隆
　　　　　①経行不利には地機を加える。
　　　　　②胸脇部の脹満感には太衝，内関を加える。
　　　　　③白帯の量が多い者には次髎を加える。
　　　　　④腹痛，嘔悪には石関を加える。

方　　解：中極で任脈を通経し，足陽明胃経には気衝，足少陰腎経には四満を用いてそれぞれ通経し，3穴の配穴により衝任脈の調節をはかる。さらに三陰交により和血化瘀をはかり，豊隆により健脾化痰をはかると，諸穴の配穴によって理気化痰，通経行瘀を促すことができる。

　　　　　経行不利には地機を加えて理血を促し，胸脇部の脹満感には太衝，内関を加えて疏肝理気をはかる。白帯の量が多いものには，帯下疾患の常用穴である次髎を加

え，胞中の瘀血が上衝して起こる腹痛には，石関を加えて理気活血，散結止痛をはかる。

操　作：諸穴に直刺で1〜1.5寸刺入して，瀉法を施し，置針を20分間行う。

不孕の治法と選穴

症　候	病因病機	治　法	選　穴
不孕	腎　虚	補益腎気，調理衝任	腎兪，気穴，然谷
	血　虚	補益精血，調理衝任	関元，気戸，子宮，三陰交，足三里
	胞　寒	暖宮散寒	陰交，曲骨，命門，気海
	痰瘀互結	化痰行瘀	中極，気衝，四満，三陰交，豊隆

古今処方例

①『針灸甲乙経』
「絶子は，臍中に灸をして子あらしめる。」
「女子絶子，内に衃血（凝血）して下らずは，関元これを主る。」
「婦人無子，湧泉これを主る。」

②『針灸大全』
「女人子宮久しく冷え胎孕受けざるは，照海二穴，中極一穴，三陰交二穴，子宮（中極両傍各三寸）二穴。」

その他の療法

【耳針】
選穴：内分泌，腎，子宮，皮質下，卵巣
操作：中程度の刺激を1日1回2〜3穴に施し，10回の治療を1クールとする。埋没針でもよい。

【中薬】
①腎虚による不孕：毓麟珠
②血虚による不孕：養精種玉湯
③胞寒による不孕：艾附暖宮丸
④痰瘀互結による不孕：啓宮丸（痰湿が主なもの），少腹逐瘀湯（血瘀が主なもの），膈下逐瘀湯（気滞血瘀が主なもの）

参考事項

①針灸の不孕に対する有効性

　一般に機能性の不孕に対する針治療の効果は良好であるが，器質性の不孕に対しては効果が落ちる。また治療過程が長びくものほど，妊娠の可能性は減少する。

②生活指導

　血虚の患者には栄養の補給に注意させ，腎虚の患者には労倦を回避させる。また房事を節度あるものにさせたり，精神的なリラックスをはかるようにさせて，妊娠しやすい状況を作らせる。

3. 小児科

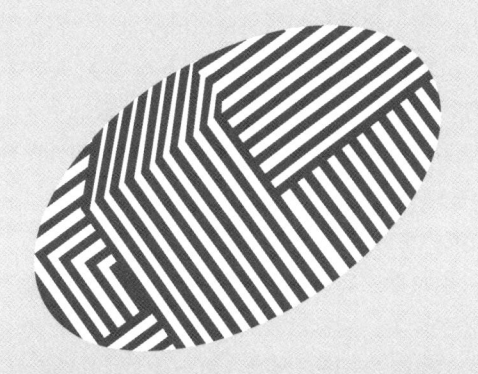

65. 小児頓咳

　頓咳とは百日咳のことであり，小児によくみられる急性の呼吸器伝染病である。臨床では発作性の痙攣性咳嗽がみられ，深い鶏鳴様の吸気音（吼哮音）を伴うことが特徴である。本病症の経過は比較的長く，3ヵ月以上も継続することがあるため,古くは百日咳ともいわれる。
　本病症の発生は，どの季節にもみられるが冬期，春季に比較的多く，年令的には5才以下の小児に多く，10才以上にはあまりみられない。病状は，年令が低ければ低いほど重くなりやすく，併発症状がないものは一般的に予後は良好である。伝染性は，発病2～3週間が最大で，主な感染ルートは，咳嗽による飛沫感染である。
　本病症は臨床上，初咳期，痙咳期，回復期の3期に区分され，各期に応じて宣肺解表，瀉肺止咳，養陰益気の治療が施される。病後は永久免疫を獲得するため，2回発病することはごくまれである。現在では，広範囲な予防接種により，すでに発病率は大幅に低下している。

病因病機

【1】初咳期（外邪束肺）

　小児の肺気は弱いため，流行性の疫毒が口鼻より侵入すると，肺衛は傷害されて気機阻滞となる。このために肺が清粛を失うと本病症がおこり，初期には肺衛の表証が現われ，肺気が上逆すると咳嗽が頻発する。

【2】痙咳期（痰熱阻肺）

　疫邪が裏に入って伏痰と結合し，鬱滞して熱化すると，痰濁が気道を阻滞させ肺気を上逆させて，痙咳の発作がおこる。発作時は，気機が失調して血行が阻害され，顔や耳の紅潮，頸部静脈の怒張，涕や涙がでる，汗がだらだら流れるなどの症状が現われたり，胃気失降による嘔逆，嘔吐，ひどい場合は二便失禁が現われる。
　痙咳の発作は，粘痰や乳食を吐きつくすと気道の通りがよくなり，しだいに緩解する。
　本病症が長びくと，邪熱が肺絡を損傷して喀血，衄血が現われる。また2才以下の幼児は，臓腑や神気が弱いため，痰熱閉肺による発熱や喘促をおこしたり，痰熱が清竅に上蒙して，ひきつけや昏迷などをおこしやすい。

【3】回復期（肺脾両虚）

回復期には，邪気は減退して発作性の痙咳は軽減し，精気虚衰の症状が現われる。

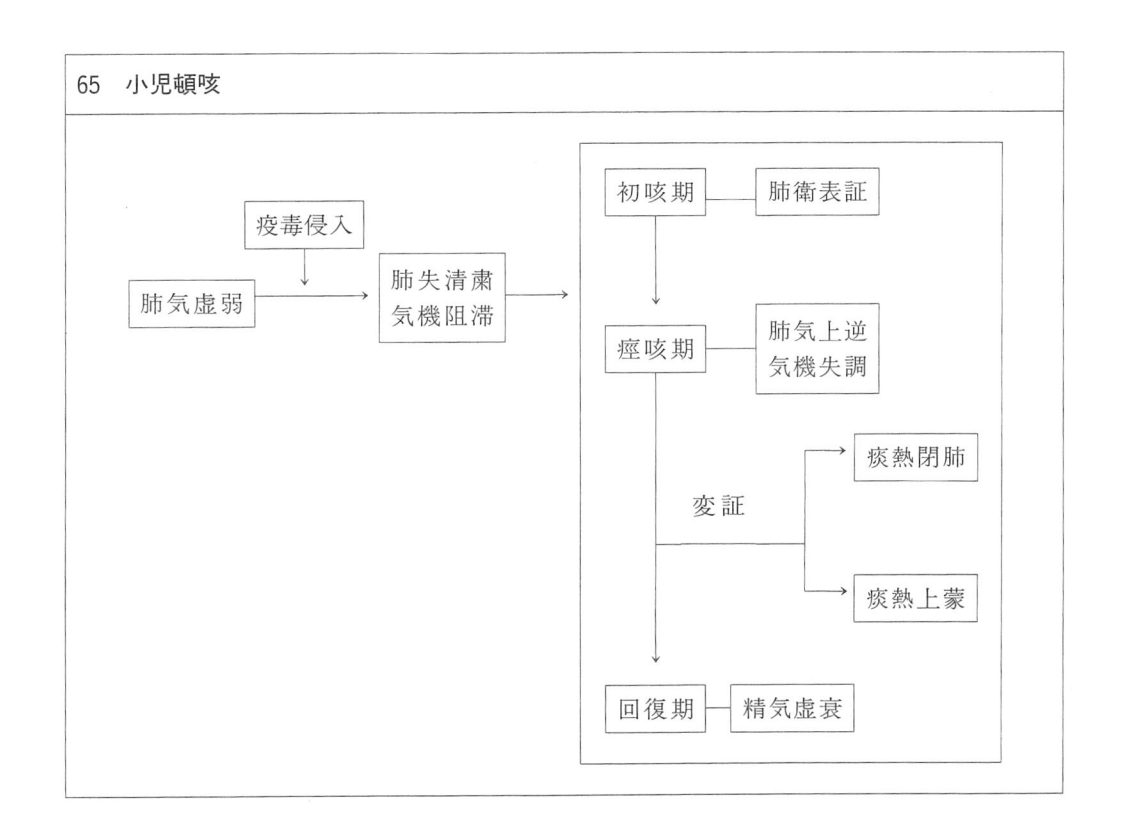

```
65  小児頓咳
```

```
                 疫毒侵入
                    ↓                      初咳期 ─ 肺衛表証
 肺気虚弱  →  肺失清粛  →                     ↓
              気機阻滞                      痙咳期 ─ 肺気上逆
                                                    気機失調
                                                    ↓
                                                   変証 ─┬─ 痰熱閉肺
                                                         └─ 痰熱上蒙
                                                    ↓
                                                  回復期 ─ 精気虚衰
```

証 分 類

【1】初咳期（外邪束肺）：発病から1週間前後の期間

主　　症：発病初期の症状は感冒に類似，咳嗽，流涕，痰は稀白で泡沫が多い，2～3日後から咳嗽が増悪し，とくに夜間にひどくなる

随 伴 症：①風熱——発熱，汗が出る，顔面紅潮，唇の色は赤い，咳嗽，痰は粘い，咽頭の充血
　　　　　②風寒——悪寒，無汗，顔色白，咳嗽，痰は水様，唇の色は淡

舌 脈 象：①風熱——舌苔薄黄，脈浮数，または指紋浮紅
　　　　　②風寒——舌苔薄白，脈浮，または指紋淡

症候分析：①発病初期は咳嗽，流涕，痰は稀白——風寒が肌表に侵襲し，肺の宣発が悪くなるとおこる。

②咳嗽が増悪し，とくに夜間にひどくなる――夜間に陽気が体内に入り，肺気の鬱閉がひどくなるとおこる。
③発熱，汗が出る――風熱の外邪が衛気を障害し，腠理がゆるむとおこる。
④顔面紅潮，唇の色は赤い――熱邪が上炎するとおこる。
⑤咳嗽，痰は粘い，咽頭の充血――風熱の邪が肺に影響し，津液を焼灼するとおこる。
⑥舌苔薄黄，脈浮数，指紋浮紅――風熱による表熱証の象である。
⑦悪寒，顔色白，唇の色は淡――風寒が表を侵襲して衛気を損傷し，肌表を温煦できないとおこる。
⑧無汗――寒邪は収引の性質をもち，これが腠理を閉塞するとおこる。
⑨舌苔薄白，脈浮，指紋淡――風寒による表証の象である。

【2】痙咳期（肺熱阻肺）：発病後2週目～6週目の期間

主　　症：痙攣性の咳の発作，咳の最後に吼哮音を発して息を吸いこむ，咳は反復して止まらない，痰は粘く喀痰しにくい，夜間にひどくなる，粘い痰や乳食を吐きつくすと発作はしだいにおさまる
随 伴 症：精神疲労，顔面紅潮，大便乾燥，小便黄
舌 脈 象：舌苔黄微厚，脈数有力，または指紋紫滞
症候分析：①痙攣性の咳の発作――痰熱が互結して気道を塞ぎ，肺気が不利となり逆気すると発作がおこる。
②痰は粘く喀痰しにくい――熱邪が肺中に鬱積し津液を焼灼して痰が生じ，痰と熱が互結するとおこる。
③粘い痰や乳食を吐く――痰火が胃を犯し，胃気が上逆するとおこる。
④精神疲労，顔面紅潮――熱邪が上炎し津気を消耗するとおこる。
⑤大便乾燥，小便黄，舌苔黄微厚，脈数有力，指紋紫滞――火熱内盛による実熱証の象である。

【3】回復期（肺脾両虚）：発病6週目以後，一般には約2～3週間で回復する

主　　症：発作性の咳嗽はしだいに軽減，吼哮音はしだいに消失し嘔吐しなくなる
　　　　　①肺脾気虚：咳は無力で音は低い，痰は稀白で少ない
　　　　　②肺腎陰虚：乾いた咳，痰は少ない
随 伴 症：①肺脾気虚：食欲不振，手足不温，顔色がさえない，自汗，倦怠無力，大便溏薄
　　　　　②肺腎陰虚：手足心熱，頬部の紅潮，盗汗
舌 脈 象：①肺脾気虚：舌質淡，舌苔薄白，脈沈無力，または指紋淡
　　　　　②肺腎陰虚：舌質紅，舌苔少，脈細数無力，または指紋紫淡
症候分析：①咳は無力で音は低い，痰は稀白で少ない――肺気虚により宣発無力となり，脾気虚により水液を運化できないとおこる。

②乾いた咳，痰は少ない——陰虚による津液不足で肺を潤せないとおこる。
③食欲不振，倦怠無力，大便溏薄——脾気虚により運化機能が減退するとおこる。
④顔色がさえない——脾気虚で気血が生化できないとおこる。
⑤自汗——気虚による固摂機能の減退によりおこる。
⑥舌質淡，舌苔薄白，脈沈無力，指紋淡——気虚の象である。
⑦手足心熱，頬部の紅潮，盗汗——陰虚により虚熱が内生するとおこる。
⑧舌質紅，舌苔少，脈細数無力，指紋紫淡——陰虚内熱の象である。

治療

【1】初咳期（外邪束肺）

治　　法：宣肺解表
処 方 例：合谷，列欠，風門，豊隆
　　　　　①発熱がひどい者（風熱）には大椎，外関を加える。
　　　　　②咳嗽がひどい者には天突を加える。
方　　解：合谷，風門により解表去風をはかり，列欠，豊隆により宣肺去痰をはかる。風熱の者には大椎，外関を加えて解表退熱を促す。
　　　　　咳嗽がひどい者には天突を加えて粛降肺気を促す。
操　　作：列欠は上方に向けて0.3寸斜刺し，その他の経穴は0.3～0.5寸直刺する。提挿瀉法を施して，置針はしない。風寒の者は風門穴に刺針後，灸法を加える。毎日1回治療する。

【2】痙咳期（肺熱阻肺）

治　　法：清熱瀉肺，化痰止咳
処 方 例：風門，肺兪，孔最，尺沢，足三里，豊隆，四縫
方　　解：手太陰肺経の郄穴である孔最と，合水穴である尺沢（69難：金が実すれば水を瀉す）を配穴して，肺熱の清泄をはかる。風門と肺兪により，肺気の通利を促し，足三里と豊隆に瀉法を施して，痰熱の除去をはかる。さらに近年本病証に対し良いな効果が報告されている四縫を用いて，治療効果を高める。
操　　作：風門，肺兪は0.3寸程度に浅刺し，捻転瀉法を施す。上下肢の各穴には提挿瀉法を施し5～10分間置針する。ただし幼児には，浅刺してすぐに抜針する。四縫には三稜針で点刺し，黄色または白色の粘液をしぼり出す。

【3】回復期（肺脾両虚）

治　　法：補益肺脾

処 方 例：肺兪，脾兪，足三里，太淵
　　　　①気虚には気海，関元を配穴する。
　　　　②陰虚には三陰交，太谿を配穴するる。
方　　解：肺兪と太淵を配穴（兪原配穴）して肺の補益をはかり，脾兪と足三里により脾胃の補益をはかる。これらの4穴を配穴して肺脾を同治する。肺脾の相互資生をはかると，回復が促進される。
　　　　気虚の者には，気海，関元を加えて益気補虚を促す。
　　　　陰虚の者には，三陰交，太谿を加えて補水生陰を促す。
操　　作：主要穴には捻転補法を施し，軽く刺入してすぐに抜針する。気海，関元は灸法を施す。三陰交，太谿は提挿補法を施し，軽く刺入してすぐに抜針する。毎日また

小児頓咳の治法と選穴

症候	病因病機	治法	選穴	
小児頓咳	初咳期 (外邪束肺)	宣肺解表	合谷，列欠，風門，豊隆	風熱：大椎，外関を加える
	痙咳期 (肺熱阻肺)	清熱瀉肺 化痰止咳	風門，肺兪，孔最，尺沢，足三里，豊隆，四縫	
	回復期 (肺脾両虚)	補益肺脾	肺兪，脾兪，足三里，太淵	気虚：気海，関元を加える 陰虚：三陰交，太谿を加える

は隔日に1回治療する。

古今処方例

① 『針灸大成』
　「哮吼嗽喘：兪府，天突，膻中，肺兪，三里，中脘。――小児此の症尤も多し。復び後穴に刺す：膏肓，気海，関元，乳根」
② 『勝玉歌』
　「若し痰涎並びに咳嗽するは，治すに肺兪に灸するは必須なれど，更に天突と筋縮が有れば，小児の吼閉自然に疏（通)す。」
③ 『古今医統』
　「小児咳嗽して癒えざるは，肺兪穴に灸す。」
④ 『中国針灸学』
　「百日咳：風池，大椎，風門，天突，上脘，太淵，足三里，天柱，身柱，肺兪，兪府，中脘，経渠，豊隆。毎日1回刺針する。」

その他の療法

【胆汁療法】
新鮮な鶏の胆汁を採取して，適量の白糖を加えて糊状に調製し，これを蒸したものを内服する。
1才以下の小児は3日に1個内服し，1才以上の小児は1日1個ずつ5～7日間連続して服用する。

【中薬】
①初咳期（外邪束肺）：金沸草散
②痙咳期（肺熱阻肺）：桑白皮湯
③回復期（肺脾気虚）：人参五味子湯
　　　　　（肺腎陰虚）：麦門冬湯
④その他：百部には止咳と百日咳杆菌の抑制作用があり，百部単味または百部主体の複方を使用すると，本病に著明な効果を期待できる。
　単味で使用する場合は，1日3回，毎回3gを水煎し，砂糖を加えて内服させ，7～10日間を1クールとする。

【抜罐（吸角）】
選穴：肺兪，脾兪，胃兪，中府，膻中
用法：小火罐または吸罐を使用する。1日1回治療し，背部と胸部を隔日に交互に取穴する。針灸と併用するとよく，刺針後に火罐を行うと高い治療効果が期待できる。抜罐は軽度の痙咳に適用する。

【挑針】
身柱を消毒後，三稜針で出血させ，小火罐を併用して5～10分間抜罐する。隔日に1回治療する。

参考事項

①室内の通気をよくし，タバコの煙などによる気道刺激を防止する。
②感染防止のため，患者を40日前後隔離する。

66. 小児泄瀉

　小児泄瀉とは，排便回数が増加し（1日3回以上），糞便が稀薄または水様になる疾病である。本病症は，小児科で最もよくみられる消化器系疾患である。
　小児は脾胃が虚弱であり，外感六淫，乳食による内傷，脾胃虚寒などにより泄瀉をおこしやすい。本病症は四季のどの季節にも発生するが，夏秋季に比較的多くみられ，治療が遅れたり誤治すると，陰津枯渇や陽気衰退，陰陽両傷となり，生命に危険が及ぶこともある。本病症の治療は，脾胃の調理を主とし，補助的に利湿をはかる。

病因病機

【1】湿熱による泄瀉

　夏は暑さが厳しく，また暑邪は湿邪を伴いやすい。この季節に小児を炎天下や暑い場所で過ごさせたり，冷たいものを飲食させすぎると，湿熱の病邪が内伏して脾胃を犯し泄瀉がおこる。

【2】風寒による泄瀉

　冬季や春季は風寒を主気としており，風寒を感受しやすい。また暑さで肌腠が開泄している夏秋の季節に，薄着をしたり肌を露出して眠っていると，風寒を感受することがある。このようにして風寒を感受し，寒邪が中陽を損傷すると，気機の運行が失調して泄瀉がおこる。

【3】傷食による泄瀉

　小児は食欲を自制することができず過食しやすい。乳食が内停し脾胃を損傷して昇降が失調すると泄瀉がおこる。また不潔な物を飲食しても，脾胃は損傷されて泄瀉がおこる。

【4】脾虚による泄瀉

　小児は体質的に脾胃が虚弱傾向にあるため，先天の不足や後天の栄養不足または冷たい物の過剰摂取などが原因となり，脾胃が損傷して虚弱化する。脾胃虚弱になると，昇降が失調して昇清無力となり，泄瀉がおこる。
　また恐怖にあったり激怒して泣き叫んだりすると，肝気が条達を失って鬱結し，脾胃を損傷する。このため脾胃虚弱となり昇降が失調しても，泄瀉がおこる。

【5】脾腎陽虚による泄瀉

久泄や久病によって脾腎陽虚となり命門の火が衰退すると，水穀を温運できなくなり，水様便を下したり泄瀉が止まらなくなる。

泄瀉が長期間続いたり急激な場合は，陰液が損傷されて重症となり，亡陽や亡陰がおこり危篤状態に陥ることもある。

また久泄や長期間におよぶ反復性の泄瀉をくり返すと，脾気虚弱による運化の失調や気血生化の不足がおこり，顔色が黄色くなる，肌肉が痩せるなどの症状が現われ，疳証がおこる。

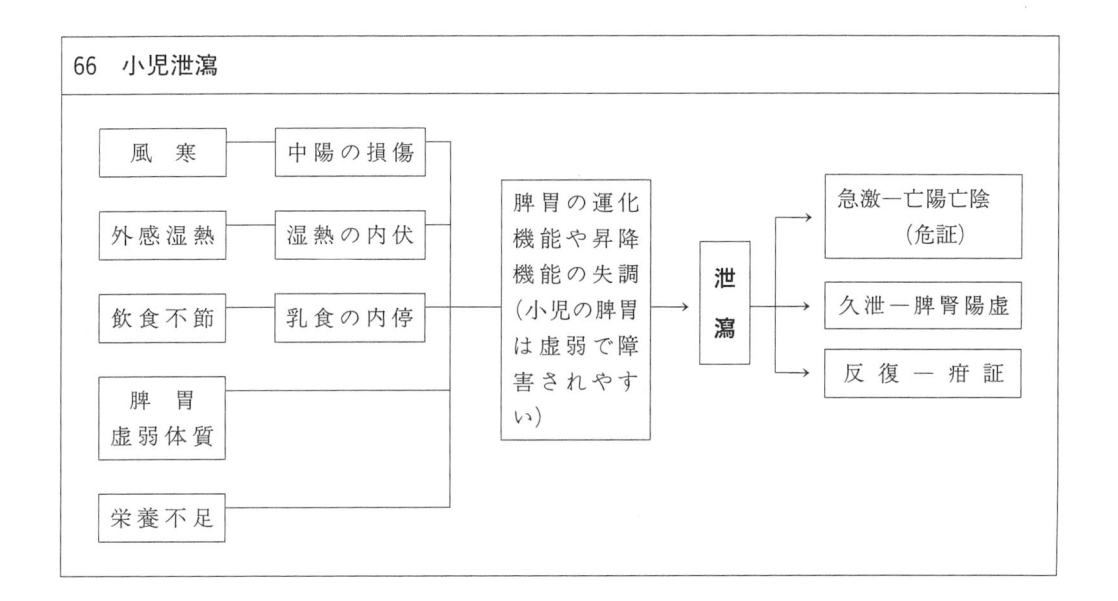

```
66　小児泄瀉

 風寒 ─── 中陽の損傷 ─┐
                      │   脾胃の運化
 外感湿熱 ─ 湿熱の内伏 ┤   機能や昇降        ┌ 急激─亡陽亡陰
                      │   機能の失調         │     （危証）
 飲食不節 ─ 乳食の内停 ┼→ （小児の脾胃 →泄瀉 ┼ 久泄─脾腎陽虚
                      │   は虚弱で障         │
 脾胃虚弱体質 ────────┤   害されやす        └ 反復─疳証
                      │   い）
 栄養不足 ────────────┘
```

証分類

【1】湿熱による泄瀉

主　　訴：1日に10数回にわたり緑色または黄色の水様便を泄瀉する，便の中に未消化物が混じる，または少量の粘液が混じる，肛門は赤く灼熱する

随伴症：口渇，小便短少で黄色，発熱，または発熱を伴なわない

舌脈象：舌質紅，舌苔黄膩，指紋紫，脈滑数または濡

症候分析：①緑色または黄色の水様便を泄瀉する，便の中に未消化物が混じる，少量の粘液が混じる──湿熱の邪が脾胃を犯して下注し，大腸の伝導が失調するとおこる。

②肛門の灼熱──熱邪が腸道に鬱積するとおこる。

③口渇──熱邪が津液を損傷するとおこる。

④小便短少で黄色──大便から排泄される水分が多いので小便は少なくなり，熱に

より黄色になる。
⑤発熱または熱は高くない——湿熱が肌表に鬱積するとおこる。
⑥舌質紅，舌苔黄膩，指紋紫，脈滑数または濡——湿熱内蘊の象である。

【2】風寒による泄瀉

主　　症：大便は稀薄で泡立ち，色は淡色で臭気も少ない，腹鳴，腹痛
随 伴 症：発熱，鼻閉または水様の鼻汁が流出，軽度の咳，口渇はない
舌 脈 象：舌苔白，脈浮緊
症候分析：①便は稀薄で泡立ち，色は淡色で臭気も少ない——寒邪が直中し脾胃の陽気を損傷して運化が失調するとおこる。
　　　　　②腹鳴，腹痛——寒湿が内盛し胃腸の気機が凝滞するとおこる。
　　　　　③発熱——寒邪が肌表を犯し正気と闘争するとおこる。
　　　　　④鼻閉または水様の鼻汁が流出，軽度の咳——風寒が肺気の宣発を失調させるとおこる。
　　　　　⑤舌苔白，脈浮緊——風寒による表証の象である。

【3】傷食による泄瀉

主　　症：大便は腐敗卵のようで腐臭も強い，腹脹，腹痛，泄瀉前は腹痛のため泣きわめき排便すると痛みは軽減する
随 伴 症：矢気，口臭，厭食，または嘔吐を伴う
舌 脈 象：舌苔厚膩または薄黄，脈滑
症候分析：①腹脹，腹痛，泄瀉後に痛みは軽減する——食積が胃腸の気機を阻滞するとおこる。
　　　　　②大便は腐敗卵のようで腐臭も強い，矢気——宿食が内停したまま腐敗するとおこる。
　　　　　③口臭，厭食，嘔吐——胃気の和降が失調し濁気が上逆するとおこる。
　　　　　④舌苔厚膩，脈滑——食積停滞の象である。
　　　　　⑤舌苔薄黄——食積が熱化するとおこる。

【4】脾虚による泄瀉

主　　症：泄瀉したり止まったりを反復する，または久泄して治りきらない，大便は稀薄または未消化物や乳様の白い固まりが混じる，食事をするとすぐに泄瀉する
随 伴 症：顔色蒼白，目を半開きにして眠る，身体はしだいに痩せていく
舌 脈 象：舌質淡，舌苔薄白，脈沈無力
症候分析：①泄瀉したり止まったりを反復する，大便は稀薄または未消化物や乳様の白い固まりが混じる，食事をするとすぐに泄瀉——脾胃虚弱により運化機能が減退するとおこる。
　　　　　②顔色蒼白，目を半開きにして眠る，舌質淡——気血が不足して面目に昇らず栄養

　　　　　　できないとおこる。
　　　　　③身体はしだいに痩せていく──気血不足で脾胃が肌肉を栄養できないとおこる。
　　　　　④脈沈無力──気虚の象である。

【5】脾腎陽虚による泄瀉

主　　　症：久泄して止まらない，または五更泄瀉，大便は稀薄で未消化物が混じる，腹部軟
随 伴 症：寒がり，四肢の冷え，精神萎弱，顔色㿠白，食欲不振，消痩または浮腫，目を半
　　　　　開きにして眠る，脱肛
舌 脈 象：舌質淡，舌苔薄白，脈沈細無力，指紋淡
症候分析：①久泄して止まらない──陽気不足により固摂機能が減退するとおこる。
　　　　　②五更泄瀉，大便は稀薄で未消化物が混じる──脾腎の陽気が不足して水穀を温化
　　　　　　できないとおこる。
　　　　　③腹部軟，食欲不振──中陽不振の象である。
　　　　　④寒がり，四肢の冷え，精神萎弱，顔色㿠白──脾腎陽虚のために身体を温養でき
　　　　　　ないとおこる。
　　　　　⑤消痩，目を半開きにして眠る──生化の源である脾陽が虚衰となり気血不足にな
　　　　　　るとおこる。
　　　　　⑥浮腫──腎陽虚のために温化できず水湿が肌膚にあふれるとおこる。
　　　　　⑦脱肛──脾陽が虚衰となり中気が下陥するとおこる。
　　　　　⑧舌質淡，舌苔薄白，脈沈細無力，指紋淡──陽虚の象である。

治　療

【1】湿熱による泄瀉

治　　　法：清熱利湿
処 方 例：天枢，足三里，曲池，内庭，陰陵泉
　　　　　発熱がひどい場合は，合谷，大椎を加える。
方　　　解：大腸の募穴である天枢と足三里を配穴して，和中止瀉を促し，曲池と内庭に陰陵
　　　　　泉を配穴し，瀉法を施して腸道の湿熱の清利をはかる。
　　　　　発熱がひどい場合は，合谷，大椎を加えて清熱解表を促す。
操　　　作：0.3寸まで浅刺して捻転瀉法を施し，置針はせずに抜針する。1日1～2回治療する。

【2】風寒による泄瀉

治　　　法：疏風散寒，化湿和中
処 方 例：天枢，上巨虚，三陰交，百会

悪寒, 発熱が強い場合は, 合谷, 大椎, 外関を加える。
方　　解：三陰交と天枢を配穴して温陽散寒化湿を促し, 裏に侵入して胃腸の陽気を抑止している寒邪の除去をはかり, 天枢, 上巨虚により胃腸の調理を促して止瀉をはかる。
悪寒, 発熱が強く表証が著明な場合は, 合谷, 大椎, 外関を加えて解表散寒を強化する。
操　　作：諸穴に0.3寸程度浅刺して捻転瀉法を施す。置針はせずに, 抜針後に温灸を5～10分間施す。ただし百会は温灸だけでよい。1日1回治療する。

【3】傷食による泄瀉
治　　法：消食化積, 和中止瀉
処方例：中脘, 天枢, 四縫, 足三里, 裏内庭
　　　　①悪心, 嘔吐には, 内関, 上脘を加える。
　　　　②腹部脹痛には, 下脘, 合谷を加える。
方　　解：中脘と天枢を配穴して胃腸の調節, 消食導滞をはかり, 足三里に四縫と裏内庭を配穴して理気導滞をはかる。
悪心, 嘔吐には内関, 上脘を加えて, 和胃降逆を促す。
腹部脹痛には, 下脘, 合谷を加えて腑気の調理を促し, 止痛をはかる。
操　　作：四縫は点刺して透明な液体を少量分泌させる。その他の経穴は0.3寸程度浅刺して捻転瀉法を施す。置針は行なわない。1日1回治療する。

【4】脾虚による泄瀉
治　　法：健脾止瀉
処方例：中脘, 足三里, 脾兪, 関元兪
方　　解：脾兪と関元兪により脾胃の補益を促し, これに中脘, 足三里を配穴して健脾止瀉をはかる。
操　　作：諸穴に0.3寸程度浅刺して補法を施す。置針はせずに, 抜針後に温灸を5～10分間施す。1日1回治療する。

【5】脾腎陽虚による泄瀉
治　　法：補脾温腎
処方例：脾兪, 腎兪, 章門, 上巨虚, 命門
　　　　①腹痛を伴う場合は, 神闕に温灸を施す。
　　　　②手足厥冷する場合は, 関元に温灸を施す。
方　　解：脾兪と章門の兪募配穴により, 健脾益気の作用を強化し, 上巨虚により固腸止瀉をはかる。また腎兪と命門により腎陽の温補をはかる。
腹痛を伴う場合は, 神闕に温灸を施し, 温通散寒止痛をはかる。

手足厥冷する場合は，関元に温灸を施し，腎陽の温補を強化する。
操　作：諸穴に0.3～0.5寸程度浅刺して補法を施す。置針はせずに，抜針後に温灸を5～10分間施す。ただし神闕は刺針せずに，隔物灸（附子灸）を3～5壮施す。1日1回治療する。

小児泄瀉の治法と選穴

症候	病因病機	治法	選穴
小児泄瀉	湿熱	清熱利湿	天枢，足三里，曲池，内庭，陰陵泉
	風寒	疏風散寒，化湿和中	天枢，上巨虚，三陰交，百会
	傷食	消食化積，和中止瀉	中脘，天枢，四縫，足三里，裏内庭
	脾虚	健脾止瀉	中脘，足三里，脾兪，関元兪
	脾腎陽虚	補脾温腎	脾兪，腎兪，章門，上巨虚，命門

古今処方例

①『太平聖恵方』
「小児痢して赤白を下し，秋末には脱肛し，厠にいく毎に腹痛して忍ぶこと不可なるものは，第十二椎下の節間に灸をする。名を接脊穴という。小児秋深に冷痢して止まらざるものは，臍下二寸三寸の動脈中に灸すること三壮。艾柱は小麦大。」

②『普済方』
「小児の洞泄を治すは，然谷を取る。」

その他の療法

【耳針】
選穴：脾，胃，大腸，小腸，交感
操作：毎回2～3穴選穴し，小児の体質や病状にあわせて刺激量を調節する。置針は20分間行う。または置針しない。

【中薬】
①湿熱による泄瀉：葛根黄芩黄連湯
②風寒による泄瀉：藿香正気湯
③傷食による泄瀉：保和丸

3. 小児科

④脾虚による泄瀉：七味白朮散
⑤脾腎陽虚による泄瀉：附子理中丸

参考事項

①生活指導
● 衣食の指導
　乳幼児に対しては，離乳をあまり早い時期から始めてはならず，離乳食も急に種類を増やすべきではない。夏季や泄瀉が治りきらないうちは，完全に離乳してはならず，食事もできるだけ定期的に定量を与えるようにする。
　また寒暖に対する調節にも注意し，気候の変化に応じて衣服を増減し，腹部や腰部を冷やさないようにする。とくに脾虚や陽虚の小児には，下肢の保温に注意を払わせなければならない。そのほか清潔にも注意させ，おむつの早めの交換や排便後の臀部の洗浄をはかり感染を予防させる。
● 発病時の食事制限
　小児の泄瀉時の食事制限は，治療上の重要なポイントである。軽症では，1回に与える食事量を少なくさせ（母乳の場合は与える時間を短くさせる），食事の間隔をおかせる。重症の場合は，最初の8～12時間は絶食させ，病状の軽減に応じて，少量の母乳やおもゆなど消化のよいものから徐々に与えさせる。ただし脱水症状をおこさないように，水分の補給には充分に注意させる。

67. 疳積

　疳積とは小児科の4大疾患の1つであり，脾胃の損傷による運化の失調が長期化して，気陰の消耗による臓腑の栄養障害をおこしたり，場合によっては成長発育に影響する慢性疾患である。
　「疳」には，「甘」と「乾」のふたつの意味がある。「甘」は本病証の病因を表しており，油もの，甘いもの，味の濃いものの過食は脾胃を損傷し，食積が長期化すると疳を形成するという意味である。「乾」は本病証の病機と症状を表しており，疳積によって気陰が枯渇すると，身体は乾いて痩せ細るという意味である。
　本病証は，3才前後の小児によくみられる。臨床症状は，身体が痩せ細る，頭髪が薄くな

る，腹部膨張，静脈が浮き出て見える，飲食異常，精神衰弱などの特徴があり，ひどい場合は成長発育に影響したり，種々の疾病を併発しやすくなる。

一般に本病の病状は，次の3段階に区別される。初期は，食積を主とする軽証であり，「疳気」といわれている。中期は，食積以外に脾気の衰退も進んだ脾虚挟積（脾虚に食積を伴う）であり，「疳積」といわれている。後期にみられるものは，気血が虚損した重証であり，「乾疳」といわれている。

本病証の主な発病原因は，乳食の不節制，栄養失調，寄生虫，久病による体質虚弱などであり，これらにより脾胃虚損になるとおこる。したがって本病証の治療は，消食化積と脾胃の調理が主となる。ただし個々の病証に応じて，先攻後補，先補後攻，攻補兼施，内外分治などの治法を施す。また針灸治療と同時に，食事量や栄養バランスにも注意し，総合的な治療を行なわなければならない。

病因病機

【1】乳食過度，偏食

小児の脾胃の機能は未発達なため，食事の量や時間を節度あるものにしないと，脾胃の運化機能は容易に障害される。例えば乳食を無制限に与えたり，油ものや甘いもの，またはなま物や冷たい物を与え過ぎると，中焦に蘊積して脾胃を障害し，食積が形成される。また経過が長くなると脾胃の運化機能が減退し，乳食から水穀の精微を吸収できなくなり，これにより臓腑気血の滋養不足がおこると，身体は痩せて疳積や乾疳を引きおこす。

【2】栄養不足

小児は成長が早いので，発育状況にみあった栄養を補給できるように乳食を調節しないと，栄養不足をおこすことがある。例えば生後3ヵ月前後から補食を与え始め，10～12ヵ月で離乳させるのが一般的であるが，補食や離乳の時期が遅れたり，または母親が栄養不足で母乳が稀かったりすると，小児の栄養不足がおこる。栄養不足が続くと脾胃が虚弱となり，小児の身体が必要とする気血を生化できず，臓腑肌肉，四肢百骸は滋養されず，痩せ衰えて「疳」を形成する。

【3】慢性疾患

慢性の腹瀉や痢疾，虫証などは，直接津液を消耗したり，脾胃の受納や運化を失調させ気血の生化機能を減退させる。このために気血や津液がひどく不足し，全身が極度に痩せると乾疳となる。

67 疳積

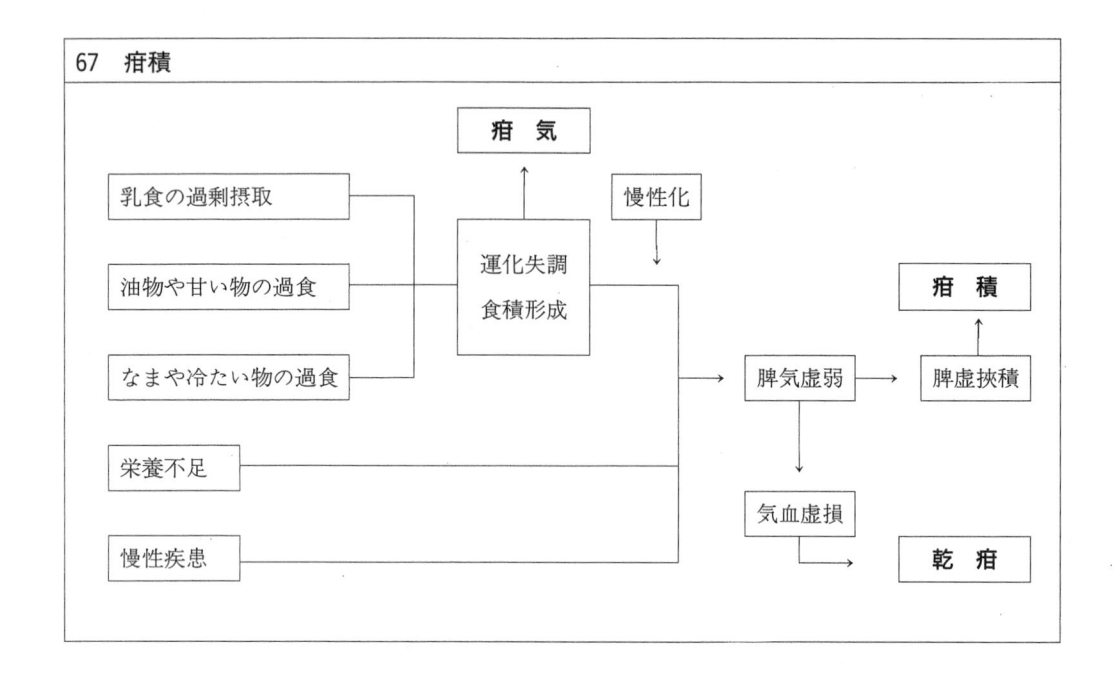

```
乳食の過剰摂取 ┐
油物や甘い物の過食 ┼→ 運化失調 ──慢性化──→ 疳気
なまや冷たい物の過食 ┘ 食積形成
                      │
                      ↓
栄養不足 ┐          脾気虚弱 ──→ 脾虚挟積 → 疳積
慢性疾患 ┴────────→  │
                      ↓
                    気血虚損 ──→ 乾疳
```

証分類

【1】疳気（脾胃不和）

主　　症：身体はやや痩せぎみ，食欲不振で多くの場合は食後に腹部が脹満する

随 伴 症：顔色がさえない，毛髪は希薄ぎみでつやがない，精神不振，かんしゃくをおこしやすい，大便は酸臭があり溏泄または乾燥する

舌 脈 象：舌質偏淡，舌苔薄白または微黄，脈沈緩，指紋淡または沈

症候分析：①身体はやや痩せぎみ，顔色がさえない，毛髪は希薄ぎみでつやがない──脾胃虚弱により気血を生化できず，栄養が不足するとおこる。
　　　　　　②舌淡薄白，脈沈緩，指紋淡または沈，大便溏薄──脾気虚弱によりおこる。
　　　　　　③食後の腹部脹満，大便は乾燥し酸臭がある，舌苔微黄──積滞が化熱することによりおこる。
　　　　　　④精神不振，かんしゃくをおこしやすい──脾土の運化不足により，心神が栄養されなかったり，肝木が亢進するとおこる。

【2】疳積（脾虚挟積）

主　　症：身体は著名に消痩，腹部の脹満（食後に増強），ひどい場合は腹壁に青筋（静脈）が浮きでる，食欲減退または多食多便

随 伴 症：顔色は萎黄で，毛髪は希薄，精神不振，煩躁，イライラしやすい，安らかに睡眠できない，大便は未消化物を含み酸臭が強い，または寄生虫を排泄する

舌 脈 象：舌苔淡黄膩または少ない，舌質紅少津または紫斑が混在する，脈細滑，指紋紫滞
証候分析：①身体消痩，顔色は萎黄，毛髪は希薄，精神不振——脾胃虚弱による生化不足で気血が虚損するとおこる。さらに陰津が消耗すると，舌紅少津，舌苔少となる。
②食欲減退，大便は未消化物を含み酸臭が強い——脾胃の運化と受納が失調するとおこる。ただし多食多便は胃強脾弱によりおこる。
③腹部の脹満，食後に増強，脉滑——飲食が積滞して中焦に集まり，脾胃の気機が阻滞するとおこる。また食積が化熱すると，舌苔黄膩となる。
④腹部が膨張し腹壁に青筋（青筋）が浮き出る，舌質に紫斑が混在する——気血が阻滞し絡脈瘀阻になるとおこる。
⑤煩躁，イライラしやすい，安らかに睡眠できない——疳熱が内生し，心肝の火が神明に影響するとおこる。

【3】乾疳（気血虚損）

主　　症：全身の極度の消痩，肉は落ちて骨と皮だけになる，腹部は小舟のように陥凹する，食欲不振
随 伴 症：顔面は老人様の風貌になる，口唇の乾燥，精神衰弱して泣き叫ぶ力もない，毛髪は枯れて潤いがない，皮膚は痩せこけて皺がよる，食欲不振，時に微熱がでる，大便溏薄または便秘，ひどい場合は全身に紫斑が出現，突然の暴脱
舌 脈 象：舌質淡嫩または紅，舌苔光，脈細弱，指紋淡
証候分析：①全身の極度の消痩，腹部の陥凹，皮膚は痩せこけて皺がよる——生化の源が無力となり，水穀の精微を運搬して全身を栄養できなくなるとおこる。
②食欲不振，大便溏薄または便秘——脾胃虚弱により昇降無力になるとおこる。
③口唇の乾燥，毛髪は枯れて潤いがない，舌質紅，舌苔光——津血が虚損し潤いがなくなるとおこる。
④精神衰弱して泣き叫ぶ力もない——生化不足で気血虚損となり，心神を栄養できないとにおこる。
⑤脈細弱，指紋淡——陽気が衰弱しておこる。
⑥全身に紫斑が出現する——陽気不足により陰寒が内生し，気血が凝滞するとおこる。
⑦微熱——虚陽が浮越するとおこる。
⑧突然の暴脱——精気が尽き，陰陽が離決するとおこる。

治療

【1】疳気（脾胃不和）

治　　法：健脾和胃

処　方　例：中脘，下脘，天枢，脾兪，胃兪，足三里
方　　　解：中脘により中焦の調理，健脾化湿，和胃降逆をはかり，下脘により健脾和胃，消食化積を促し，脾兪と胃兪により健脾化湿，消滞和胃を促す。天枢により，胃腸の調理，理気導滞をはかり，これに足三里を配穴して健脾和胃，扶正益気を促す。この6穴を配穴して健脾和胃の協調をはかる。
操　　　作：各経穴とも浅刺して平瀉平補法を施し，置針せずに抜針する。足三里は抜針後に温灸を用いてもよい。隔日に1回治療する。

【2】疳積（脾虚挾積）

治　　　法：健脾消積
処　方　例：中脘，章門，脾兪，胃兪，足三里，公孫，四縫
方　　　解：兪募配穴による中脘，章門，脾兪，胃兪に，足三里と公孫を配穴して脾胃調補，消食導滞を促す。四縫は疳積治療の経験穴である。
操　　　作：四縫には三稜針で点刺し，黄色の液体を絞り出す。その外の経穴は，疳気と同様の操作を行なう。

【3】乾疳（気血虚損）

治　　　法：補気養血，回陽固脱
処　方　例：脾兪，章門，長強，胃兪，神闕
方　　　解：諸穴により益気養血，元気の補益をはかる。
　　　　　　暴脱昏睡している場合は，神闕により回陽救逆固脱をはかる。
操　　　作：脾兪，章門，長強，胃兪に対しては，単独または複数穴に同時に直接灸を9～27壮施す。
　　　　　　暴脱昏睡している場合は，神闕に隔塩灸を30～200壮施す。

疳積の治法と選穴

症候	治法	選穴
疳気	健脾和胃	中脘，下脘，天枢，脾兪，胃兪，足三里
疳積	健脾消積	中脘，章門，脾兪，胃兪，足三里，公孫，四縫
乾疳	補気養血，回陽固脱	脾兪，章門，長強，胃兪，神闕

古今処方例

① 『針灸大成』
　「小児疳痩：尾閭骨の上三寸の陥中に灸すること3壮。」
② 『針灸学簡編』
　「疳疾は，調中化滞にて治し，四縫，中脘，天枢，脾兪，胃兪，足三里を選穴す。」
③ 『中華針灸学』
　「脾兪，胃兪，公孫に灸して健脾益胃をはかり，並びに中脘，足三里に針を施せば，積滞を治し，腹脹を消して止痛できる。」
④ 『中国針灸処方学』
　「……下脘，足三里，四縫，商丘に針を刺す。別に虫積のものには，百虫窩を加える。潮熱するものには，大椎を加える。消化不良のものには，脾兪，胃兪，肝兪を加える。四縫は三稜針で点刺し黄水を摘出する。そのほかの穴には毫針で浅刺し，置針はしない。」
⑤ 『中医児科学』
　「中脘，気海，足三里などの穴に針を刺し，中程度の刺激をあたえ，置針はしない。毎日1回，5～7日間治療する。もし効果が著明に現れない場合は，上記の3穴の治療を艾灸に改め，並びに脾兪，胃兪，腎兪などの経穴を配穴すると，脾胃を補益する。四縫へは針刺して，黄色の液体を摘出する。隔日に1回治療する。」

その他の療法

【捏脊法】
部位：長強から大椎に至る脊椎上にとり，下から上に向けて手技を施す。
手技：示指背面を脊椎上にあて，上方に向けて推圧すると同時に，母指と示指で皮膚を捏起（つまむ）する。長強から大椎までの区間を，下から両手で交互に捏起し，これを1サイクルとする。1回の治療では，連続して6サイクル行い，5，6サイクル目には，腰椎や胸椎の反応部の皮膚を7～8回軽く引っ張り上げる。
　6サイクル捏起し終わったところで，両母指を命門にあて，左右の腎兪に向けて推圧する。
主治：消化不良，食欲不振，消痩，乏力，腹痛脹満，疳積など

【中薬】
①疳気（脾胃不和）：資生健脾丸
②疳積（脾虚挟積）：消疳理脾湯（食積が主なもの）
　　　　　　　　　　加減肥児丸（脾気が虚損しているもの）
③乾疳（気血虚損）：八珍湯

> 参考事項

食事の指導

　両親に幼児の年令に応じて必要な栄養価，および食品の栄養価やあたえ方を把握させ，母乳が不足している場合は，補食を取らせる。初めての食品をあたえる場合は，「先稀後乾」（初めは軟らかく流動食にして与え，慣れてきたら硬くして与える），「先少後多」（初めは少量を与え，慣れてきたら量を増やす）の原則により，消化不良を予防させる。

食事が不規則であったり，不定期にむやみに補食をあたえたり，または偏食の場合は，これを改善させる。

　消化力が減退している重度の患者に対しては，消化に合わせて食事時間や量を限定し，初めは食品の種類も増やさず，できるだけ消化の良いものを与えるようにさせる。ただし治療が進めば，食欲や大便の回復状況に合わせて，食品の種類や量を増加するように指導する。

　ビタミンAが欠乏している小児には，肝油製剤や肝類食物をあたえ，浮腫がみられる場合は，高蛋白な食物をあたえると同時にビタミンBをあたえるように指導する。

68. 小児驚風

　驚風は「驚厥」，「抽風」ともいい，意識消失をともなう痙攣を主な特徴とし，小児期によくみられる証候である。驚風はどの季節においても，どんな疾病中においても発生することがある。驚風の発生は，一般に1～5才の小児に多いが，年令が低ければ低いほど発生率は高く，7才以上では次第に減少する。本証は一般に突発性であり，勢いが凶険で変化も速く，生命に危険をおよぼすこともあるため，小児科では重篤な救急病の1つとされている。

　驚風は，病勢の緩急，病状の虚実により，急驚風と慢驚風に分類される。一般に病勢が急激で，臨床症状が実証であるものを急驚風といい，病勢が緩慢で臨床症状が虚証であるものを慢驚風という。

　したがって驚風の治法は，急驚風では疏風清熱，去痰開竅，平肝熄風，安神鎮驚が主となり，慢驚風では温補脾胃，育陰潜陽，柔肝熄風が主となる。

　また慢驚風が蔓延化して陽気を損傷し，陽気衰微の重篤な証候が現れるものは，慢脾風といわれ，回陽救逆が治法となる。

急驚風

病因病機

　本病の発生には熱，痰，風，驚が深く関与している。これは熱は風や痰を生じる，痰は心竅を犯す，風は陽邪で熱化しやすく動きやすい，驚は気を乱し神のよりどころをなくすなどの性質によるものである。一方小児の臓腑は幼くデリケートで，真陰が不足し形気も充満しておらず，さらに「純陽の体」とされている。したがって外感六淫の感受や宿食があると，容易に内蘊して痰熱を生じ，これが心と肝におよぶと熱極生風または熱盛傷陰による肝風内動がおこり，本病が発生する。

【1】外感六淫による驚風

　外感六淫はどれも驚風の発生原因となるが，多くの場合は冬から春にかけての風邪や夏や初秋の暑邪および疫癘によりおこる。
　冬から春にかけては気候が大きく変化し，小児の肌膚も弱くなるために，腠理が密接な状態を保てず風邪を感受しやすくなる。風が肌表を侵害し表から裏に入ると，鬱滞して化火し，火が旺盛となって痰を生じると，熱極生風による驚風がおこる。
　夏や初秋の季節は暑さが厳しく，小児の元気は弱く真陰は不足して暑邪を感受しやすくなる。また暑邪は陽邪であり湿邪を伴いやすい。この季節に小児を炎天下や暑い場所で過ごさせて暑邪を感受させると，痰熱が心包におよんで清竅を障害し驚風がおこる。
　疫癘は病勢が急激で熱化しやすく，伝播や変化も速い。したがって疫癘を感受すると実熱が内閉しやすく，これが心包を障害したり肝風を内動すると驚風がおこる。

【2】痰熱による驚風（痰熱内蘊）

　小児は食欲を自制することができず過食しやすい。乳食が内停して脾胃を損傷すると，運化が失調して痰濁が内生する。この痰濁が気機を阻滞し，鬱して化熱すると，熱極生風による驚風がおこる。

【3】驚恐による驚風

　小児は元気が充足しておらず神明も脆弱である。したがって不意に異様なものや声を見聞きしたり，うっかりつまづいてころんだりすると，急激に驚恐を感じて，心神の障害や気機の逆乱がおこり，驚風が発生する。

68—1 小児驚風

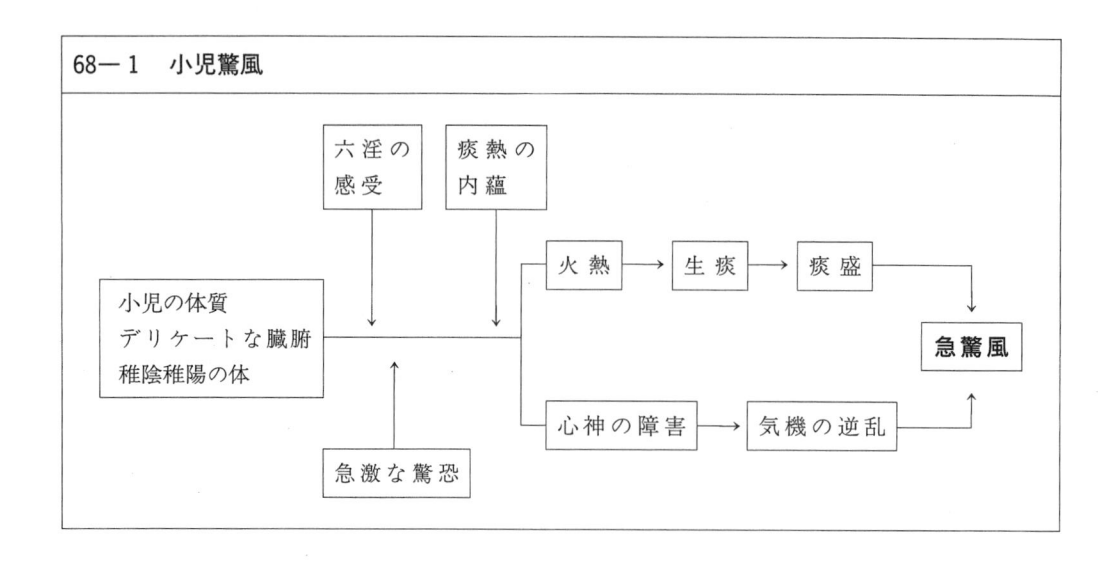

```
小児の体質          六淫の        痰熱の
デリケートな臓腑    感受          内蘊
稚陰稚陽の体
                    ↓            ↓
                    火熱 → 生痰 → 痰盛 ─┐
                                        ├→ 急驚風
        ↑           心神の障害 → 気機の逆乱 ─┘
        │
    急激な驚恐
```

証 分 類

【1】外感六淫による驚風

主　　訴：突然発病，四肢の痙攣，人事不省，ひどい場合は角弓反張，両目直視

随 伴 症：発熱，頭痛，咽頭の充血，咳嗽，口渇，煩躁，または悪心，嘔吐

舌 脈 象：舌質紅，舌苔薄黄または黄膩，脈浮数有力弦，指紋青紫

証候分析：①発熱，人事不省，口渇，煩躁──病邪が熱化し心包に内陥して神明を障害するとおこる。

　　　　　②四肢の痙攣，角弓反張，両目直視──火熱が風を生じ，肝風が内動するとおこる。

　　　　　③舌質紅，舌苔黄，脈浮数有力弦，指紋青紫──熱邪が内盛し肝風を引きおこすと現われる。

【2】痰熱による驚風（痰熱内蘊）

主　　症：突然発病，顔面紅潮，人事不省，四肢の痙攣，頸項部の強直

随 伴 症：発熱，鼻息が荒い，喉に痰鳴音がする，腹脹，腹痛，嘔吐，便秘または大便腐臭，大便に血膿が混じる

舌 脈 象：舌苔黄膩，脈弦滑数，指紋青紫

証候分析：①発熱──痰熱が内鬱するとおこる。

　　　　　②人事不省──痰火が心竅に影響するとおこる。

　　　　　③四肢の痙攣，頸項部の強直──火熱が肝風を内動するとおこる。

　　　　　④腹脹，腹痛，嘔吐，便秘──痰が気機を阻滞させ，昇降が失調するとおこる。

　　　　　⑤鼻息が荒い，喉に痰鳴音がする，舌苔黄膩，脈弦滑数──痰熱が内蘊することに

よりおこる。

【3】驚恐による驚風

主　　症：突然の痙攣，頸項部の強直，人事不省
随 伴 症：わめき泣き叫ぶ，驚きやすい，安眠できない，四肢の厥冷，一般には発熱しない
舌 脈 象：舌質淡，舌苔薄白，脉数乱
証候分析：①突然の痙攣，頸項部の強直，人事不省，四肢の厥冷——驚くと気が乱れ，急激に気機が逆乱するとおこる。
　　　　　②わめき泣き叫ぶ，驚きやすい，安眠できない——驚恐により心神を損傷するとおこる。
　　　　　③舌質淡，舌苔薄白——舌象には異常が見られない。
　　　　　④脉数乱——気機が逆乱するとおこる。

治療

【1】外感六淫による驚風

治　　法：清熱去邪，熄風鎮驚
処 方 例：人中，大椎，合谷，太衝，十二井穴（上肢）または十宣
　　　　　①発熱がひどい場合は，曲池を加える。
　　　　　②嘔吐がある場合は，中脘，内関を加える。
方　　解：人中により醒脳開竅，鎮驚熄風をはかり，太衝により平肝熄風をはかる。合谷により肺気の清宣，清熱をはかり，諸陽が会する大椎により陽気の宣通，表邪の除去を促す。手の十二井穴または十宣は点刺出血させて諸経の邪熱，を清瀉し開竅醒神をはかる。
　　　　　発熱がひどい場合は，曲池を加えて清熱を強化する。
　　　　　嘔吐がある場合は，中脘，内関を加えて和胃降逆をはかる。
操　　作：手の十二井穴，十宣からは点刺出血させる。人中は上に向けて斜刺し雀啄手法を施す。その他の経穴は，直刺で0.5〜1寸刺入し，捻転瀉法を施し，置針はせずに抜針する。

【2】痰熱による驚風（痰熱内蘊）

治　　法：清熱去痰，開竅熄風
処 方 例：人中，中脘，豊隆，合谷，内関，神門，太衝，曲池
方　　解：人中により醒脳開竅，鎮驚熄風をはかり，内関，神門，太衝により清心瀉肝，鎮驚熄風をはかる。中脘と豊隆を配穴して，導滞化痰をはかり，合谷により肺気の

清宣をはかり清熱化痰を促す。曲池により清熱を強化する。
操　　作：諸穴に直刺で0.5～1寸刺入し，捻転瀉法を施すし，20分間置針する。置針の間も3～5分間おきに手技を施す。

【3】驚恐による驚風

治　　法：鎮驚安神
処 方 例：印堂，内関，神門，陽陵泉，百会，四神聡
方　　解：印堂により鎮驚安神をはかり，内関，神門により寧心安神をはかる。筋会である陽陵泉により舒筋鎮痙をはかり，百会または四神聡により鎮驚安神を促す。
操　　作：印堂，百会，四神聡は，横刺で0.3～0.5寸刺入する。その他の諸穴は，直刺で0.5～1寸刺入し，捻転瀉法を施す。20分間置針する。

古今処方例

① 『太平聖恵方』
「小児の急驚風には，前頂1穴に灸すること3壮，百会の前1寸にある。もし愈えざれば，両眉頭および鼻下の人中1穴に灸すべし。炷は小麦大の如し。」
② 『針灸聚英』
「小児驚風するは，腕骨に針す。」
③ 『神農経』
「水溝は，小児の急，慢驚風を治す。灸すること3壮。炷は小麦の如し。」

その他の療法

【耳針】
選穴：神門，脳（皮質下），心，脳点，交感
操作：強刺激，60分間置針し，その間20分おきに刺激する。
【中薬】
①外感六淫による驚風：羚角鈎藤湯
②痰熱による驚風（痰熱内蘊）：玉枢丹
③驚恐による驚風：安神丸

参考事項

①四肢が痙攣している時には，手足を強制的に引っぱって筋骨を損傷しないように注意する。
②痙攣が止まらなかったり痰涎が多い場合は，気道を確保するために，患者を横向きにさ

せる。さらに何層かに巻いた消毒ガーゼを上下の歯の間に入れ，舌を嚙まないようにさせる。

急驚風の治法と選穴

症 候	病因病機	治 法	選 穴
急驚風	外感六淫	清熱去邪，熄風鎮驚	人中，大椎，合谷，太衝，十二井穴（上肢）または十宣
	痰 熱	清熱去痰，開竅熄風	人中，中脘，豊隆，合谷，内関，神門，太衝，曲池
	驚 恐	鎮驚安神	印堂，内関，神門，陽陵泉，百会，四神聡

慢驚風

病因病機

　慢驚風は，多量の嘔吐や泄瀉および熱性疾患や慢性疾患により脾胃を損傷し，肝木が土に乗じて脾虚肝旺となり内風が生じるとおこる。または熱性疾患により陰を消耗し，腎陰や肝血が虚損となり陰虚のために内風が生じるとおこる。また病証が進行して陽気を損傷すると，陽気衰弱による重篤な症状が現れるが，これを「慢脾風」という。

　本病症の主な病位は，脾，肝，腎の3臓であり，以下の3つの証に分類される。

【1】脾虚肝旺による慢驚風

　多量の嘔吐や泄瀉により脾陽を損傷したり，急驚風が完治せずに慢性化して脾陽を損傷したり，または先天的に脾胃が虚弱であったりすると「土虚木賊」となり，肝木が土に乗じると，肝旺による内風により，慢驚風がおこる。

【2】脾腎陽虚による慢驚風

　先天的に腎陽が不足して脾陽を温煦できなかったり，陰寒の内生による久泄や久吐により脾陽を損傷し，さらに腎陽も衰退すると，脾腎陽虚となる。このために気血の生化や運化・

昇清などの作用が減退したり陽気が亡脱すると，極度の精神衰弱や昏睡などがおこり，虚風が内動すると「慢脾風」となる。

【3】肝腎陰虚による慢驚風

急驚風や温熱病が慢性化すると，陰液を消耗して腎陰虚損となる。そのために腎陰が肝木を滋養できないと，肝血が不足して筋脈を栄養できなくなり，陰虚内風により慢驚風がおこる。

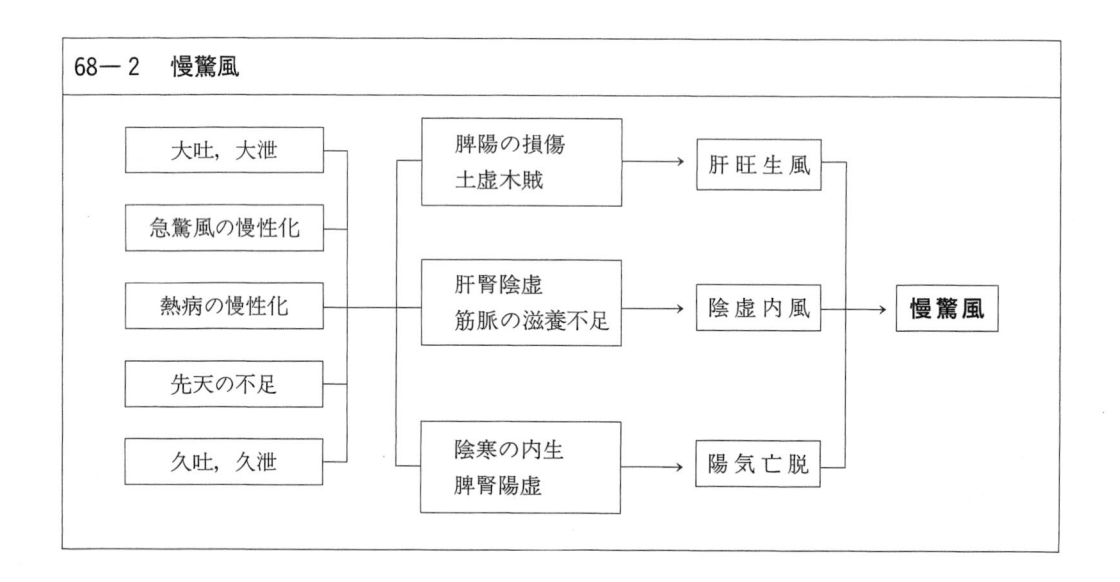

```
68－2　慢驚風
```

大吐，大泄	→	脾陽の損傷 土虚木賊	→	肝旺生風	→	慢驚風
急驚風の慢性化						
熱病の慢性化	→	肝腎陰虚 筋脈の滋養不足	→	陰虚内風		
先天の不足						
久吐，久泄	→	陰寒の内生 脾腎陽虚	→	陽気亡脱		

証分類

【1】脾虚肝旺による慢驚風

主　　症：時々痙攣する，痙攣は無力
随 伴 症：精神は衰弱してはっきりしない，嗜睡，目を開けて眠る，顔色萎黄，食欲不振，
　　　　　大便稀薄，四肢の冷え
舌脈象：舌質淡，舌苔白，脉沈弱
証候分析：①痙攣は無力――肝木が脾土の虚に乗じ，肝旺となって内風が生じるとおこる。
　　　　　②精神は衰弱してはっきりしない，嗜睡，目を開けて眠る――脾虚で清陽が頭目に
　　　　　　昇らないとおこる。
　　　　　③顔色萎黄，食欲不振，大便稀薄――脾陽が不足して運化機能が減退するとおこる。
　　　　　④四肢の冷え――脾陽虚弱のため陰寒が内盛し，四肢を温煦できないとおこる。
　　　　　⑤舌質淡，舌苔白，脉沈弱――陽気不足の象である。

【2】脾腎陽虚による慢驚風

主　　症：手足がぴくぴく動く

随 伴 症：精神衰弱，顔色㿠白，額から冷たい汗がでる，四肢厥冷，嗜睡，目を開けて眠る，小便清長，大便溏泄

舌 脈 象：舌質淡白，舌苔白滑，脉沈細または微弱

証候分析：①手足がぴくぴく動く──陽気が亡脱して虚風が内動するとおこる。

②精神衰弱，嗜睡，目を開けて眠る──元陽が不足して清陽が頭目に昇らないとおこる。

③顔色㿠白，額から冷たい汗がでる，舌苔白滑──元陽が虚衰となり寒水が顔面部に上泛するとおこる。

④小便清長，大便溏泄──腎陽虚により気化機能が減退したり，脾胃を温煦できないとおこる。

⑤舌質淡白，脉沈細または微弱──脾腎陽虚による陽気亡脱の象である。

【3】肝腎陰虚による慢驚風

主　　症：肢体の引きつり，または強直，時々痙攣する

随 伴 症：顔面紅潮，大便乾結，消痩，精神疲労，煩躁，身熱，手足の煩熱

舌 脈 象：舌は乾燥して舌尖が赤い，脉細数

証候分析：①肢体の引きつり，または強直，時々痙攣する──腎陰や肝血が不足して筋脈を栄養できなくなり，陰虚内風が発生するとおこる。

②顔面紅潮──陰が不足して陽を抑制できないと，虚火が上炎しておこる。

③身熱，手足の煩熱，消痩──陰虚により虚熱が内生するとおこる。

④精神疲労，煩躁──腎陰の虚損により心神が滋養されないとおこる。

⑤大便乾結──津液が枯燥して腸が潤いを失うとおこる。

⑥舌は乾燥して舌尖が赤い，脉細数──陰虚内熱の象である。

治療

【1】脾虚肝旺による慢驚風

治　　法：温補脾陽，鎮驚熄風

処 方 例：章門，気海，足三里，太衝

方　　解：章門と気海により脾陽の温補をはかり，足三里により健脾をはかり運化を促す。太衝は瀉法を施して鎮驚熄風をはかる。

操　　作：章門は横刺で0.5寸刺入し，足三里は直刺で1寸刺入して捻転補法を施す。太衝は直刺で0.5～1寸刺入し，捻転瀉法を施す。気海は15分間温灸を施す。置針はしない。

【2】脾腎陽虚による慢驚風

治　　法：温補脾腎，回陽救逆

処方例：関元，合谷，足三里，神闕

方　　解：関元と神闕に施灸して，回陽救逆，培土固元をはかる。これに合谷，足三里を配穴して脾胃の補益を促し，後天の本を助ける。

操　　作：関元，神闕には隔物灸（附子灸）を10～10数壮施灸し，合谷，足三里には捻転補法を施す。一般に置針はしないが，置針する場合は20分間行なう。

【3】肝腎陰虚による慢驚風

治　　法：育陰潜陽，柔肝熄風

処方例：曲泉，太谿，太衝

方　　解：曲泉と太谿を配穴して陰液の滋養をはかり，太衝により熄風止痙をはかる。

操　　作：曲泉，太谿は直刺で0.5～1寸刺入し，捻転補法を施す。太衝は0.5～1寸刺入し，捻転瀉法を施す。置針はしない。

慢驚風の治法と選穴

症候	病因病機	治　法	選　穴
慢驚風	脾虚肝旺	温補脾陽，鎮驚熄風	章門，気海，足三里，太衝
	脾腎陽虚	温補脾腎，回陽救逆	関元，合谷，足三里，神闕
	肝腎陰虚	育陰潜陽，柔肝熄風	曲泉，太谿，太衝

古今処方例

① 『太平聖恵方』
　「小児の慢驚風は，尺沢に灸すること各1壮，肘中横紋の約7分動脈中にある，艾柱は小麦大の如し。」

② 『古今医統』
　「小児の慢驚風は，尺沢，印堂に灸すること3壮。」

③ 『中医児科学』
　「慢驚風の脾陽虚弱あるいは脾腎陽虚のものには，大椎・脾兪・命門・関元・気海・百

会・足三里に灸法を施す。肝腎陰虚のものには内関・曲池・合谷・太衝・承山に針を刺す。牙関緊急があれば下関・頬車を加える。」

その他の治療

【耳針】
選穴：心，肝，神門，脳（皮質下），枕
操作：上記の経穴から毎回2～3穴を選穴し，毫針を用いて刺針するか，王不留行による按圧を行なう。毎日または隔日に治療し，20分～30分間置針する。

【中薬】
①脾虚肝旺による慢驚風：附子理中丸
②脾腎陽虚による慢驚風：固真湯
③肝腎陰虚による慢驚風：大定風珠

参考事項

本病の多くは虚証に属するので，油ものや甘味の過剰摂取などの飲食不節に注意させる。また十分に栄養を補給させて，健康の回復をはからせる。

69. 小児遺尿

遺尿は「尿床」ともいわれ，満3歳以上の小児が常習的に睡眠中に排尿し，目覚めた後に気づくという病症である。

満3歳以下の幼児では，知能が未発達なため正常な排尿習慣が身についておらず，遊びに夢中になって睡眠が不足し精神が極度に疲労すると，時々遺尿することがあるが，この場合は病態には属さない。しかし満3歳を過ぎてもまだ排尿を自制できず，習慣的に毎晩小便をもらす場合は，病態とみなしている。本病が長期間続いて治癒しないと，小児の精神面や生活環境に影響がおよぶ。

本病の発病は，腎，膀胱の失調と直接関係している。発病原因の多くは，腎気不足，下元虚寒，病後の体質虚弱，肺脾気虚，または習慣性によるものである。

3. 小児科

　本病の治療は，『霊枢』本輸の「遺溺すれば則ちこれを補う」の原則にもとづいて，培元補腎を主に行なう。また中薬を併用して治療してもよい。

病因病機

【1】下元虚寒による遺尿（腎気不足）

　小便の排泄と貯溜は膀胱の気化によって制約され（「約束」という），膀胱の機能は腎陽の温煦により維持されている。小児は，先天的な不足があったり体質的に虚弱であったり，あるいは病後に正気が衰退していたりすると，腎気が不足して下元虚寒となる。夜間は陰が主る時間であり，睡眠中は陽気が体内に納まるが，このとき腎陽が不足していると，膀胱は腎陽の温養を受けられず，約束機能が失調すると遺尿がおこる。

【2】脾肺気虚による遺尿

　膀胱の水道を約束する機能は，腎気の固摂や腎陽の温煦を受ける以外に，肺脾の2臓と関係している。肺は水の上源で治節を主り，水道を通調する作用により水液を膀胱に輸送しており，脾は昇清や水液の運化を主っている。したがって久病や大病によって正気が衰退し脾肺気虚となると，脾気の昇清機能が減退して，津液は肺へ上昇せずに下陥し，さらに肺気の治節機能も減退して，膀胱が行う水道の約束を失調させる。また気は陽に属し，気虚は陰盛を引きおこすので，陰を主る夜間に遺尿がおこる。

【3】肝経湿熱による遺尿

　肝気は疏泄を主り，気機を疏通して三焦を通利し水道を調節している。また，足厥陰肝経は陰器をまとっている。湿熱の病邪や飲食不節により生じた脾胃湿熱が，足厥陰肝経にこもって疏泄を失調させ化火すると，火熱が内迫して膀胱に下注し，膀胱の約束機能を失調させて遺尿がおこる。

【4】習慣性の遺尿

　小児の躾が悪く，夜間の排尿を規制しないでいると，習慣性の遺尿がおこる。ただしこのタイプの遺尿は疾病には属さないため，証分類や治療からは削除する。

69 小児遺尿

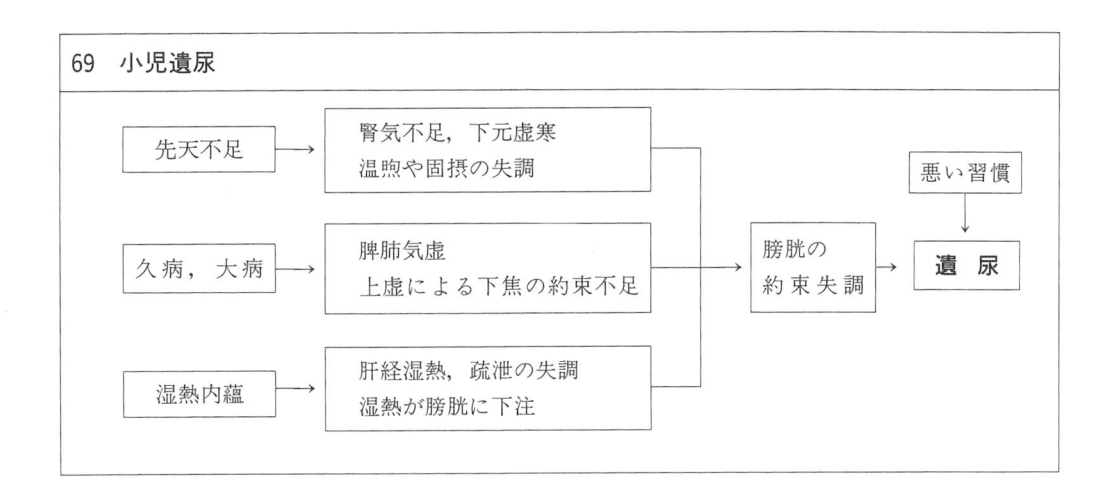

```
先天不足  →  腎気不足，下元虚寒
             温煦や固摂の失調         ┐
                                      │
久病，大病 →  脾肺気虚                 ├→ 膀胱の      悪い習慣
             上虚による下焦の約束不足  │   約束失調  →  ↓
                                      │              遺 尿
湿熱内蘊  →  肝経湿熱，疏泄の失調     ┘
             湿熱が膀胱に下注
```

証 分 類

【1】下元虚寒による遺尿（腎気不足）

主　　症：睡眠中に遺尿し，目覚めてから気がつく，排尿量は比較的多量，一夜に1回ないしは数回遺尿する

随 伴 症：顔色㿠白，精神疲労，乏力，知能の発育が遅い，腰部軟，下肢無力，小便清長または頻数，ひどい場合は寒がり，四肢の冷え

舌 脈 象：舌質淡，舌苔白，脈沈遅無力

証候分析：①遺尿多量，ひどい場合は一夜に数回──腎気不足により固摂が失調し，腎陽虚衰により膀胱の温養が不足するために，膀胱の制約機能が減退しておこる。
　　　　　②顔色㿠白，舌質淡，精神疲労，乏力，下肢無力，寒がり，四肢の冷え──陽気が不足し，清陽が神明や顔面に上昇できなかったり，四肢を温養できないとおこる。
　　　　　③知能の発育が遅い──先天が不足し脳髄が空虚であるとおこる。
　　　　　④腰部軟──腎虚で骨を主れないと，腎の府である腰が軟弱になる。
　　　　　⑤小便清長または頻数──命門の火が不足して，腎の気化が失調するとおこる。
　　　　　⑥脈沈遅無力──腎陽が衰退して虚寒が内生し，陽気の推動機能が無力化するとおこる。

【2】脾肺気虚による遺尿

主　　症：睡眠中に遺尿する，排尿回数は多いが排尿量は多くない

随 伴 症：顔色萎黄，精神疲労，乏力，息切れ，懶言，自汗，食欲不振，大便溏薄

舌 脈 象：舌質淡または胖嫩，脈弱または緩

証候分析：①遺尿，排尿量は多くない──肺気と脾気の不足により水液の運化，水道の通調，

治節機能が減退し，膀胱の制約が失調すると遺尿がおこるが，腎気の障害はまだおきていないので，排尿量は下元虚寒による遺尿ほど多くない。
②顔色萎黄，精神疲労，乏力——脾肺気虚により気血が不足し，顔面，心神，四肢を栄養できなくなるとおこる。
③食欲不振，大便溏薄——脾気虚により運化機能が減退するとおこる。
④息切れ，懶言，自汗，舌質淡または胖嫩，脉弱——気虚によりおこる。

【3】肝経湿熱による遺尿

主　　症：睡眠中に遺尿する，小便は黄色で臭いが強くつんとする，排尿量は少なく遺尿の回数も多くない

随 伴 症：急躁，怒りっぽい，夜間歯ぎしりをする，顔面紅潮，唇の色は紅

舌 脈 象：舌質紅，舌苔黄または黄膩，脈滑数有力

証候分析：①遺尿，小便は黄色で臭味が強い——湿熱が足厥陰肝経に内蘊して疏泄を失調させ，化火して膀胱に下注し，膀胱の制約機能を失調させるとおこる。
②急躁，怒りっぽい，夜間歯ぎしりをする——肝火が旺盛になり，熱が心神に影響するとおこる。
③顔面紅潮，唇の色は紅，舌質紅，舌苔黄——化熱した熱が上炎するとおこる。上炎がひどいと目赤が現われ，湿熱が蘊結していると舌苔は黄膩となる。
④脈滑数有力——湿熱が蘊結している実熱証の脈象である。

治　療

【1】下元虚寒による遺尿（腎気不足）

治　　法：温補腎陽，固摂下元

処 方 例：関元，中極，腎兪，膀胱兪，太谿

方　　解：関元に施灸して下焦の元陽を温補し，腎兪と太谿を配穴して腎気の補益をはかる。中極と膀胱兪に施灸して膀胱の制約機能の強化を促す。下元を充実させて腎陽を振るいたたせ，膀胱の制約機能を強化すれば，遺尿はおのずととまる。

操　　作：小児の年令や身体の太りぐあいにあわせて，0.3～0.5寸刺針し補法を施す。針治療後に施灸してもよい。比較的大きい小児には10～20分間置針してもよいが，一般には置針しない。毎日または隔日に1回治療する。

【2】脾肺気虚による遺尿

治　　法：益気補脾，固摂小便

処 方 例：気海，太淵，肺兪，三陰交，足三里

方　　解：太淵と肺兪を配穴（兪原配穴）して肺気の補益をはかり，気海に施灸して元気の補益を促す。脾兪と足三里により脾胃を補益し，生化の源の機能を促進して気血の充実をはかる。
操　　作：肺兪，気海は0.3～0.5寸直刺し，提挿補法を施し，抜針後に施灸する。太淵には0.2寸前後直刺し，捻転補法を施す。三陰交，足三里は直刺で0.5寸刺入し，補法を施す。隔日に1回治療する。

【3】肝経湿熱による遺尿

治　　法：清熱利湿
処方例：中極，中髎，三陰交，陰陵泉，太衝
方　　解：中極，中髎，陰陵泉により下焦の湿熱の清利を促す。三陰交に瀉法を施して鬱熱の解除をはかり，鬱熱が肝腎の陰を損傷しないようにする。太衝に先瀉後補を施し，先瀉により疏泄を促し，後補により肝陰を補益して肝熱の清瀉を促す。
操　　作：中極，三陰交，陰陵泉は，直刺で0.3～0.5寸刺入し，瀉法を施す。中髎は直刺で1寸前後刺入して髎孔に入れ，針感を少腹部に放散させる。太衝は，直刺で0.3～0.5寸刺入し，先瀉後補を施す。

小児遺尿の治法と選穴

症候	病因病機	治　法	選　穴
小児遺尿	下元虚寒	温補腎陽，固摂下元	関元，中極，腎兪，三陰交
	脾肺気虚	益気補脾，固摂小便	列欠，肺兪，脾兪，気海，足三里
	肝経湿熱	清熱利湿	中極，中髎，三陰交，陰陵泉，太衝
	習慣性遺尿	習慣の改善をはかる	

古今処方例

① 『針灸大成』
「遺尿：神門，魚際，太衝，大敦，関元。小水不禁：灸陽陵泉，陰陵泉。」
② 『針灸甲乙経』
「遺溺，関門および神門，委中これを主る。」
③ 『針灸資生経』
「小児遺尿，臍下1寸半灸す，年に随いて壮。また大敦に灸すること三壮。」
④ 『中国針灸処方学』

「遺尿は腎兪，中極，膀胱兪，三陰交，三焦兪に刺針する。多夢のものには，神門，心兪，太谿を加え，体虚のものには，足三里，命門を加える。その中の腎兪，命門，中極，膀胱兪，三焦兪にはすべて灸を施してもよい。」

⑤『神応経』
「遺溺：神門，魚際，太衝，大敦，関元。」

⑥『普濟方』
「遺尿：関元，中府，神門。」

⑦『中医児科学』
「夜尿点に刺針する。この穴は手掌面小指第二指関節の横紋中央の処にある。毎回15分間留針する。隔日に1回，7回を1クールとする。」

その他の療法

【推拿療法】
部位：丹田，腹部，亀尾，腎兪，八髎
操作：丹田には 200回揉法を施し，腹部に20分間摩法を施す。亀尾には30回揉法を施す。比較的大きい児童には，擦法を腎兪（横擦法），八髎に施す。毎日午後に治療する。

【中薬】
①下元虚寒による遺尿（腎気不足）：菟絲子丸
②脾肺気虚による遺尿：補中益気湯合縮泉丸
③肝経湿熱による遺尿：龍胆瀉肝湯

【耳針】
選穴：腎，膀胱，肝，皮質下を主穴として，これに内分泌，脳点，尿道を配穴する。
操作：毫針またはパルス通電を施し，症状の改善が見られたら皮内針か圧丸法に切り替える。毎回3～4穴を選穴し，毎日または隔日に1回治療する。

【補助療法】
習慣性の遺尿には，睡眠時の姿勢を横臥位にさせ，また悪い習慣を改善するとよく，あえて治療する必要はない。

参考事項

①食事の指導
遺尿症の小児に対しては，夕飯や睡眠前には流動食を与えないようにしたり，水分摂取も少なくさせたりして，膀胱の貯尿量を少なくさせる。

②習慣の改善
幼児期より定期的に排尿する習慣を養う。大きい小児には，日中の過労を控えさせ，過

度の精神興奮をさせないようにする。

まとめ

小児遺尿の病位は腎と膀胱にあり，また脾，肺とも密接に関係する。
臨床で見られる病証には，寒証も熱証もあるが，虚寒証が多い。
治療では，腎と膀胱の気化機能の向上が主な原則となる。

70. 小児夜啼

小児夜啼は1歳以下の幼児によく見られる病症であり，とくに生まれたばかりの幼児に多い。患児は一般に日中は正常に見えるが，夜になると啼哭（声をだして泣く）するかまたは夜間の一定の時間になると啼哭し，ひどい場合は一晩中啼哭し続ける。夜啼が長期間反復すると，小児の発育に影響するほか，家族を疲労させたりイライラさせて，母親の哺乳および正常な生活や仕事にも影響する。

病因病機

【1】脾気虚寒による夜啼（脾陽虚）

妊婦の体質が陽虚であったり，妊娠中になま物や冷たい物を過食すると，胎児の先天の陽気が不足して脾胃に陰寒が内生しやすい体質となる。また生まれたばかりの幼児の体質は稚陰稚陽であり，不注意で沐浴中に冷やしたり，睡眠中に腹部を冷やしたりしても，陰寒が内生しやすい。また夜は陰に属し，脾は至陰の臓で喜温悪寒の性質をもち，寒には収引，凝滞の性質がある。したがって陰盛となる夜間になると，陰寒が内生している幼児は，脾寒がさらに強くなり，気機不利による腹中の拘急や疼痛が発生し，夜啼を引きおこす。

【2】驚恐による夜啼

生まれたばかりの幼児は，神気が充実しておらず心気も脆弱で知能も未発達なため，突然異様な物（犬や馬など）を見たり，異様な音（扉の閉まる音や動物のうめき声など）を聞くと，驚恐を感じる。驚恐によって神志が障害されると（驚は神を傷り，恐は志を傷るといわ

れる)，心神不寧となって精神不安が高まり安眠できず，恐い夢を見て夜啼するようになる。

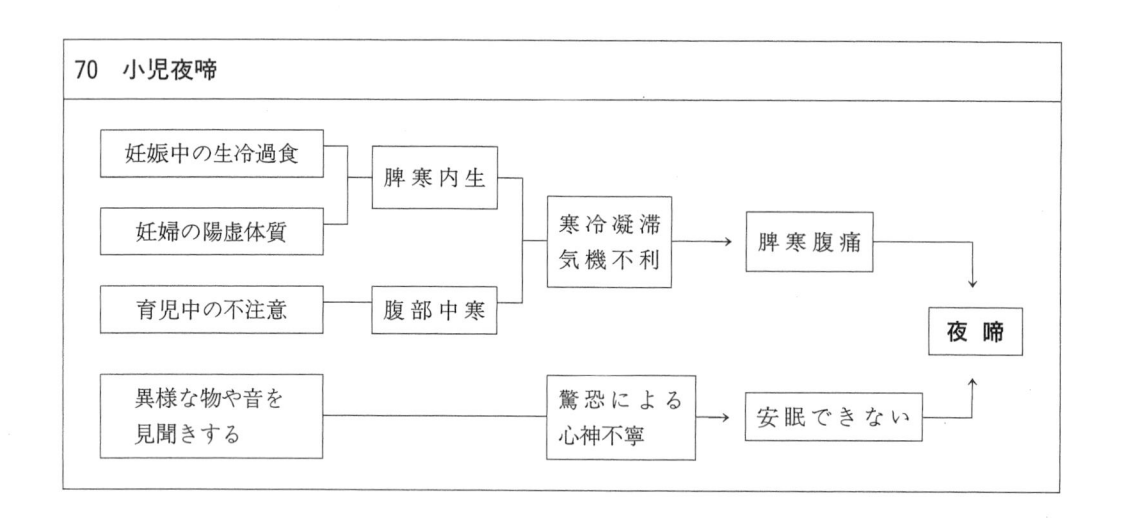

70 小児夜啼

```
妊娠中の生冷過食 ┐
                 ├─ 脾寒内生 ┐
妊婦の陽虚体質   ┘           ├─ 寒冷凝滞 ─ 脾寒腹痛 ┐
                              │ 気機不利              │
育児中の不注意 ─── 腹部中寒 ┘                        ├─ 夜啼
                                                      │
異様な物や音を ─── 驚恐による ─ 安眠できない ────────┘
見聞きする         心神不寧
```

証 分 類

【1】脾気虚寒による夜啼（脾陽虚）

主　　症：日中は安眠できるが，夜になると啼哭する，泣き声は低く弱い，腰をまるめて泣く
随 伴 症：顔色青白，四肢や腹部が冷える，腹部喜按，乳食不振，または腹脹して乳汁を吐き出す，または泄瀉，小便清長
舌 脈 象：舌質淡，指紋淡紅
証候分析：①日中は安眠できるが，夜になると啼哭する──夜になり内生している脾寒が激しくなると啼哭する。
　　　　　②泣き声は低く弱い──脾気虚弱にともない肺気が不足するとおこる。
　　　　　③四肢や腹部が冷える，腹部喜按，腰をまるめて泣く──陰寒が内生し陽気不足となり，気機が凝滞するとおこる。
　　　　　④乳食不振，腹脹して乳汁を吐き出す，泄瀉──脾気虚弱のため運化機能が無力になるとおこる。
　　　　　⑤顔色青白，舌質淡，指紋淡紅，小便清長──脾気虚寒の象である。

【2】驚恐による夜啼

主　　症：日中は安眠できる，夜間に突然恐い物でも見たように啼哭しだして泣き止まない心経積熱のものは，泣き声は高く，灯りを見るとさらに激しく泣く
随 伴 症：顔色青灰，精神不安

　　　　　心経積熱のものは顔面紅潮，唇の色は紅，煩躁不安，身体が熱い，大便秘結，小便短赤
舌 脈 象：舌は無変化，指紋青紫
　　　　　心経積熱のものは，舌尖紅，指紋鮮紅色
証候分析：①夜間に突然啼哭しだして泣き止まない──驚恐により心神不寧になるとおこる。
　　　　　②泣き声は高く，灯りを見るとさらに激しく泣く，煩躁不安──心火が亢盛となり心神に影響するとおこる。
　　　　　③顔色青灰，精神不安，指紋青紫──驚恐が神志を障害し，心神不寧，精神不安になるとおこる。
　　　　　④顔面紅潮，唇の色は紅，身体が熱い，大便秘結──火熱が潜伏して鬱滞することにより現れる象である。
　　　　　⑤小便短赤，舌尖紅，指紋鮮紅色──心経の熱象である。

治療

【1】脾気虚寒による夜啼（脾陽虚）

治　　法：温脾散寒，安神止痛
処方例：内関，中脘，足三里，囟会
方　　解：内関により安神定志をはかり，中脘，足三里を配穴して和胃健脾，理気寛胸をはかる。また囟会により鎮驚散寒をはかる。
操　　作：内関，中脘，足三里には，浅刺で捻転補法をすばやく施し，置針はしない。囟会には温灸を10～15分間施す（幼児の場合は泉門が完全には閉じていないので，囟会への刺針は禁忌である）。毎日1回治療する。

【2】驚恐による夜啼

治　　法：鎮驚安神，清心寧志
処方例：印堂，後谿，間使，隠白
　　　　　心経積熱のものには，大陵，神門を加える。
方　　解：印堂，後谿により，鎮驚安神をはかる。また間使により清心をはかり，隠白により心神の改善を促す。心経積熱のものには大陵，神門を加えて，清心寧志を強化する。
操　　作：印堂には提捏進針法を用いて，上から下に向けて平刺で0.3～0.5寸刺入する。他穴には，浅刺で捻転法をすばやく施し，置針はしない。毎日1回治療する。

3. 小児科

小児夜啼の治法と選穴

症候	病因病機	治法	選穴
小児夜啼	脾気虚寒	温脾散寒, 安神止痛	内関, 中脘, 足三里, 囟会
	驚恐	鎮驚安神, 清心寧志	印堂, 後谿, 間使, 隠白

古今処方例

① 『衛生宝鑑』
「夜啼, 幼宮に灸すること3壮, また中指（爪）甲の後1分に灸す。」

② 『簡易針灸学』
「熱によるものは, 大椎, 合谷, 内関, 内庭に針を刺し, 身柱に灸をする。驚によるものは, 神門, 少商, 曲池, 委中に針を刺す。」

③ 『当代中国針灸臨床精要』
「小児夜啼の灸法。①ニンニク蒸灸法：切り刻んだニンニクひと握りとふた握りの艾をむらなくかき混ぜて, 2つの小袋に詰込み, 鍋に入れて蒸す。熱くなったら取り出して半乾きになるまでしぼり, やけどしない程度にさめたら, そのうちのひとつを用いて臍を覆って温める。小袋が冷たくなったら次の小袋と交換し, 交互に使用する。②艾灸：半米粒大の艾を用い, 肝兪, 命門に3壮施灸する。」

その他の療法

【耳針】
選穴：神門, 脳点, 交感
操作：毫針で浅刺し, 置針はしない。毎日1回治療する。

【穴位貼敷療法】
選穴：神闕
操作：①等量の丁香, 肉桂, 呉茱萸を研磨し細末にしたものを, 一般の膏薬の上にのせ, これを神闕の上に貼りつける。脾気虚寒による夜啼に用いる。
　　　②五味子を研磨し細末にしたものを, 水で練って餅状にし, これを神闕の上に貼りつけ, さらに上から包帯で固定する。

【熱熨法】
選穴：中脘, 神闕, 関元
操作：艾と粉にした乾姜をいためたものをガーゼに包み, これを押しあてて, 中脘から関元の間を上から下に向けてなで下ろす。脾気虚寒による夜啼に用いる。

【中薬】
①脾気虚寒による夜啼（脾陽虚）：理中湯
②驚恐による夜啼：朱砂安神丸，導赤散（心経積熱に用いる）

参考事項

①育児指導

　幼児は異様なものや音を見聞きすると恐怖を感じるので，家族には幼児が寝ている部屋を静かで気持ちのよい環境にしたり，強い光を直接あてないようにするよう指導する。

　脾胃に陰寒が内生すると夜啼の原因となるので，乳幼児の食事に関しては，その量，間隔，ミルクの温度などに注意をはらうように指導する。

　幼児が夜啼している場合には，辛抱強く面倒をみるようにさせ，しかったり脅かしたりして人為的に泣かさないように指導する。

②注意事項

　乳幼児は言葉によって表現できず，泣くことによっていろいろな要求や苦痛を表現するので，夜啼が止まらない場合には，こまかく観察して，早めにほかの疾病と鑑別し，適切な処置をとらなければならない。

　夜啼は少し成長すると自然に治ることが多いので，家族には必要以上の心配をさせないよう心がける。

4. 眼 科

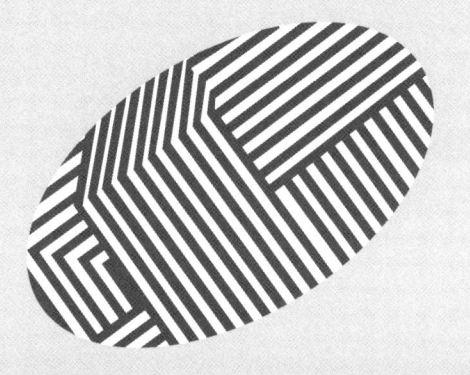

4. 眼科

71. 目赤腫痛

　目赤腫痛は眼科疾患の1つの症状であり、多くの眼病に見られる。目赤腫痛は外障の眼病に多く見られ、またいつも光を畏れる、涙を流す、目が渋り開きづらくなるなどの症状を伴う。本病の多くは，外感風熱が鬱して不宣となったり，あるいは肝胆の火が経にそって上り，経絡を阻滞させることによりおこる。

　治療には疏散風熱，通経活絡の治法が用いられる。

　現代医学の流行性結膜炎は，本病症の弁証施治を参考にして治療することができる。

病因病機

　外感風寒が久しく鬱して熱化したり，外感風熱を受けて，熱気がふさがることによりおこる。また肝胆火盛の者が風熱を受け，火熱が経にそって上壅（上をふさぐこと）し，経脈が阻滞しておこるものもある。

証分類

【1】外感風熱による目赤腫痛

主　　症：眼瞼の腫脹と充血，白睛（白目）が赤くなる，光を畏れる，羞明，流涙，目が渋り閉じづらい

随伴症：頭痛，鼻閉，悪寒，発熱など

舌脈象：舌苔薄黄，脈浮数

証候分析：①眼瞼の腫脹と充血，白睛（白目）が赤くなる，光を畏れる，羞明，流涙，目が渋り閉じづらい——風は陽邪で，その性質は軽揚で上に走りやすい。風熱の邪が人体に侵入すると，目系を犯しやすい。また白睛は肺に属すことにより，このような症状が現れる。

　　　　　②頭痛，鼻閉，悪寒，発熱——肺の治節作用が失調したために，このような衛表の症状が現れる。

　　　　　③舌苔薄黄，脈浮数——外感風熱の象である。

【2】肝胆火盛による目赤腫痛

主　　症：眼瞼の腫脹と充血，白睛（白目）が赤くなる，光を畏れる，流涙
随 伴 症：口苦，心煩，頭暈，便秘
舌 脈 象：舌苔黄，脈弦数
症候分析：①眼瞼の腫脹と充血——肝は目に開竅している。そのため肝胆の熱邪が経にそって上泛するとこの症状がおこる。
　　　　　②口苦，心煩，頭暈，便秘——肝胆火盛の象である。
　　　　　③舌苔黄，脈弦数——肝胆火盛の象である。

治　療

治　　法：疏風清熱，通経活絡
処 方 例：合谷，睛明，太陽，太衝
　　　　　①風熱には少商を加える。
　　　　　②肝胆火盛には行間を加える。
方　　解：本方には風熱を清泄する作用，消腫定痛の作用がある。
　　　　　目は肝の竅といわれ，太陽，少陽，陽明の経脈はそれぞれ目に行っている。合谷により陽明の経気を調え，風熱を泄し，太衝により厥陰の経気を導き，肝火を降ろす。睛明は手足太陽経と足陽明経の交会穴であり，これにより目の鬱熱の宣泄をはかる。太陽を点刺出血させることにより，清火泄熱をはかる。また少商を点刺出血させて清熱をはかる。行間は肝胆火盛を取りのぞくことができる。
操　　作：太陽は点刺出血をする。睛明は直刺で0.3寸刺入し，刺入後は提挿を行わない。合谷，太衝は直刺で0.5～1寸刺入し，瀉法を施す。少商は点刺出血，行間は瀉法を施す。一般に置針は10～20分間行う。

目赤腫痛の治法と選穴

症　候	病因病機	治　法	選　穴	
目赤腫痛	外感風熱	疏風清熱	合谷，睛明 太陽，太衝	少商
	肝胆火盛	通経活絡		行間

4．眼科

古今処方例

① 『玉竜歌』
　「晴明，魚尾（瞳子髎に同じ），太陽，迎香を取る。」
② 『針灸資生経』
　「攢竹，申脈，太衝，曲泉，陽谿を取る。」
③ 『儒門事親』
　「前頂，百会を三稜針にて点刺出血させる。」
④ 『針灸摘英集』
　「風池，合谷を取る。」
⑤ 『類経図翼』
　「合谷，外関，後谿を取る。」
⑥ 『針灸大成』
　「合谷，足三里，太陽，晴明，攢竹，糸竹空を取る。」

その他の治療

【中薬】
銀翹解毒片
肝胆火盛には竜胆瀉肝湯を加える。

【耳針】
この数年の臨床研究により，耳穴の眼区や耳尖の放血が有効であることが報告されている。

参考事項

①本病症に対する針灸治療の歴史は長く，速効性があり，一般に後遺症を残さない。
②本病症は多くの疾患に見られるが，目の衛生と飲食の調節に注意することにより予防がはかれる。平素から風寒をさけ，葱，生姜，にんにくなどの辛い物を少なくするようにし，罹患後はさらに注意をする。

72. 眼瞼下垂

　眼瞼下垂とは，上眼瞼がもち挙げられなくなり，瞳孔の一部分を蔽うか全部を蔽い隠し，視力に影響が生じるものをいう。中医学では「䀩目」「瞼廃」「瞼皮垂緩」などといわれている。これには両側と片側のものがあり，先天的なものと後天的なものの区別がある。片側に生じる場合には水晶体が偏ったり，内転不能となるもの，瞳孔の散大，複視などの症状を合併する。

　本病の多くは，気血不足の状態に，さらに風邪を受けて肌肉が弛緩し，眼筋が無力になりおこる。治療は健脾益気通絡をはかるとよい。

病因病機

　平素から虚弱で腠理がゆるんでおり，さらに風邪を受け，これが胞瞼（眼瞼）に客し，これにより筋脈失養となって弛緩すると，上眼瞼の昇挙の力がなくなっておこる。

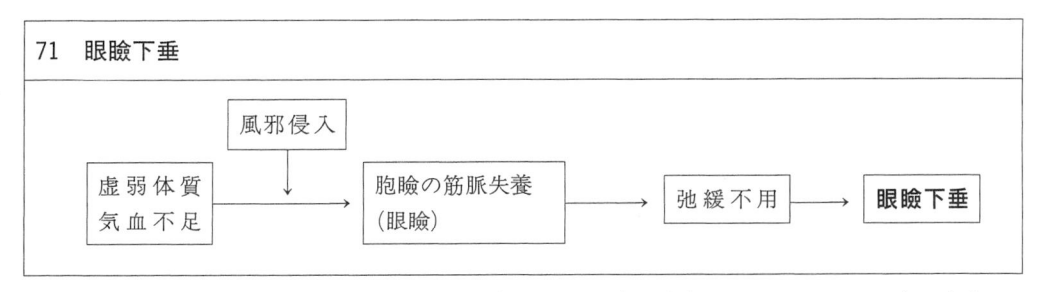

71　眼瞼下垂

```
                    風邪侵入
                       ↓
  ┌──────┐      ┌──────────┐     ┌──────┐     ┌──────┐
  │虚弱体質│ ──→ │胞瞼の筋脈失養│ ──→ │弛緩不用│ ──→ │眼瞼下垂│
  │気血不足│      │  （眼瞼）  │     │      │     │      │
  └──────┘      └──────────┘     └──────┘     └──────┘
```

　また先天不足による発育不良，梅毒，椒瘡（トラコーマ），外傷などによりおこるものもある。

証分類

　単眼，両眼の上眼瞼下垂，昇提の無力，また上眼瞼が瞳孔の一部を蔽ったり，すべての黒睛（黒目）を蔽うことにより，視野の障害がおこる。患者は視野を確保するため，いつも前頭筋の力を借りて目を見開く。そのため日が経つにつれ，額にしわがより，眉毛が高くそび

えるようになる。

　両眼では視野への影響がさらに強く，いつも頭をあげてものを見るようにすることにより，眼球を下へ移動させる。さらに手で皮膚を上方にひっぱって物を見るようにする。

　先天的な眼筋の発育不全の場合は，多くが両眼に現れる。重症筋無力症性眼瞼下垂では，明け方は軽く，午後に重くなり，全身の力がなくなり，嚥下困難がおこる。トラコーマや梅毒，腫物および外傷から発症することもある。

治療

治　　法：補気養血，疏風通絡
処方例：攅竹，太陽，魚腰，陽白，風池，合谷，百会
方　　解：本病症の本は気血両虚である。そのため百会により気血を昇提させ，昇清降濁をはかる。合谷は百会と配穴することにより，陽明の経腑を調節し，「治病求本」の作用をおさめることができる。攅竹，太陽，魚腰，陽白は眼区の陽気をふるいたたせ，通気通絡をはかることができる。さらに風池を配穴することにより，風邪を疏散させ，益気昇陽，疏風通絡をはかる。
操　　作：百会は灸を用いる。風池は針尖を患側の目にむけ，0.5〜1寸刺入する。健側の合谷に直刺で0.5〜1寸刺入する。風池とともに20〜30分間置針する。その他の経穴は，斜刺で0.5〜1寸刺入し，平補平瀉法を施す。10回を1クールとし，5日休んで第2クールを開始する。

眼瞼下垂の治法と選穴

症候	病因病機	治法	選穴
眼瞼下垂	筋脈失養 弛緩不用	補気養血 疏風通絡	攅竹，太陽，魚腰，陽白，風池，合谷，百会

古今処方例

①『中医眼科学』
　「攅竹から睛明，魚腰から糸竹空，太陽から瞳子髎へそれぞれ透刺し，足三里と三陰交を配穴する。毎日ないし隔日に1回で，10回を1クールとする。」
②『眼科針灸療法』

「睛明，攢竹，瞳子髎，陽白，臨泣，風池，合谷，足三里，三陰交，光明を取穴する。あとの4穴は灸法を併用してもよい。毎日ないし隔日に1回行う。健側は中程度の刺激を施し，患側は軽刺激を与える。」

③『眼科錦嚢』

「上眼瞼が低く垂れる軽症には，三陰交の施灸が良い。」

④『針灸臨床治療学』

「上眼瞼下垂は合谷に灸を施す。」

⑤『針灸処方学』

「眼輪筋麻痺：顴髎，頰車，大迎。」

その他の治療

【中薬】
補中益気湯

【按摩】
眼の周囲

参考事項

動眼神経麻痺による眼瞼下垂のうち，とくに新たに発症したものには，比較的良く，著明な効果がある。先天性の場合は，治療効果が現れるのが遅く，重症筋無力症も同様に遅い。これらには一般に中薬を併用することにより効果を高めることができる。また，按摩を併用すると効果が早く現れる。

73. 流涙

流涙症は，涙が流れいつも眼瞼の外に溢れる眼病である。流涙の原因はとても多いが，情志の刺激による一時的な流涙は病態ではない。また局所の炎症刺激による流涙は，中医学では「熱涙症」といい，原発疾患を治療することにより，全治させることができる。さらに涙道の閉塞による流涙は，薬物治療の適応症である。

本節で述べる流涙は，目が赤くなったり痛くなったりせず，風にあたると涙がさらにひど

4. 眼科

くなるものである。これは熱感症状を伴わないため「冷涙症」といわれている。この多くは肝腎両虚により精血虚損となり，肝がその液を制約できず，さらに風寒の刺激にあたったためにおこる。本病症の治法は肝腎の補益，疏風通絡である。

病因病機

肝腎両虚により精血虚損となり，肝がその液を制約できなくなり，さらに風寒を受けて内外が相互に影響すると流涙が止まらなくなる。また頻繁に悲しんだり，泣いたりすることによってもおこる。

証分類

冷涙証

主　　症：平素は目の痛み，かゆみ，涙が流れるということはないが，風寒にあたることにより流涙がおこる，涙液は薄く透明で熱感はない，このような症状は老人によく見られ，冬に重く夏は軽い

随 伴 症：眩暈，顔色がさえない，健忘，耳鳴り，腰のだるい痛み

舌 脈 象：舌苔薄白，脈浮細，または虚

症候分析：①風寒にあたることにより流涙がおこる──平素から肝腎が不足し，精血が虚損すると，臓腑はその液を留めておくことができないためにおこる。
　　　　　②涙液は薄く透明で熱感はない──熱がないためである。
　　　　　③眩暈，耳鳴り，腰のだるい痛み，脈細弱──腎精不足の象である。
　　　　　④顔色がさえない，健忘，脈虚──肝血不足の象である。

治療

治　　法：補益肝腎，疏風通絡
処 方 例：睛明，風池，外関，合谷，腎兪，肝兪
方　　解：睛明により涙道を疏通させる。風池，外関，合谷の配穴により補気疏通，陽気をふるいたたせる，明目止涙をはかる。また腎兪，肝兪により肝腎の補益，涙液の固摂を促す。
操　　作：睛明は直刺で0.5～1寸刺入する。提挿はしない。風池，外関，合谷は直刺で1寸

刺入し，中程度の刺激を与える。腎兪，肝兪は直刺で1寸刺入し，抜針後は灸を施す。

軽症であれば，晴明1穴により効果が現れる。

流涙の治法と選穴

症候	病因病機	治法	選穴
流涙	肝腎両虚	補益肝腎	晴明，風池，外関
	外感風寒	疏風通絡	合谷，腎兪，肝兪

古今処方例

①『眼科針灸療法』
「涙が溢れるものには，晴明，攅竹，臨泣，風池，曲池，三陰交に刺針し，大・小骨空に灸を施す。」
②『中医眼科学』
「合谷，晴明，攅竹，承泣，風池，肝兪，腎兪などに刺針する。」
③『針灸処方集』
「涙液過多には，曲池，腕骨，肝兪を取る。」

その他の治療

【中薬】
杞菊地黄丸

参考事項

針灸による流涙症の治療効果は高く，薬を併用することにより，より高い治療効果をあげることができる。

74. 目翳

　古代の眼科医書では，翳の概念について多くの論述が見られるが，混乱しておりはっきりしていない。黒睛（角膜）の翳障を指したり，水晶体の混濁を指すこともある。ここでは目翳を黒睛の混濁を指すものとして述べる。翳には新翳と老翳の区別がある。新翳とは，現代医学の角膜炎，角膜潰瘍などを指し，老翳とは角膜片雲，角膜斑，角膜白斑などを指している。翳の厚さにかかわらず，それが瞳孔の部位にあれば，視力に影響を及ぼす。本病の治法は明目退翳である。

病因病機

　黒睛が外傷を受けたり，毒邪に感染すると角膜の炎症がおこる。炎症が治癒したあと瘢痕を形成し，それによりおこる。
　中医学では本病の病機を，風熱の外襲，または肝胆の熱の上擾にあるとしている。

証分類

　黒睛の炎症性疾患がすでに治癒したか，まもなく治るときに瘢痕を残す。その表面は滑らかで，境界がはっきりしており，厚さは一定していない。炎症がまだ治癒していないものは，目赤流涙があり，翳は脂ぎってすべすべしている。さらに頭痛，羞明，便秘，小便が赤い，舌苔黄，脈滑数といった症状所見を伴う。また炎症が治癒したものには，上記の症状が見られなくなる。

治療

治　　法：明目退翳
処方例：攅竹，太陽，四白，風池，合谷，足三里
方　　解：攅竹，太陽，四白，風池により去風通絡，明目退翳をはかる。『内経』では「五臓六腑の精気はみな脾に受けられ，上りて目に注ぐ」とされている。このことから

合谷，足三里を配穴することにより脾胃の調理，明目退翳をはかる。

操　作：攢竹，太陽，四白，風池は軽く刺し，置針する。合谷，足三里は中程度の刺激で，平補平瀉法を施す。すべてに20～30分間置針する。毎日あるいは隔日に1回治療し，10回を1クールとする。

目翳の治法と選穴

症　候	治　法	選　穴
目　翳	明目退翳	攢竹，太陽，四白，風池，合谷，足三里

古今処方例

① 『針灸医学験集』
「角膜炎および角膜潰瘍には，攢竹，糸竹空，陽白，睛明，瞳子髎，四白を主穴とし，合谷，足三里を配穴する。刺針方法：中程度の刺激を主とし，30分間置針する。毎日1回，10回を1クールとする。」

② 『穴位診断と針刺療法』
「角膜炎，角膜潰瘍および角膜片雲，角膜斑に対する針治療には攢竹，太陽，風池，合谷を取穴する。方法：毎日あるいは隔日に1回行う。」

③ 『眼科針灸療法』
「フリクテン性角膜炎には，睛明，攢竹，四白，巨髎，合谷，大陵，足三里，大椎，肝兪，肺兪，胆兪，腎兪を取穴する。難治性のものには大椎，肝兪，肺兪，胆兪，腎兪に灸を併用する。カタル性角膜炎には，睛明，合谷，肝兪，魚尾に毎日中程度の刺激の刺針を行ない，さらに太陽，少陽から放血する。神経麻痺性の角膜炎には，承泣，太陽，攢竹，陽白，四白，巨髎，頬車，地倉，百会，風池，翳風，合谷を取り，毎日あるいは隔日に1回針治療を行う。健側は中程度の刺激，患側は軽刺激，灸をしても良い。（承泣，太陽，攢竹は針のみ行う）。疱疹性角膜炎には，攢竹，太陽，肺兪，肝兪，身柱，曲池，合谷，足三里，翳風，和髎を取り，攢竹と太陽には針を，その他の経穴は針灸を併用する。角膜癜痕（眼生翳膜）には，睛明，攢竹，瞳子髎，四白，合谷，足三里，光明，風池，大椎，肝兪，腎兪，膏肓に取穴し，大骨空，小骨空に灸をする。」

④ 『針灸集成』
「目赤腫翳，羞明隠渋には，上星，百会，攢竹，糸竹空，睛明，瞳子髎，太陽，合谷を取りこれに針し，内迎香は刺して血を出す。」

⑤ 『新針灸学』
「神経麻痺性の角膜炎は，陽白，攢竹，睛明，糸竹空，瞳子髎，頭維，臨泣，風池，百

会，肝兪，後谿，翳風を取穴する。」
⑥『針灸大成』
「赤翳（パンヌス）には攢竹，後谿，液門を取る。」
⑦『景岳全書』
「翳風に灸すること7壮，赤白翳膜を治す。」
⑧『審視瑶函』
「眼生翳膜，この症は病を深く受けたため，一時で治癒させることはできない。まず睛明，合谷に刺針する。効果がないときは，3回ここに針をすることにより改善する。そしてさらに太陽と光明に刺針する。」
⑨『針灸処方集』
「角膜炎には睛明，攢竹，懸釐，通谷，陰都，内関，商曲，肓兪，中注を取る。」

その他の治療

【灸法】
選穴：陽谿
方法：にんにく灸を用いる。直径1.5cm，厚さ0.1cmにんにく（生姜でも良い）を切り，さらにその表面に何ヵ所か孔をあける。それを経穴において，大豆大の艾炷を乗せ点火する。左の眼疾患であれば右の陽谿に，右の眼疾患であれば左の陽谿に，左右両方であれば両側に取穴する。毎回6～7壮，毎日1～2回，約3～5日灸をするだけで，他に点眼薬，内服薬は必要ない。

【穴位埋線】
主穴：睛明，球後，見陽，承泣
配穴：肝兪，腎兪，光明，万里
方法：毎回，主穴を1穴，配穴を1～2穴取る。4日から2週間に1回，5回を1クールとする。1ヵ月休息したあと，引き続き1クール行う。

【中薬】
　角膜炎には龍胆瀉肝湯，角膜潰瘍には龐氏銀花復明湯，角膜片雲には撥雲退翳丸をそれぞれ用いる。

参考事項

　角膜炎は早期に治療を行い，抗生物質を組合せ，できるかぎり目に瘢痕を残さないようにする。針灸治療は痙攣と疼痛の寛解に良い効果がある。そのため本病では，針灸を併用することにより，治効を高め治療期間を短くし，後遺症を軽減させることができる。

75. 暴盲

　目の外観は正常であるが，片目あるいは両目の視力が急激に低下し，ひどい場合には失明してしまう内障の眼疾患を暴盲という。これは眼科疾患における急性症である。現代医学の網膜中心静脈塞栓，中心動脈塞栓，網膜静脈周囲炎，高血圧による動脈硬化の眼底出血，糖尿病性の眼底出血，急性視神経炎，網膜剥離，ヒステリー盲，皮質盲による失明などに見られる。

　本病の多くは，気血不足，気滞血瘀，あるいは肝鬱化火により目を損傷するとおこる。したがって治法は，気血の補益，活血化瘀，疏肝清熱が主となる。

病因病機

【1】肝鬱化火による暴盲

七情の損傷がおこると肝鬱化火となり，竅に上衝すると目が見えなくなる。

【2】気滞血瘀による暴盲

　酒や辛いものを嗜好すると，胃熱が蘊積（たまること）する。これが肝気とともに上逆し，気滞血瘀となり眼絡を閉塞するとおこる。また外傷による出血で脈絡の血瘀を引きおこすこともある。

【3】気血不足による暴盲

　長い時間，物を見ることにより，知らないうちに気血を損傷し，目が養われなくなるためにおこることもある。

証分類

　もともとは目の外観に異常はなく，視力に問題がない。突然，目が張り，頭痛がしたり，初めは目の前を蚊や蠅が飛んでいるように見えたり，雲が流れているように見えたり，物が赤く見えたりする。さらに垂れ幕が下がっているように黒い影がおおいかぶさり，引き続いて片目あるいは両目の視力が急激に下がり，明暗の区別さえつかなくなってしまい，全然見

4. 眼科

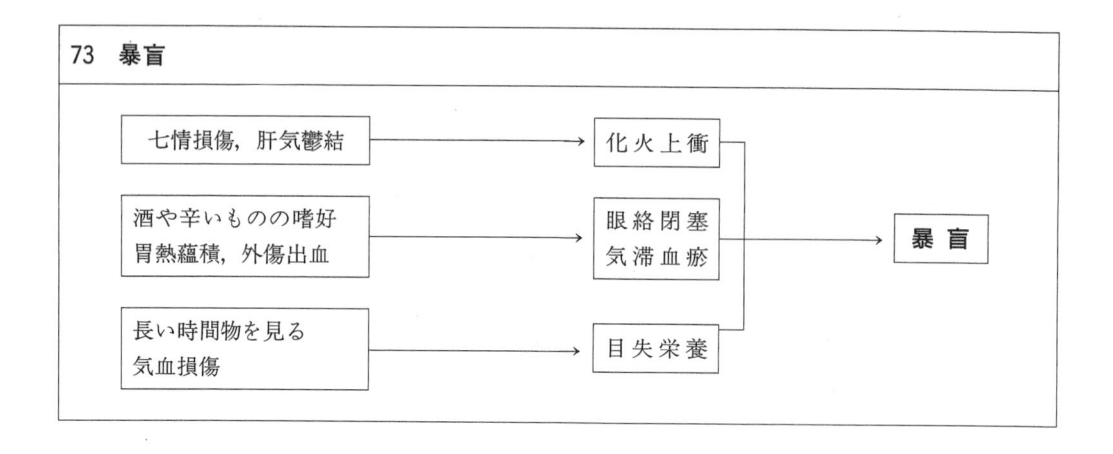

```
┌─ 73  暴盲 ──────────────────────────────────────────┐
│                                                      │
│   ┌─────────────────┐      ┌─────────┐              │
│   │ 七情損傷，肝気鬱結 │ ───→ │ 化火上衝 │──┐           │
│   └─────────────────┘      └─────────┘  │           │
│   ┌─────────────────┐      ┌─────────┐  │  ┌─────┐  │
│   │ 酒や辛いものの嗜好│ ───→ │ 眼絡閉塞 │──┼─→│ 暴盲 │  │
│   │ 胃熱蘊積，外傷出血│      │ 気滞血瘀 │  │  └─────┘  │
│   └─────────────────┘      └─────────┘  │           │
│   ┌─────────────────┐      ┌─────────┐  │           │
│   │ 長い時間物を見る │ ───→ │ 目失栄養 │──┘           │
│   │ 気血損傷        │      └─────────┘              │
│   └─────────────────┘                                │
└──────────────────────────────────────────────────────┘
```

えなくなってしまう。

【1】肝鬱化火による暴盲

　肝鬱化火によるものは，発症前に眩暈，目の脹痛，急躁，怒りっぽい，口苦，舌質紅，脈弦数などの随伴症がある。

【2】気滞血瘀による暴盲

　気滞血瘀によるものは，目の脹痛，物が赤く見え，錐でもまれるような頭痛がある。舌質紫暗，脈沈渋，または弦緩で，外傷歴があることもある。

【3】気血不足による暴盲

　気血虚弱によるものは，顔色が眺白で，声が低くて小さく，四肢が無力で，食欲不振がある。舌質は淡，脈虚弱である。またその他の慢性病の既往歴があることもある。

治　療

【1】肝鬱化火による暴盲

治　　法：舒肝解鬱清熱
処 方 例：攅竹，太陽，風池，足三里，陽陵泉
方　　解：陽陵泉により平肝清熱をはかる。また足三里により胃気の疏通，昇清降濁を促す。攅竹，太陽，風池により眼区の経絡の疏通をはかる。
操　　作：陽陵泉，足三里は直刺で1寸刺入し，平補平瀉法を施す。攅竹，太陽，風池は軽く刺す。風池の針感は目に到らせる。

【2】気滞血瘀による暴盲

治　　法：活血化瘀

処方例：球後，晴明，風池，曲池，合谷

方　　解：球後，晴明，風池の配穴により経脈をふるいたたせ，気血の疏通をはかる。また曲池，合谷により眼部の活血化瘀をはかる。

操　　作：球後，晴明は軽く刺し，置針する。風池，合谷，曲池は直刺で1寸刺入し，平補平瀉法を施して，20～30分間置針する。

【3】気血不足による暴盲

治　　法：補益脾腎

処方例：脾兪，足三里，気海，百会，球後，晴明

方　　解：気血不足による暴盲の治療は，後天の本を補うことから着手する。脾兪，足三里の配穴により脾胃を調理し，生化の源を助ける。

　　　　百会，気海には補気の作用があるが，気を旺盛にすることにより血も生じる。気血が盛んになることにより，目が濡養され視力を回復することができる。球後，晴明により局所の気血の疏通をはかる。

操　　作：脾兪，気海は直刺で0.5～1寸刺入する。百会は横刺で0.5寸刺入し，刺針後に，灸を加える。足三里は直刺で1寸刺入し，平補平瀉法を施す。球後，晴明は軽く刺す。20～30分間置針する。

暴盲の治法と選穴

症候	病因病機	治　法	選　穴	
暴盲	肝鬱化火	舒肝清熱	風池，足三里，陽陵泉	攢竹，太陽 球後，晴明
	気滞血瘀	活血化瘀	風池，曲泉，合谷	
	気血不足	補益脾胃	脾兪，足三里，気海，百会	

古今処方例

① 『儒門事親』巻6

「目忽然と暴盲となり，物が見えざるは…これ相火なり，太陽，陽明の気血はともに盛にして，乃ちその鼻中，攢竹，頂前の5穴を刺し，大いに血を出せば，目立ちどころに明し。」

② 『針灸大成』巻9

「目に内障を生ずるは，瞳子髎，合谷，臨泣，晴明。……復び後穴に刺す：光明，天府，

4．眼科

　　風池。」
③『中医眼科学』
　「網膜中央動脈塞栓，急性球後視神経炎には刺針治療を用いることができる。睛明，球後，瞳子髎，承泣，攅竹，太白，風池，内関，合谷，太衝，命門，腎兪などを取穴する。毎回2～4穴を選び，強刺激を与える。」
④『眼科針灸療法』
　「視神経乳頭炎に球後，睛明，風池，合谷，曲池，足三里，肝兪，関元などを取る。（その中の主穴は球後と睛明である。）」
⑤『眼科針灸療法』
　「球後視神経炎，急性には上星，二間，足三里，光明などの経穴を取る。この他，攅竹，太陽，内迎香などの経穴に放血療法を行う。慢性には睛明，承泣，瞳子髎，足三里を取り，中程度の刺激の刺針を行う。肝兪，腎兪，胆兪，心兪，養老，商陽には毎日あるいは隔日に1回灸を施す。急性，慢性両方の主穴は，患側の球後，睛明，配穴には両側の風池，合谷，足三里，光明などを用いる。毎回1つの主穴，2つの配穴を選び，交互に刺激を与える。」

その他の治療

【中薬】
①腎陰虚による暴盲：明目地黄丸
②陰虚火旺による暴盲：知柏地黄丸
③肝陽上亢による暴盲：通竅活血湯，大定風珠
④痰濁による暴盲：導痰湯
⑤気血虚弱による暴盲：十全大補湯合生脈散

参考事項

①本病は必ず眼底検査を行い，病気の原因を確定する。
②本病の勢いは激しく，突然おこるため，速やかに積極的な治療を行い，病状を悪化させないようにしなければならない。そうしないと治療効果に影響し失明は回復しない。
③針による暴盲の治療は，治療が適時，適切であれば，高い治療効果を収めることができる。

76. 夜盲

　夜になると，あるいは白昼暗い処へ入ると，物がはっきり見えなくなるものを夜盲という。雀や鳥に似て，夕方になると物が見えなくなる。このためこれを「雀目」，「鶏盲」（鳥目のこと）という。

　本病には先天と後天の区別があり，先天は一般に「高風雀目」といい，後天は「肝虚雀目」という。高風雀目は現代医学の網膜色素変性，結晶様網膜色素変性，白点状網膜炎などに相当する。肝虚雀目は現代医学のビタミンAの欠乏症に類似している。

　本病の多くは，先天の禀賦不足，肝腎の不足，あるいは脾胃の損傷によりおこる。そのため本病では弁証施治を行い，本にさかのぼって原因をさがし，補法を主とした治療を行う。

病因病機

【1】高風雀目

　多くは先天の禀賦不足のために，命門の火が衰え，陽が衰え陰を制御することができなくなるために，昼間は明るく，夜は盲となる。

【2】肝虚雀目

　栄養が適当でなく，飲食に偏りが見られたり，あるいは脾胃を損傷して，陽気が下陥したり，肝腎陰虚となったために，目が濡養できなくなるとおこる。

証分類

【1】高風雀目

　夜に入るときや，昼間暗いところに行くと見えなくなる。幼い頃から患っており，兄弟にもこの病気のものがいる。この他，本病は年令に従い，病状はしだいに悪化し，視野がだんだんと狭窄し，トンネル視となり，最後には昼間も見えなくなる。

【2】肝虚雀目

　初期には両目が乾き，よくまばたきをしたり，あるいは目を閉じて開けることが難しくな

る。夕方や暗いところでは物を見ることができない。さらに煩躁不安，顔色がよくない，大便が溏薄となる。これは中薬を服用するか，針灸をすることにより短期間に全快する。

治療

【1】高風雀目
治　　法：脾肝腎を調理し，元陽の補益を主とする
処方例：命門，腎兪，肝兪，脾兪，三陰交，足三里，球後，睛明，光明など
方　　解：本病は陽衰とも，陽蔽ともいえるが，総じていうと陽気の機能失調によりおこる。陽気の来源は腎と脾であり，命門，腎兪，脾兪の配穴により陽気の機能を調節する。陽がないと陰が育たないため，三陰交，足三里の配穴により腎陰の補益をはかり，脾胃の機能の向上をはかる。
　　　　　球後，睛明により目の絡脈の宣通をはかり，気血を通暢させ，血を濡養させることにより視力の回復をはかる。
操　　作：命門，腎兪，肝兪，脾兪は直刺で1寸刺入し，刺針後，灸を施す。毎回1～2穴を取る。足三里，三陰交，光明は直刺で1寸刺入し，平補平瀉法を施す。毎回1～2穴を取る。睛明，球後は軽く刺す。毎回1穴を取る。20～30分間置針する。毎日1回刺針し，10回を1クールとする。

【2】肝虚雀目
治　　法：補肝健脾
処方例：肝兪，腎兪，脾兪，足三里，四縫
方　　解：本病は主として，脾虚肝熱，ビタミンAの吸収不良，ビタミンAの欠乏などによりおこる。肝兪，脾兪，腎兪は生体の機能を増強し，ビタミンAの吸収を促進させる。四縫は疳積に用いられる。足三里は胃腸の蠕動を高め，ビタミンAの吸収を助けることができる。
操　　作：肝兪，腎兪，脾兪は直刺で1寸刺入し，刺針後，灸を加える。足三里は直刺で1寸刺入し，平補平瀉法を施す。四縫は三稜針にて点刺し，粘液と血液を絞りだす。

古今処方例

① 『針灸医学験集』
「夜盲症の主穴は，睛明，合谷，肝兪，足三里を選び，光明を配穴する。瞖明は経験穴である。刺針方法は，弱，中刺激で補法あるいは平補平瀉法を用いる。毎日1回あるいは隔日に1回行い，6回を1クールとする。」

夜盲の治法と選穴

症　候		病因病機	治　法	選　穴	
夜盲	高風雀目	先天の禀賦不足	補益元陽	肝兪，脾兪，腎兪，足三里	球後，睛明
	肝虚雀目	後天の失養	補肝健脾		四縫

② 『眼科針灸療法』
「睛明，足三里，光明，行間，少商に刺針する。肝兪は灸を用いる。」
③ 『衛生宝鑑』
「雀目の灸は，母指の爪の後1寸の横紋の内側端で表裏の肌目の部位に1壮すえる。艾炷は小麦大のものを使う。小児の疳眼（角膜軟化症）の灸は，左右の合谷に各1壮小麦大の艾炷をすえる。」
④ 『針灸臨床治療録』
「色素性網膜炎（一名雀目ともいう）には，睛明，肝兪，胆兪，少商を取る。」

その他の治療

【耳針】
選穴：目1，目2，肝，心，胆，腎
操作：毎回3穴を選び，30分以上置針するか，毫針を埋めておく。1週間に1回行う。
【穴位注射】
　ビタミンB_1，B_2，あるいは霊芝注射液を両側の肝兪，腎兪に交互に注射する。各経穴に0.5mlずつ注射する。隔日に1回，15回を1クールとする。
【薬物】
　肝虚雀目には，ビタミンAを与える。例えば肝油を内服させたり，ビタミンA，Dの筋肉注射を各経穴に0.5～1mlずつ行う。隔日に1回，連続して5～10回行う。高風雀目には，霊芝シロップや霊芝片を服用させる。

参考事項

　高風雀目は，慢性の進行性疾患である。これは早期に発見し，積極的に治療することにより病状を安定させ，進行を遅らせることができる。しかし根治することはできない。病が末期になると，内障，青盲に変わり，ついには失明に到る。

肝虚雀目は，適時に治療を行えば，予後は良好である。適時に治療しないと神水の枯渇，黒睛に翳を生じ，蟹睛を引きおこし失明する。

　針灸治療による肝虚雀目の効果はとてもすぐれており，ときにはビタミンAが効かないものに，刺針が優位性を発揮することがある。もし針と薬を併用すれば，治療時間を短縮することができる。一方，針灸治療による高風雀目は，病状を安定させ，進行を遅らせることができ，さらに視力を高め，視野を拡大することができる。

まとめ

　夜盲症は，先天の禀賦不足と後天の失調の2種類に分けられる。治療においては，先天の不足によるものは，臓腑の機能を調理し，元陽の補益を治法とする。また後天の失養によるものは，補肝健脾を治法とし，背部の兪穴と脾胃経の経穴を主とする。

5. 口腔／咽喉科

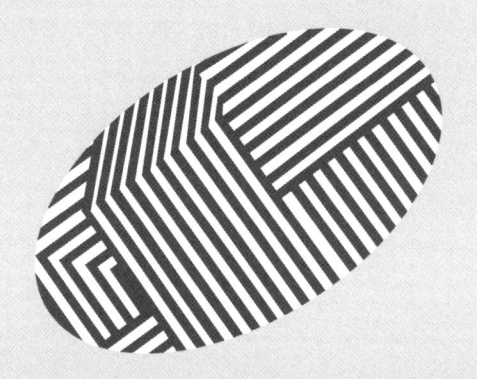

77. 歯痛

　歯痛は，多くの歯の疾患と歯周炎によく見られる症状である。例えば齲歯，牙癰（歯槽膿瘍），歯牙弛緩，牙宣（慢性歯周炎）などがあり，冷，熱，酸味，甘味などの刺激により増悪する。各種の歯痛の症状は複雑であり，病名はそれぞれ異なるが，その病因病機は虚実の2つに分類される。すなわち実痛には，風火，胃火によるものがよく見られ，疏風清熱，清胃瀉火，涼血解毒の治法が用いられる。また虚痛には，腎陰不足によるものが多く，滋陰降火の治法が用いられる。この他に「虫蛀」によるものがあるが，これも多くは胃腑の積熱あるいは腎陰不足と関係がある。この2つの方法で治療を行う以外に，必要なときは歯科手術による処置を施す。

　現代医学の歯髄炎，歯周炎，う歯などは，本節の弁証施治を参考にして治療することができる。

病因病機

　手足の陽明経脈はそれぞれ下，上歯に入る。大腸，胃腑に熱があったり，風邪が経脈に侵入して陽明に鬱し，化火して歯牙を犯すと歯痛がおこる。また「歯は骨の余」であり「腎は骨を主る」ことから，腎陰の虚損がおこると虚火が上炎し，歯痛を引きおこす。

【1】風火による歯痛

　体質的に陽盛で内熱がある者が，風邪の侵入を受け，風火となり陽明経脈に鬱し，さらに陽明経脈にそって歯を犯すと歯痛がおこる。

【2】胃火による歯痛

　辛いもの，油っこい物，甘い物を嗜好していたために，足陽明胃経の火熱が盛んになり，この火が陽明経脈にそって上炎して歯を犯すと歯痛がおこる。

【3】虚火による歯痛

　「腎は骨を主る」，「歯は骨の余」であることから，腎陰の虚損により虚火が上炎して歯齦を焼灼すると，骨髄が空虚となり，歯が栄養を失うことにより，歯が浮いて痛みがおこる。

【4】う歯による歯痛

平素から口歯が不潔で，甘酸っぱいものを好み，食べカスがたまって腐敗し，歯を損傷すると虫蛀となる。さらに胃火が陽明経脈にそって上炎すると歯痛がおこる。

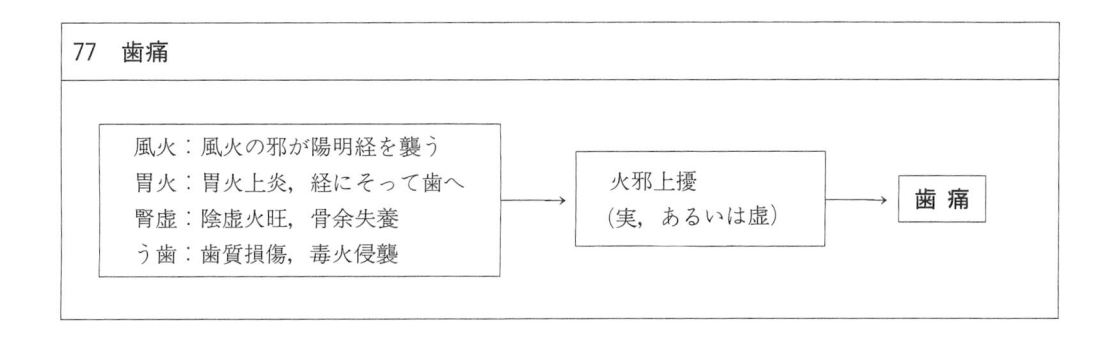

```
77  歯痛

  風火：風火の邪が陽明経を襲う
  胃火：胃火上炎，経にそって歯へ      →  火邪上擾         →  歯痛
  腎虚：陰虚火旺，骨余失養                (実，あるいは虚)
  う歯：歯質損傷，毒火侵襲
```

証 分 類

【1】風火による歯痛

主　　　症：歯痛，歯肉が赤く腫れる，患部を冷やすと痛みが軽減し，温めると強くなる
随 伴 症：発熱，悪風，口渇
舌 脈 象：舌質紅，舌苔薄白，乾，脈浮数
証候分析：①歯肉が赤く腫れる，熱痛——風火が陽明経に上擾し，気血不宣になるとおこる。
　　　　　②舌苔乾，薄白，脈浮数——風火の象である。

【2】胃火による歯痛

主　　　症：歯痛が強い，歯肉が赤く腫れる，溢膿（歯槽膿漏）が見られる，腫れは頬部（ほほ）にまで広がる，口臭，便秘，小便は濃く黄色
随 伴 症：頭痛，口渇
舌 脈 象：舌質紅，舌苔黄，脈滑数
証候分析：①歯痛が強く，歯肉が赤く腫れる——胃火の熾熱，灼肉化腐のためにおこる。
　　　　　②口臭，便秘，小便黄色——陽明実熱によりおこる。
　　　　　③舌苔黄色，脈滑数——陽明実熱の象である。

【3】虚火による歯痛

主　　　症：シクシク痛み，痛かったり痛くなかったりする，歯肉はそれほど赤くない，歯がグラグラする，痛みは昼間軽く夜強い，口臭はない

随 伴 症：腰膝がだるく力が入らない，耳鳴り，多夢，午後に微熱がある
舌 脈 象：舌質紅，舌苔少あるいは無苔，脈細数
証候分析：①シクシク痛み，痛かったり痛くなかったりする，歯肉は赤くない——陰虚発熱によりおこる。
　　　　②歯がグラグラする——腎虚により歯牙を栄養できないとおこる。
　　　　③痛みは夜強い——陰虚の特徴である。
　　　　④舌質紅，舌苔少あるいは無苔，脈細数——陰虚内熱の象である。

【4】う歯による歯痛

主　　症：歯体は蛀食され，あなが開き，う歯によるあなは灰白色，黄褐色，黒褐色を呈している。軽いものは症状がないか，少しジーンとする程度である。重いものは歯痛があったりなかったりで，冷，熱刺激あるいは火熱の上炎にあうと痛みが増強する。ひどい場合には堪え難いほどの痛みがおこり，涙と鼻水がともに出る。夜は眠れない。
随 伴 症：胃火あるいは虚火の症状がある。
舌 脈 象：特に変化なし
証候分析：冷，熱刺激に耐えられない——歯が損傷しているためにおこる。

治　療

治　　法：通絡止痛
　　　　①風火による歯痛——疏風清熱
　　　　②胃火による歯痛——清瀉胃火
　　　　③虚火による歯痛——滋陰降火
　　　　④う歯による歯痛——歯科手術を併用
処 方 例：頬車，下関，合谷
　　　　①胃火には内庭を加える。
　　　　②風火には外関，風池を加える。
　　　　③虚火には太谿，行間を加える。
方　　解：足陽明胃経は上歯の中に入るため，頬車，下関の局所および循経作用により，足陽明胃経の経気を疏通させて，止痛をはかる。内庭は足陽明胃経の滎穴であり，胃火を清降させて止痛をはかる。
　　　　また手陽明大腸経は下歯の中に入る。合谷は手陽明大腸経の原穴であり，本経の経気を通じ，火邪を下行させることができる。これは歯痛の特効穴である。
　　　　これらを配穴することにより，より高い効果をあげることができる。

風火による歯痛には，外関と風池を配穴する。この配穴は表邪を除去し，去風をはかる。

虚火による歯痛には，太谿と行間を配穴する。太谿は足少陰腎経の兪穴であり，原穴でもある。腎気を補う作用がある。また行間は足厥陰肝経の滎穴であり，清熱瀉火の作用がある。この2穴を配穴することにより，滋陰降火をはかる。

操　　作：頬車は斜め下方に向け1～1.5寸刺入する。下関，合谷，内庭は直刺で1寸刺入する。外関，太谿，行間は直刺で0.5寸刺入する。風池は針尖を反対側の外眼角に向け，斜刺で1～1.5寸刺入する。太谿は補法，行間は瀉法を用いる。その他の経穴は瀉法を施し，20～30分間置針する。

歯痛の治法と選穴

症候	病因病機	治法	選穴	
歯痛	風火	去風清熱	頬車，下関，合谷	外関，風池
	胃火	清瀉胃火		内庭
	虚火	滋陰降火		太谿，行間
	う歯			手術により根治をはかる

古今処方例

① 『針灸聚英』
「牙痛には，合谷，内庭，浮白，陽白，三間。」

② 『針灸大成』
「上歯痛には呂細（太谿），太淵，人中を，下歯痛には合谷，竜玄，承漿……。復び後穴に刺す：腎兪，三間，二間」

③ 『中華針灸学』
「火による歯痛は，頬車，合谷，二間，内庭，湧泉，行間。風による歯痛は，頬車，列欠，合谷，足三里を取る。」

その他の治療

【耳針】
選穴：上顎，下顎，屏尖，神門
操作：強刺激を与える。捻転を行い，20～30分間置針を行う。あるいは円皮針を2～3日

5. 口腔・咽喉科

　　　入れる。
【中薬】
清胃散あるいは玉女煎を主として清胃瀉熱，涼血止痛をはかる。
風火による痛みには，薄荷連翹方を用いる。
虚火による痛みには，知柏八味丸を用いる。

参考事項

①平素から口腔の衛生に注意し，口腔衛生の良い習慣を養う。う歯を発見したらすぐに歯科による早期の治療を行う。
②辛いものや，味の濃いものを取りすぎたり，飲酒を嗜好することを避け，熱や火が生じるのを防ぐ。
③う歯の一時的な止痛効果以外に，一般的な歯痛の効果も高い。針による治療は，経済的であるばかりでなく，止痛作用が早く，効果が強く，止痛の持続時間が長い。同時に止痛薬の効果を助けることができる。

78. 口臭

　口臭は口中から出る臭い気体のことをいい，自覚するものと他人に感じられるものがある。口臭の多くは，臓腑の熱によりおこるものと，湿熱，食積，痰濁などによりおこるものがある。実証が多く見られる。胃熱によるものは清胃瀉熱をはかり，食積によるものは消食導滞をはかる。また痰熱によるものは清肺化痰をはかる。
　現代医学の口腔炎，歯科疾患および胃炎，肺炎，肺化膿症などに口臭が見られる。これらは本病症の弁証施治を参考にしながら治療するとよい。

病因病機

【1】胃熱による口臭（胃熱上蒸）

　温熱病，口瘡（口腔内の潰瘍），牙宣などによりおこる。また平素から辛いものや，味の濃

いものを食べていると，内熱を引きおこし，その火熱が上蒸し，腐濁した気体が口にでると口臭がおこる。

【2】食積による口臭（胃腸食積）

飲食の失調により，胃腸の伝導が悪くなり，宿食が停滞すると食積を形成する。そこから腐濁した気体が上逆すると口臭がおこる。

【3】痰熱による口臭（痰熱壅肺）

肺熱，肺癰などの病証に多く見られる。痰熱が肺に壅滞して，気血を焼灼し，瘀が結すると癰を形成する。血が腐敗して膿となり，腐濁した気体が口に出ると口臭がおこる。

証 分 類

【1】胃熱による口臭（胃熱上蒸）

主　　症：息は熱く臭い，あるいは口舌がびらんし瘡を生じる
随 伴 症：歯齦が腫れて痛み膿を流し出血する，口渇，冷たいものを飲む，小便が赤い，便秘
舌 脈 象：舌質紅，舌苔黄膩あるいは汚れていて腐，脈滑数
証候分析：①口臭，口舌びらん――胃熱上蒸により，腐った気体が上逆するとおこる。
　　　　　②口渇，喜冷――胃熱の象である。
　　　　　③舌質紅，舌苔黄膩，脈滑数――胃熱の象である。

【2】食積による口臭（胃腸食積）

主　　症：口臭は酸っぱい腐ったような臭いや，生の食物の味を帯びている
随 伴 症：腹部に脹満感がある，食欲不振，腐った汚い噯気がでる
舌 脈 象：舌苔垢膩，脈滑あるいは数
証候分析：①酸腐臭――食積腐敗により生じる。
　　　　　②腹部の脹満感，食欲不振――胃脘食滞によりおこる。
　　　　　③舌苔垢膩，脈滑――飲食停滞の象である。

【3】痰熱による口臭（痰熱壅肺）

主　　症：咳により濁痰を吐く，膿血，口臭は生臭い
随 伴 症：胸痛，あるいは発熱
舌 脈 象：舌質紅，舌苔膩，脈数あるいは滑数
証候分析：①濁痰，膿血，生臭い口臭――肺熱が内蘊して膿を形成しておこる，肺絡を損傷
　　　　　　すると膿血がでる。

②舌質紅，舌苔膩，脈滑数──痰熱の象である。

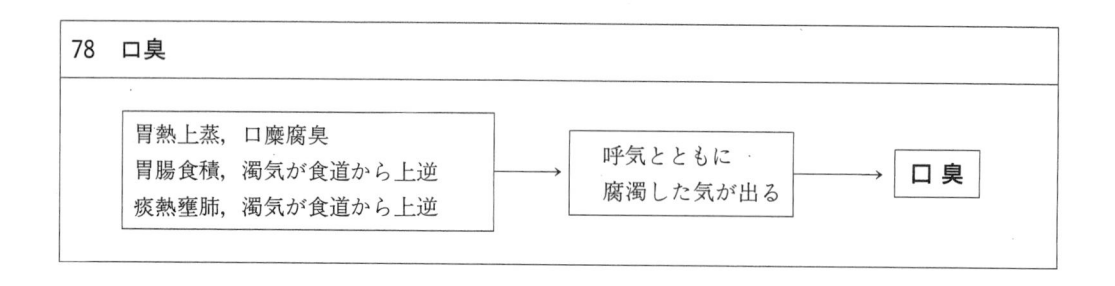

78 口臭

胃熱上蒸，口糜腐臭
胃腸食積，濁気が食道から上逆 → 呼気とともに腐濁した気が出る → 口臭
痰熱壅肺，濁気が食道から上逆

治 療

治　　法：肺胃の熱を清泄する
処 方 例：合谷，内庭，曲池
　　　　　①胃熱のあるものには，足三里，十宣を加える。
　　　　　②食積のあるものには，建里，下脘，天枢を加える。
　　　　　③痰熱のあるものには，魚際，尺沢，豊隆を加える。
方　　解：曲池，合谷は手陽明大腸経の合穴と原穴であり，この配穴により胃腸の熱の清泄をはかる。また大腸と肺は表裏の関係にあることから，これは肺熱痰盛にも用いることができる。
　　　　　内庭は足陽明胃経の榮穴であり，胃熱を清泄するのにもっともすぐれている。さらに曲池，合谷を配穴することにより，肺胃の実熱による口臭を治療することができる。
　　　　　足三里は足陽明胃経の合穴である。また十宣は実熱を清泄する力が強いが，足三里と配穴することにより胃熱を清泄する作用を強めることができる。
　　　　　建里，下脘は胃底に近く，胃中の食積を消導する直接的な作用がある。天枢は通暢の作用にすぐれ，さらに建里と下脘を配穴することにより消食導滞をはかる。
　　　　　魚際，尺沢は手太陰肺経の榮穴と合穴であり，肺熱を清する作用にすぐれている。豊隆は痰濁の治療にすぐれているが，魚際と尺沢を配穴することにより清肺去痰の作用がおこり，痰熱により生じる口臭を治療することができる。
操　　作：合谷，曲池は直刺で1寸刺入する。内庭は直刺で0.5寸刺入し，針尖を上に向ける。それぞれの経穴にすべて瀉法を施す。十宣は点刺し，置針はしない。発熱があれば放血する。

口臭の治法と選穴

症候	病因病機	治法	選穴	
口臭	胃熱	肺胃の熱の清熱	合谷 内庭 曲池	足三里, 十宣（清胃）
	食積			建里, 下脘, 天枢（消食）
	肺熱			魚際, 尺沢, 豊隆（化痰）

古今処方例

① 『針灸大全』
　「口内に瘡を生じ，臭穢して近よりがたきは，……十宣十穴，人中一穴，金津一穴，玉液一穴，承漿一穴，合谷二穴。」

② 『簡易針灸療法』
　「口臭：大陵，人中。」

その他の治療

【耳針】
取穴：口，胃，脾
操作：中程度の刺激で，捻転し20～30分間置針する。あるいは皮内針を2～3日入れる。

【中薬】
胃熱による口臭：清胃散，あるいは涼膈散。
胃腸食積による口臭：保和丸，あるいは枳実導滞丸。
痰熱壅肺による口臭：千金葦茎湯，瀉白散。

参考事項

①平素から口腔衛生に注意し，朝晩歯を磨き，正しい口腔衛生の習慣を養う。
②辛いものや，味の濃いもの，あるいは酒タバコの嗜好を避け，熱や痰の生成を防ぐ。
③口臭に対する針治療は，一定の効果があり，内服薬やうがい薬を併用すればその効果はさらに高まる。

79. 口角流涎

　口角にいつも涎を流しているものを，口角流涎という。小児ではよく頸部，前胸部を濡らすので，丘疹，びらん，感染を引きおこす。この多くは脾胃熱盛，あるいは脾虚不摂によりおこる。これらには脾胃の実熱を清したり，健脾温中の治法を用いる。成人に見られる口角流涎の多くは中風の口眼歪斜と関係がある。また経絡が空虚となり，風が絡に中ったり，あるいは肝風内動により痰がからんで上擾することによってもおこる。治療では，前者は疏風通絡を，後者は虚実を鑑別したのち，実証には清熱化痰，理気通絡，虚証には益気化痰，熄風通絡を用いる。

　現代医学の口腔炎，耳下腺炎，脳膜炎，顔面神経麻痺，脳炎の後遺症，脳血管障害などの疾患にこの症状が見られる。これらは本節の弁証施治を参考にして治療することができる。

病因病機

【1】熱盛による流涎（脾胃熱盛）

　脾は口に開竅するが，平素から蘊熱があったり，または脂肪食を好むと脾胃にかくれていた火が上にのぼり，廉泉に上迫し，津液が外へ溢れでると流涎がおこる。

【2】脾虚による流涎（脾虚不摂）

　脾胃が平素から虚しているか，冷たいものを飲食して脾胃を損耗し，脾気虚寒になると津液の輸布ができなくなり，気虚により津液を固摂できなくなると，流涎が止まらなくなる。

【3】風邪による流涎（風中経絡）

　経絡が空虚になり，外風が虚に乗じて手足陽明経を襲うと経隧不利となり，口が閉じられなくなると流涎がおこる。

【4】風痰による流涎（風痰上湧）

　腎陰が不足すると肝陽が偏亢する。あるいは肥満体質で痰湿内盛であり，それが長く鬱すると熱が生じる。さらに憂慮したり，悩んだり怒ったり，酒を嗜好するなどの誘因により肝陽が暴張し，内風が痰濁を挟み上擾すると流涎がおこる。

証分類

【1】熱盛による流涎（脾胃熱盛）

主　　症：流涎，口舌に疼痛がある，びらんや潰瘍がある
随 伴 症：口乾，口苦，便秘，小便が赤い，心煩，不眠
舌 脈 象：舌質紅，あるいは舌尖および舌辺に芒刺がある，舌苔黄あるいは黄膩，脈滑数
証候分析：①流涎，口舌痛，びらん——食物は口から入り，脾は口に開竅し，その華は唇にある。脾胃の熱が盛んになり，口に上蒸するとこれらの症状がおこる。
　　　　　②口乾——熱邪傷津によりおこる。
　　　　　③口苦——土病により木が相侮され，胆汁が上逆するとおこる。
　　　　　④便秘，小便が赤い——邪が腸道に鬱するとおこる。
　　　　　⑤心煩，不眠——熱が胸膈部に上擾するとおこる。
　　　　　⑥芒刺——胃腸の燥熱が盛んであるために生じる。
　　　　　⑦舌質紅，舌苔黄あるいは黄膩，脈滑数——陽明に実熱がある象である。

【2】脾虚による流涎（脾胃虚寒）

主　　症：涎は澄んでいて稀い，終日連綿と続き衣服を濡らす，小児によく見られる
随 伴 症：食欲不振，食事量が少ない，気が小さい，顔色が白い，あるいは腹脹がある，大便溏薄になったり泄瀉したりする
舌 脈 象：舌質淡，舌苔薄で潤，脈弱
証候分析：①涎は澄んでいて稀い，連綿として続く——脾胃虚寒では運化の失調がおこり，それにより脾湿が停滞する。また口は脾の主るところで，脾虚になると口が拘束を失い，湿濁が上泛するとおこる。
　　　　　②食欲不振，気が小さい，顔色が白い——脾虚により水穀の精微を運化できないとおこる。
　　　　　③腹脹，大便溏薄になったり泄瀉したりする——脾虚により水穀の精微を運化できないとおこる。
　　　　　④舌質淡，舌苔薄で潤，脈弱——陽虚の象である。また陽虚により鼓動が無力になると脈弱となる。

【3】風邪による流涎（風中経絡）

主　　症：顔面の麻木，口眼歪斜，眼瞼が閉じられない，涎がいつも流れでる
随 伴 症：悪風，悪寒，流涙
舌 脈 象：舌苔白，脈浮弦
証候分析：①顔面の麻木，口眼歪斜——風邪は上部を犯しやすく，顔面部の経絡を阻滞させるとおこる。

②涎, 涙──口の拘束力が失調したり, 目廓の拘束力が失調するとおこる。
　　　③悪風, 悪寒──風寒の外邪により, 陽気が阻害されるとおこる。
　　　④舌苔白, 脈浮弦──舌苔が白いのは熱がないことを表しており, また脈浮は風寒の外襲を, 弦は風を表している。

【4】風痰による流涎（風痰上湧）

主　　症：口眼歪斜, 舌が歪曲し発語に障害がある, 流涎, 半身の麻木不随がある
随伴症：眩暈, 昏迷, 喘鳴
舌脈象：舌苔厚膩, 脈弦滑
証候分析：①口眼歪斜──痰濁が肝風とともに上犯して顔面の経絡を阻滞させ, 経脈がうまく栄養されず弛緩するためにおこる。
　　　②舌が歪曲し発語に障害, 流涎──肝風内動, 経筋失調によりおこる。
　　　③半身の麻木不随──風痰が肢体の脈絡に阻滞するためにおこる。
　　　④眩暈, 昏迷, 喘鳴──風痰が上衝し, 清竅をふさぐとおこる。
　　　⑤舌苔厚膩, 脈弦滑──この舌苔は痰濁の存在を表し, 弦脈は肝風を, 滑脈は痰を表している。

治　療

治　　法：手足陽明経を主とする。
処方例：主穴──地倉, 合谷
　　　①脾胃熱盛には主穴を用いる。
　　　②脾虚には足三里, 三陰交を加える。
　　　③風中経絡には風池, 翳風, 承漿を加える。
　　　④風痰上湧には太衝, 豊隆を加える。
方　　解：口角は足陽明胃経の通過するところであり, また手陽明大腸経は口を挟み唇を環状に行っている。そのため足陽明胃経の地倉, 手陽明大腸経の合谷を取り, 面口の経気の疏通をはかり, あわせて脾胃の熱を清解させる。足三里は脾胃を補益する作用があり, 三陰交は足太陰脾経の要穴である。この2穴に刺針し温灸を加えることにより, 益気温中健脾をはかる。
　　　脾虚の流涎には, 翳風, 風池を取り, 頭顔面部の風を疏解させる。また地倉と承漿を配穴することにより, 局所の気血を疏通させ口歪の改善をはかる。
　　　太衝は足厥陰肝経の原穴で, 平熄肝陽の作用がある。豊隆は足陽明胃経の絡穴であり, 健脾化痰の作用がある。
操　　作：地倉は横刺で1寸刺入し, 合谷は直刺で1寸刺入する。足三里は直刺で1.5寸刺入

し，三陰交は直刺で1寸刺入する。風池，翳風は直刺で1～1.5寸刺入し，承漿は直刺で0.5寸刺入する。太衝は直刺で0.5寸刺入し，豊隆は直刺で1.5寸刺入する。足三里と三陰交は補法を施して灸を加えるほかは，各穴に瀉法あるいは平補平瀉法を施す。置針は20～30分間行う。

口角流涎の治法と選穴

症候	病因病機	選穴	
口角流涎	脾胃熱盛	地倉，合谷	
	脾虚不摂		足三里，三陰交
	風中経絡		風池，翳風，承漿
	風痰上湧		太衝，豊隆
	陽明経の経穴を主とする		①陽明は宗筋を主る ②陽明経は口部を通過する

古今処方例

『針灸医学験集』
「小児流涎症：頬車，地倉，廉泉，天柱，合谷，曲池。」

その他の治療

【耳針】
取穴：上顎，下顎，上頷，下頷，舌，口，脾。
操作：中程度の刺激で捻転し，20～30分間置針するか，皮内針を2～3日入れておく。小児は1分間捻転し，置針しない。

【中薬】
①脾胃熱盛：清胃散，あるいは瀉黄散加減。
②脾虚不摂：六君子湯合甘草乾姜湯加減，あるいは温脾湯加減。
③風中経絡：牽正散加味。
④風痰上湧：虚寒に属するもの——六君子湯加天麻，秦艽など
　　　　　　熱痰に属するもの——導痰湯

参考事項

① 脾胃蘊熱による流涎は、ふだんから辛いものや味の濃いものなどの熱を助けるものを食べないようにする。小児には家族が飲食の調節をはかり、正しい飲食衛生の習慣を身につけさせる。
② その他の原因によるものは、それぞれの原因にもとづき養生し治療を行う。
③ 流涎に対する針灸治療は一定の効果がある。特に脾胃熱盛と風中経絡による流涎の効果は高い。しかし脾虚と脳疾患によるものは、効果が現れるのが遅いか、治療効果は劣るようである。

80. 口瘡

　口瘡とは、口腔粘膜の上に黄白色の豆粒大の潰瘍が生じることで、またの名を口疳（小児にできる口瘡）という。臨床上、実証と虚証の2つに分類できる。実証の多くは辛いものや味の濃いものを嗜好し、心脾積熱となり生じたもので、清熱解毒、消腫止痛を治法とする。また虚証は平素から陰虚があり、虚火上炎によりおこり、滋陰降火を治法とする。
　現代医学の口腔潰瘍、アフタ性口内炎、舌炎などは本病症の弁証施治を参考にして治療することができる。

病因病機

【1】実証

　辛いものや味の濃いもの、あるいは酒を嗜好することにより、心脾積熱を引きおこし、さらに風、火、燥邪、熱盛が化火することにより経にそって口に上行するとおこる。また口腔が不潔だったり、損傷を受けたり、毒邪が侵入したり、筋膜のびらんによっても発症する。

【2】虚証

　平素から陰虚で、病後あるいは疲労が過度になると真陰を損耗（消耗）し、心腎におよんで陰液が不足すると、虚火が旺盛になり、口腔に上炎して発症する。また病気が慢性化して

陰の損傷が陽にまでおよび，陰血が不足すると陽気も虚し，心脾両虚の症状が現れる。

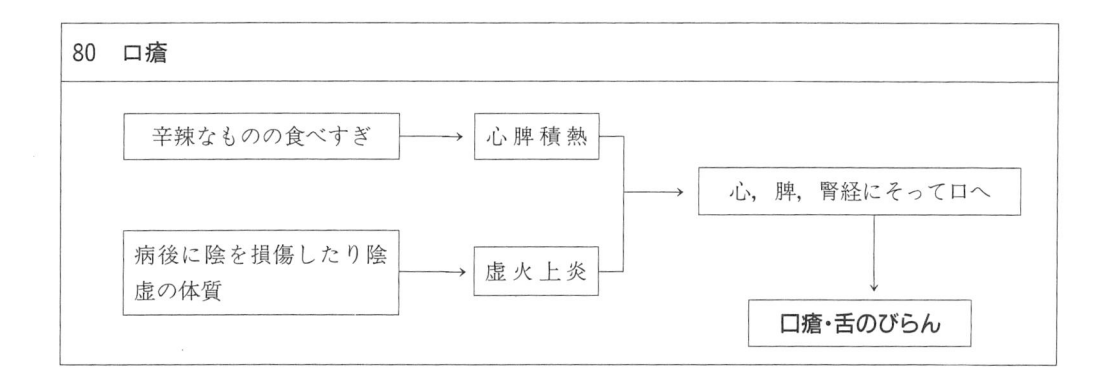

```
80　口瘡

  辛辣なものの食べすぎ ──→ 心脾積熱 ─┐
                                    ├─→ 心，脾，腎経にそって口へ
  病後に陰を損傷したり陰  ──→ 虚火上炎 ─┘          │
  虚の体質                                          ↓
                                              口瘡・舌のびらん
```

証 分 類

【1】実証（心脾積熱によるもの）

主　　症：唇，頬，上顎部の粘膜，舌面などに大豆ないし豌豆大の黄白色の潰瘍点が生じる。中央は陥凹し，円形あるいは楕円形を呈する。周囲の粘膜は鮮紅色で，やや腫れ，潰瘍点の数はやや多い。ひどい場合には数個の潰瘍が合わさって面状をなす。灼熱様の痛みがあり，会話や食事のときに増悪する。

随 伴 症：発熱，口渇，小便が赤い，便秘

舌脈象：舌質紅，舌苔黄，脈数

証候分析：①口に瘡が生じ，周囲の粘膜は鮮紅色で，やや腫れる──心脾積熱となり，実火が経にそって上炎するためにおこる。
　　　　　②灼熱様の痛み──熱邪が強い象である。
　　　　　③発熱，口渇──熱が肌表に薫蒸すると発熱がおこり，熱が津液を損傷すると口渇がおこる。
　　　　　④小便が赤い，便秘──熱が腸に結することによりおこる。
　　　　　⑤舌質紅，舌苔黄，脈数──実熱の象である。

【2】虚証

主　　症：潰瘍面が大豆状，緑豆状の大きさで，表面は灰白色で，周囲の粘膜の色は淡紅あるいは赤くない。潰瘍の数は少なく，一般に1～2個である。また容易に反復し，経過が長い。

随 伴 症：やせ形，咽頭部の乾き，微熱，手足心（手のひらと足底）の熱感などの陰虚の症

5. 口腔・咽喉科

状がある。
舌 脈 象：舌質紅，舌上の津液が少ない，舌苔少，脈細数
証候分析：①口舌に瘡が生じる──陰虚火旺により，虚火が経にそって上り，口舌を犯すとおこる。

②口瘡は白色で，周囲の粘膜の色は淡紅あるいは赤くない──虚火によるため，熱象は著明でない。

③容易に反復し，経過が長い──陰虚のため，すぐには回復せず，症状がこのようになる。

④微熱，手足心の熱感──虚熱が外に薫蒸するとおこる。

⑤やせ形，咽頭部の乾き──陰津が少ない象である。

⑥舌質紅，舌上の津液が少ない，舌苔少，脈細数──典型的な陰虚火旺の舌脈象である。

治 療

治　　法：清熱解毒，滋陰降火。局所取穴を主とする。
処 方 例：廉泉，頬車，金津，玉液
　　　　　①心脾熱盛には曲池，合谷を加える。
　　　　　②陰虚火旺には太谿，照海を加える。
方　　解：廉泉，頬車は局所取穴として用い，口舌の気血を疏通させる。金津，玉液は点刺瀉血を行い，口舌の瘀熱を清瀉する。合谷，曲池により熱の清泄をはかる。太谿，照海により滋腎降火をはかる。
操　　作：太谿，照海は直刺で0.5寸刺入し，補法を施す。金津，玉液は点刺放血する。その他の各穴はすべて瀉法を施す。

口瘡の治法と選穴

症　候	病因病機	治　法	選　穴	
口瘡	心脾積熱	清熱解毒	廉泉，頬車 金津，玉液	曲池，合谷
	陰虚火旺	滋陰清熱		太谿，照海

古今処方例

①『医学綱目』
　「舌腫れ発語が難しいものには，廉泉，金津，玉液へそれぞれ三稜針を用い，出血させる。」
②『中国針灸学』
　「舌瘡：承漿に2分刺針し，3分間捻転する。水溝は針を2分入れ，2分間捻転する。合谷は4分針を入れ，2分間捻転する。金津，玉液からはそれぞれ出血させる。委中は4～5分刺入し，2分間捻転する。後谿は3～4分刺入し，2分間捻転する。」

その他の治療

【局所の点刺出血】
取穴：阿是穴（すなわち潰瘍面の局所）
操作：まず患者にうがいをさせ，局所の潰瘍面を消毒したあと，潰瘍面に毫針を刺し出血させる。一般に小さな潰瘍面では1回，0.3mmより大きなものは2～4回刺針する。毎日1回行う。

【中薬】
①内治法：涼膈散を主として清熱解毒，消腫止痛をはかる。虚火によるものは知柏地黄丸を主とする。
②外治法：実証には朱茯散，虚証には柳花散を患部に塗布する。またはうがい薬でうがいしても良い。虚証ではさらに呉茱萸粉に酢を加えて糊状にしたものを，両側の湧泉に貼付する。2日に1回薬を取り替える。これにより引火帰原をはかる。

参考事項

①口腔衛生には注意を払い，辛いもの味の濃いものはなるべく食べないようにする。不良な嗜好をなくし，身体の鍛練をつみ，本病症の発生を減らすようにする。
②刺針による本病症の治療は一定の効果がある。

81. 咽喉腫痛

　咽喉腫痛は咽喉痛を主症とする。発熱，頭痛，咳嗽などの症状をよく伴い，ひどい場合には嚥下困難がおこる。咽喉部の腫れが，蚕の蛾のようなところから，中医学では「喉蛾」「乳蛾」「喉痺」という。

　本病症は風熱犯肺，肺胃鬱熱によりおこることが多く，陰精虚損，虚火上炎によっても発症する。治療では清熱利咽を治法とし，陰虚火旺には滋陰降火の治法を加える。

病因病機

　本病症の多くは風熱の邪が肺衛に侵襲し，咽喉部に結して発症する。また肺胃にもともと鬱熱があり，火熱毒邪が咽喉部に壅がることによっても発症する。そのほか，足少陰腎経は喉を循り，舌本を挟んでいるため，腎陰の虚損，虚火上炎によっても発症する。

【1】風熱による咽喉腫痛

　手太陰肺経にもともと蘊熱があるところへ風熱の邪が加わり，肺を侵襲して内外の邪が合わさり，肺系を薫灼することにより咽喉腫痛がおこる。

【2】実熱による咽喉腫痛

　咽頭は食道に接し，胃に通じている。喉は気管に接し，肺に通じている。肺胃の二経が熱毒熾盛になることにより，上って咽喉を壅ぐと咽喉痛がおこる。

【3】虚熱による咽喉腫痛

　足少陰腎経は喉を循り，舌本を挟む。腎陰虚損のために相火妄動となり上炎すると，咽喉腫痛がおこる。

証分類

【1】風熱による咽喉腫痛

　主　　症：咽喉腫痛と外感風熱証が同時に見られる

81 咽喉腫痛

```
┌─────────────────────────────────────────────────────────────┐
│  ┌──────────────────┐    ┌──────────────────┐               │
│  │ 風熱による咽喉腫痛 │──→│ 肺系が薫灼される │──┐            │
│  └──────────────────┘    └──────────────────┘  │            │
│  ┌──────────────────┐    ┌──────────────────┐  │  ┌────────┐│
│  │ 肺胃熱盛          │──→│ 上って咽喉を壅ぐ │──┼─→│咽喉腫痛││
│  │ 実熱による咽喉腫痛│    └──────────────────┘  │  └────────┘│
│  └──────────────────┘                          │            │
│  ┌──────────────────┐    ┌──────────────────┐  │            │
│  │ 虚熱による咽喉腫痛│──→│ 虚火上炎         │──┘            │
│  │ 陰虚火旺          │    └──────────────────┘               │
│  └──────────────────┘                                        │
└─────────────────────────────────────────────────────────────┘
```

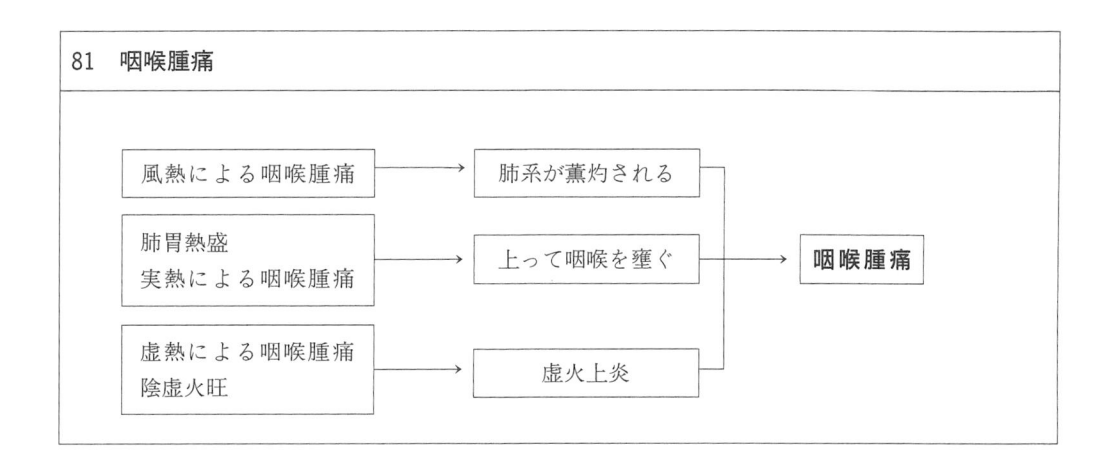

随 伴 症：発熱, 軽度の悪寒, 頭痛, 口渇, 身体痛, 咳嗽
舌 脈 象：舌質紅, 舌苔薄黄, 脈浮数
証候分析：①咽喉腫痛──風熱が表を襲い, 内に入って肺に結し, 上って咽喉を薫灼するとおこる。
②発熱──風熱が表にあるためにおこる。
③軽度の悪寒──衛気が鬱するとおこる。
④頭痛, 身体の痛み──風熱が上部を襲うとおこる。
⑤咳嗽──肺気不宣によりおこる。
⑥口渇──熱が津液を損傷するとおこる。
⑦舌質紅, 舌苔薄黄, 脈浮数──風熱が表にある象である。

【2】実熱による咽喉腫痛

主　　症：咽喉部が赤く腫れる, 疼痛が激しい, 嚥下困難
随 伴 症：壮熱, 煩渇, 冷たいものを好む, 顔面紅潮, 目赤, 小便が赤い, 大便は乾燥している
舌 脈 象：舌質紅, 舌苔黄, あるいは黄燥, 脈滑数
証候分析：①咽喉腫痛, 疼痛が激しい, 嚥下困難──内熱が熾盛し, 陽明である胃腸に結すると, 足陽明胃経は咽喉に通じているため, これにそって胃熱が上衝するとおこる。またこれにより疼痛が激しくなったり, 嚥下困難がおこる。
②壮熱, 顔面紅潮, 目赤, 小便が赤い, 大便は乾燥──陽明熱盛によりおこる。
③煩渇, 冷たいものを好む──熱が津液を損傷するとおこる。
④舌質紅, 舌苔黄, あるいは黄燥, 脈滑数──舌苔が黄, または黄燥は陽明腑実証による。胃腸の燥熱が上衝すると, このような舌質が現れる。脈滑数は実熱の象である。

【3】虚熱による咽喉腫痛

主　　症：咽頭痛，咽頭部の乾き，過労により増悪
随 伴 症：潮熱，頬部の紅潮，腰や膝がだるく力がはいらない，耳鳴り，難聴
舌 脈 象：舌質紅，舌苔少，あるいは舌質紅絳，少津，脈細数
証候分析：①咽頭痛，咽頭部の乾き——足少陰腎経は咽頭部に上っている。このため腎陰虚になると虚火が上炎し，それほど強くない咽頭痛と乾燥が生じる。
②過労により増悪——疲労することにより虚がさらにすすみ，虚火がさらに旺盛になることにより咽頭痛が増悪する。
③潮熱，頬部の紅潮——虚熱によりおこる。
④腰膝がだるく力がはいらない——腎虚により腰府を滋養できなくなるとおこる。
⑤耳鳴り，難聴——腎虚により虚火が上炎すると，腎は耳に開竅していることからこの症状がおこる。
⑥舌質紅，舌苔少，脈細数——陰虚火旺の象である。
⑦舌質紅絳——陰虚がひどくなり，血分に熱がある象である。

治　療

治　　法：清熱利咽
　　　　　風熱証には去風清熱をはかる。実熱証には清熱瀉火解毒をはかる。虚熱証には滋陰降火をはかる。
処 方 例：少商，合谷
　　　　　①風熱証には大椎，風池，曲池を加える。
　　　　　②実熱証には尺沢，内庭，関衝を加える。
　　　　　③虚熱証には復溜，照海を配穴し，少商は用いない。
方　　解：少商は手太陰肺経の井穴であり，点刺出血することにより肺中の熱を瀉し咽喉を利することができる。そのため咽喉腫痛の主穴とする。合谷は手陽明大腸経の原穴であり，陽明の熱邪を清瀉することができる。この2穴を配穴することにより肺胃の邪熱を清し，咽喉を利する。大椎は諸陽経の会であり，通陽，解表，清熱の作用がある。風池は去風の作用がある。
　　　　　尺沢は手太陰肺経の合穴であり，手太陰肺経の実熱を清瀉することができる。内庭は足陽明胃経の滎穴であり，清胃瀉火の作用がある。関衝へ点刺出血することにより，三焦の熱を瀉す。この3穴を配穴し，瀉火解毒の作用を増強する。
　　　　　復溜，照海は腎水を補い，虚火を降ろし，利咽をはかることができる
操　　作：少商，関衝をのぞいて，各穴にはそれぞれ直刺で1～1.5寸刺入する。
　　　　　照海と復溜は補法を施す。その他の各穴はすべて瀉法を施す。少商と関衝は点刺出

血する。

咽喉腫痛の治法と選穴

症　候	病因病機	治　法	選　穴	
咽喉腫痛	風　熱	清熱利咽	去風清熱	少商 合谷	大椎, 風池, 曲池
	胃腸実熱		清熱瀉火解毒		尺沢, 内庭, 関衝
	虚　熱		滋陰降火	復溜, 照海, 合谷	

古今処方例

① 『医学綱目』
　「喉痺には豊隆, 湧泉, 関衝, 少商, 隠白, 少衝を取る。」
② 『針灸大成』
　「咽喉腫痛, 閉塞, 水粒不下：合谷, 少商, また三稜針にて母指背, 母指指関節上, 爪甲根部下に3本排刺する。」
③ 『中華針灸学』
　「喉痺：十宣, 肺兪, 肝兪, 尺沢, 合谷, 二間, 魚際, 液門, 湧泉, 行間。」

その他の治療

【耳針】
取穴：咽喉, 扁桃体, 輪1～6。
操作：中程度または強刺激を与える。捻転を2～3分間行い, 1時間置針する。毎日1回行なう。

【中薬】
風熱による咽喉腫痛：疏風清熱湯
肺胃熱盛による咽喉腫痛：清咽利膈湯, あるいは普済消毒飲
虚熱による咽喉腫痛：甘露飲と六味地黄湯液加減
以上はすべて内服薬である。
急性のものには, 冰硼散を吹きつけたり, 漱口方によりうがいをさせる。また中成薬の六神丸, 潤喉丸を口に含ませる治療方法もよく用いられる。

5. 口腔・咽喉科

> **参考事項**

①実熱証による咽喉腫痛の治療は，早期に行なうと比較的早い治癒が望めるが，虚損性のものは，治療効果が遅く，治療を継続して行なわなければならない。
②咽喉腫痛はすべて熱証に属す。そのため辛い食物，酒タバコなどを控え，局所の刺激を減少させ，同時に排便をスムースに保っておく。
③針による咽喉腫痛の治療では，実熱証の治療効果が高い。また虚熱証にも一定の効果があるが治療を持続しなければならず，労倦を避け，鍛錬を行い，感冒を予防し，抵抗力を強めることが大切である。

82. 梅核気

　梅核気とは咽喉部に異物がつまっているような感じがあり，喀出しようとしても飲みこもうとしてもとれない症状を主症とする病症である。ただし飲食物の通過には支障がない。この病症は女性に多く見られる。
　本病症の病機は，痰気互結である。また痰気互結をおこす原因としては，情志の失調による肝鬱脾虚，気鬱痰結が多い。

病因病機

　肝は疏泄を主っており，条達を喜ぶという特徴がある。情志の失調により肝の条達が悪くなって肝気が鬱結すると，循経により肝気が上逆することがある。また肝病が脾に乗じて肝鬱脾虚になると，脾の運化機能が低下して痰が生じる。この肝気と痰が咽喉部に鬱結すると本病症がおこる。女性の更年期前後に，この病症はおこりやすい。
　また痰気が長期にわたって咽喉部に鬱結していると，それが熱化して気陰や血分を損傷することがある。

82　梅核気

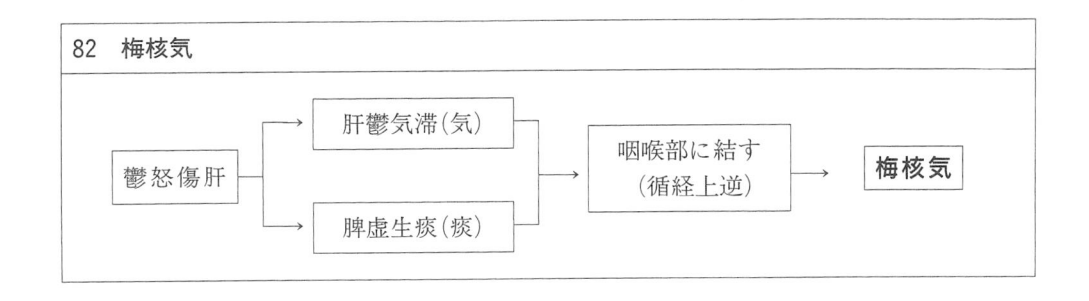

```
鬱怒傷肝 ─┬─→ 肝鬱気滞（気）─┐
         │                    ├─→ 咽喉部に結す ─→ 梅核気
         └─→ 脾虚生痰（痰）─┘     （循経上逆）
```

証　分　類

【1】気鬱痰結による梅核気

主　　症：咽喉部の異物感，梗塞感，怒ると増強
随 伴 症：咳嗽，または嘔吐，または胸満感，または胸脇部痛を伴う，むせたり煩躁して死にたくなるものもある
舌 脈 象：舌苔白膩，脈弦滑
証候分析：①咽喉部の異物感，梗塞感──肝鬱乗脾となり脾の運化機能が低下して痰を生じ，痰気が咽喉部に鬱結するとおこる。
　　　　　②胸脇部痛──足厥陰肝経が鬱滞するとおこる。
　　　　　③咳嗽，または嘔吐，または胸満感を伴う，またはむせる──痰気が阻滞したために肺気上逆，または胃失和降になるとおこる。
　　　　　④煩躁して死にたくなる──痰気互結により気機が失調するとおこる。
　　　　　⑤舌苔白膩，脈弦滑──気鬱痰湿の象である。

【2】気鬱陰虚による梅核気

主　　症：咽喉部の異物感，梗塞感，口舌の乾き
随 伴 症：煩熱，不眠，耳鳴り，微熱
舌 脈 象：舌質紅，無苔，脈細数
証候分析：①咽喉部の異物感，梗塞感──怒ったりして気が咽喉部に鬱結するとおこる。
　　　　　②口舌の乾き，微熱──気鬱が改善せず化火して陰分を損傷するとおこる。
　　　　　③煩熱，不眠，耳鳴り──虚火が上擾するとおこる。
　　　　　④舌質紅，無苔，脈細数──陰虚火旺の象である。

【3】気血両虚による梅核気

主　　症：咽喉部の異物感，梗塞感，息切れ，心悸
随 伴 症：顔色萎黄，自汗，目の前が暗くなる，倦怠，食欲不振，声が低微

舌脈象：舌質淡，少苔，脈沈細弱
証候分析：①咽喉部の異物感，梗塞感——気鬱によりおこる。
　　　　②息切れ，心悸，声が低微，顔色萎黄，自汗，目の前が暗くなる——気鬱が改善せず化火して気血を損傷するとおこる。
　　　　③舌質淡，少苔，脈細数——気血両虚の象である。

治療

治　　法：解鬱除痰
処 方 例：天突，膻中，内関，行間，豊隆
　　　　①陰虚を伴う者には三陰交，太谿，神門を加える。
　　　　②気血両虚には関元，足三里，膈兪，血海を加える。
方　　解：天突には下気利咽の作用がある。膻中は気会穴であり，寛胸理気の作用があり，気病の要穴である。内関は寛胸降気の作用にすぐれている。また行間は足厥陰肝経の榮穴であり，疏肝解鬱の作用がある。この4穴を配穴すると，降気解鬱の作用が増強する。さらに除痰をはかるために豊隆を配穴する。
　　　　三陰交は足三陰経の交会穴であり，陰分の不足を補う作用がある。太谿は足少陰腎経の原穴であり腎気を補う作用がある。さらに神門を配穴すると滋陰除煩をはかることができる。この3穴の配穴は陰虚を治すこともできる。
　　　　関元は元陽の居する所であり，元気を大いに補う作用がある。足三里は強壮の要穴であり，後天を補益する作用がある。膈兪は血会穴であり，血病の要穴である。血海には気血を調和させる作用がある。この4穴を配穴すると元気の補益，養血柔肝をはかることができる。
操　　作：天突は下に向けて1～2寸斜刺し，膻中は下に向けて1寸斜刺する。行間は0.5寸直刺する。この3穴には小さな角度の捻転を施す。内関，豊隆は1寸直刺し，提挿捻転を施す。三陰交，太谿，関元，足三里，膈兪，血海には，補法を施す。その他の治療穴には瀉法を施す。あるいは諸穴に対して平補平瀉法を施す。

梅核気の治法と選穴

症　候	病因病機	治　法	選　穴	
梅核気	気鬱痰結	解鬱除痰	天突，膻中 内関，行間 豊隆	
	気鬱陰虚			三陰交，太谿，神門
	気血両虚			関元，足三里，膈兪，血海

古今処方例

①『神応経』
　「梅核気には間使，三間を取る」
②『針灸大成』
　「梅核気：膻中，気海，下に三里を取り，並びに之に灸す」
③『中国針灸処方学』
　「梅核気，合谷，間使，天突，膻中」

その他の療法

【耳針】
選穴：胃，交感，咽，食道，皮質下，脳幹
操作：毎回2〜3穴を取穴し，強刺激を与える。または埋針を施す。
【中薬】
内治法として疏肝解鬱，散結除痰をはかるために，半夏厚朴湯を主方として用いる。

参考事項

①梅核気は適時適切に治療すると，予後は良好である。
②本病症の主な病因は情志の失調にあるので，針灸治療や薬物治療の他に，できるだけ悪い精神的刺激をうけないように努めるとよい。
③本病症に対して針灸治療は，著明な効果がある。ただし必要に応じては薬物治療を併用するとよい。

6. 耳鼻科

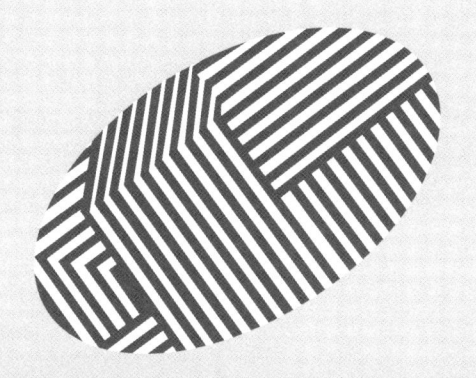

83. 失音

　失音とは，声がかすれるか，発語ができなくなるものをいう。『内経』では「瘖」と称している。「瘖」の字は「喑」に通じるため，後世ではこれをまた「喑」と称している。本病症の原因には，外邪によるもの，情志鬱怒によるもの，声帯の疲労損傷，肺燥津傷などがあるが，そのいずれも虚実の2つに分類することができる。外感あるいは鬱怒による失音は「金実不鳴」と呼ばれ，経過が短い実証に属し，疏風清熱，解毒利喉の治法を用いる。久病による陰虚あるいは声帯の疲労損傷によるものは「金破不鳴」と呼ばれ，経過が長い虚証に属し，滋陰潤燥，清熱開音の治法を用いる。

　中風に見られる「舌瘖」と妊娠に伴って見られる「子瘖」，現代医学の急慢性喉頭炎，喉頭結核，声帯の損傷，結節性声帯およびヒステリー性の失声などは，本節の弁証施治を参考にして治療することができる。

病因病機

【1】外邪による失音

　風寒，風熱を感受することにより肺気が壅がり，熱毒あるいは寒邪が喉に結し，気機不利，気血鬱滞となり経脈が阻滞すると声がかすれたり失音がおこる。多くは傷風感冒に見られる。

【2】情志による失音

　多くは情志の鬱結により，気鬱化火して声門不利となり，突然発症する。癔病の患者によく見られる。

【3】声帯の疲労損傷による失音

　高い声で歌ったり，話をしすぎたりして声帯を損傷しておこるものが多い。たびたび反復して発作をおこす。多くは教師と声楽家に見られる。

【4】肺燥津傷による失音

　燥火が肺を傷り，喉の滋潤が悪くなったり，あるいは腎陰不足により津液が上昇せず，声道が潤いを失うためにおこる。失音は軽度からだんだんと重くなる。肺癆（肺結核）や喉頭癌などの疾患の後期に多く見られる。

83 失音

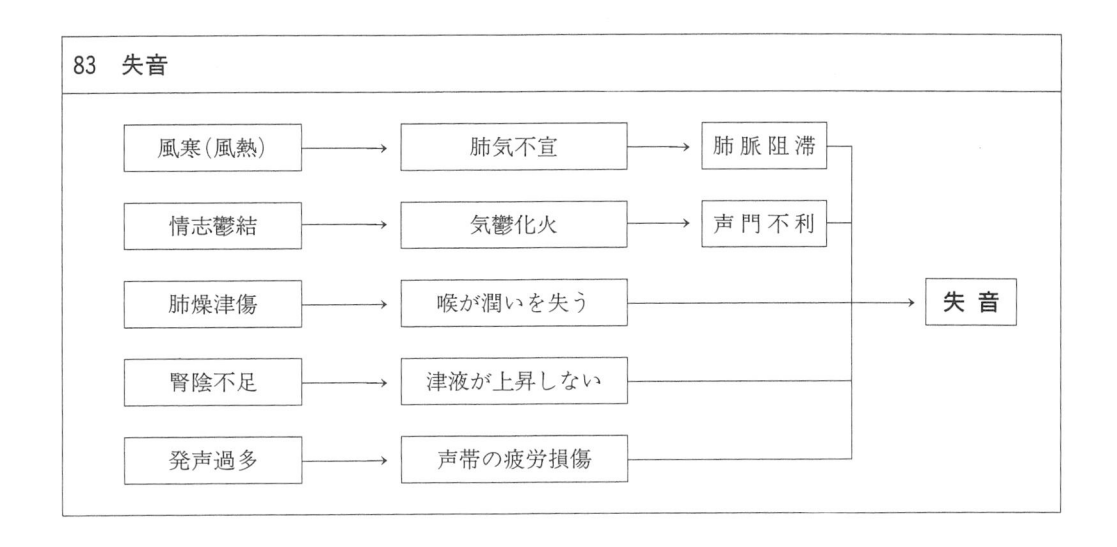

```
風寒(風熱)  →  肺気不宣   →  肺脈阻滞
情志鬱結    →  気鬱化火   →  声門不利
肺燥津傷    →  喉が潤いを失う            →  失音
腎陰不足    →  津液が上昇しない
発声過多    →  声帯の疲労損傷
```

証分類

【1】外邪による失音

主　　症：傷風感冒と同時にかすれ声や失音がおこる

随 伴 症：喉の痒み，咳嗽，痰が稀い，鼻閉，流涕，口は乾かない，身体痛，四肢のだるさ，または咽頭痛，鼻の乾き，咳嗽，痰は黄色，発熱，口渇

舌 脈 象：舌苔薄白，脈浮緊，あるいは舌苔薄黄，脈浮数

証候分析：①かすれ声や失音——風寒の邪，または風熱の邪を受けると，肺気が壅がり，経絡が阻滞しておこる。

②喉の痒み，咳嗽，痰が稀い，鼻閉，流涕，口は乾かない，舌苔薄白，脈浮緊——風寒を受けたことによる。

③咽頭痛，鼻の乾き，咳嗽，痰は黄色，発熱，口渇，舌苔薄黄，脈浮数——風熱を受け，肺の宣発と粛降が失調したためにおこる。

【2】情志による失音

主　　症：突然声がかすれ，あるいは失音となる，これは情志変化と密接な関係がある

随 伴 症：情志がすっきりしない，イライラしよく怒る，眩暈，耳鳴り，口乾，口苦，胸悶，噯気

舌 脈 象：舌質暗，あるいは正常，脈弦

証候分析：①突然声がかすれたり，失音する——情志鬱結により化火し，声門の気が結することによりおこる。

②胸悶，噯気——気機が悪くなるとおこる。

③イライラしよく怒る，眩暈，耳鳴り，口乾，口苦──気鬱化火したものが肝胆経にそって上擾するとおこる。
④情志変化と密接な関係──本証は気鬱によっておこる。そのため情志の影響を受けやすい。
⑤舌質暗，脈弦──気鬱の象である。

【3】声帯の損傷による失音

主　　症：声がかすれたり，発声ができなくなり，しばしば反復する，長い時間話したり，歌ったりすることにより喉を酷使しておこる
随 伴 症：口乾，咽頭部の乾き，口渇し冷たいものを好む
舌 脈 象：特に著明な変化はない，あるいは舌質がやや紅，脈がやや数となる
証候分析：①声がかすれたり，発声ができなくなり，しばしば反復──話や歌の歌いすぎにより，咽喉部を損傷するとおこる。
　　　　　②口乾，咽頭部の乾き，口渇し冷たいものを好む，舌質がやや紅，脈がやや数──陰を損傷して熱が生じるとおこる。

【4】肺燥津傷による失音

主　　症：慢性病の既往歴があり，声のかすれが軽度からしだいに重くなり，最後には発語ができなくなる
随 伴 症：痩せ型，口乾，咽頭部の乾き，潮熱，盗汗，乾いた咳，心悸，耳鳴り，腰のだるさ
舌 脈 象：舌質紅，舌苔少，脈細数
証候分析：①声のかすれ，失音──燥熱が肺を損傷したり，または腎陰不足により肺陰を損傷すると肺腎陰虚になる。これにより咽喉部が潤いを失うとおこる。
　　　　　②痩せ型，潮熱，盗汗──陰虚火旺による。
　　　　　③心悸，耳鳴り，腰のだるさ──腎陰が各所を栄養できなくなるとおこる。
　　　　　④舌質紅，舌苔少，脈細数──津液虚損による虚熱内生の象である。

治療

治　　法：肺気を宣発し，喉舌を利す。
処 方 例：魚際，廉泉，扶突，天突，合谷
　　　　　①風熱には大椎を加える。
　　　　　②風寒には風門を加える
　　　　　③肝鬱には太衝を加える
　　　　　④陰虚には太谿を加える。

方　解：廉泉，扶突，天突は局所取穴である。ここでは局部の気機を疏通させ，喉舌の調節をはかる。魚際は手太陰肺経の滎穴であり，肺気を宣発させ，咽喉を清潤させる。合谷は手陽明大腸経の原穴であり，大腸と肺は表裏であることから，本穴により肺熱を清し，さらに上焦の気機を宣通させる。

　　　　　大椎には熱を泄す作用があり，風門には疏風散寒の作用がある。太衝には疏肝解鬱の作用があり，太谿には滋腎降火の作用がある。

操　作：廉泉は上に向け斜刺で0.5〜1寸刺入する。扶突は動脈をさけ，喉部に向け0.5〜0.8寸斜刺する。天突は下に向け，斜刺で1.5寸刺入する。魚際，合谷は直刺で1寸刺入する。太谿は補法を施し，その他の経穴は瀉法，あるいは平補平瀉法を施す。

失音の治法と選穴

症　候	病因病機	選　穴	
失音	外邪の感受	魚際，廉泉 扶突，天突 合谷	風熱：大椎　風寒：風門
	情志の失調		肝鬱：太衝
	声帯の損傷		
	肺燥津傷		陰虚：太谿

古今処方例

① 『霊枢』寒熱病

「暴瘖気鞕に，扶突と舌本の出血を取る。」

② 『針灸臨床経験輯要』

「声嘶には，水突，人迎，廉泉，天鼎，扶突を主穴とし，間使，合谷，二間，頬車，三陰交などを配穴する。毎回の治療では主穴を2つ，上下肢から1つずつ配穴を選ぶ。毎日あるいは隔日に1回針治療を行なう。30分間置針する。10回を1クールとする。」

その他の治療

【レーザー治療】

取穴：増音（甲状軟骨の両側の陥凹部）

操作：ヘリウム—ネオンレーザー，波長は6328Hz，出力1.5〜3ミリワット，赤色の光線を発する。照射部位は両側の増音で，光源の距離は被照射部位から20cmに置く。各経

穴に1分間，毎日1回，10回を1クールとする。治療の間隔は3～5日間とする。

【中薬】
①風寒による失音：三拗湯
②風熱による失音：桑菊飲
③肝鬱気滞による失音：柴胡疏肝散合通竅活血湯
④肺燥陰虚による失音：百合固金湯，あるいは六味地黄丸

また珠黄散，冰硼散を毎日5～6回，喉に吹きつける。あるいは六神丸，鉄笛丸を口に含ませる。または安息香酸チンキの蒸気を毎日3～4回，毎回20～30分間吸入させる。

参考事項

①失音は喉頭癌のサインの1つであり，経過が長いか，針の治療効果が定かでない患者には，五官科の検査により確定診断を行なう。これにより治療の時期を逸しないようにする。
②身体の鍛練，体質の強化をはかり，積極的に感冒を防ぐ。また辛いものや，味の濃いものを摂りすぎたり，声を出しすぎないように気をつけ，さらに酒やタバコなどのよくない嗜好を控えるようにする。
③喉頭筋の疲労と実証失音に対する刺針の効果は良好である。治療の当日あるいは翌日には，喉部にすっきりした感じがおこり，かすれた音はしだいに軽減する。

84. 耳鳴り，耳聾

耳鳴り，耳聾は，聴覚に異常がおこる病症である。耳鳴りは耳のなかで音がし，聴覚を妨害するものであり，耳聾は，いろいろな程度の聴力の減退をいい，ひどい場合には聴覚が消失する。耳鳴りは耳聾の前兆としてよくおこり，両者の病因および治療はほぼ同じであることから，ここではあわせて述べる。

本病症は虚実の2つに分類することができる。例えば激しく怒ったり，驚いたり，恐れたりすると肝胆火旺となり，少陽の経気が閉塞するとおこる。あるいは痰阻鬱結により耳竅がふさがって，発症するものもある。これらは実証に属し，清肝瀉火，去痰通竅の治法を用いる。また腎精虚損，あるいは脾胃虚弱により精気が耳に上らなくなりおこるものは，虚証に属する。これらには補益腎精，健脾益気の治法を用いる。

現代医学の神経性耳鳴り，耳聾，メニエール病，神経衰弱，中耳炎などによるものは，本

節の弁証施治を参考にして治療することができる。

病因病機

【1】肝火による耳鳴り，耳聾（肝火上炎）

手足少陽経は耳をめぐっており，肝胆は表裏をなしている。肝は昇発，疏泄を主りその性は条達を喜ぶ。激しく怒ると肝を傷つけ，また突然驚いたり，恐れることにより肝気が鬱結し上逆し，耳竅を閉塞する。あるいは情志抑鬱により，肝が疏泄条達を失うと鬱して化火する。このようなことにより肝胆の火が耳竅に上擾すると，耳鳴り，耳聾がおこる。

【2】痰火による耳鳴り，耳聾（痰火鬱結）

酒や味の濃いものを過度に摂ったりすると，湿が聚まり痰を生じる。痰が鬱して化火し，痰火上壅して耳竅をふさぐと，耳鳴り，耳聾がおこる。

【3】腎精虚損による耳鳴り，耳聾（腎精虚損）

耳は腎の竅である。平素から腎精不足があったり，病後精血が少なくなったり，欲情をほしいままにすると，腎精を消耗させ，精気が上に達しなくなると耳鳴り，耳聾がおこる。

【4】脾胃虚弱による耳鳴り，耳聾（脾胃虚弱）

飲食，労倦あるいは冷たいものを食べすぎると，脾胃を損傷し，脾胃の虚弱がおこる。気血生化の源が不足すると，経脈が空虚になり，耳を栄養できないと耳鳴り，耳聾がおこる。あるいは脾陽不振になり，清気不昇となっても耳鳴，耳聾がおこる。

証分類

【1】肝火による耳鳴り，耳聾

主　　症：耳鳴りは潮のような音や，風や雷のように聞こえる，耳聾は軽かったり重かったりし，鬱怒のあと耳鳴り，耳聾は突然増悪する
随伴症：耳が脹ったり，耳痛がする，あるいは頭痛がしたり眩暈がある，顔面紅潮，目赤，口苦，咽頭部の乾き，あるいは睡眠がよくとれない，煩躁し落ち着かない，胸肋部の脹痛，大便秘結，小便は黄
舌脈象：舌質紅，舌苔黄，脈弦数有力
証候分析：①耳鳴りは潮のような音や，風や雷のように聞こえる——激しく怒って肝鬱となり，

84 耳鳴り，耳聾

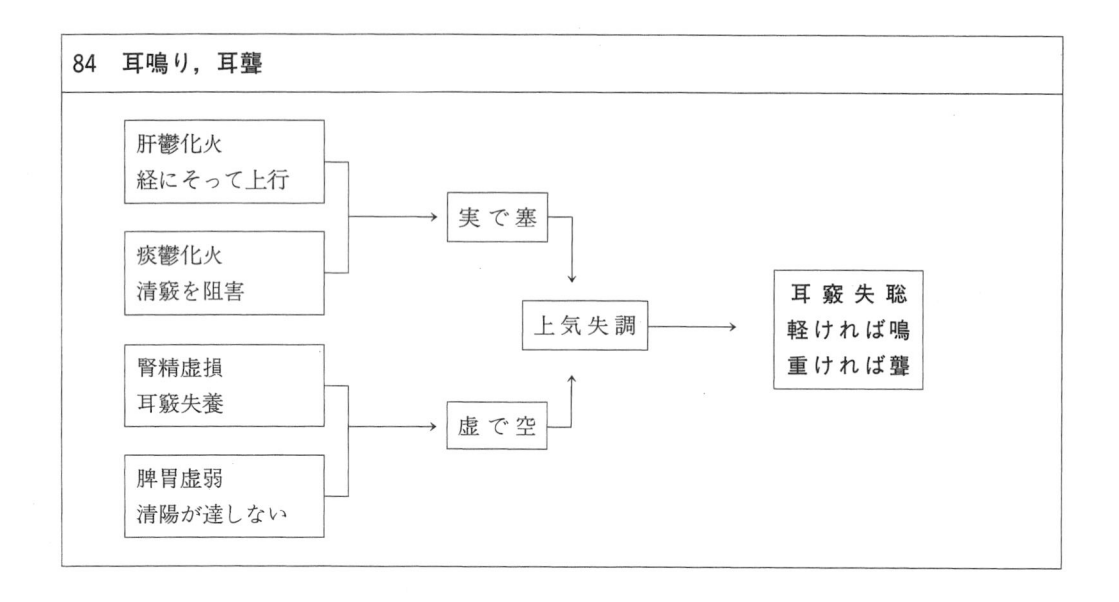

```
┌─────────────┐
│ 肝鬱化火     │─┐
│ 経にそって上行 │ │
└─────────────┘ │    ┌──────┐
┌─────────────┐ ├──→│ 実で塞 │─┐
│ 痰鬱化火     │─┘    └──────┘ │
│ 清竅を阻害   │              ↓           ┌──────────┐
└─────────────┘           ┌──────┐      │ 耳竅失聡  │
                          │上気失調│─────→│ 軽ければ鳴│
┌─────────────┐           └──────┘      │ 重ければ聾│
│ 腎精虚損     │─┐          ↑           └──────────┘
│ 耳竅失養     │ │    ┌──────┐
└─────────────┘ ├──→│ 虚で空 │─┘
┌─────────────┐ │    └──────┘
│ 脾胃虚弱     │─┘
│ 清陽が達しない│
└─────────────┘
```

　　　　肝火不泄となって，少陽の経脈にそって上擾するとおこる。
　　②耳脹，耳痛，あるいは頭痛，眩暈，顔面紅潮，目赤，口苦，咽頭部の乾き，鬱怒のあと耳鳴り，耳聾は増悪──肝火不泄となり，少陽の経脈にそって上擾するとおこる。
　　③睡眠がよくとれない──肝火上炎し，心神が影響をうけるとおこる。
　　④胸肋部の脹痛──肝火が内鬱し，絡脈の通りが悪くなるとおこる。
　　⑤大便秘結，小便黄──肝火が内部で盛んになり，腸中の津液を焼灼し損傷するとおこる。
　　⑥舌質紅，舌苔黄，脈弦数有力──肝火が盛んな象である。

【2】痰火による耳鳴り，耳聾

主　　　症：両耳にヒューヒューという音がし，重い濁った音がする，ときには聾のように閉塞し，音がはっきり聞こえない

随 伴 症：眩暈，頭重感，胸悶，胃脘部の膨満感，咳嗽，痰涎が多い，口苦，二便がすっきりとでない

舌 脈 象：舌質紅，舌苔黄膩，脈滑数

証候分析：①耳鳴りがたえずある，ひどいときには聾のように閉塞──痰火が鬱結し，耳竅を阻滞させるとおこる。
　　②眩暈，頭重感，胸悶，胃脘部の膨満感，咳嗽，痰涎が多い，二便がすっきりとでない──痰濁中阻により，気機がうまくいかなくなるとおこる。
　　③口苦──痰火がふさがり，肝胆の経絡がスムーズでなくなることによりおこる。

④舌質紅，舌苔黄膩，脈滑数——湿熱，痰火の象である。

【3】腎精虚損による耳鳴り，耳聾

主　　症：耳の中にいつも蟬の鳴く音が聞こえる，鳴声は低く細く，しだいに重くなる，夜間とくにひどい

随 伴 症：眩暈，はっきり見えない，腰や膝がだるく力がはいらない，遺精，虚煩し不眠となる

舌 脈 象：舌質紅，舌苔少，脈細弱，あるいは細数

証候分析：①耳鳴り，とくに夜にひどい，眩暈，はっきり見えない——腎精虚損により耳竅を栄養できないとおこる。

　　　　　②虚煩，不眠——腎陰虚損により虚火が上炎するとおこる。

　　　　　③遺精——相火妄動により，精室に影響するとおこる。

　　　　　④舌質紅，舌苔少，脈細数——陰虚火旺の象である。

【4】脾胃虚弱による耳鳴り，耳聾

主　　症：耳鳴り，耳聾は疲労すると増悪，あるいはかがんだり，立ち上がったりするとき激しくなる，耳の中が突然空虚になったり，冷えを感じることがある

随 伴 症：倦怠，乏力，食欲不振，食後の腹脹，大便がときどき溏薄となる，顔色は萎黄，唇舌は淡

舌 脈 象：舌質淡，舌苔薄白，脈虚弱

証候分析：①耳鳴り，耳聾——脾胃虚弱により，気血が耳竅に上らないとおこる。

　　　　　②疲労すると増悪——疲労により中気を損傷するためである。

　　　　　③食欲不振，食後の腹脹，大便——脾胃の運化作用が低下するとおこる。

　　　　　④倦怠，乏力，顔色は萎黄，唇舌は淡，舌質淡，脈虚弱——気血生化の不足による。

治　療

治　　法：実証には，清肝瀉火，去痰通竅をはかる。

　　　　　虚証には，補益腎精，健脾益気をはかる。

処 方 例：翳風，聴会，中渚，侠谿

　　　　　①肝火上炎には，太衝，丘墟を加える。

　　　　　②痰火鬱結には，豊隆，労宮を加える。

　　　　　③腎精虚損には，腎兪，太谿を加える。

　　　　　④脾胃虚弱には，脾兪，足三里を加える。

方　　解：手足少陽経は耳の前後をめぐっている。そのため手少陽三焦経の翳風，中渚，足少陽胆経の聴会，侠谿を遠近配穴として取り，少陽の経気の通りを改善する。

足厥陰肝経の原穴である太衝と，足少陽胆経の原穴である丘墟を配穴し，肝胆の火の清瀉をはかる。

足陽明胃経の絡穴である豊隆と手厥陰心包経の滎穴である労宮を配穴し，泄熱去痰，通竅をはかる。

腎兪と足少陰腎経の原穴である太谿へ刺針あるいは灸頭針を行うことにより，腎精の補益をはかる。また脾兪，足三里により健脾益気昇陽をはかる。

操　作：腎兪，太谿，脾兪，足三里はすべて直刺で1寸刺入し，補法を施す。さらに腎兪，脾兪には灸法を加える。翳風，聴会，中渚，俠谿は直刺で0.5〜1寸刺入する。各穴すべて20分間置針する。

耳鳴りの治法と選穴

症　候	病因病機	治　法	選　穴	
耳鳴り	肝火上炎	耳竅閉塞 耳竅失養	翳風 聴会 中渚 俠谿	太衝，丘墟
	痰火鬱結			豊隆，労宮
	腎精虚損			腎兪，太谿
	脾胃虚弱			足三里，脾兪

古今処方例

① 『針灸資生経』
　「天容，聴会，聴宮，中渚は聾し嘈嘈として蝉鳴のごとしを主る。」

② 『千金方』
　「上関，下関，四白，百会，顖息，翳風，耳門，頷厭，天窓，陽谿，関衝，液門，中渚は耳鳴聾を主る。」

③ 『中国針灸学』
　「耳の中の虚鳴には，足三里に針を5分刺入し，2分間捻転し，さらに3〜5壮灸を施す。合谷へは針を4分刺入し，2分間捻転を行なう。」

その他の治療

【耳針】
取穴：内耳，肝，腎，神門
操作：中程度の刺激を与え，15〜20分間置針する。10〜15回を1クールとする。針を埋置

してもよい。
【頭皮針】
暈聴区を取り，毎日1回，10回を1クールとする。
【中薬】
①肝火上炎による耳鳴り，耳聾：竜胆瀉肝湯
②痰火鬱結による耳鳴り，耳聾：清気化痰丸
③腎精虚損による耳鳴り，耳聾：耳聾左慈丸
④脾胃虚弱による耳鳴り，耳聾：益気聡明湯加菖蒲

参考事項

①耳鳴り，耳聾は各種の原因によりおこる。一般に臨床上では，神経性耳鳴り，難聴がよく見られる。上述した虚実の病因にもとづき養生，治療をすることにより，予後は比較的よい。
②針灸は神経性の耳鳴り，難聴に対して，よい効果をあげることができる。しかし器質性の耳疾患によるものは，その効果は劣る。

85. 耳痒

　耳介と外耳道がいつも痒いものを，耳痒という。その病因病機は風熱湿毒，血虚風燥と腎虚火旺によるものが多い。風熱湿毒には去風清熱，去湿解毒の治法を用いる。また血虚風燥には養血熄風，健脾和胃の治法を用いる。以上の2つの証にはさらに外用薬を用いるとよい。また腎虚火旺による耳痒は，補腎降火の治法を用いる。

病因病機

【1】風熱湿毒による耳痒

　体質が陽盛，あるいは酒や味の濃いものを嗜好したり，風熱湿毒の邪を感受したりすることにより，湿毒が耳に蘊結し，気血が鬱滞して通じなくなるとおこる。風が盛んになると痒

みが止まらず，湿熱がひどいと耳道が湿り，赤くなって熱をもち，ときどき黄色い耳だれが流れる。火毒が盛んになると発熱，煩躁などの症状が現れる。

【2】血虚風燥による耳痒

多くは風熱湿毒による耳痒が長期化し，なかなか治癒しないことによりおこる。風熱湿毒が長くこもると，気血臓腑を傷つけて，気虚血少となる。これにより風燥が生じて耳竅や肌膚の栄養が悪くなるとおこる。湿邪が長く滞ると，さらに脾胃の機能にも影響し，運化が失調すると生化不足となり，各種の虚証を発生させる。

【3】腎虚火旺による耳痒

先天の腎虚，あるいは腎元を損傷することによりおこる。腎は耳に開竅しているが，腎精の虚損，元気不足により陰虚火旺となり耳に上擾すると耳痒がおこる。

証分類

【1】風熱湿毒による耳痒

主　　症：耳部が痒くてたまらない，痒みがひどいときには耳介周囲の皮膚が赤くなり熱感をともなう，ときどき黄色い耳だれを流す，ひどいものはなかなか治癒せず，瘙痒感が止まらないばかりか出血，疼痛も見られる

随 伴 症：発熱，煩躁，便秘，耳垢の増加

舌 脈 象：舌苔黄膩，脈数有力

証候分析：①耳痒，耳介周囲の皮膚が赤くなり熱感を伴う——風熱湿毒が耳に結するためにおこる。
　　　　　②ときどき黄色い耳だれを流す——熱毒によりおこる。
　　　　　③出血，疼痛——熱毒が絡を損傷するとおこる。
　　　　　④発熱——熱邪が肌表にあるとおこる。
　　　　　⑤煩躁——熱が胸膈部にあるとおこる。
　　　　　⑥便秘——熱が胃腸に停滞するとおこる。
　　　　　⑦舌苔黄膩，脈数有力——舌苔は熱毒に湿を伴う象であり，脈は実熱証の象である。

【2】血虚風燥による耳痒

主　　症：耳介の皮膚が肥厚し，ひび割れ，粗くなる，痒みが止まらず，乾いた痂皮や落屑が見られる

随 伴 症：顔色は黄色，筋肉は痩せている，食欲不振，倦怠，乏力

舌 脈 象：舌質淡，脈虚細

証候分析：①耳介の皮膚が肥厚し，ひび割れ，粗い——血虚のため耳を栄養できないとおこる。
　　　　②耳痒，乾いた痂皮や落屑がある——血虚風燥や外風の侵入を受けると，経気がスムーズでなくなりおこる。また血が栄養できないこととも関係する。
　　　　③顔色が黄色，筋肉は痩せている，食欲不振，倦怠，乏力——脾気虚弱，気血両虚による。
　　　　④舌質淡，脈虚細——陰血虚少の象である。

【3】腎虚火旺による耳痒

主　　症：外耳道が非常に痒くてたえがたいが，耳介は痒くない，黄色い耳だれを流すこともある，風が吹いたりすると，ときどき耳が痛くなることもある，また搔いたりこすったりすると耳の中に粗く乾燥した厚い痂皮を形成する

随 伴 症：腰がだるく力が入らない，耳鳴り，眩暈

舌 脈 象：舌質紅，舌苔少，脈細数

証候分析：①耳の中に粗く乾燥し厚い痂皮を形成——腎は耳に開竅する。耳の機能が正常であるかどうかは，腎の滋養に依存している。ここでは腎陰虚により耳を滋養することができないため，この症状がおこっている。
　　　　②耳痒がひどかったり，痒くないこともある，黄色の耳だれや耳の中が痛む——陰虚火旺とともに湿が耳に薫蒸するとおこる。
　　　　③腰がだるく力が入らない——腰が腎の栄養を受けられなくなるとおこる。
　　　　④耳鳴り，眩暈——腎精が脳と耳を充たすことができず，さらに虚火が上炎することによりおこる。
　　　　⑤舌質紅，舌苔少，脈細数——陰虚火旺の典型的な舌脈象である。

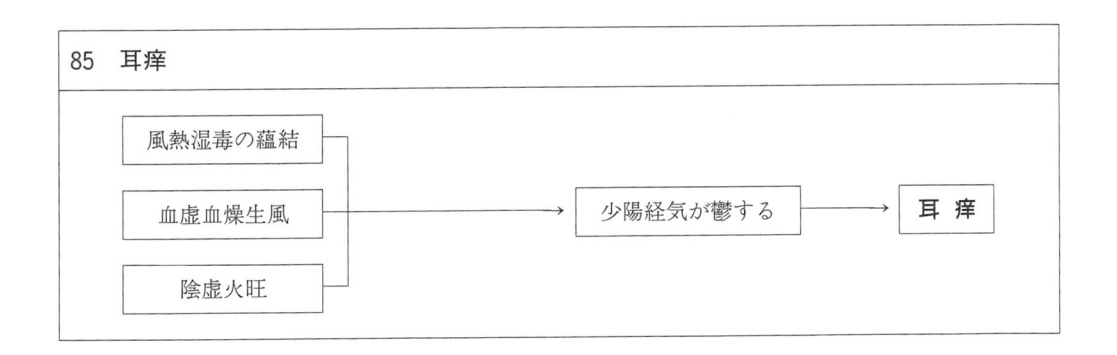

85　耳痒
風熱湿毒の蘊結 ┐ 血虚血燥生風 ─→ 少陽経気が鬱する ─→ 耳　痒 陰虚火旺 ┘

治療

治　　法：実証には去風清熱，虚証には滋腎養血の治法を用いる。

処方例：耳門，聴宮，聴会，翳風，角孫，中渚，俠谿
　　　　①風熱湿毒には，外関，曲池，合谷を加える。
　　　　②血虚風燥には，血海，三陰交，風池を加える。
　　　　③腎虚火旺には，太谿，照海を加える。

方　　解：手足少陽経は耳のまわりをめぐっている。そのため手少陽三焦経，足少陽胆経の耳部の経穴である耳門，聴会，翳風，角孫，手太陽小腸経の耳の前にある聴宮を取り，局所の少陽経の経気を疏通させる。これに少陽経の遠隔部の経穴である中渚，俠谿を加え，少陽の風，火の清泄をはかる。

　　　　風熱湿毒が比較的盛んなものは，外関を配穴するが，この経穴は陽維脈に通じており，陽維脈は陽の表を主ることから，表の風熱を宣散させることができる。曲池，合谷はそれぞれ手陽明大腸経の合穴と原穴であり，裏熱を清泄し解毒する作用にすぐれている。

　　　　血虚風燥には，血海，三陰交を配穴して生血，養血をはかる。また風池は少陽経，陽維脈の交会穴であり，去風清火の作用がある。

　　　　腎虚火旺には，足少陰腎経の原穴である太谿と八脈交会穴（八総穴）の1つである照海により，滋腎降火をはかる。

操　　作：耳門，聴宮，聴会は0.5寸直刺する。翳風は直刺で1～1.5寸，角孫は横刺で0.5～1寸，中渚，俠谿は直刺で0.5寸，血海は直刺で1.5寸，三陰交は直刺で1寸，太谿，照海は直刺で0.5寸それぞれ刺入する。

　　　　血海，三陰交，太谿，照海は提挿捻転の補法を施し，その他の各穴は瀉法あるいは平補平瀉法を施す。

耳痒の治法と選穴

症　候	病因病機	治　法	選　穴	
耳痒	風熱湿毒 血虚生燥生風 腎虚火旺	去風清熱	耳門，聴宮，聴会，翳風，角孫，中渚，俠谿，	外関，曲池，合谷
		滋腎養血		血海，三陰交，風池
				太谿，照海

その他の治療

【耳針】
取穴：内耳，肝，腎，上背
操作：中程度の刺激を与え，15～20分間置針する。10～15回を1クールとする。針を埋置してもよい。

【中薬】
①風熱湿毒による耳痒：竜胆瀉肝湯に去風，去湿解毒の薬を加える
②血虚風燥による耳痒：四物湯に四君子湯さらに去風止痒の薬を加える
③腎虚火旺による耳痒：六味地黄丸を主とする
　必要に応じて点耳剤を使う。

参考事項

①耳痒は，多くは風，火の証に属す。そのため日常，飲食に注意し，辛くて熱を生むものは避けるようにする。起居，情志の節度をたもち，腎精の消耗や風，火の上炎を防ぐ。
②針による非器質性の耳痒治療の効果は比較的よく，湿毒内盛によりおこる耳道のしめりや耳だれなどは，刺針により症状の改善に補助的な作用がある。これと内外薬を組み合わせることにより，効果はさらに高まる。耳垢が多すぎるものは，耳掻きで取り除く。
③中耳炎，耳垢の分泌が過多のものは本節の弁証施治を参考にして治療することができる。

86. 聾啞

「聾」とは聴力が喪失したものをいい，「啞」とはことばが話せないものをいう。一般に聾により啞をおこすことから，「聾啞」といわれている。その病因には先天と後天の2種類がある。先天性の聾啞の多くは，遺伝的素因により，稟賦不足（生れつきの不足）のためにおこる。また後天性の聾啞は，湿邪熱毒を感受したり，誤治により両耳が聞こえなくなり，聾啞となるものが多い。

本病の治療では，針治療を主として通絡開竅を治法にして，まず聾を治し，そのあとに啞を治療する。あるいは聾啞を同時に治療する。

6. 耳鼻科

病因病機

【1】先天性の聾啞

多くは遺伝的素因によりおこる。発育不良，近親結婚，妊娠期に病気に罹患したり，薬物中毒などによりおこる。患児は出生前に聴覚を喪失しており，言語の学習ができない。

【2】後天性の聾啞

乳幼児期に急性伝染病，特に流行性脳膜炎，脳炎，腸チフス，猩紅熱にかかったり，各種の原因による高熱痙攣により，聴覚が喪失するものが多い。その他，乳幼児の重篤な耳疾患とストレプトマイシン，カナマイシンなどの薬物中毒によっても耳聾となり，聾から啞を引きおこす。

証分類

主　　症：聴覚の喪失
随 伴 症：ことばを話すことができない，鼓膜の検査では大多数が正常である，また一部の患者に舌小帯が短いことが見られる
舌脈象：舌脈にはとくに著明な変化はない
証候分析：聾啞──経脈が閉塞し，経気が不通になることにより聾がおこる。また聾があるために啞がおこる。

治療

治　　法：通絡開竅
処 方 例：聾の治療：耳門，聴宮，聴会，翳風，中渚，外関
　　　　　啞の治療：瘂門，廉泉，通里
方　　解：手足少陽経脈は耳のまわりをめぐっている。手少陽三焦経の翳風，耳門，中渚，外関，足少陽胆経の聴会を取り，遠近配穴により少陽の経気を疏通させる。さらに聴宮に耳門を配穴することにより局所の疏通，通絡開竅をはかる。
　　　　　瘂門は督脈と陽維脈との交会穴であり，舌強不語（舌が強ばり，ことばが話せない）を治し，通竅清神の作用がある。廉泉は任脈と陰維脈との交会穴であり，舌本を調節する作用がある。この2穴の前後配穴は，声がでないものに対する局所取穴である。通里は手少陰心経の絡穴であり，心は舌に開竅し，心の絡脈は舌本と連係することから，遠隔部の本穴を配穴して心気を調節し，喉舌を調節する。

操　　作：各穴にすべて平補平瀉法を施す。啞門の深部には延髄があるため，刺針は深すぎないようにする。一般的には0.5寸をこえないように刺入し，大きな提挿捻転を用いないようにする。

古今処方例

① 『針灸学』
　「常用穴：耳門，聴宮，聴会，翳風，啞門，廉泉。予備穴：合谷，中渚，外関。」
② 『針灸医学験集』
　「主穴：啞門，風池，聴宮，聴会，翳風。配穴：耳門，瘈脈，合谷，中渚，外関，廉泉，上廉泉。」

その他の治療

【皮内針】
取穴：瘈脈，翳風，翳明，聴宮。
操作：毎日1～2穴を取り，耳の後の経穴には24時間埋置し，耳の前の経穴には12時間埋置する。

参考事項

①聾啞は先天性と後天性の区別がある。また完全聾啞と不完全聾啞という分類もある。聴力が残っている不完全聾啞とヒステリー性，あるいは精神聾の予後は比較的よい。
②社会の進歩に伴い，聾啞を引きおこす社会的素因をなくすようにつとめ，妊娠期の保健，薬の使用に注意をはらう。
③針によるヒステリー性，あるいは精神聾の効果は著明である。聴力の向上にもとづき言語訓練を長期にわたり続けることにより，よい効果を収めることができる。

87. 鼻淵

　鼻淵は，粘い鼻汁を主症とする病症である。中医学では「脳漏」ともいう。
　本病症には虚実の2種類がある。実証は，感冒が長く治らないために，肺熱が鬱蒸して，鼻竅に影響したり，あるいは肝胆火盛で邪熱が上炎するためにおこるものが多い。虚証は肺，脾の虚損，または清粛無力，湿濁内聚によりおこるものが多い。
　実証では清熱，去湿，通竅の治法を用い，虚証では温肺健脾，散寒化濁の治法を用いる。

病因病機

【1】肺経鬱熱による鼻淵

　風熱の邪毒を受けたり，風寒が長い間去らずに鬱して化熱すると，肺に伝わり肺経に熱が鬱する。これにより肺の清粛が失調すると，邪熱は経にそって上炎し，鼻竅が焼灼されることにより鼻淵がおこる。

【2】肝胆火盛による鼻淵

　肝が条達を失うと，気鬱化火して肝胆火盛となる。邪熱が上炎し鼻竅に影響すると鼻淵がおこる。

【3】肺気虚弱による鼻淵

　肺気がもともと虚していたり，また久病により気虚になると，治節が失職して清陽不昇，濁陰不降となり，濁陰が鼻竅に凝集すると鼻淵がおこる。

【4】脾虚湿盛による鼻淵

　脾気虚弱，運化失調により湿濁が集まり，経にそって上り鼻竅に凝集すると鼻淵がおこる。

証分類

【1】肺経鬱熱による鼻淵

主　　症：鼻閉,黄色で粘く臭いのある鼻汁がでる,頭額部の脹痛,鼻汁がでると痛みは軽減

87 鼻淵

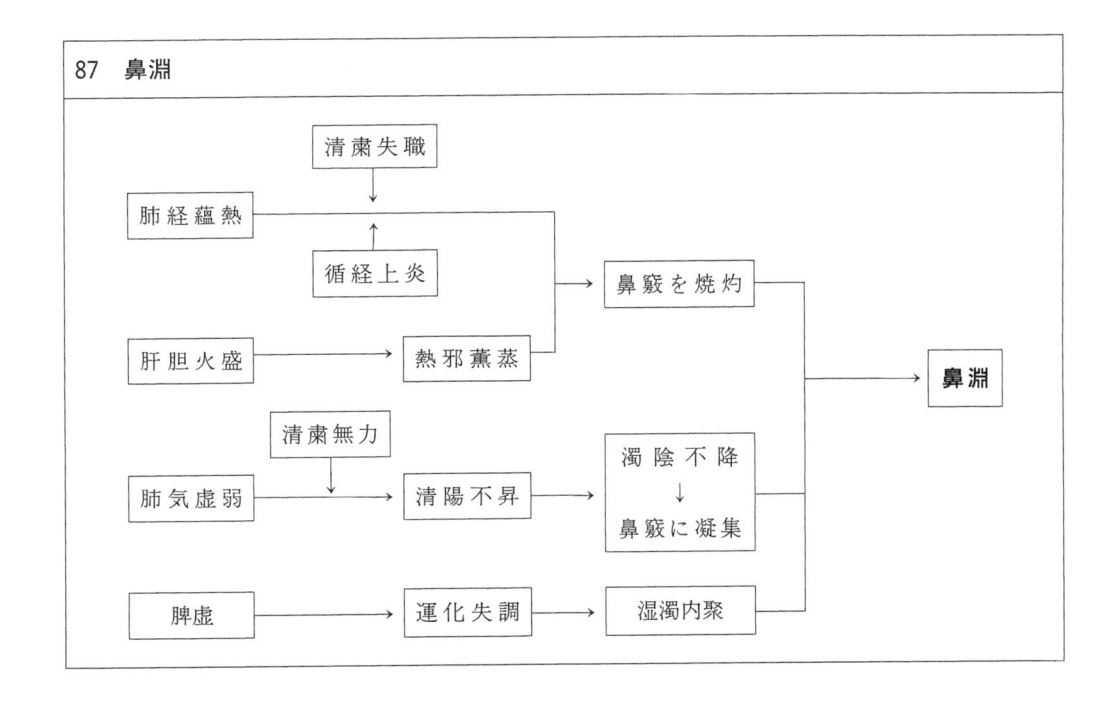

```
肺経蘊熱 ──→ 清粛失職
       ┌→ 循経上炎 ──┐
肝胆火盛 ──→ 熱邪薫蒸 ──→ 鼻竅を焼灼 ──┐
                                  ├→ 鼻淵
肺気虚弱 ──→ 清粛無力                 │
       ──→ 清陽不昇 ──→ 濁陰不降 ──────┘
                      ↓
                    鼻竅に凝集
脾虚 ──→ 運化失調 ──→ 湿濁内聚
```

随 伴 症：咳嗽，痰は黄色で粘い，あるいは発熱，悪寒
舌脈象：舌質紅，舌苔微黄，脈数
証候分析：①鼻閉──手太陰肺経に鬱熱があり肺気不宣になるとおこる。
　　　　　②黄色で粘く臭いのある鼻汁──邪熱が鼻竅に上炎することによりおこる。
　　　　　③鼻汁がでると痛みは軽減──鼻汁がでることにより気機が少し通じる。これにより痛みが軽減する。
　　　　　④頭額部の脹痛──肺熱が頭額部に上衝して，清陽が上昇できないとおこる。
　　　　　⑤咳嗽，痰は黄色で粘い──手太陰肺経に熱があり，そのために肺気不利になるとおこる。
　　　　　⑥発熱，悪寒──肺は皮毛に合しているため，肺気不宣になり衛気がさえぎられるとおこる。
　　　　　⑦舌質紅，舌苔微黄，脈数──熱象である。

【2】肝胆火盛による鼻淵

主　　症：鼻閉，嗅覚喪失，ときどき粘く臭いのある鼻汁がでる，片頭痛
随 伴 症：発熱，口苦，咽頭部の乾き，目眩，耳鳴り，耳聾，睡眠は少なく多夢，煩躁
舌脈象：舌質紅，舌苔黄，脈弦数
証候分析：①鼻閉，嗅覚喪失，ときどき粘く臭い鼻汁がでる──肝胆の火が鼻竅に上炎するとおこる。

②片頭痛──肝胆の火が上炎し足少陽胆経の気機が不利になるとおこる。

③発熱，口苦，咽頭部の乾き，目眩，耳鳴り，耳聾──肝胆火旺により上逆するとおこる。

④睡眠は少なく多夢，煩躁──邪が神明を乱すとおこる。

⑤舌質紅，舌苔黄，脈弦数──脈弦は肝胆に病がある象であり，そのほかは熱象である。

【3】肺気虚弱による鼻淵

主　　症：鼻汁は白く粘い，鼻閉は軽かったり重かったりする，嗅覚減退，風冷刺激により鼻閉・鼻汁は増悪

随 伴 症：頭暈，目眩，寒がり，四肢の冷え，息切れ，自汗，咳嗽，痰が出る

舌 脈 象：舌質淡，舌苔薄白，脈緩

証候分析：①鼻汁は白く粘い，息切れ──肺気虚，肺の気機不利によりおこる。

②嗅覚減退，風冷刺激により症状は増悪──肺は鼻に開竅するが，肺気虚により鼻の機能が減退するとおこる。

③頭暈，目弦，寒がり，四肢の冷え──肺は皮毛に合しているため，肺気虚のため衛外不固になるとおこる。

④自汗──気虚により，固摂が失調するとおこる。

⑤咳嗽，痰が出る──肺気不宣によりおこる。

⑥舌質淡，舌苔薄白，脈緩──肺気虚の象である。

【4】脾虚湿盛による鼻淵

主　　症：鼻汁は白や黄色で粘く，量は多い，強い鼻閉，嗅覚減退，頭部がぼんやりする

随 伴 症：全身倦怠，乏力，食事量は少ない，腹脹，大便溏薄，ときに下肢に浮腫がおこる

舌 脈 象：舌質淡，舌苔白滑，脈緩弱

証候分析：①鼻閉，鼻汁，量が多い──脾虚により湿盛となり，湿濁が鼻竅に上犯するとおこる。

②嗅覚減退──鼻竅不利になると嗅覚が減退する。

③頭部がぼんやりする──湿邪困脾により清陽が昇らないとおこる。

④全身倦怠，乏力，食事量は少ない，腹脹，大便溏薄，下肢の浮腫──脾気虚により運化が失調するとおこる。

⑤舌質淡，舌苔白滑，脈緩弱──舌質の淡は脾気虚の象であり，苔白滑，脈緩は湿盛の象であり，脈弱は虚の象である。

治療

治　　法：清熱，去湿，通竅

処方例：上星，印堂，迎香，合谷，風池

　　　　①肺経鬱熱には，列欠を加える。
　　　　②肝胆火盛には，太衝を加える。
　　　　③肺気虚弱には，太淵，肺兪を加える。
　　　　④脾気虚弱には，脾兪，足三里を加える。

方　　解：督脈は諸陽の会であり，鼻にめぐっている。そのため督脈の上星を取り，散風清熱をはかる。これに経外奇穴の印堂を配穴すると鼻竅を宣通させ，邪熱を清泄し頭痛を止めることができる。迎香は鼻淵治療の局所の要穴である。迎香は手陽明大腸経に属し，その経脈は鼻孔を挟むため，ここに刺針することにより陽明の経気を疏通させ，その表裏関係から肺熱を宣泄させ，鼻竅を通じさせることができる。合谷は手陽明大腸経の原穴であり，頭顔面部，諸竅の邪熱を清泄することができる。風池は足少陽胆経と陽維脈の交会穴であり，表や上にある風熱を清熱するのにすぐれている。

　　　　列欠は手太陰肺経の絡穴であり，太陰と陽明の両方を清熱することができる。また肺気を宣発し，鼻竅を通す作用もある。太衝は足厥陰肝経の原穴であり，とりわけ肝胆の火を清泄するのにすぐれている。肺兪，脾兪は施灸することにより，肺と脾の気を補うことができる。太淵，足三里への刺針は，それぞれ肺気を補い，健脾して中州を補益することができる。

操　　作：上星は上に向け斜刺で0.5〜0.8寸刺入する。印堂は下に向け斜刺で0.5〜0.8寸刺入する。迎香は鼻竅に向け斜刺で0.5寸刺入する。風池は鼻に向け斜刺で1〜1.5寸刺入する。合谷は直刺で1〜1.5寸刺入する。肺兪，脾兪には灸法を用いる。太淵，足三里は針にて補法を施す。その他の経穴にはすべて瀉法を施す。

鼻淵の治法と選穴

症候	病因病機	治法	選穴	
鼻淵	肺経鬱熱	清熱 去湿 通竅	上星 印堂 迎香 合谷 風池	列欠
	肝胆火盛			太衝
	肺気虚弱			太淵，肺兪
	脾虚湿盛			脾兪，足三里

古今処方例

① 『針灸資生経』
「もし鼻涕多きは, 顖会, 前頂に灸するに宜し。」

② 『医学綱目』
「鼻清涕濁涕を流すは, 上星に灸をすること20壮, さらに人中, 風府を取る。愈えざるは, 百会, 風池, 風門を取れば大いに愈ゆ。また鼻臭穢を流すは上星, 曲差, 合谷, 人中, 迎香を取る。」

③ 『中国針灸学』
「稀い鼻水を流すもの：上星は1分刺入し, 捻転を1分間行い, さらに1壮灸する。水溝は2分刺入し, 1分間捻転する。風府は3分刺入し, 1分間捻転し, さらに3壮灸する。風池は4～5分刺入し, 2分間捻転を加える。大椎は3分刺入し, 1分間捻転し, 3壮灸する。
粘く臭い鼻水を流すもの：以上の各穴に針だけを用い灸は用いない。さらに迎香, 合谷を加える。」

その他の治療

【耳針】
取穴：外鼻, 内鼻, 腎上腺, 内分泌, 額。
操作：中程度の刺激を与え, 隔日に1回, 置針は10～15分, 10～15回を1クールとする。

【中薬】
内治法：肺経鬱熱による鼻淵：蒼耳子散加味
　　　　肝胆火盛による鼻淵：竜胆瀉肝湯
　　　　肺気虚による鼻淵：温肺湯
　　　　脾気虚弱による鼻淵：参苓白朮散
外治法：滴鼻霊を用いる。魚脳石散などを点鼻, あるいは鼻に吹き付ける。毎日2～3回行う。

参考事項

①本病症の反復は感冒と関係があるため, 平素から身体を鍛え, 保温し冷えないように注意する。
②積極的に各種の伝染病を予防し治療する。
③針による本病症の治療では, 頭痛に対する止痛効果は早く現れ, 著明である。鼻閉と鼻汁の治療も比較的著明な効果が見られ, はっきりとした症状の改善が認められる。
④急慢性の副鼻腔炎は, 本節の弁証施治を参考にして治療することができる。

7. 皮膚科／その他

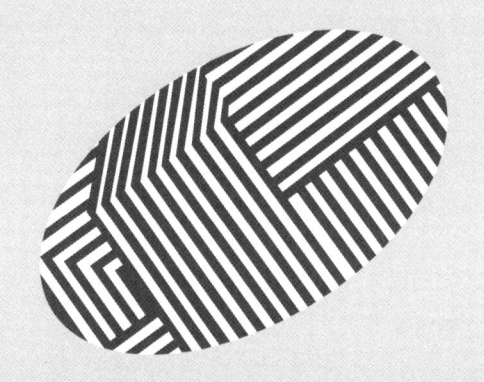

88. 酒皶鼻

　酒皶鼻は，またの名を「玫瑰痤瘡」という。多くは中年の人に発症する。顔面中央，鼻の周囲に好発する。その特徴は皮膚が紅く潤い，丘疹と毛細血管の拡張を伴うことである。

病因病機

　本病症の多くは飲食の不摂生により，肺胃の積熱が上蒸し，さらに風邪を感受して，瘀血が凝結しておこる。また酒を嗜好する人で，酒のにおいがつよく，そのうえに風寒の邪を受けて肌膚が阻滞しおこることもある。

証 分 類

主　　症：皮膚の損傷は鼻尖，小鼻，両頬部，前額部によく見られる。本病症の進行過程は3期に分けることができ，紅斑期，丘疹膿包期，鼻瘤期がある。
随 伴 症：口渇，冷たいものを好む，消穀善飢，口臭，小便黄，大便は乾燥している
舌 脈 象：舌質紅，舌苔白，または黄色，脈滑数，または弦
証候分析：肺は鼻に開竅し，鼻尖は胃に属している。このため肺胃に熱があると，上に薫蒸し鼻に発赤，腫脹がおこり，鼻瘤ができる。

治 療

治　　法：清熱涼血，活血化瘀
処 方 例：阿是穴
方　　解：局所を刺激し，行血化瘀，清熱涼血をはかる。
操　　作：三稜針を用い紅斑，丘疹の周囲を囲刺法（囲むように刺す）により瀉血する。また梅花針で患部の周囲を軽刺してもよい。

古今処方例

『実用針灸美容ハンドブック』
「酒皶鼻治療の主穴は印堂，素髎，迎香，地倉，承漿，顴髎を取る。配穴は禾髎，大迎，合谷，曲池を取る。主穴は毎回3～4穴，配穴は2～3穴選択する。軽い捻転刺入をし，だるくしびれる感じがおこるまでとする。20～30分間置針する。隔日に1回おこない，10回を1クールとする。」

その他の治療

【中薬】温清湯，桃核承気湯

参考事項

①刺針による酒皶鼻治療は，初期ではよい効果が望めるが，末期では効果が上がらない。その際は手術などを考える。
②針治療は，毎日または隔日に1～3ヵ月継続することにより，効果を上げることができる。
③辛いものや酒などの刺激物は禁じる。
④毎日，規則正しく排便するよう習慣づける。

89. 疔瘡

　疔瘡は，顔面と手足などに多発する粟のような形をした瘡で，堅く根が深い釘のようなものである。また発症が迅速で，病勢が激しいなどの特徴がある。
　疔瘡の処理が不適当だと，顔面では「走黄」となりやすく，生命の危険を招く。また手足に発症するものは，筋肉や骨を損傷し，四肢の運動に影響し，「流注」となる。
　顔面の疔瘡は，現代医学の「癰」と「癤」に相当する。また手足の疔瘡は，急性化膿性疾患に相当する。

病因病機

本病症は主として、火熱毒邪が肌膚に蘊結しておこる。味の濃いものや、酒、辛いものなどにより、臓腑に蘊熱がおこり火毒となったものや、水熱の気に感受したり、また昆虫に刺されたり、針、竹、木、魚の骨が刺さったりすることによりおこる。さらに髭を抜くことによってもおこる。一般的にはその部位を搔爬することにより、毒邪が侵入して肌膚に影響し、気血が凝滞し火毒が鬱結しておこる。

証分類

臨床上、疔瘡の発症過程から初期、中期、後期の3つに分ける。

【1】初期

主　　症：皮膚の局所に粟粒大の膿ができ、その後しだいに発赤、腫脹、熱痛が見られるようになる。腫塊の範囲は多くが1～2寸前後であるが、根は深くて堅く、形は釘のようである。

随 伴 症：患部は痒かったり、しびれたりしており、状況により悪寒、発熱が見られる

舌 脈 象：舌質紅、舌苔薄黄、脈弦数

証候分析：①粟粒大の膿──疔瘡の初期には、火熱の邪が肌膚に蘊積しておこる。
　　　　　②発赤、腫脹、熱痛──火熱の邪が鬱結して散じないために、毒火が日増しに盛んになりおこる。
　　　　　③根は深く堅い、形は釘のよう──火熱が肌膚の深いところまで達するためにおこる。
　　　　　④患部は痒かったり、しびれたりする──気血が阻滞し肌膚が失養することによりおこる。
　　　　　⑤悪寒、発熱──邪正闘争による。
　　　　　⑥舌質紅、舌苔薄黄、脈弦数──火熱熾盛の象である。

【2】中期

主　　症：約5～7日間で、皮膚局所の腫脹がしだいに増大し、膿頭は破れ、疼痛が強くなる

随 伴 症：発熱、口渇、大便は硬い、小便は赤い

舌 脈 象：舌質紅絳、舌苔黄または黄燥、脈弦滑数

証候分析：①腫脹がしだいに増大し、膿頭は破れる──臓腑の蘊熱、火毒が盛んになることによりおこる。
　　　　　②疼痛が増悪──気血が阻滞し、閉塞して通じなくなるとおこる。
　　　　　③発熱──火毒が内蘊し、熱が外に発することによる。
　　　　　④口渇、大便が硬い、小便は赤い──熱毒が津液を損傷し、諸竅が潤いを失うこと

⑤舌質紅絳，舌苔黄または黄燥，脈弦滑数——すべて火毒が盛んな象である。

【3】後期

主　　症：約7～10日間で，腫脹は限局してくる。頂上は高く，根は軟らかく，潰れて膿が出る。疔根は膿とともに外へ出る。
随 伴 症：疼痛は軽減，身熱は下がる
舌 脈 象：舌質紅，舌苔薄黄，脈洪数
証候分析：①腫脹は限局，頂上は高く，根は軟らかく，潰れて膿が出る。疔根は膿とともに外へ出る。疼痛は軽減，身熱は下がる。——邪が長く内蘊していると，皮肉は腐敗し潰瘍ができ膿をつくる。毒が膿とともに排泄されると疼痛は軽減し，身熱は下がる。
　　　　　②舌質紅，舌苔薄黄，脈洪数——火熱毒邪が散じ退いていく象である。

治　療

治　　法：清熱解毒，疏通経気
処 方 例：霊台，合谷，委中
　　　　　①顔面に生じるもの——商陽を加える。
　　　　　②手指に生じるもの——曲池を加える。
　　　　　③背部に生じるもの——肩井，足臨泣，少海を加える。
　　　　　④下肢に生じるもの——足三里，行間，太衝を加える。
　　　　　急性リンパ管炎には，紅絲にそって終点から起点に向かって，つぎつぎに点刺放血を行い，これにより悪血を取り除く。
　　　　　もし堅い疔瘡が柔かくなったら，三稜針で挑刺（皮膚を挫刺）するとよい。
方　　解：霊台は疔瘡の経験穴である。これは督脈に属しており，督脈を通調させることにより諸陽の経気の調和をはかることができる。合谷は手陽明大腸経の原穴である。陽明の経気は多くが肌表をめぐるので，合谷により，肌表に蘊積している熱毒の清熱をはかる。委中は血郄ともよばれ，血中の鬱熱を清熱する作用がある。また曲池により風熱の疏散をはかる。商陽により陽明の鬱熱を清瀉する。肩井は気分の熱を清することができる。足臨泣，行間により肝胆の火熱を清瀉する。また少海により心火の清瀉をはかる。足三里により胃火を清瀉し，太衝により平肝をはかり上逆している気を鎮める。
操　　作：すべての経穴に刺針を行い，強刺激で瀉法を施す。病態が重篤なものには三稜針で点刺出血する。置針は30分間で，毎日1回行う。

7．皮膚科・その他

疔瘡の治法と選穴

症　候	病因病機	治　法	選　穴	
疔瘡	臓腑蘊熱 毒邪侵入 肌膚蘊蒸 気血阻滞	清熱解毒 疏通経気	霊台 合谷 委中	顔面：商陽 手指：曲池 背部：肩井，足臨泣，少海 下肢：足三里，行間，太衝

古今処方例

① 『針灸大成』
　「疔瘡：合谷，曲池，三里」
② 『針灸逢源』
　「疔瘡：面口，合谷。手上，曲池。背上，肩井，委中，三里」
③ 『増訂中国針灸治療学』
　「疔腫が顔面にあるものは，合谷，足三里，神門に針灸を行う。疔腫が手にあるものは曲池に37壮灸する。疔腫が背部にあるものは肩中，三里，委中，臨泣，行間，通里，少海，太衝に針灸を行ない，合わせて騎竹馬穴に灸を行う。」

その他の治療

【中薬】
清解片　毎回5錠，1日3回服用する。

【外用薬】
　疔瘡の初期では玉露膏，または千捶膏を外用する。
　中期では九一丹，八二丹に薬制蒼耳子虫を瘡頂部におく。その後玉露膏，千捶膏を外用する。
　後期では，膿がでつくしたあとに生肌散を用い，太乙膏または紅油膏を上からかぶせるように貼る。

【切開排膿】
　疔瘡が中期にまで進行し，膿が成熟し，中央部が軟らかくなり，波動感がおこったら，切開して排膿することができる。できるかぎり経にそってまっすぐに切る。同時に指（趾）端の側面を切開する。

参考事項

疔瘡は適時に治療して「走黄」「流注」を予防するほか，適切な看護を行うことが全快させるためには必要である。とくに以下の問題に注意しなければならない。

①疔瘡に重篤な全身症状を伴うようなときは，臥床にて休息させなければならない。
②本病症の患者に発熱が見られた場合でも，解表発汗などの薬は内服させない。
③膿がまだ成熟していないときに，早まって切開したり挑刺しないよう気をつける。誤って切開すると皮が裂け肉が怒張する。
④患部を押しつぶしたり，ぶつけたりしないようにする。
⑤食事は淡白なものをとり，味の濃いものや，油っこく辛いものなどはさける。酒，タバコもやめる。
⑥房事と情志抑鬱を禁じる。
⑦疔瘡が手にでるものは，重いものを持つのを止める。もし手のひらにできた場合は，手背を上にむけ，膿毒を流れだしやすくする。
⑧足に疔瘡ができた場合は，患側の足を高くあげて，過度の歩行を避ける。

90. 丹毒

丹毒は突然皮膚が鮮紅色に変わり，その色は丹（紅色）を塗ったようで，すばやく蔓延する急性の炎症である。本病はどこにでも発症するが，顔面，下肢によく見られる。

病変部位はまず小さな範囲で紅斑ができ，そのあとすぐに大きな範囲に蔓延し，鮮紅色を呈する。皮膚面より少し高くなり，境界ははっきりしている。圧することにより紅い色は薄くなり，手を放すともとに戻る。表面は張りがあり光沢をもち，触ると熱い。腫脹し，触れると疼痛がおこる。遊走性の丹毒はある部分で消退し，ある部分で進行する。一般に予後は良好で，約5～6日後に消退する。そのときは，鮮紅色から暗紅色となり，最後は落ちて治癒する。

中医学では，丹毒の発症する部位により異なる名称がつけられている。たとえば頭顔面にあるものを，「抱頭火丹」といい，腰や股関節にあるものを「内発丹毒」，下腿や足にあるもの「腿遊風」，あるいは「流火」という。新生児におこる丹毒は，「赤遊丹毒」あるいは「遊火」という。

病因病機

　中医学では本病は，平素から血分に熱があり，外から火毒を受け，それらが一緒になったり，あるいは皮膚，粘膜が破損して，毒邪が入ることによりおこると考えている。
　頭顔面の丹毒は，邪毒疫毒や風熱の邪が火毒に変化しておこる。
　腰や股関節部の丹毒は，肝経火旺，脾経湿熱が相互に結びついておこる。下肢の丹毒は，湿熱が下注し火毒となりおこる。小児では，胎火胎毒によりおこる。

証分類

主　　症：皮膚の発赤・腫脹・熱感・疼痛
随伴症：両目まで波及すると，桃のように腫れ，目を閉じることができない。頭まで波及すると腫脹し籠のような大きさになる。口唇は外翻しひどい場合には咽喉部がつまり，よだれが流れ出る。下肢の丹毒は，過度の疲労，擦り傷，水虫などの感染により反復しておこる。慢性化すると大腿風（象皮病）となる。全身症状では，発熱，呼吸促迫，口乾，唇燥，大便乾燥，小便は黄色いなどが見られる。
舌脈象：舌質紅，舌苔黄膩，脈弦滑数
症候分析：①発赤，腫脹，熱感，疼痛——本病症は内虚により，外邪の侵入を受けたものである。熱毒が皮膚を犯すと，これらの症状が見られる。
　　　　②頭や目が腫れる——風熱が頭顔面を襲い，化火して焼灼するとおこる。
　　　　③大腿風——湿熱化火したものが足や脛部に下注し，毒邪が去らないため瘀凝気阻となって発症する。
　　　　④全身症状——火熱が内蘊し，津液を焼灼するとおこる。
　　　　⑤舌質紅，舌苔黄膩，脈弦滑数——湿熱毒火が内蘊した象である。

治療

治　　法：解毒清熱，散風去湿
処方例：阿是穴，陰陵泉，足三里，陽陵泉，陽輔，行間，解谿，血海，三陰交，委中
方　解：阿是穴を瀉血することにより，解毒清熱をはかる。陰陵泉，血海，三陰交，委中は血中の熱毒を清瀉することができる。足三里，陰陵泉，陽陵泉，陽輔には健脾去湿，通絡疏風の作用がある。行間，解谿にて経気の宣通，活血去風をはかる。
操　作：阿是穴，委中は三稜針により点刺出血する。その他の経穴には刺針し，瀉法を施す。30分間置針する。毎日1回治療を行う。

丹毒の治法と選穴

症候	病因病機	治法	選穴
丹毒	火毒	解毒清熱 散風去湿	阿是穴，委中，血海，三陰交，陰陵泉，足三里，陽陵泉，陽輔，行間，解谿

古今処方例

① 『針灸大成』
　「全身に紅丹を発するもの：百会，曲池，三里，委中。」
② 『新編外科針灸治療学』
　「丹毒の局所に，三稜針により出血させる。丹毒の面積の大小により，3～5ヵ所点刺する。これにより排毒をはかる。さらに尺沢，委中，膈兪に刺針する。病状が激しいものは，委中，尺沢に点刺する。」
③ 『針灸学概要』
　「陰陵泉，陽陵泉，足三里，血海，行間，俠谿，解谿，三陰交」
④ 『針灸学講義』
　「毫針を刺入し瀉法を施したり，三稜針にて点刺出血させる。――合谷，曲池，委中，血海，阿是穴。」

その他の治療

【中薬】
発症部位にかかわらず，生地黄，赤芍，板藍根，制蒼朮，黄柏などを煎じて，毎日1回服用する。

【貼付療法】
初期で発赤，腫脹がひどい場合は，玉竜膏を貼付する。発赤，腫脹が減退したり，あるいは小さな疱を作ったり，慢性化して発赤，腫脹が退かない場合は，金黄散を用いる。

【薫洗療法（薫蒸ならびに洗浄法）】
これは下肢の丹毒に用いられる。
大蒜ひとにぎりを，バケツ半分に汲んだ水でゆで，その湯を木桶の中に入れておく。患側の四肢をまず薫蒸し，外から木綿を掛ける。その後，湯で患部を洗浄する。毎晩薫洗を1回行う。毎回20～30分間行う。

7．皮膚科・その他

> 参考事項

丹毒の患者は以下の点に注意する。
①臥床にて休息を心がけ，お湯をよく飲むようにする。下肢の丹毒は，下肢をベットから30～40°上げておく。
②皮膚の損傷があれば，早急に処理し，毒邪の感染にかからないようにする。
③たびたび下肢が丹毒にかかるものは，足癬を治療しておき，足をいじらないようにするなど，再発を防ぐ。
④大腿風（象皮病）になっている場合，包帯で適度にしばる。また医用サポーターを，患者に起床後着用させてもよい。

91. 禁煙

喫煙は人体の健康に危害を及ぼす。またこれにより気管支炎，肺癌，口腔癌および胎児の奇形などの発症率が増加する。このことから禁煙は全世界の注目を集めている。近年来，針灸により禁煙法がとられ，一定の効果を上げている。

耳針，体針，耳針と体針を結びつけた3つの方法がよく使われている。

【耳針】
取穴：肺，内分泌，神門
配穴：肝，皮質下，口
操作：上述した耳穴の両側に，毫針で毎日1回治療を行う。置針は30分間で，連続して1週間繰り返す。2週目からは王不留行などを毫針に換えて，耳穴に貼り付ける。

【体針】
取穴：列欠，足三里，大椎，上星，百会，関元，合谷，迎香
操作：毎日1回刺針する。1週間を1クールとする。平補平瀉法を用いる。
　　　禁煙の効果を上げるために，耳穴と体穴を結びつけて用いるとよい。

一般に針灸を用いた禁煙の原理は，刺針後に内源性のモルヒネ様物質が生まれ，これにより症状が消失するとされている。また刺針の微かな痛み刺激を通じ，すでにできあがった条件反射を消失させることができるとされている。

禁煙治療に耳針を用いるが，これは耳介上に分布する多くの神経分枝と人体の大脳，内臓，

肢体が相互に関係することを基礎としている。ここでは耳穴刺激により神経を通じて，人体の機能活動と人のタバコの味に対する感受性の調節をはかることができる。

92. 肩こり

　肩こりは首や首のつけねの部位，肩甲部の筋肉が重く，疲労し，ひっぱられる感じがおこる。またさまざまな疼痛や圧痛を伴い，とてもつらく感じられ，頸部の回転も制限を受けることが多い。原因ははっきりしないが，背部が冷えたり，心身の疲労，婦人の「血の道」の不調などと関係がある。

　中医学では，風寒が経絡に侵入したり，肝血不足，肝陽上亢，気滞不調，瘀血上衝，寒飲内停などの多くの原因によるものと考えている。治療は温経散寒，養血通絡，疏肝理気を主とする。本病症は中医学の「痙病」の範疇に属する。

病因病機

【1】風寒による肩こり（風寒侵襲）

　風寒が外から太陽経および陽明経に侵襲したり，汗をかいて風を受けることにより，営衛の運行が悪くなり，頸項部の経脈が拘急すると肩こりがおこる。ひどい場合は肩背部にまでおよぶ。

【2】肝陽による肩こり（肝陽亢進）

　陰虚のために陽を制御できないと，肝陽は上犯し，頭頸部に突き上げつまることにより頸部が硬くなり肩こりがおこる。

【3】肝血不足による肩こり（肝血不足）

　長くものを視ることにより目が疲れたり，病後や産後の血虚（血の消耗）により経脈を濡養できなくなり，これにより経脈が拘急し，気血がスムーズに流れなくなると肩こりがおこる。

【4】寒飲による肩こり（寒飲内停）

もともと胸膈部に寒飲が停滞しており，胸陽不宣になると，背部が重く拘急がおこり，頸項部におよぶと肩こりがおこる。

【5】気滞血瘀による肩こり（気滞血瘀）

情志がのびやかでなく，憂鬱で喜びに欠けると肝の疏泄が悪くなる。このために気機が悪くなり，ひどい場合には血行障害がおこる。また外傷や姿勢が正しくないために経脈を損傷し，気滞血瘀となり肩こりがおこるものもある。

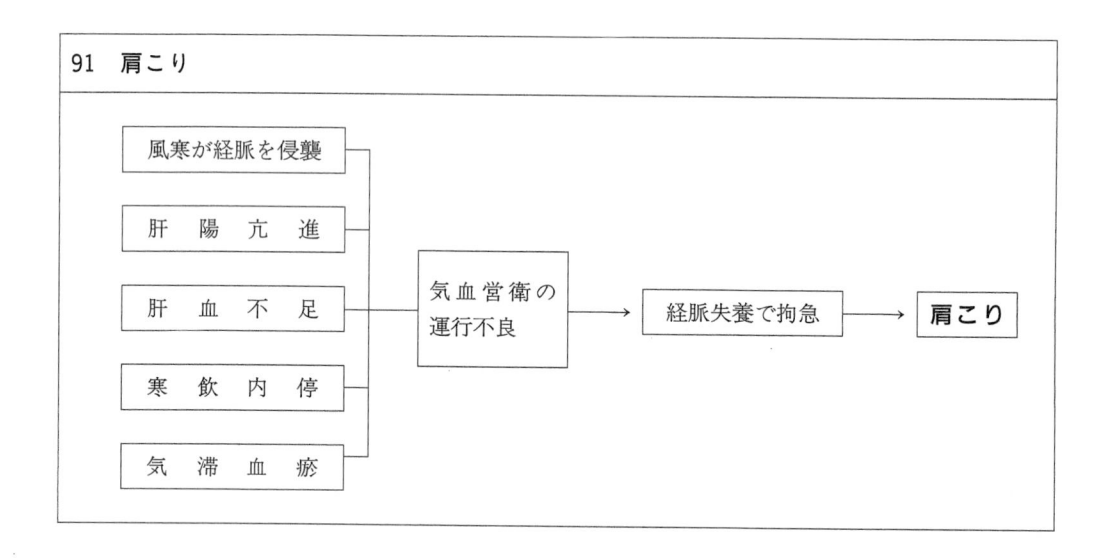

91　肩こり

風寒が経脈を侵襲 ┐
肝陽亢進　　　　├→ 気血営衛の運行不良 → 経脈失養で拘急 → 肩こり
肝血不足　　　　│
寒飲内停　　　　│
気滞血瘀　　　　┘

証分類

主　症：頸項部の拘急，重さを主とする。ひどい場合には疼痛や圧痛があり，肩甲部や胸背部までひっぱられる。

随伴症：風寒の邪が経絡に侵入したものは悪寒，冷感があり，風寒にあたると増悪し，温めたり按じることにより軽減するといった症状が現れる。また頭痛，関節痛なども見られる。
　　　　　肝陽亢進によるものは，イライラ，めまい，目赤，口苦，胸悶，顔面が赤く熱感があるなどの症状を伴う。
　　　　　肝血不足によるものは目が乾き，眼精疲労，さらには目の前に黒い星のようなものが見えたり，顔色晄白，眩暈，心悸，唇や爪の色が淡くなるなどの症状が見ら

れる。

　　　　　寒飲内停には胸悶，気喘，嘔吐，痰涎，眩暈，軽度の浮腫，口乾があるが飲みたくないなどの症状が見られる。

　　　　　気滞血瘀には胸脇苦満，疼痛，溜め息をよくつく，月経不調などが見られ，情志の変化や月経の前後に増悪するなどの症状が現れる。

舌 脈 象：舌は正常，あるいは原因の違いにより異なる。脈の多くは弦緊，渋。

症候分析：頸背部の経気の阻滞が軽ければ拘急がおこり，強ければ疼痛がおこる。頸肩部は諸陽経が集まるところである。そのため牽引や拘緊（拘急し緊張すること）といった症状が現れる。原因の違いにもとづき，異なる随伴症状が見られる。

治　療

治　　法：舒筋活絡を主とする。
　　　　　さらに去風散寒，平肝潜陽，益気養血，温化痰飲，疏肝行気活血などの治法を加える。

処方例：大椎，至陽，天柱，列欠，後谿，頸部および胸部の夾脊穴。

方　　解：大椎，至陽は督脈の通りをよくし，陽気をめぐらすことができる。これにより気血の運行を促進させる。天柱には醒神活絡の作用があり，足太陽膀胱経を通じさせることにより頭項痛を治療することができる。列欠と後谿は頸項部の疾患を治療する要穴である。また頸部の夾脊穴は局所取穴として用いる。

　　　　①風寒には，合谷，風池を加える。
　　　　②肝陽亢進には太衝，曲池を加える。
　　　　③血虚には三陰交，陰陵泉を加える。
　　　　④寒飲には豊隆，膈兪，定喘を加える。
　　　　⑤気滞血瘀には膈兪，陽陵泉，血海を加える。
　　　　⑥眼精疲労には攅竹，晴明を加え，症状が肩甲部におよぶものには肩井，肩髃を加える。

操　　作：大椎，至陽は斜刺で上へ向け1寸刺入する。天柱は直刺で1～1.5寸刺入する。列欠は斜刺で上へ向け1寸刺入する。後谿は直刺で0.5寸刺入する。

古今処方例

①『針灸大成』
　「肩髎，風門，中渚，大杼は肩背紅腫疼痛を治す。」
②『資生経』

肩こりの治法と選穴

症候	病因病機	選穴	
肩こり	風寒	大椎, 至陽, 天柱 列欠, 後谿, 頸部 胸部の夾脊穴	合谷, 風池
	肝陽亢進		太衝, 曲池
	血虚		三陰交, 陰陵泉
	寒飲		豊隆, 膈兪, 定喘
	気滞血瘀		膈兪, 陽陵泉, 血海

「曲池, 天髎は肩が重く痛み挙がらないものを主る。」

③『千金方』

「肩が痛み折れるが如きは, 養老, 天柱。」

④『新医療法ハンドブック』

「肩貞から曲泉の極刺, 養老から内関の透刺, 肩三針, 条口から承山への透刺, 中強度の刮法を加える。」

その他の治療

【耳針】

取穴：肩, 神門, 腎上腺, 皮質下

操作：中程度の刺激を与え, 15～20分間置針する。毎日または隔日に1回行う。有効なものには3～5日間, 針を埋置しておいてもよい。

【水針】

圧痛点を2～3か所取る。ここへ10％ブドウ糖注射液を5～10ml注射する。隔日に1回行い, 10回を1クールとする。

【刺絡抜缶】

皮膚針で圧痛点と病変部位を叩打し, 小量の血液を出す。そこへ抜缶をかける。

【中薬】

風寒による肩こり：葛根湯, 蠲痺湯

肝陽亢進による肩こり：天麻鉤藤飲

血虚による肩こり：四物湯または杞菊地黄丸

寒飲による肩こり：小青竜湯または苓桂朮甘湯

気滞血瘀による肩こり：疏経活血湯, 桃核承気湯, 逍遙散, 抑肝散

参考事項

①針による本病症の治療は有効である。たとえば抜缶，按摩を組み合わせることにより，その効果はさらによくなる。

②正しい姿勢を保つことに注意し，適当に運動し，精神を安定させる。また発汗後は風にあたらないようにする。

③たとえば頸椎症，高血圧などによるものは，必ず原発疾患の治療に注意しなければならない。

用語索引

◎本索引中の［　］で囲んだ数字は，治療について記載されている箇所を示す。

ア

呃逆	139, [141]
アフタ性口内炎	464
アメーバ赤痢	164

イ

胃陰不足による胃痛	149, 152
胃炎	145, 149
胃拡張症	145
胃火による歯痛	452, 453, [454]
胃寒証	25
胃脘痛	149, [153]
胃寒による呃逆	140
息切れ	135
胃虚証	25
意識障害	91, 278, 280
胃実証	25
胃十二指腸潰瘍	149
痿証	290
胃神経症	145, 149
遺精	[48], 248
胃腸神経症	158
胃痛	[48], 149, [153]
遺尿	[48], 91, 419
胃熱証	26
胃熱による口臭	456, 457
胃熱による発疹	108, [110]
異病同治	12
陰黄	183, [185], [186]
陰虚火旺による鬱証	235, 237, [239]
陰虚火旺による消痩	205, [206]
陰虚火旺による盗汗	126, 127, [129]
陰虚血熱による経早	309, 310
陰虚による咳血	96, 98, [102]
陰虚による消渇	197
陰虚による発熱	69, 73, 77
陰虚による崩漏	326, 328, [330]
陰虚陽亢証	38
陰虚陽浮証	34
咽喉腫痛	468, [471]
咽喉痛	468
咽喉部の異物感	473
飲食停滞による嘔吐	146
飲食停滞による腹痛	155, [156]
飲食不節による呃逆	139
飲食不節による消渇	197
飲食不節による泄瀉	159
飲食不節による中風	279
飲食不節による発疹	107
癮疹	110
陰水	194, [195]
咽頭痛	470
陰痒	379
陰陽失調による癲狂	228
陰陽の調整	3
陰陽離決	92

ウ

う歯	452
う歯による歯痛	453, [454]
鬱証	234
鬱熱による崩漏	327, 329, [331]
運動麻痺	292

エ

営衛不和による自汗	125, 126, [128]
栄養性浮腫	192
噎痛	[32]
疫毒痢	165, 166, [168]
遠位選穴	14
嚥下困難	469
横隔膜痙攣	139

オ

遠近配穴法	62
嘔血	96, 99, [102]
黄疸	183, 188
嘔吐	[48], 145
瘀血停滞による発熱	70, 75, 79
悪露	361
悪露不下	361, 372
悪露不尽	364
悪露不絶	364
温寒	8
温清併用	9

カ

外感咳嗽	121, [123]
外感性頭痛	264, [268]
外感発熱	68, 70
外感風熱による目赤腫痛	432
外感六淫による驚風	411, 412, [413]
咳血	96, 98, [101]
外邪による失音	478, 479
外邪による泄瀉	158
咳嗽	[48], 120
角弓反張	87, 88, 351
膈消	197
角膜炎	440, [441]
角膜潰瘍	440, [441]
角膜瘢痕	[441]
角膜白斑	440

角膜斑 ………………440, [441]	肝気鬱結による鬱証	眼底出血 …………………443
角膜片雲 ………………440, [441]	………………234, 236, [238]	冠動脈粥状硬化性心疾患 …130
下元虚寒による遺尿	肝気犯胃による胃痛 …149, 151	寒熱挟雑 ……………………9
………………420, 421, [422]	肝気犯胃による嘔吐 ………146	寒痺 ………………………285
下合穴 ………………………51	寒凝肝経証 …………………39	肝脾腫大 …………………[48]
火盛陰傷による狂証	寒凝血瘀による悪露不下	肝脾不調による泄瀉
………………228, 230, [232]	………………361, 362, [362]	………………………160, [162]
牙関緊急 …………………351	寒凝血瘀による産後血暈	肝風内動証 ………………38
牙宣 ………………452, 456	………………………369, [370]	肝風内動による子癇
肩こり ……………………509	寒凝血滞による閉経	………………………351, [352]
カタル性角膜炎 …………[441]	………………………322, [324]	感冒 ………………………112
滑精 ………………………248	寒凝による経遅 ……312, 313	顔面神経麻痺 ………278, 460
過敏結腸 …………………158	寒凝による産後腹痛	顔面の麻木 ………………461
牙癰 ………………………452	………………372, 373, [374]	肝陽亢進による眩暈
肝胃不和による妊娠悪阻	肝虚雀目 ……………447, [448]	………………………273, [275]
………………342, 343, [345]	肝区痛 ……………………[48]	肝陽による肩こり …………509
寒飲による肩こり …………510	肝経湿熱による遺尿	肝陽の亢進による頭痛
肝陰不足による脇痛	………………420, 422, [423]	………………264, 266, [268]
………………179, 180, [181]	肝経湿熱による陰痒	
肝炎 ………………………183	………………………380, [381]	**キ**
肝鬱化火による発熱 …70, 75, 78	肝血不足による肩こり ……509	
肝鬱化火による暴盲	眼瞼下垂 …………………435	気鬱陰虚による梅核気 ……473
………………………443, [444]	肝硬変 ……………………187	気鬱化火による鬱証
肝鬱化熱による経早 …309, 310	寒湿による痛経	………………234, 236, [238]
肝鬱気滞による乳少	………………333, 334, [335]	気鬱痰結による梅核気 ……473
………………376, 377, [378]	寒湿による腰痛	気鬱による経遅 ………313, 314
肝鬱気滞による淋証 …242, [246]	………………301, 302, [303]	記憶力減退 …………225, [226]
肝鬱による呃逆 …………140	癥積 …207, 404, 405, 406, [408]	気管支炎 …………………120
肝鬱による脇痛	寒邪による胃痛 ………149, 150	気管支拡張症 ……………120
………………178, 179, [180]	寒邪による腹痛 ……155, [156]	気機鬱滞による胎位不正
肝鬱による経乱 ……316, 317	汗証 ………………………125	………………………347, 348
肝鬱による痛経	肝腎陰虚による痿証 …291, 292	気虚邪中による中風 ……279
………………333, 334, [336]	肝腎陰虚による陰痒	気虚による悪露不絶
寒湿による泄瀉 ……159, [161]	………………………380, [381]	………………364, 365, [366]
寒湿による発熱 …69, 73, 76	肝腎陰虚による閉経	気虚による感冒 ……113, [115]
寒湿痢 ………165, 166, [168]	………………………321, [323]	気虚による経早 ………309, 310
肝火上炎証 …………………37	肝腎陰虚による慢驚風	気虚による衄血 …95, 98, [101]
肝火内鬱による呑酸	………………416, 417, [418]	気虚による心悸
………………………143, [144]	肝腎虚損による痛経	………………134, 135, [137]
肝火による咳嗽 ……122, [123]	………………334, 335, [336]	気虚による発熱 …70, 74, 78
肝火による不眠	冠性心疾患 ………………134	気虚による胞衣不下
………………213, 215, [216]	眼精疲労 ……………224, [226]	………………………358, [359]
肝火による耳鳴り・耳聾 …483	関節炎 ……………………284	気虚による崩漏
乾疳 ……………405, 407, [408]	寒疝 …………………259, 260, [261]	………………326, 327, [330]
疳気 ……………405, 406, [407]	肝胆火盛による鼻淵 …494, 495	気厥 ………………………81, 82
肝気鬱結証 …………………37	肝胆火盛による目赤腫痛 …433	

気血虚損による発疹
　　　　　　107,109,[110]
気血不足による暴盲
　　　　　　443,444,[445]
気血両虚による眩暈
　　　　　　273,274,[275]
気血両虚による頭痛
　　　　　　264,267,[269]
気血両虚による胎位不正　…347
気血両虚による滞産
　　　　　　　354,[356]
気血両虚による乳少
　　　　　　　376,[377]
気血両虚による梅核気　……473
気鼓　……188,[190],[191]
気滞痰鬱による鬱証
　　　　　　234,236,[238]
気滞血瘀による悪露不下
　　　　　　361,362,[362]
気滞血瘀による肩こり　……510
気滞血瘀による滞産
　　　　　　354,355,[356]
気滞血瘀による肘痛　…297,299
気滞血瘀による閉経
　　　　　　　322,[324]
気滞血瘀による暴盲
　　　　　　443,444,[445]
気秘　………170,171,[173]
急驚風　……………410,411
久瀉　…………………[163]
急性化膿性疾患　…………501
急性視神経炎　……………443
急性脊髄炎　………………290
休息痢　……165,167,[168]
急慢性胃炎　…………145,149
急慢性肝炎　………………183
急慢性喉頭炎　……………478
急慢性前立腺炎　…………241
急慢性腸炎　…………154,158
久痢　…………………[168]
驚悸　……………134,[216]
驚恐による驚風
　　　　　　411,413,[414]
驚恐による夜啼
　　　　　　425,426,[427]
驚厥　………………91,410

狂証　………227,230,[231]
狭心痛　……………………134
胸痛　………………………130
脇痛　………………………178
胸痺　…………………130,[133]
驚風　………………………410
胸悶　…………………130,136
虚火による歯痛
　　　　　　452,453,[454]
虚汗　…………………[129]
虚寒による胸痺
　　　　　　130,131,[132]
虚厥　…………………………86
虚瀉　…………………[163]
虚証の痙証　……………[89]
虚脱　…………………………81
虚熱による咽喉腫痛　…468,470
虚秘　………170,171,[173]
気淋　………242,244,[246],247
季肋部痛　………………[48]
近位選穴　…………………14
禁煙　………………………508
噤口痢　……165,167,[168]
金実不鳴　…………………478
筋肉の萎縮　………………290
筋力低下　…………………291

ク

屈伸不利　…………………284

ケ

痙咳期　………392,394,[395]
経行腹痛　…………………333
頸項部の強痛　……………294
瘈瘲　…………………………91
痙証　…………………………87
形神不振による倦怠　………225
経早　………………308,[311]
経遅　………308,312,[315]
頸椎病　……………………272
痙病　………………………509
頸部捻挫　…………………294
傾眠　………………………217
鶏盲　………………………447

経乱　………308,316,[318]
痙攣　…………………………87
郄穴　…………………………50
郄会配穴法　…………………65
下血　………………………100
下消　…………………198,[199]
血液病　………………………68
血瘀による脇痛
　　　　　　178,180,[181]
血瘀による胸痺
　　　　　　131,132,[132]
血瘀による産後腹痛
　　　　　　372,373,[374]
血瘀による心悸
　　　　　　135,136,[137]
血瘀による頭痛
　　　　　　264,267,[269]
血瘀による胞衣不下
　　　　　　358,359,[359]
血瘀による崩漏
　　　　　　327,330,[331]
血瘀による腰痛
　　　　　　302,303,[304]
結核性腹膜炎　……………187
結核病　………………………68
厥逆　…………………………86
血虚気脱による産後血暈
　　　　　　　369,[370]
血虚による経遅　……313,315
血虚による産後腹痛
　　　　　　　372,[374]
血虚による心悸
　　　　　　135,136,[137]
血虚による発熱　……………70
血虚による不孕　……384,[387]
血虚による閉経　……321,[323]
血虚風燥による耳痒　………488
血虚による発熱
　　　　　　　　74,78
月経後期　…………………308
月経先期　…………………308
月経不順　………………[48]
月経不調　…………………308
血厥　…………………82,83
血鼓　…………………189,[190]
結合織疾患　…………………68

索引

結合組織炎 ·················284
血枯による閉経 ········320,321
厥証 ····················81,91
結晶様網膜色素変性 ········447
結石 ······················241
結節性声帯 ················478
血滞湿停による胎位不正
····················347,348
血滞による閉経 ········320,322
缺乳 ······················376
血尿 ·············96,99,[103]
血熱による崩漏
················327,329,[331]
血熱妄行による悪露不絶
················364,366,367
血便 ·········96,100,[103],105
血淋 ··············241,242,244,
                [245],[246],[247]
下痢 ···················89,158
眩暈 ··············83,[148],272
元気不足による倦怠 ······225
原穴 ·······················47
言語不利 ··················280
倦怠 ······················224
倦怠感 ····················218
減肥 ····················[204]
健忘 ······················221
眩冒 ······················272
原募配穴法 ·················65
原絡配穴法 ·················64

コ

喉蛾 ······················468
交会穴 ·····················53
口角流涎 ··················460
口渇冷飲 ··················118
口眼喎斜
········278,280,[281],460,461
口噤 ··········82,87,88,[282]
合穴 ·······················51
高血圧 ····················272
口腔潰瘍 ··················464
降コレステロール ········[204]
口臭 ······················456
口瘡 ··················456,464

喉頭炎 ····················478
喉頭結核 ··················478
後頭部痛 ················[268]
更年期抑鬱症 ··············234
項背強直 ···················87
項背部の強急 ···············89
項背部の強直 ···············88
行痺 ············285,286,[287]
喉痺 ··················468,[471]
高風雀目 ············447,[448]
膏淋 ··········241,242,[245],246
五行穴 ·····················45
五行穴表 ···················45
五更泄瀉 ··················161
巨刺法 ·····················15
狐疝 ············259,261,[262]
五臓痺 ····················284
五体痺 ····················284
鼓脹 ······················187
五輪穴 ·····················45
五輪穴表 ···················45
五淋 ··················241,[247]
昏倒 ··················81,280
昏迷 ·······················91
金破不鳴 ··················478

サ

臍下熱痛 ················[157]
臍下冷痛 ················[157]
細菌性赤痢 ················164
坐骨神経痛 ················284
左右配穴法 ·················62
産後血暈 ··················368
産後腹痛 ··················372
産褥感染 ··················372
残尿感 ····················241

シ

子瘖 ······················475
子癇 ······················350
自汗 ··········125,126,[128],[129]
色素性網膜炎 ············[449]
子宮頸管炎 ················338
子宮内膜炎 ················338

屍厥 ·······················86
衂血 ·············95,97,[100]
四肢厥冷 ···············91,92
四肢の痙攣 ·············87,89
嗜睡 ······················217
歯髄炎 ····················452
四総穴 ·····················59
歯槽膿瘍 ··················452
歯槽膿漏 ··················453
七情内傷による陽萎
················255,256,[257]
歯痛 ······················452
失音 ··················478,480
実厥 ·······················86
湿困脾陽による嗜睡
····················218,[219]
実証の痙証 ············88,[89]
失神 ·······················81
湿邪困脾証 ·················23
湿毒による帯下
················338,339,[340]
湿熱蘊結による淋証
····················241,[245]
湿熱下注による遺精
················249,250,[251]
湿熱困脾証 ·················23
湿熱による痿証 ········290,292
実熱による咽喉腫痛 ···468,469
湿熱による脇痛
················178,179,[181]
実熱による経早 ········308,309
湿熱による血便 ···96,100,[103]
湿熱による泄瀉
········160,[162],398,399,[401]
湿熱による発熱 ······68,72,76
湿熱による崩漏
················327,329,[331]
湿熱による陽萎
················254,256,[257]
湿熱痢 ············165,166,[168]
湿痺 ······················285
刺風癮疹 ··················110
雀目 ······················447
瀉実 ·····················4,5
しゃっくり ················139
歯周炎 ····················452

習慣性の遺尿 ……………420
習慣性の便秘 ……………170
周期性麻痺 ………………290
住血吸虫症 ………………187
十五絡の主治病証 …………49
重症筋無力症 ……………290
羞明 ………………………432
十六郄穴の主治内容 ………50
酒皶鼻 ……………………500
酒疸 …………………… [186]
出血 …………………………95
耳痒 ………………………487
消渇 ………………………197
消化不良 ………………… [48]
上気道感染 …………112,120
上下配穴法 …………………62
繞臍痛 ………………… [157]
情志失調による消渇 ……197
情志失調による泄瀉 ……159
情志失調による中風 ……279
情志損傷による癲狂 ……228
情志による失音 ……478,479
上消 ………………197,[199]
上盛下虚 …………………278
傷食による泄瀉
　　　　　……398,440,[402]
消痩 …………………197,205
消癉 ………………………197
小腸気結 ……………………31
小腸気痛 ……………………31
小児遺尿 …………………419
小児驚風 …………………410
小児泄瀉 …………………398
小児頓咳 …………………392
小児麻痺後遺症 …………290
小児夜啼 …………………425
上熱下寒 ………………9,208
少腹痛 ………………… [157]
上腕骨外上顆炎 …………297
消癢 ………………………197
初咳期 ………392,393,[395]
暑湿による発熱 ……69,73,77
食厥 …………………… 82,84
食積による胃痛 ……149,150
食積による口臭 …………457
食泄 …………………… [163]

食滞による泄瀉 ……160,[162]
食疸 …………………… [186]
食欲不振 ………………… [48]
暑湿による感冒 ……113,[114]
ショック ……………………81
耳聾 ………………………482
心陰虚証 ……………………28
腎陰虚証 ……………………34
腎盂腎炎 …………………241
新翳 ………………………440
身黄 ………………………184
心火上炎証 …………………28
心火による血尿 …96,99,[103]
心悸 …………………… [48],134
腎虚火旺による耳痒 …488,489
心虚証 ………………………28
腎虚による経乱 …………317
腎虚による水腫 …………193
腎虚による頭痛
　　　　　……………264,267,[270]
腎虚による帯下
　　　　　……………338,339,[340]
腎虚による不孕
　　　　　……………383,384,[386]
腎虚による腰痛
　　　　　……………301,302,[304]
腎虚不蔵による遺精
　　　　　……………249,250,[252]
神経根炎 …………………284
神経症 ……… [48],134,234,272
神経性頻尿 ………………197
神経性耳鳴り ……………482
心血瘀阻証 …………………29
心血不足による盗汗
　　　　　……………126,127,[128]
真元不足による肥満
　　　　　………………202,[203]
心実証 ………………………28
人事不省
　　　　　……81,92,118,[119],351,368
心神失養による鬱証
　　　　　………………235,237,[239]
心腎不交による遺精
　　　　　………………249,250,[251]

心腎不交による不眠
　　　　　………………213,214,[215]
腎精虚損による耳鳴り・耳聾
　　　　　…………………483,485
心性浮腫 …………………192
腎性浮腫 …………………192
腎精不足による眩暈
　　　　　………………273,275,[276]
腎精不足による健忘 …221,[222]
心痛 ………………………136
身熱 ………………………118
心脾両虚による鬱証
　　　　　………………235,237,[239]
心脾両虚による健忘
　　　　　………………………221,[222]
心脾両虚による癲証
　　　　　………………………229,[231]
心脾両虚による不眠
　　　　　………………213,214,[215]
心脾両虚による閉経
　　　　　………………………321,[323]
心脾両虚による陽萎
　　　　　………………254,255,[257]
心脾労傷による遺精
　　　　　………………249,251,[252]
腎不納気証 …………………33
心陽虚証 ……………………28
腎陽虚証 ……………………33
腎陽虚による泄瀉
　　　　　………………159,161,[162]

ス

膵炎 ………………………183
水鼓 …………189,[190],[191]
水湿による水腫 …………193
水腫 ………………192,[196]
随証選穴 ……………… 14,15
膵臓疾患 …………………149
頭暈 …………………118,136
頭痛 …………………118,263

セ

怔忡 ………………………134
正気不足による中風 ……278

精神疲労 …………………[226]	帯下病 ……………………337	痰濁による頭痛
声帯の損傷 …………478, 480	滞産 ………………………354	…………………264, 266, [269]
声帯の疲労損傷による失音 …478	大出血 ………………………89	丹毒 ………………………505
清熱 …………………………7	対証選穴 ……………………15	痰熱による驚風
青盲 ………………………449	対側選穴 …………………14, 15	…………………411, 412, [413]
赤翳 ………………………[442]	大便秘結 …………………170, 171	痰熱による口臭 …………457
積聚 ………………………188	大便不通 …………………[174]	痰熱による不眠
脊髄疾患 …………………301	大便閉結 …………………[173]	…………………213, 214, [215]
赤白痢 ……………………[168]	腿遊風 ……………………505	胆嚢炎 ……………………183
赤遊丹毒 …………………505	太陽病 ……………………[116]	
赤痢 ………………………[168]	多飲 ………………………197	**チ**
石淋 ……………241, 242, 243,	多汗 ………………………[129]	
[245], [246], [247]	唾血 ………………………105	痔 …………………………[177]
癭 …………………………501	多食 ………………………197	搐溺 …………………………90
舌瘖 ………………………477	脱肛 …………………175, [176]	痔疾患 ……………………[50]
舌炎 ………………………464	脱証 …………38, 91, 281, [282]	痔出血 ……………………[50]
絶経 ………………………319	多尿 ……………………197, 198	膣炎 ………………………338
泄瀉 ………………………158	多発性神経炎 ……………290	痴呆 ………………………[232]
接触による発疹 …………107	痰瘀互結による不妊	着痺 ………………285, 286, [288]
疝気 ………………31, [48], 259	…………………384, 386, [387]	中経絡 ……………………280, [281]
前胸部痛 …………………[48]	痰湿による咳嗽 ……122, [123]	中耳炎 ……………………482
選穴法 ………………………14	胆火亢盛 ……………………39	中暑 …117, [118], [119], [120]
前後配穴法 …………………62	痰火上擾による狂証	中消 ……………………198, [199]
喘息 ………………………[48]	…………………230, [231]	中心動脈塞栓 ……………443
疝痛 …………………………39	痰火上擾による癲狂 ……228	中臓腑 ……………………280, [282]
前頭部痛 …………………[268]	痰火による心悸	肘痛 ………………………297, [299]
前立腺炎 …………………241	…………………135, 136, [137]	中毒性細菌性赤痢 ………164
	痰火による耳鳴り・耳聾	中風 ……………………91, 278
ソ	…………………483, 484	抽風 ………………………410
	痰火蒙閉証 …………………29	肘労 ………………………297, [300]
走黄 ………………………501	痰気鬱結による癲証	腸炎 ……………………154, 158
早泄 ………………………[48]	…………………229, [230]	腸痙攣 ……………………154
壮熱 ………………………118	胆気虚弱証 …………………40	腸結 …………………………31
臓腑経絡弁証選穴 …………15	痰厥 ……………………82, 84	腸結核 ……………………158
臓腑痺 ……………………284	痰厥頭痛 …………………[271]	腸重積症 …………………259
側頭部痛 …………………[268]	痰湿阻滞による閉経	腸神経症 …………………154
足痺 ………………………[289]	…………………322, [324]	疔瘡 ………………………501
息胞 ………………………357	痰湿による倦怠 …………225	調和気血 ……………………2
鼠径ヘルニア ……………259	痰湿による妊娠悪阻	
疏通経絡 ……………………2	…………………342, 343, [345]	**ツ**
卒中 …………………278, [283]	胆石症 ……………………183	
飧泄 …………………………22	痰濁阻肺証 …………………18	痛経 ………………………333
	痰濁による胸痺	痛痺 ………………285, 286, [287]
タ	…………………130, 131, [132]	痛風 ………………………284, [289]
	痰濁による眩暈	
胎位不正 …………………347	…………………273, 274, [275]	

テ

手足の痙攣	88
癲狂	227
癲証	227, 229, [230]

ト

盗汗	126, 127, [128]
同経配穴法	61
多食善飢	198
溏泄	[163]
洞泄	[163]
頭頂部痛	[268]
糖尿病	197
同病異治	11
動脈硬化	272
同名経配穴法	61
特定穴	44
特定穴の選穴	14
吐血	105
頓咳	392
呑酸	[48], 143

ナ

内外(側)配穴法	63
内障	443
内傷咳嗽	121, [123]
内傷性頭痛	264, [268]
内傷発熱	69, 73
内発丹毒	505
内分泌疾患	68
難産	354

ニ

二便失禁	92
日本脳炎	87
乳蛾	468
乳少	376
乳び尿	241
尿意急迫	241, 242
尿血	105
尿床	419
尿の混濁	245
尿閉	[48]
尿崩症	197
尿路感染	241
妊娠嘔吐	[345]
妊娠悪阻	342
妊娠癇証	350

ネ

熱	75
熱痙攣	117
熱邪による咳血	96, 98, [101]
熱邪による衄血	95, 97, [100]
熱射病	68, 117
熱邪壅肺証	18
熱盛による流涎	460, 461
熱疝	259, 260, [261]
熱秘	170, 171, [173]
熱痺	287, [288]
熱風癮疹	110
熱淋	241, 242, [245], [247]
熱涙症	437

ノ

脳溢血	278
脳血管痙攣	278
脳血管障害	460
脳血栓	278
膿血便	164, 166
脳梗塞	278
のぼせ	208

ハ

肺陰虚証	17
肺炎	120
梅核気	472
肺気虚弱による自汗	125, 127, [128]
肺気虚弱による鼻淵	494, 496
肺気虚証	18
肺気腫	130
肺気失宣	18
肺経鬱熱による鼻淵	494
配穴法	61
肺失清粛	18
肺失宣降	18
肺消	197
肺性心	134
肺燥津傷による失音	478, 480
排尿障害	241
排尿痛	241
肺熱による痿証	290, 291
排便困難	170, 171
背兪穴	47
白点状網膜炎	447
白痢	[168]
馬丹陽十二穴	59
馬丹陽十二穴主治表	60
八会穴	51
八会穴主治表	52
八脈交会穴	52
八脈交会穴の配穴主治表	53
発狂	[232]
発熱	68
発熱時行	[115]
煩渇	118, 197
半身不随	278, 280, [281]
煩躁	118
パンヌス	[442]

ヒ

脾胃虚寒による胃痛	149, 151
脾胃虚寒による血便	97, 100, [104]
脾胃虚寒による呑酸	143, [144]
脾胃虚弱による痿証	291, 292
脾胃虚弱による嘔吐	147
脾胃虚弱による消痩	205, [206]
脾胃虚弱による泄瀉	159, 161, [162]
脾胃虚弱による妊娠悪阻	342, 343, [344]
脾胃虚弱による耳鳴り・耳聾	483, 485
脾胃亢盛による肥満	201
冷え	208
冷え症	208

鼻淵 …………………494
脾寒証 …………………23
脾気虚寒による夜啼
　…………………425,426,[427]
脾気虚証 …………………22
脾気虚による倦怠 ………224
脾気虚による嗜睡 …218,[219]
肥貴人 …………………201
脾虚肝旺による慢驚風
　…………………415,416,[417]
脾虚湿盛による鼻淵 …494,496
脾虚湿盛による肥満 ………202
脾虚証 …………………22
脾虚による泄瀉
　…………………398,400,[402]
脾虚による帯下
　…………………338,339,[340]
脾虚による流涎 …460,461
鼻衄 …………………97,105
脾実証 …………………23
皮質盲 …………………443
微弱陣痛 …………………354
痺証 …………………284,297
脾腎陽虚による泄瀉
　…………………399,401,[402]
脾腎陽虚による慢驚風
　…………………415,417,[418]
脾腎両虚による血尿
　…………………96,99,[103]
脾腎両虚による淋証
　…………………242,[246]
ヒステリー …………………234
ヒステリー性の失声 ………478
ヒステリー性麻痺 …………290
ヒステリー盲 …………………443
皮内痒瘡 …………………110
泌尿器系感染 …………[48]
火による嘔血 …………96,99
微熱 …………………68
脾熱証 …………………23
脾肺気虚による遺尿
　…………………420,421,[422]
肥満 …………………201,[226]
百日咳 …………………392
繆刺法 …………………15
表寒裏熱 …………………9

脾陽虚証 …………………22
脾陽虚による腹痛 …155,[156]
標治 …………………10
標本同治 …………………11
表裏配穴法 …………………61
眉稜骨痛 …………………[271]
貧血 …………………272
頻尿 …………………198,241

フ

風温による発熱 …68,72,76
風火痰熱による子癇
　…………………351,[352]
風火による歯痛
　…………………452,453,[454]
風寒湿による痙証 …………88
風寒湿による肘痛
　…………………297,298,[299]
風寒湿による痺証 …………284
風寒束肺証 …………………18
風寒による咳嗽 …121,123
風寒による肩こり …………509
風寒による感冒 …112,[114]
風寒による頭痛 …………265
風寒による泄瀉
　…………………398,400,[401]
風寒による発熱 …68,70,76
風寒による発疹
　…………………107,108,[109]
風湿による頭痛 …………266
風邪による水腫 …………192
風邪による流涎 …460,461
風疹 …………………110
風痰による流涎 …460,462
風熱湿毒による耳痒 …487,488
風熱による咽喉腫痛 ………468
風熱による咳嗽 …122,[123]
風熱による感冒 …113,[114]
風熱による頭痛 …………265
風熱による発疹
　…………………107,108,[109]
風痺 …………………285,[289]
副睾丸炎 …………………259
腹水 …………………[48]
腹中雷鳴 …………………[148]

腹痛 …………154,164,400
扶正去邪 …………………2
不眠 …………………212,221
不孕 …………………383
フリクテン性角膜炎 ………441

ヘ

閉経 …………………319
閉証 …………38,91,280,[282]
弁証選穴 …………………15
遍身風疹 …………………110
偏正頭痛 …………………[271]
便秘 …………[48],170,[173]

ホ

胞衣不下 …………………357
亡陰 …………………93
胞寒による不孕
　…………………384,386,[387]
疱疹性角膜炎 …………[441]
抱頭火丹 …………………505
胞脈瘀阻による悪露不絶
　…………………364,366,[367]
暴盲 …………………443
亡陽 …………………93
崩漏 …………………326
補虚 …………………4
補虚瀉実 …………………2
募穴 …………………48
募合配穴法 …………………65
補瀉兼施 …………………6
発疹 …………………107
本治 …………………10

マ

麻木 …………………284
マラリア …………………68
慢驚風 …………………410,415
慢性気管支炎 …………130
慢性歯周炎 …………452
慢脾風 …………………415

ミ

耳鳴り ……………………482

ム

夢遺 ……………………248

メ

命門火衰による陽萎
　……………254, 255, [256]
メニエール病 …………272, 482

モ

網膜色素変性 ……………447
網膜静脈周囲炎 …………443
網膜中心静脈塞栓 ………443
網膜剥離 …………………443
目翳 ………………………440
目黄 ………………………184
目眩 …………………136, 272
目赤腫痛 …………………432

ヤ

柳谷氏補瀉穴 ……………46
夜盲 ………………………447

ユ

遊火 ………………………505
幽門痙攣 …………………145
俞募穴の主治内容 ………48
俞募配穴法 ………………63

ヨ

癰 …………………………501
陽萎 ………………………254
陽黄 ……183, 184, [185], [186]
陽虚水泛証 ………………33
陽虚による経遅 ……312, 314
陽虚による崩漏
　……………326, 328, [330]
陽水 …………………193, [194]
腰脊痛 ……………………301
腰椎椎間板ヘルニア ……301
腰痛 …………………[48], 301

ラ

絡穴 ………………………49
落枕 ………………………294

リ

リウマチ性心疾患 ………134
裏急後重 ……………164, [168]

痢疾 …………………164, [169]
裏熱による痙証 …………88
流火 ………………………505
流行性感冒 ………………112
流行性結膜炎 ……………432
流行性髄膜炎 ……………87
流注 ………………………501
流涙 …………………432, 437
淋 …………………………241

レ

冷秘 …………………170, 172, [173]
冷痺 ………………………[289]
冷涙症 ……………………438
歴節風 ……………………[289]

ロ

聾啞 ………………………491
老翳 ………………………440
労損による肘痛 …297, 298, [299]
労淋 …………………242, 245, 246
肋軟骨炎 …………………178
六腑痺 ……………………284
肋間神経痛 ………………178

付録：中医病証名と西医病名・症状名の対比表

読者の便宜を考慮して，中医病証名と西洋医学の病名・症状名の対比を行ったが，両者は必ずしも完全に一致するとはかぎらない。臨床における参考としてご利用いただきたい。

●中医病証名とそれに関連のある西医病名・症状名

中医病証名	西医病名・症状名	中医病証名	西医病名・症状名
発　　熱	発熱	健　　忘	神経衰弱，老人性痴呆
厥　　証	ショック，失神	倦　　怠	慢性疲労症候群
痙　　証	痙攣，子癇	癲　　狂	精神分裂症
脱　　証	ショック，虚脱，低血糖性昏睡	鬱　　証	抑鬱症，甲状腺機能低下
出　　血	出血性疾患	淋　　証	尿道炎，膀胱炎，尿路結石
発　　疹	じんましん，麻疹，風疹	遺　　精	性神経症
感　　冒	感冒，インフルエンザ	陽　　萎	性神経症，性機能低下，インポテンツ
中　　暑	中暑	疝　　気	腸重積症，鼠径ヘルニア
咳　　嗽	急慢性気管支炎，喘息	頭　　痛	頭痛，神経性頭痛，血管性頭痛，外傷性頭痛
汗　　証	多汗症		
胸　　痺	冠性心疾患	眩　　暈	メニエール病，脳動脈硬化，高血圧症
心　　悸	不整脈	中　　風	脳梗塞，脳溢血，クモ膜下出血
呃　　逆	横隔膜痙攣	痺　　証	各種関節炎，坐骨神経痛
呑　　酸	胸やけ	痿　　証	重症筋無力症，各種筋萎縮
嘔　　吐	嘔吐，急慢性胃炎	落　　枕	寝ちがい，頸部捻挫
胃　　痛	胃痙攣，胃神経症，胃潰瘍，十二指腸潰瘍	肘　　痛	上腕骨外上顆炎
		腰　　痛	腰椎椎間板ヘルニア，腰筋挫傷，ギックリ腰，腎石症，腎炎，腎盂腎炎
腹　　痛	腸疝痛，胃腸神経症，腸回虫症		
泄　　瀉	腸炎，腸結核，消化不良，胃腸神経症	月経不調	月経不順
痢　　疾	赤痢	閉　　経	卵巣機能低下，子宮発育不良
便　　秘	便秘	崩　　漏	不正性器出血，子宮内膜症
脱　　肛	脱肛	痛　　経	月経痛
脇　　痛	肝炎，胆嚢炎，胆石症，肋軟骨炎，肋間神経痛	帯　下　病	内性器炎，膣炎，外陰炎
		妊娠悪阻	妊娠中毒症（初期）
黄　　疸	黄疸，肝炎	胎位不正	胎位不正
鼓　　脹	肝硬変腹水	子　　癇	子癇
水　　腫	腎炎，腎盂腎炎，肝硬変，慢性心不全	滞　　産	難産
消　　渇	糖尿病，尿崩症	胞衣不下	胎盤残留
肥　　満	肥満症，クッシング症候群	悪露不下	産後感染
消　　痩	栄養不良	悪露不絶	産後出血，産褥熱
上熱下寒	自律神経機能障害	産後血暈	産後出血性ショック
不　　眠	神経衰弱	産後腹痛	産後腹痛，産後陣痛
嗜　　睡	老人性痴呆，脳萎縮，脳軟化	乳　　少	乳汁分泌低下

中医病証名	西医病名・症状名	中医病証名	西医病名・症状名
陰　　痒	腟炎, 腟トリコモナス, 外陰瘙痒症, 外陰白斑症	歯　　痛	歯周炎, 歯髄炎, う歯
不　　孕	不妊症	口　　臭	消化不良, 歯周炎
小児頓咳	百日咳	口角流涎	口角流涎（よだれ）
小児泄瀉	消化不良, 腸炎, 乳児下痢	口　　瘡	口腔潰瘍
疳　　積	栄養不良, 消化不良	咽喉腫痛	急慢性咽頭炎, 扁桃炎
小児驚風	小児痙攣	梅核気	ヒステリー球
小児遺尿	夜尿症	失　　音	声帯麻痺, 咽頭炎
小児夜啼	夜泣き症	耳鳴耳聾	耳鳴り, 難聴
目赤腫痛	急性結膜炎	耳　　痒	外耳道炎
眼瞼下垂	眼瞼下垂, 眼瞼麻痺	聾　　啞	聾啞
流　　涙	角膜炎, 虹彩毛様体炎	鼻　　淵	副鼻腔炎, 鼻洞炎
目　　翳	角膜炎, 角膜潰瘍	酒齄鼻	酒齄鼻
暴　　盲	急性視神経炎, 眼底出血, 網膜中心動脈塞栓	疔　　瘡	疔
		丹　　毒	丹毒
		禁　　煙	禁煙
夜　　盲	夜盲症	肩こり	肩こり

● 西医病名・症状名とそれに関連のある中医病証名

西医病名・症状名	中医病証名	西医病名・症状名	中医病証名
気管支炎	咳嗽, 哮喘	胆道回虫症	蛔厥
気管支喘息	哮喘	胆石症	脇痛, 腹痛, 黄疸
肺　　炎	咳嗽, 哮喘	虫垂炎	腸癰
慢性肺性心	咳嗽, 胸痺, 水腫, 喘証	流行性耳下腺炎	痄腮
冠性心疾患	胸痺, 心悸	マラリア	瘧疾
不整脈	心悸	ウイルス性肝炎	黄疸, 脇痛
鬱血性心不全	喘証, 水腫, 癥瘕	急性糸球体腎炎	風水, 血淋
高血圧症	眩暈, 頭痛	慢性糸球体腎炎	水腫, 虚労
脳溢血	中風, 偏癱	尿路感染	淋証
胃十二指腸潰瘍	胃痛, 呑酸	尿貯留	癃閉
急性胃腸炎	嘔吐, 泄瀉, 霍乱	尿失禁	遺尿
慢性胃炎	胃痛	睾丸炎, 副睾丸炎	疝
過敏結腸	泄瀉, 肝脾不調	腎石症	石淋
胃神経症	胃痛, 嘔吐	腎仙痛	腰痛, 腹痛, 血淋
胃下垂	中気下陥, 嘔吐	非特異性前立腺炎	淋証, 癃閉
胃拡張症	胃痛	前立腺肥大	癃閉
噴門痙攣	嘔吐, 噎膈	三叉神経痛	面痛
急性腸梗塞	腸結, 関格	顔面神経麻痺	面癱, 口眼喎斜
腸癒着	腹痛, 腸結	顔面痙攣	掉線風
慢性胆嚢炎	脇痛	慢性関節リウマチ	痺証

付録

西医病名・症状名	中医病証名	西医病名・症状名	中医病証名
頸肩痛	頸痛	白内障	圓翳内障
斜頸	斜頸	緑内障	緑風内障
肩こり	肩凝症, 太陽痙証	眼底出血	雲霧移睛
肩関節周囲炎	五十肩, 痺証	網膜炎	視瞻昏渺
上腕骨外上顆炎	肘痛	中心性網脈絡膜炎	視瞻昏渺
カーベーン病	傷筋	視神経萎縮	青盲
手指のしびれ	手指麻木	電気性眼炎	風熱眼
指関節挫傷	手指痛	急性歯髄炎	牙痛, 牙宣
肋軟骨炎	胸脇痛	急慢性喉頭炎	咽喉腫痛
肋間神経痛	胸脇痛	急慢性扁桃炎	乳蛾
変形性腰椎症	痺証, 労損, 腰腿痛	中耳炎	膿耳
坐骨神経痛	痺証	メニエール病	眩暈, 痰飲
膝関節痛	痺証	急性鼻炎	鼻鼽
果関節捻挫	傷筋	慢性鼻炎	鼻塞, 失嗅
踵骨痛	足跟痛	脱毛	油風, 脱髪
半身不随	偏癱	毛包炎	癤腫
対麻痺	痿証	酒齄鼻	酒齄鼻
下肢静脈瘤	脈痺	帯状疱疹	纏腰火丹
単純性甲状腺腫	癭病	瘙痒症	瘙痒
甲状腺機能亢進	癭病, 鬱証	じんましん	風疹, 癮疹
癲癇	癲癇	湿疹	浸淫瘡, 胎癥瘡
神経衰弱	鬱証, 百合病, 不寐	乾癬	白疕
ヒステリー	鬱証, 百合病	神経皮膚炎	牛皮癬
精神分裂症	癲狂	下顎関節炎	頤痛
小児麻痺後遺症	痿証	アトピー性皮膚炎	胎癥瘡
乳腺炎	乳癰	痔疾患	痔瘡
慢性内性器炎	帯下病, 腹痛	アレルギー性鼻炎	鼻鼽
子宮脱	陰挺	風疹	発疹
更年期障害	臓躁	リンパ節結核	瘰癧
麦粒腫	針眼	閉塞性血栓血管炎	脱疽
霰粒腫	胞生痰核	疔	疔瘡
急性結膜炎	暴風客熱	丹毒	丹毒
近視	能近怯遠	低血圧症	眩暈
色盲	視赤如白	食欲不振	納呆, 厭食
眼筋麻痺	上胞下垂, 瞼廃	捻挫	傷筋
眼精疲労	視疲		

針灸学［臨床篇］

1993年10月 1 日	第 1 版第 1 刷発行（上製）
2005年 2 月 8 日	第 8 刷発行
2007年 3 月30日	第 9 刷発行（並製）
2021年 4 月 1 日	第14刷発行

著　者	天津中医薬大学＋学校法人衛生学園（旧・後藤学園）
監　訳	兵頭　明
翻　訳	学校法人衛生学園中医学教育臨床支援センター
発　行	井ノ上　匠
発行所	東洋学術出版社

〒272-0021　千葉県市川市八幡2-16-15-405
販売部　電話 047（321）4428　FAX 047（321）4429
e-mail　hanbai@chuui.co.jp
編集部　電話 047（335）6780　FAX 047（300）0565
e-mail　henshu@chuui.co.jp
ホームページ　http://www.chuui.co.jp

装幀　————　市川寛志
印刷・製本——　丸井工文社

◎定価はカバーに表示してあります　◎落丁，乱丁本はお取り替えいたします

©1993　Printed in Japan　　　　　　　ISBN 978 - 4 - 924954 - 93 - 9　C3047

［針灸学］シリーズ4部作

シリーズ1　針灸学［基礎篇］（第三版）
天津中医薬大学＋学校法人後藤学園編
兵頭明監訳　学校法人後藤学園中医学研究部訳
B5判並製　368頁　　　　定価6,160円（本体5,600円＋税）
日中の共有財産である伝統医学を，現代日本の針灸臨床に活用するために整理しなおし，平易に解説した好評の教科書。国際時代にふさわしい日中共同執筆。
＊第二版に文章表現上の修正，補足を大幅に加えました。

シリーズ2　針灸学［臨床篇］
天津中医薬大学＋学校法人後藤学園編
兵頭明監訳　学校法人後藤学園中医学研究部訳
B5判並製　548頁　　　　定価7,700円（本体7,000円＋税）
日常よく見られる92症候の治療方法を「病因病機－証分類－治療」の構成で詳しく解説。各症候に対する古今の有効処方が紹介される。

シリーズ3　針灸学［経穴篇］
学校法人後藤学園編　兵頭明監訳　学校法人後藤学園中医学研究部訳
B5判並製　508頁　　　　定価6,600円（本体6,000円＋税）
全409穴に出典・由来・要穴・定位・取穴法・主治・作用機序・刺法・灸法・配穴例・局部解剖を解説。ツボの作用機序が特徴。理論と臨床とツボの有機的関連からツボの運用範囲を拡大する。豊富な図版全183点，日中経穴部位対照表。

シリーズ4　針灸学［手技篇］
鄭魁山（甘粛中医学院教授）著
兵頭明監訳　学校法人後藤学園中医学研究部訳
B5判並製　180頁　　　　定価4,620円（本体4,200円＋税）
著者は，中国の最も代表的な針灸名医。中国の代表的手技のほか，家伝の秘法も紹介。針灸手技全般の知識を，豊富な写真（203枚）と刺入後の皮膚内をイラスト化してていねいに解説。
＊旧版『写真でみる針灸補瀉手技』の書名を改め，『針灸学』シリーズ4部作に編入しました。内容は旧版と変わりません。ご注意ください。

〈李世珍先生の本〉

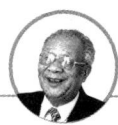

臨床経穴学
李世珍著　兵頭明訳
B5判並製　824頁　　　　定価10,560円（本体9,600円＋税）
李家4代100年の家伝の集大成。針灸の弁証論治という一大体系を形成した画期的な書である。臨床的にも目を見張る効果を生み出す点で，日本針灸界に大きな衝撃を与えている。

中医鍼灸臨床発揮
李世珍・李伝岐・李宛亮著　兵頭明訳
B5判並製　762頁　　　　定価8,360円（本体7,600円＋税）
厳密な弁証のうえで，3～4穴の少数穴へ4分から10分という長い時間をかけた手技を行う。中医病名ごとにいかに弁証をし，選穴すべきかを綿密に説く。『臨床経穴学』の姉妹篇。

ムック　李世珍の針──弁証の針，効かせる技
B5判並製　206頁　附録CD-ROM　定価3,080円（本体2,800円＋税）
「李世珍の針」の一大総合特集。痛みが少なく，心地よい針は，日本の臨床現場で不可欠な要素。附録CD-ROMで手技を修得できる。追試報告や座談会からこの針法の臨床的効果と威力を学べる。

「証」の診方・治し方
―実例によるトレーニングと解説―

呉澤森・高橋楊子著
Ｂ５判並製　328頁　　　　　　　　　定価 4,180 円（本体 3,800 円＋税）
臨床でよくみられる 30 の実症例を例に，呈示された症例をまず自力で解き，その後に解説を読むことで「証」を導く力を鍛える。主な対象は初学者〜中級者。特に基礎が終わって次のステップをめざす初級者の方。

「証」の診方・治し方２
―実例によるトレーニングと解説―

呉澤森・高橋楊子著
Ｂ５判並製　352頁　　　　　　　　　定価 4,180 円（本体 3,800 円＋税）
この症例はどのように分析・治療すればよいのか。第２弾。

針灸一穴療法

趙振景・西田皓一著
Ａ５判並製　312頁　　　　　　　　　定価 4,180 円（本体 3,800 円＋税）
１つの疾患に１つの治療穴を対応させた実践治療マニュアル。趙振景氏がまとめた一針一穴の内容を，それに共鳴した西田皓一先生が追試。西田先生の経験をふんだんに盛り込み，日本での臨床的価値をさらに高めている。日中の臨床家が手を結んだ画期的な針灸臨床ハンドブック。

脈診
―基礎知識と実践ガイド―

何金森監修　山田勝則著
Ａ５判並製　296頁　　　　　　　　　定価 3,520 円（本体 3,200 円＋税）
中医学の伝統的な理論にのっとった脈診ガイド。一般に脈診を本で学ぶことは難しいといわれるが，本書ではそれが可能。脈理を理解することで，脈象の膨大な内容を暗記する必要がなくなり，脈象の基準をはっきりさせることができる。豊富な図解で，複雑な脈診が学びやすく，記憶しやすい。

針灸治療大全

張文進・張彦麗・張彦芳・張彦霞・張博編著
相場美紀子・柴﨑瑛子・鈴木聡・名越礼子・野口創・渡邊賢一翻訳
Ｂ５判並製　776頁　　　　　　　　　定価 11,000 円（本体 10,000 円＋税）
著者の長年にわたる臨床経験にもとづいて記された 548 病症（疾病と症状）。豊富な病症数とたしかな内容で日常診療・学習のてびきとなる。

［詳解］針灸要穴辞典

趙吉平・王燕平編著　柴﨑瑛子訳
Ｂ５判並製　400頁　　　　　　　　　定価 6,600 円（本体 6,000 円＋税）
要穴とは，十二経脈や奇経八脈に属する特有の作用をもつツボのことである。要穴の理解を深め，臨機応変に用いることは，臨床効果をあげるうえで欠かせない。要穴のすべてを網羅した決定版。

経脈病候の針灸治療

張吉主編　鈴木達也翻訳
Ａ５判並製　656頁　　　　　　　　　定価 6,380 円（本体 5,800 円＋税）
鍼灸治療は，経絡を意識することでその効果は格段に上がる。経絡システムに根ざした鍼灸独自の弁証施治のための必須の一書。

臨床に役立つ奇経八脈の使い方

高野耕造著
Ｂ５判並製　320頁　　　　　　　　　定価 3,960 円（本体 3,600 円＋税）
奇経八脈について基礎知識から臨床応用まで網羅し，広範囲の症状に少数穴で対応できる奇経治療の魅力を伝える。

古典から学ぶ経絡の流れ

浅川要編著
Ｂ５判並製　２色刷　176頁　　　　　定価 3,080 円（本体 2,800 円＋税）
東洋医学にもとづく鍼灸治療を志すなら，経絡流注の全貌を把握すべし。『類経』の経脈流注に関連する部分を柱にして解説。鍼灸教育を補完するサブテキストとして。

中医学の魅力に触れ，実践する

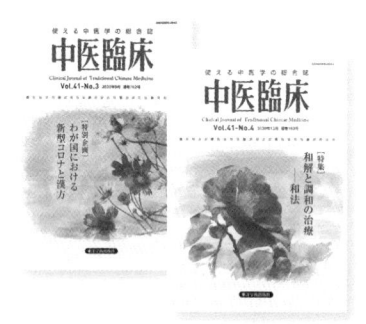

[季刊] 中医臨床

●──湯液とエキス製剤を両輪に

中医弁証の力を余すところなく発揮するには，湯液治療を身につけることが欠かせません。病因病機を審らかにして治法を導き，ポイントを押さえて処方を自由に構成します。一方エキス剤であっても限定付ながら，弁証能力を向上させることで臨機応変な運用が可能になります。各種入門講座や臨床報告の記事などから弁証論治を実践するコツを学べます。

●──中国の中医に学ぶ

現代中医学を形づくった老中医の経験を土台にして，中医学はいまも進化をつづけています。本場中国の経験豊富な中医師の臨床や研究から，最新の中国中医事情に至るまで，編集部独自の視点で情報をピックアップして紹介します。翻訳文献・インタビュー・取材記事・解説記事・ニュース……など，多彩な内容です。

●──薬と針灸の基礎理論は共通

中医学は薬も針も共通の生理観・病理観にもとづいている点が特徴です。針灸の記事だからといって医師や薬剤師の方にとって無関係なのではなく，逆に薬の記事のなかに鍼灸師に役立つ情報が詰まっています。好評の長期連載「弁証論治トレーニング」では，共通の症例を針と薬の双方からコメンテーターが易しく解説しています。

●──古典の世界へ誘う

『内経』以来２千年にわたって連綿と続いてきた古典医学を高度に概括したものが現代中医学です。古典のなかには，再編成する過程でこぼれ落ちた智慧がたくさん残されています。しかし古典の世界は果てしなく広く，つかみどころがありません。そこで本誌では古典の世界へ誘う記事を随時企画しています。

- ●定　　価 1,760円（本体1,600円+税）（送料別）
- ●年間予約 1,760円（本体1,600円+税）　4冊（送料共）
- ●3年予約 1,584円（本体1,440円+税）12冊（送料共）

フリーダイヤルＦＡＸ
0120-727-060

東洋学術出版社

〒272-0021　千葉県市川市八幡 2-16-15-405
電話：（047）321-4428
E-mail：hanbai@chuui.co.jp
URL：http://www.chuui.co.jp